臨床現場で使える!!
総合診療内科マニュアル

参考文献について

📘 文献 ▷ ウェブサイトに掲載

上記マークが付いている項目は,
埼玉医科大学 総合診療内科 ウェブサイト,または
出版社(東京医学社)ウェブサイトからご覧いただけます。

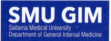

埼玉医科大学 総合診療内科
ウェブサイトはこちらです
http://www.saitama-med-gim.com

QR コードでアクセス ▶▶▶

埼玉医科大学 総合診療内科に興味をもたれた方は,
ぜひウェブサイトをご覧ください

東京医学社 ウェブサイト

http://www.tokyo-igakusha.co.jp/asset/2019_04/naikamanual.pdf

QR コードでアクセス ▶▶▶

執筆者一覧

■ 監 修

中元 秀友　　埼玉医科大学病院総合診療内科

■ 編 集

小林 威仁　　埼玉医科大学病院総合診療内科

廣岡 伸隆　　埼玉医科大学病院総合診療内科

飯田 慎一郎　埼玉医科大学病院総合診療内科

都築 義和　　埼玉医科大学病院消化管内科

■ 執筆者（執筆順）

中元 秀友　　埼玉医科大学病院総合診療内科

小林 威仁　　埼玉医科大学病院総合診療内科

飯田 慎一郎　埼玉医科大学病院総合診療内科

金子 修　　　埼玉医科大学病院総合診療内科

草野 武　　　埼玉医科大学病院総合診療内科

青柳 龍太郎　埼玉医科大学病院総合診療内科

横山 央　　　埼玉医科大学病院総合診療内科

木下 俊介　　埼玉医科大学病院総合診療内科

廣岡 伸隆　　埼玉医科大学病院総合診療内科

中山 智博　　埼玉医科大学病院総合診療内科

齊藤 航平　　埼玉医科大学病院総合診療内科

大﨑 篤史　　埼玉医科大学病院総合診療内科

宮川 義隆　　埼玉医科大学病院総合診療内科

芦谷 啓吾　　埼玉医科大学病院総合診療内科

宮口 和也　　埼玉医科大学病院総合診療内科・消化管内科

野口 哲　　　埼玉医科大学病院総合診療内科

佐々木 庸介　埼玉医科大学病院皮膚科

柳澤 宏人　　埼玉医科大学病院皮膚科

伊藤 康男　　埼玉医科大学病院神経内科・脳卒中内科

荒木 信夫　　埼玉医科大学病院神経内科・脳卒中内科

神山 信也	埼玉医科大学国際医療センター脳血管内治療科
水橋 里弥	埼玉医科大学国際医療センター脳血管内治療科
山元 敏正	埼玉医科大学病院神経内科・脳卒中内科
疋田 航	埼玉医科大学病院総合診療内科
塩味 里恵	埼玉医科大学病院総合診療内科
今枝 博之	埼玉医科大学病院消化管内科
佐々木 秀悟	埼玉医科大学病院総合診療内科
都築 義和	埼玉医科大学病院消化管内科
山岡 稔	埼玉医科大学病院総合診療内科
白崎 文隆	埼玉医科大学病院総合診療内科
竜崎 崇和	東京都済生会中央病院腎臓内科
内田 義人	埼玉医科大学病院消化器内科・肝臓内科
及川 洋一	埼玉医科大学病院内分泌・糖尿病内科
島田 朗	埼玉医科大学病院内分泌・糖尿病内科
三上 慎太郎	埼玉医科大学総合医療センター呼吸器内科
植松 和嗣	埼玉医科大学総合医療センター呼吸器内科
中村 裕美子	埼玉医科大学総合医療センター腎・高血圧内科学
安田 邦彦	埼玉医科大学総合医療センター腎・高血圧内科学
長谷川 元	埼玉医科大学総合医療センター腎・高血圧内科学
酒井 文和	埼玉医科大学国際医療センター画像診断科
岡田 浩一	埼玉医科大学病院腎臓内科
山本 啓二	埼玉医科大学病院総合診療内科
仲村 秀俊	埼玉医科大学病院呼吸器内科
芳賀 佳之	埼玉医科大学病院救急センター・中毒センター
中谷 宣章	埼玉医科大学病院総合診療内科
上條 吉人	埼玉医科大学病院救急センター・中毒センター
山崎 太郎	埼玉医科大学病院小児科
植田 穣	埼玉医科大学病院小児科
織田 弘美	埼玉医科大学病院整形外科・脊椎外科
矢島 雄介	埼玉医科大学病院薬剤部

樽本 憲人	埼玉医科大学病院感染症科・感染制御科
芳澤 朋大	埼玉医科大学病院薬剤部
鈴木 善樹	埼玉医科大学病院薬剤部
山田 悠史	埼玉医科大学病院総合診療内科
土谷 真幹	埼玉医科大学病院薬剤部
寺尾 政昭	埼玉医科大学総合医療センター腎・高血圧内科学
塩田 裕也	埼玉医科大学総合医療センター腎・高血圧内科学
原 宏明	埼玉医科大学総合医療センター腎・高血圧内科学
井上 勉	埼玉医科大学病院腎臓内科
友利 浩司	埼玉医科大学病院腎臓内科
渡辺 裕輔	埼玉医科大学国際医療センター血液浄化部
廣瀬 賢人	埼玉医科大学総合医療センター腎・高血圧内科学，血液浄化センター
小川 智也	埼玉医科大学総合医療センター腎・高血圧内科学，血液浄化センター
古谷 友嗣	埼玉医科大学病院神経内科・脳卒中内科
高橋 一司	埼玉医科大学病院神経内科・脳卒中内科
間嶋 満	埼玉医科大学病院リハビリテーション科
松岡 孝裕	埼玉医科大学病院神経精神科・心療内科
大野 修嗣	大野クリニック
齋木 実	丸木記念福祉メディカルセンター，在宅療養支援診療所 HAPPINESS館クリニック
佐竹 美千子	埼玉医科大学病院看護部
佐藤 真塩	埼玉医科大学病院看護部
足藤 広巳	埼玉医科大学病院看護部
柿沼 望江	埼玉医科大学病院看護部
市川 優香	埼玉医科大学病院栄養部
栗原 弘紀	埼玉医科大学病院薬剤部
鹿又 一洋	埼玉医科大学病院臨床工学部，医療安全対策室
棚橋 紀夫	丸木記念福祉メディカルセンター内科
内村 常子	埼玉医科大学病院看護部
鈴木 郁子	埼玉医療福祉会 光の家療育センター

主要略語一覧

略語	欧文	語句
$AaDO_2$	alveolar-arterial oxygen difference	肺胞気 - 動脈血酸素分圧較差
ADL	activities of daily living	日常生活動作
AED	automated external defibrillator	自動体外式除細動器
ARDS	acute respiratory distress syndrome	急性呼吸窮迫症候群
BALF	bronchoalveolar lavage fluid	気管支肺胞洗浄液
BEE	basal energy expenditure	基礎エネルギー消費量
BP	blood purification	血液浄化療法
BPPV	benign paroxysmal positional vertigo	良性発作性頭位めまい症
BPSD	behavioral and psychological symptoms of dementia	認知症に伴う行動・心理症状
CAUTI	catheter-associated urinary tract infection	カテーテル関連尿路感染症
CHDF	continuous hemodiafiltration	持続的血液濾過透析
CIN	contrast induced nephropathy	造影剤腎症
CIPO	chronic intestinal pseudo-obstruction	慢性偽性腸閉塞症
COPD	chronic obstructive pulmonary disease	慢性閉塞性肺疾患
CPR	cardio pulmonary resuscitation	心肺蘇生法
CRBSI	catheter-related blood stream infection	カテーテル関連血流感染症
CRRT	continuous renal replacement therapy	持続的腎代替療法
CVA	cost-vertebral angle	肋骨脊柱角
DIC	disseminated intravascular coagulation	播種性血管内凝固症候群
DKA	diabetic ketoacidosis	糖尿病(性)ケトアシドーシス
DVT	deep vein thrombosis	深部静脈血栓症
ECF	extracellular fluid	細胞外液
EN	enteral nutrition	経腸栄養法
EPAP	expiratory positive airway pressure	呼気気道内圧

主要略語一覧

略語	欧文	語句
ERCP	endoscopic retrograde cholangiopancreatography	内視鏡的逆行性胆管膵管造影
FAB	frontal assessment battery	前頭葉機能検査
FDA	food and drug administration	米国食品医薬品局
GFR	glomerular filtration rate	糸球体濾過量
HD	hemodialysis	血液透析
HDF	hemodiafiltration	血液濾過透析
HF	hemofiltration	血液濾過
HHS	hyperosmolar hyperglycemic syndrome	高浸透圧高血糖症候群
HIT	heparin-induced thrombocytopenia	ヘパリン起因性血小板減少症
IPAP	inspiratory positive airway pressure	吸気気道内圧
IRRT	intermittent renal replacement therapy	間歇的腎代替療法
LES	late evening snack	就寝前補助療法
MMSE	mini mental state examination	ミニメンタルステート検査
MODS	multiple organ dysfunction syndrome	多臓器障害
MRCP	magnetic resonance cholangio-pancreatography	MR胆管膵管撮影
MRSA	methicillin-resistant *Staphylococcus aureus*	メチシリン耐性黄色ブドウ球菌
MWST	modified water swallowing test	改訂水飲みテスト
NaSSA	noradrenergic and specific serotonergic antidepressant	ノルアドレナリン作動性・特異的セロトニン作動性抗うつ薬
NHCAP	nursing and healthcare associated pneumonia	医療・介護関連肺炎
NPC/N	non-protein calorie/nitrogen	非タンパク質/窒素
NSAIDs	non-steroidal anti-inflammatory drugs	非ステロイド抗炎症薬
NSF	nephrogenic systemic fibrosis	腎性全身性線維症
ODA	objective data assessment	客観的栄養評価

vii

略語	欧文	語句
PCI	percutaneous coronary intervention	経皮的冠動脈インターベーション
PCPS	percutaneous caidiopulmonary support	経皮的心肺補助装置
PEEP	positive end-expiratory pressure	呼気終末陽圧
PN	parenteral nutrition	静脈栄養法
PPN	peripheral parenteral nutrition	末梢静脈栄養
PSA	prostate specific antigen	前立腺特異抗原
PTEG	percutaneous trans-esophageal gastro-tubing	経皮経食道胃管挿入術
PTH	parathyroid hormone	副甲状腺ホルモン
QB	quantity of blood flow	血液流量
QD	quantity of dialysate flow	透析液流量
QF	quantity of filtration flow	濾液流量
QOL	quality of life	生活の質
RA	renin-angiotensin	レニン・アンジオテンシン
RAA	renin-angiotensin-aldosterone	レニン・アンジオテンシン・アルドステロン
REE	resting energy expenditure	安静時エネルギー消費量
ROSC	return of spontaneous circulation	自己心拍再開
RRT	renal replacement therapy	腎代替療法
RSST	repetitive saliva swallowing test	反復唾液嚥下テスト
SBP	spontaneous bacterial peritonitis	特発性細菌性腹膜炎
SFTS	severe fever with thrombocytopenia syndrome	重症熱性血小板減少症候群
SGA	subjective global assessment	主観的包括的評価
SIRS	systemic inflammatory response syndrome	全身性炎症反応症候群
SLE	systemic lupus erythematosus	全身性エリテマトーデス
SMA	superior mesenteric artery	上腸間膜動脈
SNRI	serotonin noradrenalin reuptake inhibitor	セロトニン・ノルアドレナリン再取り込み阻害薬
SSPT	simple swallowing provocation test	簡易嚥下誘発試験

略語	欧文	語句
SSRI	selective serotonin reuptake inhibitor	選択的セロトニン再取り込み阻害薬
TIA	transient ischemic attack	一過性脳虚血発作
TSH	thyroid stimulating hormone	甲状腺刺激ホルモン
TSLS	toxic shock-like syndrome	毒素性ショック様症候群
TSS	toxic shock syndrome	毒素性ショック症候群
VTE	venous thromboembolism	静脈血栓塞栓症
WHO	world health organization	世界保健機関

目次

執筆者一覧 ……………………………………………… iii

主要略語一覧 …………………………………………… vi

序文

総合診療医の未来に向けて ……………………………… 2

総合診療専門医の教育 …………………………………… 6

Part 1 ▶ 全身性症候

1. ショック ………………………………………………… 12
    - Column 発熱のキホン ……………………………… 19
2. 不明熱 …………………………………………………… 23
3. 関節症状 ………………………………………………… 30
4. 食欲不振・体重減少 …………………………………… 39
    - Column 私の診療① 〜感染性心内膜炎〜 …………… 45
5. 意識障害 ………………………………………………… 46
6. 呼吸困難 ………………………………………………… 52
    - Column 米国で医療をする ………………………… 57
7. 全身倦怠感 ……………………………………………… 58
    - Column 私の診療② 〜脳梗塞既往患者の感冒症状〜 … 64
8. リンパ節腫脹 …………………………………………… 66
9. 紫斑 ……………………………………………………… 70
    - Column 私の診療③ 〜なぞの貧血，生野菜が救った命〜 73
10. 筋力低下 ………………………………………………… 74
11. しびれ …………………………………………………… 78
12. 浮腫 ……………………………………………………… 85
    - Column 私の診療④ 〜好酸球性血管浮腫〜 ………… 93
13. 急性発疹（皮疹） ……………………………………… 95
    - Column 皮膚診療の注意点 ………………………… 101

Part 2 ▶ 臓器症候別

1. 頭痛 ……………………………………………… 104
   - Column 私の診療⑤ ～咽頭痛～ ……………… 110
2. 眩暈 ……………………………………………… 112
3. 失神 ……………………………………………… 120
4. 動悸 ……………………………………………… 125
   - Column 私の診療⑥ ～VTE（DVT・PE）～ ……… 133
5. 胸・背部痛 ……………………………………… 135
6. 嘔気・嘔吐 ……………………………………… 141
7. 喀血・吐血・下血 ……………………………… 146
   - Column 結核診療 ………………………………… 150
8. 腹痛 ……………………………………………… 152
   - Column 腹部エコー ……………………………… 158
9. 腹水 ……………………………………………… 160
10. 黄疸 ……………………………………………… 166
    - Column サルコイドーシスとIgG4関連疾患 ……… 172
11. 便秘 ……………………………………………… 173
12. 下痢 ……………………………………………… 178
13. 血便 ……………………………………………… 183
14. 乏尿・無尿 ……………………………………… 190
    - Column 医局員・研修医教育 …………………… 194

Part 3 ▶ 検査

1. 血算・凝固異常 ………………………………… 196
   - Column 血球貪食症候群 ………………………… 200
2. 肝機能異常 ……………………………………… 201
   - Column 肝不全の管理 …………………………… 209
3. 電解質異常 ……………………………………… 210
4. 動脈血液ガス分析 ……………………………… 219
   - Column 点滴の考え方 …………………………… 224

xi

5．酸塩基平衡と腎機能 ……………………… 226

6．尿検査をどう読むか ……………………… 232

7．画像診断 …………………………………… 239

● Column　造影剤アレルギー ……………… 244

● Column　造影剤腎症 ……………………… 246

8．ECGの診方 ………………………………… 247

9．呼吸機能検査 ……………………………… 254

Part 4 ▶ 救急診療

1．ERでの注意点 ……………………………… 260

● Column　心エコーのコツ ………………… 267

2．総合診療的アプローチ（迅速対応） ……… 268

3．中毒 ………………………………………… 273

4．小児科救急 ………………………………… 280

● Column　小児診療の注意点 ……………… 287

5．整形外科的処置 …………………………… 288

● Column　高齢者の骨粗鬆症・圧迫骨折 ……… 294

Part 5 ▶ ICU・HCU管理（病棟管理）

1．急性呼吸管理 ……………………………… 296

2．慢性呼吸管理 ……………………………… 303

● Column　中心静脈ライン確保 …………… 308

3．循環管理 …………………………………… 309

4．重症感染症 ………………………………… 316

5．抗菌薬 ……………………………………… 322

● Column　感染対策（好中球減少時） ……… 334

6．高血圧（高血圧緊急症） …………………… 338

7．副腎皮質ステロイド ……………………… 344

8．糖尿病緊急症の初期対応 ………………… 354

9．深部静脈血栓症の予防 …………………… 361

● Column　高齢者の投薬注意点　……………………………　364

Part 6 ▶　腎不全と急性血液浄化

1．慢性腎不全患者の診療　……………………………　366
2．緊急透析適応　………………………………………　372
3．急性血液浄化　………………………………………　377
4．急性期透析管理　……………………………………　383
5．維持透析への移行　…………………………………　388

Part 7 ▶　その他

1．高齢者診療の注意点（誤嚥性肺炎）　………………　396
　● Column　好酸球増多症　……………………………　400
2．認知症　………………………………………………　402
3．リハビリテーション導入　…………………………　409
4．精神疾患，不眠　……………………………………　414
5．緩和医療　……………………………………………　421
6．漢方医学　……………………………………………　435
　● Column　漢方医学の沿革　…………………………　442
7．人生の最終段階の医療とDNAR………………………　443
　● Column　在宅看取り　………………………………　446

Part 8 ▶　入院管理とチーム医療

1．総合診療内科の看護ケア体制　……………………　448
2．総合診療内科の病棟看護　…………………………　450
3．HCUの看護　…………………………………………　454
4．がん患者の看護とケア　……………………………　457
5．栄養管理　……………………………………………　462
　● Column　高カロリー輸液　…………………………　466
　● Column　経管・経腸栄養　…………………………　468
6．医療機器管理と医療安全　…………………………　470

Part 9 ▶ 地域医療連携

1. 急性期病院と後方支援連携 …………………………… 474
2. 在宅診療 …………………………………………… 476
3. 地域包括連携 ……………………………………… 480
   - Column 入退院支援と地域連携 ……………… 484
4. 重症心身障害者を取り巻く医療 ……………………… 488

索引 ……………………………………………………… 490

序文

▶ 序文

総合診療医の未来に向けて

　2018年から中立的な立場の第三者機構が認定する新しい専門医制度がスタートした。新制度の最も大きな変化は，19番目の新しい基本診療科として"総合診療医"が認められたことである。これまで"総合診療医"の重要性は誰もが認識していたが，そのあるべき姿については多くの意見があり，決して統一されたものではなかった。また，いくつかの大学病院では"総合診療科"が立ち上がったものの，病院側の協力もなく消滅したものもあると聞いている。私は2006年に埼玉医科大学病院の"総合診療内科"の責任者を引き受け，13年が経過した。最初の数年は協力者も少なく大変な時期であったが，この数年は確実に入局者もあり現在は医局員30人以上となってやっと"総合診療科"の未来がみえてきた気がする。

　現在，わが国の医療形態は，generalist（総合診療医）とspecialist（専門医）に二分化された医師の分業体制を形成している。すなわち，①国民の多くの健康問題の大半を解決する能力のあるgeneralist，②必要時に患者が紹介され受診するspecialistである。わが国では，医療の大半は開業医が中心である地域のgeneralistが支えていたにもかかわらず，医療体制はspecialistの育成に特化し，きちんとしたgeneralistの教育を行い得る施設はなかった。それでいながらspecialistが開業すると突然generalistとして多くの患者の診療にあたる。その結果，多くのspecialistが誕生したものの，救急医療や一般医療を支えるgeneralistの育成は不十分であり，generalistの不足が近年の医療崩壊をもたらした。

　私自身，元々は腎臓内科・透析医療のspecialistであり，日本腎臓学会や日本透析医学会の理事，評議員なども務めspecialistとしての医療も継続して行っている。その私が"総合診療内科"の責任者を務めて感じたことは，たくさんの誤解がわが国のgeneralistの育成を阻害してきたという事実である。"総合診療医"は個々の臓器に限定されずに診療を行い，多くの患者に対応できるものの専門各科との連携がなければ決して成り立ち得ない診療科である。しかしながら，非協力的な診療科があるのも事実であり，現在なおgeneralistに対する多くの偏見や誤解がある。

　まず，①generalistはspecialistよりもレベルが低いという誤解，②generalistはspecialistを捨てねばならないという誤解，③非協力的なspecialistの存在（敵対心？），④手のかかる患者や高齢患者の押しつけなどである。誤解や非協力的な態度を見ている研修医らの多くは，generalistよりもspecialistを目指すようになった。さらに最大の誤りは，⑤わが国の目指す"総合診療医"が米国や英国の"家庭医"，"総合医"と同一の診療形態

を目指すという誤解である。欧米の医療形態はわが国の医療形態とは全く異なっている。医療保険自体が米国は民間保険が中心であり，英国は全て公的保険（ベヴァリッジ・モデル）である。わが国の民間保険，公的保険混合のビスマルクモデルとは全く異なる。欧米での総合医は医療保険制度の影響が強く，医療費抑制の観点から決して十分な診療体系がとれる状況ではない。一方，わが国では優れた国民皆保険制度が背景にあり，"総合診療医"でも十分な検査や治療が可能である。また，欧米のスタイルは開業形式の"総合医"であり，必要時には専門医への紹介が基本となる。したがって，わが国のように病院中心の"総合診療医"とは，目的も方法も異なっている。当然開業医として診療を行っている"総合診療医"も多数みられるものの，病院中心のhospitalistとしての"総合診療医"も多数みられる。わが国独自の形態で，病院でhospitalistとして活躍する"総合診療医"の確立は必須なのである。

筆者らはそのような医療の現状を踏まえ，十分な外来診療，さらに救急対応，特に全身管理のできるhospitalistとしての"総合診療医"の育成に努めてきた。hospitalistであっても外来診療にも対応し，どのような患者にも対応できるgeneralistの専門家を育成することを目標として大学病院の"総合診療科"を立ち上げ発展させてきた。現在では地域の医師から多くの患者を紹介頂き，初診患者数，入院患者数，いずれも埼玉医科大学内で最大規模の診療実績を誇っている。

では，開業医が中心の地域に根ざしたgeneralistと大学病院のhospitalistの違いはどこにあるのか？　大学病院のhospitalistは，①全身管理ができる，②救急診療に対応できる，③的確なトリアージができる，④十分な診断能力である。さらに埼玉医科大学病院総合診療内科では，十分なgeneralistとしての臨床能力の上に，自己の専門性をもつことを積極的に推奨している。当科では，大学院生が腎臓や呼吸器など，専門性の高い研究を行い，希望者は専門医をも目指している。現状の制度下ではその場合，まず総合内科専門医を取得する。総合内科専門医を取得した後，自分の目指すsubspecialtyを目指す。基本的な総合医としての臨床能力に根ざした上にsubspecialty専門医の育成を目指しているのである。"総合診療医"の臨床能力の上に，それぞれの専門性をもつことを目指している診療科，それが埼玉医科大学総合診療内科である。高い"総合診療医"としての臨床能力をもつことで，全ての患者を横断的に診療できる。さらに個々の専門性をもつことでその診療能力は一層高まる。これは，2018年から始まった新専門医制度の形態にも合致している。我々の目指している"総合診療医"は間違っていなかったと確信している。

埼玉医科大学病院総合診療内科はいくつかの特徴がある。

第1に，埼玉医科大学病院が地域に根付いた病院のため多くの患者が通

院しており，多くの疾患を経験できることである。対象患者もcommon diseaseから高度先端医療を要する患者まで極めて幅広い。そのため，外来診療や入院診療で経験する症例数は全国でも有数である。プライマリケアを習得するには最適の医療環境である。

　第2に，急性期疾患を中心とした救急救命センターの診療も受け持っていることである。総合診療医は常時救急救命センターへの対応，一般の初診外来の対応の二つを受け持つことで高い診断能力が養われる。また，慢性疾患に対しても，初診から病棟入院後も受け持つことで全身管理能力が確実に身につく。これは，救急救命センターだけの診療では決して身につかないものである。

　第3に，各診療科の専門医が複数いるため，専門性の高い診療や検査技術（内視鏡，カテーテル検査など）を習得できる。診療に必要な検査技術を確実に習得できる診療科である。また，いつでも専門家に意見を聞くことが可能であり，診断能力がより高まる。必要時には直ちに他科への相談依頼も可能である。

　第4に，全診療科との横の連携が極めて良好である。臨床ばかりではなく，各専門科との共同研究や積極的な他科の医師との交流が行われている。将来的には自分の専門性を決め，希望する専門科においてもより高度なレベルのspecialistを目指すことが可能である。当然総合診療医の役割として，鑑別診断の後に専門家の診療が必要であればその専門診療科に橋渡しをする。これも総合診療医の重要な役割である。疾患を的確に鑑別したうえで，高度な専門的医療が必要とあれば速やかに他科の専門診療医にコンサルテーションを行う，言わば機能化した橋渡しの役目も担っている。

　第5に，開業医らとの連携が良好であり，退院後の患者に対しても十分な経過観察やフォローが行われている。特に在宅患者に対しては，連携した診療所や介護施設と連絡を取り合い十分な対応を行っている。また，連携施設からの依頼に対しては24時間緊急入院などの対応をしている。在宅診療や往診についても学ぶことができることを特徴としている。

　総合診療医の限界も十分に認識し，他科や他施設との連携を保つことも重要な役割である。このように，プライマリケアから高度で専門的な治療まで幅広い臨床能力を身につけられる唯一の診療科，それが埼玉医科大学病院総合診療内科なのである。

　今回我々は，"総合診療内科"としてこれまでに行ってきた診療の極意をマニュアルとして編集することにした。このマニュアルは，我々が日常の診療現場で行ってきた医療の総集編である。したがって，実際の医療現場で十分役立つスタイルにした。実際の症状，身体所見からどのように診断に結びつけるのか，さらに治療を行うにあたって重要なポイントは何なのか。臨床

現場でのエッセンスを網羅できるように努めた。さらに，最新のガイドラインに準拠した内容に編集した。このマニュアルの作成にあたっては，埼玉医科大学の多くの医師，さらに関連施設の多くの専門家の協力が必須であった。皆さんの御協力には心より感謝している。このマニュアルが，皆さんの臨床現場で大いに役立つことは間違いないと信じている。

　今後皆さんのご意見を取り入れて，さらに良いものを作っていきたい。皆さんの熱いメッセージをお待ちしています。

中元 秀友

▶ 序文

総合診療専門医の教育

埼玉医科大学病院総合診療内科では、"患者のための医療、断らない医療"をスローガンに掲げ、患者・家族の希望に応える医療を実現するために日々奮闘している。

総合診療内科の専門医教育とは、"何を教え、何ができる"ようになればいいのであろうか？　医療従事者間の事情や業務の棲み分けによるピットフォールを"医療の流れ"の停滞、つまり非効率的な診療体制として構築してはならない。では、流れに重視し"振り分け"に徹すれば十分なのであろうか？　医療の本質は？　と問うてもその答えは一様には表しきれない。しかし、その答えを求めて"病に苦しんでいる目の前の患者に対して医療人として何ができるか？"を問い続けることはとても大切なのである。患者・家族の気持ちに寄り添い、満足度の高い医療を提供するためには、冷静かつ根拠のある判断によって安全な手技を実施し、責任のある対応を心掛ける必要がある。しかし、心掛けているだけではことは成し得ない。当たり前なことを当たり前に実行し続けることは簡単そうで難しい。大切なのは"目指し、実行し、続ける"ことである。また、そのような体制を教育システムとして構築し、どのようにして具体的なプログラムを作りあげるかが重要になる。

2018年度から施行された日本専門医機構主導の「新専門医制度」において、基本診療領域である「総合内科専門医プログラム」と「総合診療専門医プログラム」の差異は何であろうか？

『総合内科専門医』

理念

標準的かつ全人的な内科的医療の実践に必要な知識と技能を修得する。

つまり、"内科領域全般の基礎的な診療能力"、"人間性"、"プロフェッショナリズム"、"リサーチマインド"を養うこととしている。

使命

疾病の予防から治療に至る保健・医療活動を通じて、市民の健康に積極的に貢献するために自己の研鑽とともにチーム医療を円滑に運営する。

また、内科領域の専門医の使命としては以下の4点をあげている。

① 高い倫理観をもつ。

② 最新の標準的医療を実践する。

③ 安全な医療を心掛ける。

④ プロフェッショナリズムに基づく患者中心の医療を展開する。

■専門研修後の成果(outcome)設定

● 地域医療における内科領域の診療医(かかりつけ医)

　良質な健康管理・予防医学と日常診療を実践し，地域における全人的な内科の診療を実施する。

● 内科系救急医療の専門医

　トリアージを含めた内科系救急医療を実践する。

● 病院での総合内科(generality+hospitality)の専門医

　病院での内科系全領域をカバーする能力を備えた総合内科医療を実践する。

● 総合内科的視点をもったサブスペシャリスト

　総合内科的視点をもち，臓器横断的にサブスペシャリストとして診療を実践する。

『総合診療専門医』

理念

　国内の急速な高齢化への変容における地域医療において，健康にかかわる諸問題について適切に対応する医師の役割を考え，国民の健康・福祉に貢献するために総合的な診療能力を有する質の高い医療を提供できる医師を育成する。

使命

① 日常遭遇する疾病(内科的領域)と傷害など(整形外科的領域)に対し，適切な初期対応と必要に応じた継続的な診療を全人的に提供する。

② 地域のニーズを踏まえた疾病の予防，介護，看取りなど，保健・医療・介護・福祉活動に取り組む。

③ 地域で生活する人々の命と健康にかかわる幅広い問題について適切に対応する。

■専門研修後の成果(outcome)（医療環境に応じて場合分け）

● 地域を支える診療所や病院

　ほかの領域別専門医，一般の医師，歯科医師，医療や健康にかかわるその他の職種などと連携し，地域の保健・医療・介護・福祉などのさまざまな分野におけるリーダーシップを発揮しつつ，多様な医療サービス(在宅医療，緩和ケア，高齢者ケアなどを含む)を包括的かつ柔軟に提供できる。

● 総合診療部門(総合診療科・総合内科など)を有する病院

　臓器別でない病棟診療(高齢入院患者，心理・社会・倫理的問題を含む複数の健康問題を抱える患者の包括ケア，癌・非癌患者の緩和ケアなど)と臓器別でない外来診療(救急や複数の健康問題をもつ患者への包括的ケア)を提供することができる。

具体的には以下の7つの資質・能力を獲得することを目指す。

① 包括的統合アプローチ。

② 一般的な健康問題に対する診療能力。

③ 患者中心の医療・ケア。

④ 連携重視のマネジメント。

⑤ 地域包括ケアを含む地域志向アプローチ。

⑥ 公益に資する職業規範。

⑦ 多様な診療の場に対応する能力。

Residents be ambitious !!

このように，内科学的な内容および医療行為の範疇において視点・表現の差はみられるが，その意図するところに大きな違いは見出せない。総合診療専門医は，外来レベルでの整形外科的対応をも含まれるという点ではカバー範囲が広く設定されているようである。

医療行為を行う地域の事情や環境要因に併せて適材適所に順応しながら，内科学的視点から患者に向き合える能力・実力が必要である。いつの時代においても患者・家族が医療に期待するのは"病気を治してほしい"ということであり，医療側の応えとしても"期待を受け止め，最善を尽くす"というこの関係性に大きな変化はない。この"基本の関係"において医学の進歩・環境変化・生活様式の変容を踏まえ，その時代に生じている問題・課題を解決するために具体的な対策や制度を設けている。卒前・卒後の医学教育の内容においても本質は変わることなく変化に順応していく多様さ・柔軟さが必要なのである。新専門医制度施行に伴い初期研修医や後期研修医は困惑しているであろうが，研修内容や研究への取り組みといった細かいことにとらわれ過ぎずに医療の本質を見据え，自身が医療の世界に情熱をもち，迎えた大学入学式の日の思いを忘れずに自分の目標とする将来像を思い描きながら，医療の現場において日々の研鑽に励むことが真の専門医への近道であろう。

また，総合診療医として専門性を学ぶうえで"地域包括ケアシステム"や"地域医療構想"などの行政的な地域医療システムの構築と各自治体の取り組みなどについても理解し，自己のパフォーマンスにどのように向き合っていくのかを考える姿勢も併せて学ぶ必要がある（地域包括連携について480頁参照）。筆者が研修医時代に受けた上級医からのアドアイスを，今でも日々繰り返し言い聞かせているので，読者に伝承したい。

- 取り組み始める時には『vision，passion，action』
- 落ち込んだ時には『think positive result positive』
- 窮地に陥った時には『ピンチはチャンス』
- 研究で挫けそうな時は『愚直に努力，為せば成る』

- 臨床現場で迷った時は『自分の家族がしてもらいたい医療・判断』
- 成長の秘訣は『初心を忘れず，謙虚に素直に実直に』
- これらを場面ごとに思い起こし，自己を奮い立たせるための言葉として
  成功させる秘訣は『成功するまで歩みを止めない，諦めない』

小林 威仁

📘 文献 ➣ ウェブサイトに掲載

Part 1 全身性症候

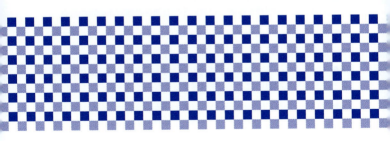

Part 1 ▶ 全身性症候

1. ショック

概念

- ショックとは急性全身性循環障害で，重要臓器や末梢組織の機能を維持するのに十分な血液循環が得られない結果発生するさまざまな異常を伴った状態(=組織の酸素需要と供給バランスの破綻)である。一般に動脈圧低下を伴う(Lilleheiの定義)が，血圧のみで厳密なショックの判断はできない。

- ショックを放置すると短時間で致命的となる不可逆的な細胞・組織障害を起こすため，ショックの病態を迅速に診断したうえで対応する必要がある。

鑑別のポイント

☑ 血圧以外の徴候である意識障害・頻脈・乏尿・皮膚蒼白・冷汗を考慮し，全身状態を早期に認識する。
☑ ショックには4つの病態分類があり，診断後直ちに治療を開始する。
☑ ショックの診断基準を満たす前であるプレショックの状態を見逃さない。

💬 メッセージ

飯田 慎一郎

- ショックは病態生理学的概念であり，患者が訴える症状(自覚症状)ではないため医療従事者側が常にその有無を考慮する必要がある。

- 血中乳酸値が2 mmol/Lを超えているときは組織還流障害を示す所見である。

- ショックの原因にホルモン異常が隠れている場合がある(急性副腎不全，甲状腺機能低下症，甲状腺クリーゼなど)。

- プレショックとは，何らかの異常により組織還流低下を代償できている状態である。徴候としては軽度の頻脈・頻呼吸・血管収縮による四肢冷感などがある(ただし，ショックの症状はない)。重要な点は，組織還流が代償できているため臓器障害の悪化がないことである。

鑑別・診断アプローチ

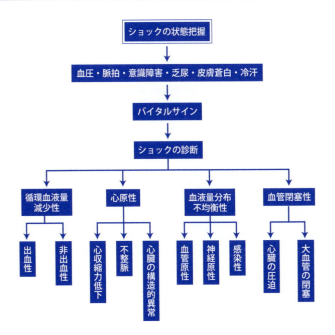

■ **ショックの状態把握**

バイタルサインの確認(特に血圧・脈拍・意識障害・乏尿・皮膚蒼白・冷汗)。
血液動脈血ガス(代謝性アシドーシスの確認)。

■ **ショックの病態分類**

- **循環血液量減少性ショック(hypovolemic shock)**
  出血性:体外・腹腔内・消化管への出血。
  非出血性(体重減少):熱傷・腹膜炎・急性膵炎。
- **心原性(心拍出力低下)ショック(cardiogenic shock)**
  心収縮力低下:急性心筋梗塞や心筋炎など。
  不整脈:徐脈や頻脈。
  心臓の構造的異常:急性僧帽弁閉鎖不全や中隔穿孔など。
- **血液量分布不均衡性ショック(distributive shock)**
  血管原性:アナフィラキシーや薬物(麻酔薬・鎮痛薬など)。
  神経原性:血管瞑想神経反射,腰椎麻酔ショック。
  感染性:敗血症,エンドトキシンショック,全身性炎症反応症候群。

■ 血管閉塞性ショック（obstructive shock）

　心臓の圧迫：心タンポナーデ・収縮性心膜炎。

　大血管の閉塞：急性肺塞栓・緊張性気胸。

■ **ショックの診断基準**

1. 血圧低下：

収縮期血圧 90 mmHg 以下
平時の収縮期血圧が 150 mmHg 以上の場合：平時より 60 mmHg 以上の血圧下降
平時の収縮期血圧が 110 mmHg 以下の場合：平時より 20 mmHg 以上の血圧下降

2. 小項目（3項目以上を満足）：

① 心拍数 100 回／分以上
② 微弱な脈拍
③ 爪床の毛細血管の refilling 遅延（圧迫解除後 2 秒以上）
⑤ 意識障害（JCS 2 桁以上または GCS 10 点以下），または不穏・興奮状態
⑥ 乏尿・無尿（0.5 mL/kg／時間以下）
⑦ 皮膚蒼白と冷汗，または 39℃以上の発熱（感染性ショックの場合）

血圧低下＋小項目 3 項目以上の場合ショックとする。
ショックの診断基準には一定のものはないが，たとえばこの表のような基準が
使われる。

日本救急医学会（監）：救急診療指針 改訂第5版，2018 より引用

ショックの鑑別

■ **循環血液量減少性ショック**

　循環血液が減少するために主要臓器障害が出現する。

　■ 出血性ショック

　　原因：外傷，大動脈瘤破裂，出血性胃潰瘍など。

　　所見：正球性貧血：出血後数時間では数値として現れないことが多い

　　　　　血液希釈（hemodilution）：ショックの初期には循環血液量の減

　　　　　少を代償するために血管外細胞外液が血管内に移行し，血液が

　　　　　希釈される。

　■ 体液喪失性ショック

　　原因：広範囲熱傷，腸閉塞，急性膵炎。

　　所見：毛細血管透過性の亢進から血漿蛋白をはじめとする血液成分が

　　　　　細胞間質へ移行する。

　　血液濃縮（hemoconcentration）：血液濃縮が生じヘマクリット値上昇。

　　治療：乳酸加リンゲル輸液・アルブミン輸液・輸血，Trendelenburg

　　　　　体位，出血源の確認と止血。

■ **心原性ショック**

　心ポンプ失調により末梢および全身の主要臓器の循環が著しく障害される。

　　原因：① 心収縮力の低下：急性心筋梗塞・急性劇症型心筋炎など。

Part 1 ▷ 全身性症候

② 不整脈：心拍数の異常。

③ 心臓の構造的原因：心筋梗塞に伴う僧房弁閉鎖不全症・心室中隔穿孔など。

治療：① 酸素投与（SaO₂ ＞ 95％，PaO₂ ＞ 80 mmHg。維持できないときは非侵襲的陽圧換気療法（NPPV）や人工呼吸管理。

② Swan-Ganz Catheter挿入によるForrester分類での加療。上記治療でショックから離脱できない場合，補助循環を行う。

■ 血液量分布不均衡性ショック

血管原性，神経原性，感染性に分けられる。

■ アナフィラキシーショック（血管原性）

原因：I型アレルギー（即時型アレルギー反応）。

抗原抗体反応→科学伝達物質（ヒスタミン・セロトニン）→毛細血管透過性亢進（血漿の血管外漏出）＋血管平滑筋拡張＋気管支平滑骨筋攣縮。

薬剤：抗菌薬，造影剤が多いが全ての薬剤で生ずる可能性あり。

症状：抗原曝露より1～30分以内に以下のような症状。蕁麻疹様皮疹・気管支喘息様症状・声門浮腫・喉頭痙攣・呼吸停止・血圧低下・心室細動・心停止・痙攣。

治療：アドレナリン0.3 mg筋注。血管および気道確保。人工呼吸（喉頭痙攣のときは，輪状甲状軟骨間膜穿刺，緊急気管切開）。輸液，抗ヒスタミン薬，ステロイド薬。

■ 神経原性ショック

原因：交感神経の抑制や迷走神経反射の亢進によって血管拡張が生じたことによるショック（外傷では上位胸椎より高位脊髄の損傷）。

極度の刺激，興奮：交感神経の緊張低下，副交感神経の緊張亢進（血管迷走神経反射 Vaso-Vagal Reflex）→血管拡張→徐脈，低血圧。

脊髄損傷，脊椎麻酔：交感神経遮断→末梢血管虚脱→血管拡張→低血圧。

症状：徐脈が特徴。

治療：仰臥位で頭を低くして衣服をゆるめる。輸液，硫酸アトロピン1A（0.5 mg）静注。少量のエピネフリン。

■ 感染性ショック

敗血症・エンドトキシン・全身性炎症反応症候群（SIRS）がある。

■ 敗血症性ショック

原因：グラム陰性桿菌・グラム陽性球菌によるものが多い。

消化管穿孔：大腸菌・肺炎球菌・エンテロバクター。

　　　　急性閉塞性化膿性胆管炎：大腸菌・クレブシエラなどグラム陰
　　　　性桿菌。

　　　　呼吸器感染症：肺炎球菌・ブドウ球菌・緑膿菌。

- 病原体による炎症性刺激→マクロファージが炎症性サイトカイン分泌（TNF-α・IL-1ほか）→凝固系の活性化により微小血栓を形成。chemical mediator（ヒスタミン，キニン，セロトニン，IL-2ほか）放出→血管拡張と透過性亢進→血流と血漿量低下→ショック。

症状：初期にはhyperdynamic state（＝warm shock）と顕著な末梢血管抵抗低下。高心拍出状態にもかかわらず組織の代謝障害は進行性である（血液の分布異常をきたすため）。末期は心原性ショックと区別できない状態となる。

■ **エンドトキシンショック**

原因：主にグラム陰性桿菌が死滅して内毒素（エンドトキシン：グラム陰性桿菌の細胞壁の構成成分であるリポ多糖類（LPS：Lipo-polysaccharide））が血中に放出されるとこれが白血球を破壊してヒスタミンやセロトニンなどの血管に障害を与える化学物質が遊離される。これら化学物質の作用で毛細血管の拡張や血液凝固が生じ，全身的な循環不全を招く。

- 播種性血管内凝固症候群（DIC）（内毒素は血小板を凝集させて第VII因子を活性化）。
- 多臓器不全。
- 腎不全。
- 急性呼吸窮迫症候群（ARDS）（エンドトキシンによって肺血管内皮細胞が傷害）。
- 肝不全。

■ **全身性炎症反応症候群（SIRS）**

原因：感染や感染以外（外傷，熱傷，膵炎，術後，バクテリアルトランスロケーション[注]）の侵襲が誘因で起こるサイトカインストーム（インターロイキンとTNF）による全身性炎症。

　　注）バクテリアルトランスロケーション：腸内細菌や真菌が腸管壁を通過して腸間膜リンパ節や門脈などに侵入する現象。通常は，胃液・膵酵素・胆汁・腸粘膜上皮細胞・腸管粘液・腸管運動・腸管付属リンパ節装置が，消化管からのバクテリアルトランスロケーションを抑制する。絶食が3日を超えるとバクテリアルトランスロケーションが生ずる。

診断基準：American College of Chest PhysiciansとSociety of Critical Care Medicineの合同カンファレンスにおいて1992年提唱。下記4項目のうち2項目以上を満たす場合を

SIRSと診断。

- 体温＞ 38℃または＜ 36℃。
- 脈拍＞ 90回/分。
- 呼吸数＞ 20回/分または$PaCO_2 < 32\,mmHg$。
- WBC ＞ 12,000/mm^{3}または＜ 4,000/mm^3。

※SIRSと診断された患者が全て重篤な敗血症に移行するわけではない。

■ **感染性ショックの治療**
- 輸液(乳酸加リンゲル)→輸液後も低血圧持続時はカテコールアミンの点滴。
- 呼吸管理，酸素投与。
- 血液培養やほかの細菌培養に抗菌薬の使用。
- 副腎皮質ステロイド。

■ **血管閉塞性ショック**

原因：大血管が閉塞し，循環に必要な血流を維持できない状態。肺塞栓・緊張性気胸・大動脈解離による心タンポナーデなどがある。

症状：緊急性を要する疾患によるショックが多い。

治療：原因疾患の加療に準ずる。早急な治療が必要なことが多い。

ショックの血行動態からの分類

ショック	原因	脈拍	中心静脈圧	肺動脈楔入圧	全身血管抵抗	心拍出量	混合静脈血酸素飽和度
循環血液量減少性	出血	↑	↓↓	↓	↑	↓↓	↓↓
心原性	収縮不全	↑	↑	↑	↑	↓↓	↓↓
血管分布異常性	敗血症	↑	多彩	多彩	↓	↑	↓
	アナフィラキシー	↑	↓	↓	↓	↓	→↓
	神経原性	↓↓	↓	↓	↓	↓	→↓
閉塞性	心タンポナーデ	↑	↑	↑	↑	↓↓	↓

専門医・上級医へコンサルテーションをするタイミング

🕐 プレショックの状態が出現してきた場合：特にショックの症状(顔面蒼白，虚脱，冷汗，脈拍触知せず，呼吸不全)が出てきた場合。

🕐 ショックスコアでショックの重症度が高い場合：小川のショックスコア(次頁参照)で判断する。

🕐 ショックと診断し，治療を開始したがショックから離脱できない場合：ショックの分類が誤っている，あるいは複合性ショックである可能性が

項目	スコア0	スコア1	スコア2	スコア3
収縮期血圧：BP（mmHg）	100≦BP	80≦BP＜100	60≦BP＜80	BP＜60
脈拍数：PR（回/分）	PR≦100	100＜PR≦120	120＜PR≦140	140＜PR
base excess：BE（mEq/L）	-5≦BE≦+5	±5＜BE≦±10	±10＜BE≦±15	±15＜BE
尿量：UV（mL/時間）	50≦UV	25≦UV＜50	0＜UV＜25	0
意識状態	清明	興奮から軽度の応答の遅延	著明な応答の遅延	昏眠

スコア
0〜4：非ショック，5〜10：軽度から中等度ショック，11〜15：高度ショック

　あるため，早急にコンサルテーションする必要がある。

飯田 慎一郎

📘文献 ≫ ウェブサイトに掲載

● Column ●

発熱のキホン

発熱患者を診療するときは，患者背景，第一印象，バイタルサイン（意識状態・体温・心拍数・血圧・呼吸数/呼吸様式・SpO₂），qSOFA（意識状態変化GCS 15点未満，収縮期血圧100 mmHg以下，呼吸数22/分以上のうち2項目以上の該当で敗血症疑い）から緊急性の有無を総合的に判断する。

■ 緊急性がある場合

検査結果待ちで治療が遅れることがないように診療と同時並行で検査（血液検査：血算・生化学・凝固・静脈/動脈ガス分析，乳酸，画像検査）を進める。敗血症性ショック，細菌性髄膜炎，急性閉塞性化膿性胆管炎，腹膜透析患者の腹膜炎，発熱性好中球減少症などは緊急であり，迅速な対応と診断から30分以内の抗菌薬投与が望ましい。

■ 緊急性がない場合

問診と身体診察から疾患を推定し，必要に応じて検査を行う。呼吸器感染症，尿路感染症，消化器感染症などは頻度が高く，ルーチンで問診や身体診察を行うとよい。感冒に対する不必要な抗菌薬投与を防ぐためにも，感冒（ウイルス感染）と細菌感染の鑑別は大切である。ウイルス感染は原則として多領域に感染し，多症状（咳，鼻水，咽頭痛など）を呈することが特徴で，細菌感染は原則として一つの臓器に一つの細菌が感染することが特徴である。基礎疾患のない直近の発熱患者で感冒が疑わしい場合には十分な休養・栄養摂取・水分補給にて，対症療法で経過観察とする。

■ 基礎疾患のある場合，入院患者で感染症が疑われる場合，細菌感染症を疑う症状・身体所見がある場合，発熱してから数日経過しても症状が悪化するような場合

Fever workupとして，血液検査，尿検査，胸部X線を施行する。細菌感染症であれば血液検査で好中球優位の白血球増加，核の左方移動（桿状核球増加），敗血症であればプロカルシトニン高値（0.5 ng/mL以上），凝固異常や血小板減少傾向などの播種性血管内凝固症候群（DIC）所見が参考になる。特に入院患者であれば抗菌薬投与前に必ず各種培養（喀痰培養，尿培養，血液培養2セット）を考慮する。インフルエンザ流行期には周囲の感染者の有無，全身筋肉痛や全身倦怠感の症状，咽頭後壁のインフルエンザ濾胞（迅速検査よりも特異度が高い）を確認し，インフルエンザ迅速検査を検討する。

■ 感染源の検討がつかない場合

　再度問診と身体診察へ戻り，頭から足の先まで全身を詳細に診察する必要がある（Top to bottom approach）。特に高齢者・認知症患者・精神発達遅滞のある患者では症状に乏しい場合や症状に気がついていない場合があるため，家族からの問診や身体診察が重要となる。下肢脱力や意識障害で救急搬送されてきた発熱のない高齢者が，肺炎や尿路感染症であることもたびたび経験する。また入院患者では点滴挿入部の炎症，異物，ポート，CVカテーテルの感染症を鑑別する必要があり，診察時に圧痛や発赤，腫脹の有無を確認する習慣をつけるとよい。

　診察前のバイタルサインが診断の一助になることもあり，比較的徐脈は特徴的である。"体温が38.9℃以上"かつ"脈拍（回/分）<体温（℃）×18−600"を満たす場合は比較的徐脈と診断し，薬剤熱，悪性リンパ腫，中枢神経疾患，βブロッカー使用，詐熱，クラミジア，マイコプラズマ肺炎，レジオネラ症，ツツガムシ病，リケッチア，デング熱，Q熱，マラリアなどを考慮する。特に薬剤熱を経験することが多く，"高熱の割に比較的元気"なときには疑う。薬疹や好酸球増加をきたすこともあり，原因薬剤中止後72時間で解熱することが多い。

■ 問診，身体診察，基本的な検査でも原因が特定できない場合

　不明熱に準じて精査を行う。日々の忙しい診療のなかではどうしても検査に頼りがちになるが，問診と身体診察から診断に至ることは往々にしてあり，原因鑑別の際には丁寧な問診と丁寧な身体診察を心掛けたい。発熱時には参考になるよう，各疾患の症状と身体所見を中心に表にまとめる。

表．各疾患と特徴（症状，身体所見，検査）

髄膜炎	頭痛，意識障害，異常行動→Jolt accentuationとNeck flexionは除外診断に有用。項部硬直，Brudziński徴候，Kernig徴候→疑ったら髄液検査は迷わず行う。脳炎を考慮する場合は頭部MRIも検討する。
咽頭炎・扁桃炎	咽頭痛，嚥下時痛→咽頭後壁の発赤，口蓋扁桃の腫大と白苔，頸部リンパ節をみる。→Centorスコア[※1]，軟口蓋の発赤はA群β溶連菌に特徴的。咽頭炎の鑑別として伝染性単核球症（10〜20歳台，後頸部リンパ節腫脹，肝脾腫，眼瞼浮腫，口蓋の点状出血，肝機能障害，異型リンパ球，VCA-IgM，VCA-IgG，EBNA-IgG）は鑑別する。

副鼻腔炎	後鼻漏，頭痛，嗅覚異常→副鼻腔の圧痛→X線画像（Waters法，Caldwell法，側面像），単純CT。
中耳炎	耳痛，耳漏，難聴，耳鳴り，耳閉塞感→耳の牽引痛→耳鏡で鼓膜発赤
亜急性甲状腺炎	甲状腺腫大・疼痛，動悸，発汗→甲状腺圧痛→TSH，Free T4，Free T3，甲状腺エコー検査。
肺炎・気管支炎	咳，痰，誤嚥・嘔吐後，吸気時胸痛（胸膜炎）→SpO_2低下，呼吸数増加，胸部聴診→胸部X線，胸部単純CT，喀痰Gram染色，喀痰培養（一般細菌，抗酸菌）。肺炎診断後は尿中肺炎球菌抗原・尿中レジオネラ抗原・マイコプラズマ抗原キットを検討，A-DROPスコアで重症度を評価。
感染性心内膜炎	歯科治療歴の有無，塞栓症による症状（筋肉痛・関節痛，左季肋部痛，血尿）→新規の心雑音，眼球結膜点状出血，Osler結節，Janeway発疹，Roth斑→経胸壁心臓エコー検査，経食道心臓エコー検査，血液培養3セット，Duke診断基準に準じる。
腎盂腎炎	腰痛～側腹部痛，先行する膀胱症状（頻尿，排尿障害など），悪心嘔吐，悪寒→肋骨脊柱角（CVA）叩打痛の左右差→尿所見，腹部エコー検査またはCTで水腎症所見や腎腫大。造影CTで楔状の造影不良域・腎周囲の毛羽立ち（脂肪織濃度上昇）・Gerota筋膜の肥厚などは参考程度とする。
胃腸炎	食事歴，下痢，悪心・嘔吐，腹痛，血便→症状が強い場合は造影CTや便培養を考慮する。抗菌薬投与後の下痢出現時には偽膜性腸炎を考慮してCD toxinを測定する。
胆嚢炎	右季肋部痛，Murphy徴候陽性→腹部エコーでsonographic Murphy signや胆嚢腫大・胆嚢壁肥厚・胆石の存在の確認，造影CT。（直接ビリルビンや胆道系酵素増加時は胆嚢炎ではなく総胆管結石による胆管炎やMirizzi症候群など考慮）
胆管炎	Charcot 3徴（発熱，上腹部痛，黄疸），Reynolds 5徴（Charcot 3徴＋ショック＋意識障害），肝胆道系酵素・直接ビリルビン増加，腹部エコー検査や造影CTで総胆管や肝内胆管の拡張・総胆管結石・腫瘍の有無を確認する，MRCP，ERCP。腫瘤影あれば腫瘍マーカーを測定する。
虫垂炎	右下腹部痛，板状硬，心窩部から右下腹部への疼痛の移動が臨床所見として特に有用。嘔吐が腹痛より先行した場合は虫垂炎である可能性は低い。典型的な症状の出現順としては①食欲不振，②心窩部痛，③悪心・嘔吐，④疼痛部位の右下腹部への移動，⑤発熱の流れ。→McBurney圧痛点，Lanz圧痛点，反跳痛，Psoas sign，Obturator sign，踵落とし試験，板状硬→造影CT（腹膜炎を疑う場合はAガス，乳酸），小児や妊婦では腹部エコー。
前立腺炎	尿道会陰部痛，排尿痛，残尿感，性感染症の可能性→直腸診で圧痛（急性前立腺炎に前立腺マッサージは禁忌）→腹部エコーやCT検査で前立腺肥大の確認，前立腺特異抗原（PSA）高値。
関節炎	関節部の熱感・疼痛・腫脹→圧痛，動作時痛，可動域制限→単関節炎では関節穿刺。

蜂窩織炎	限局性の腫脹・浮腫，熱感，疼痛，発赤などの有無を全身詳細に調べる。
椎体炎・骨髄炎	脊柱の叩打痛→脊椎X線，脊椎CT，脊椎MRI検査。

[*1] Centorスコア：A群β溶連菌による咽頭炎を推測するスコアリング。38℃以上の発熱（+1），咳なし（+1），前頸部のリンパ節腫脹・圧痛（+1），扁桃の腫大・白苔（+1），年齢15歳未満（+1），年齢45歳以上（−1）。0〜1点なら溶連菌は否定的で抗菌薬は処方せず，2〜3点なら迅速溶連菌検査して陽性なら抗菌薬加療，4点以上なら検査せずに抗菌薬加療。

金子 修

📘 文献 ≫ ウェブサイトに掲載

Part 1 ▶ 全身性症候

2. 不明熱

概念

不明熱(fever of unknown origin)は1961年にPetersdorfらによって「発熱が3週間以上持続し、かつ少なくとも3回38.3℃以上となり、1週間の入院精査にもかかわらず診断の確定しないもの」と定義された[1]。この38.3℃とは口腔内温度であり、腋窩体温ではもう少し低いものでも適応される。その後1991年にDurackらによっていくつかに区別された不明熱の定義が提唱され[2]（表）、古典的不明熱に関しては入院精査の期間が3日間に短縮された。しかし、発熱が3週間以上という部分が重要であり、発熱を主訴として受診した患者の熱原が不明だからといって安易に"不明熱"とするのは間違いである。発熱が3週間以上とされているのは、一過性のウイルス感染症の場合おおよそ3週間程度で解熱し、快方に向かうためである。

鑑別のポイント

- ☑ 不明熱の原因疾患としては頻度から主に、①感染症、②悪性腫瘍、③非感染性炎症性疾患（膠原病など）、④薬物、⑤内分泌疾患を鑑別にあげる。
- ☑ 問診は非常に重要であり、発熱の具体的な経過、随伴症状、服薬歴も聴取する。
- ☑ 全身の身体診察も重要である。実際は時間的制約から問診である程度検討をつけたうえで身体診察を行う必要もあるが、診断に迷う場合は初心に戻り、問診と身体診察を繰り返すことが重要である。

💬 メッセージ

草野 武

● 採血で闇雲に検査項目を追加することや、全身造影CT検査を行うなどのいわゆる"絨毯爆撃"のような検査は推奨しない。検査とは診断の正確さを上げるためのものであり、検査の特性を理解していないと偽陽性や偽陰性に惑わされ、逆に診断が難しくなる。想起する確率が低い疾患に対し、いくら検査を加えようとも診断率を上げることはできない。つまり、いかに問診と身体診察で疾患を絞るかが正しい診断に結びつけるのである。

表. 不明熱の定義

1. 古典的不明熱
- 38.3℃以上の発熱が3週間以上持続
- 3回の外来あるいは，3日間での入院精査でも原因不明

2. 院内不明熱
- 入院時に感染症は存在しない
- 入院中に38.3℃以上の発熱が数回出現
- 2日間の培養検査も含め，3日間での入院精査でも原因不明

3. 好中球減少性不明熱
- 好中球500/μL未満または一両日中に500/μL未満となる38.3℃以上の発熱が数回出現
- 2日間の培養検査も含め，3日間での入院精査でも原因不明

4. HIV関連不明熱
- HIV患者
- 38.3℃以上の発熱が数回出現
- 外来で4週間以上，入院で3日間以上持続
- 2日間の培養検査も含め，3日間での入院精査でも原因不明

鑑別・診断アプローチ

問診と身体診察をもとに鑑別を絞る。

■ 問診

■ 発熱

熱型により鑑別診断を絞るような記載もあるが，実際の臨床現場では熱型のみで鑑別はできない。発熱の具体的な周期の有無，発熱のピーク時間，全体的に診て悪化傾向か改善傾向か，これらを意識して問診にあたる。

■ 随伴症状

随伴症状から疾患を絞ることは重要で，どのような症状が出現したかを時系列で整理する必要がある。患者が伝えてこない症状もあり，必要に応じてクローズドクエスチョンで症状の有無を引き出す必要がある。

■ 服薬歴

服薬歴も重要で，薬により症状が修飾されていないか，あるいは新たに付け加えられていないかも検討する。新規薬剤の服用などがあれば，薬剤熱も鑑別に入れる。サプリメントについても必ず聴取する。

■ 渡航歴

地域によって特殊な感染症が流行している場合がある。同行者がいる場合は，同行者にも同じ症状が出ていないか確認する。山林などの野外活動があれば，ダニ媒介疾患も鑑別となる。

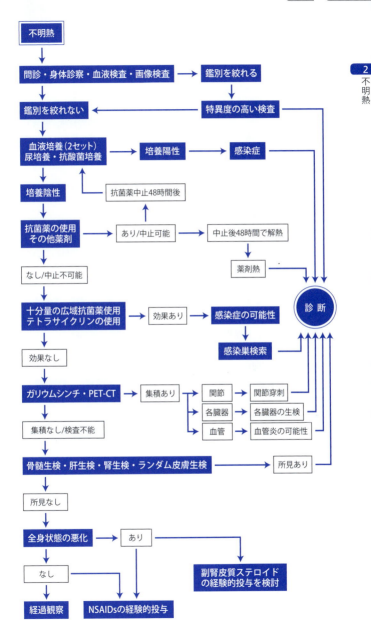

■ 職歴

職業特異性の高い疾患もある。医療従事者も特殊な環境にいることを考慮する。

■ 家族歴

家族歴のある発熱の場合，家族性地中海熱なども考慮する。

■ 身体診察

身体診察では，皮疹・腫瘤・潰瘍の有無，リンパ節の腫脹の有無，聴診で異常音の有無，圧痛・叩打痛の有無，口腔内の潰瘍・齲歯の有無，甲状腺腫大の有無，神経学的異常の有無などを確認する。比較的徐脈や血圧の左右差などにも注意する。会陰部や関節も観察する。

身体診察で異常を認めた場合は，必要により各種専門科にコンサルテーションを行う。

■ 不明熱の鑑別疾患

発熱のみに着目すれば，鑑別疾患は多岐にわたる。問診，身体診察，検査結果などから疾患を絞ることが重要で，可能性の低い疾患を除外していくことが不明熱鑑別のプロセスである。

■ 感染症

- 慢性気道感染（慢性閉塞性肺疾患（COPD），気管支拡張症，不顕性誤嚥）。
- 結核（肺結核，結核性胸膜炎，腸結核），非結核性抗酸菌症。
- 耳鼻科領域（慢性中耳炎，慢性副鼻腔炎，耳下腺炎）。
- 内分泌領域（亜急性甲状腺炎）。
- 泌尿器科領域（慢性尿路感染症，慢性前立腺炎，腎盂腎炎，腎膿瘍）。
- 循環器領域（感染性心内膜炎，心外膜炎）。
- 整形外科領域（骨髄炎，関節炎）。
- 消化器領域（肝膿瘍，胆嚢炎）。
- 中枢神経領域（髄膜炎，脳炎，脳膿瘍）。
- 腹腔内感染症（腹腔内膿瘍）。
- 歯科領域（歯性膿瘍，歯周病）。
- 菌血症（カテーテル感染，人工物感染）。
- 皮膚，軟部組織感染症（膿皮症，褥瘡，肛門周囲膿瘍）。
- 婦人科領域（骨盤内感染症，Fitz-Hugh-Curtis症候群）。
- 寄生虫感染症。
- 人畜共通感染症（トキソプラズマ症，レプトスピラ症，リケッチア感染症，Q熱）。

■ 非感染性疾患

- 悪性腫瘍（各部位の癌，白血病，悪性リンパ腫）。

Part 1 ▷ 全身性症候

- 膠原病および類縁疾患(関節リウマチ, 全身性エリテマトーデス(SLE), 成人発症Still病, リウマチ性多発筋痛症, 多発性筋炎/皮膚筋炎, 強皮症, Sjögren症候群, 混合性結合組織病(MCTD), 多発血管炎性肉芽腫症, 各種血管炎)。
- 内分泌疾患(甲状腺機能亢進症, 褐色細胞腫など)。
- 亜急性壊死性リンパ節炎。
- 脱水。
- 貧血(慢性の貧血で微熱を呈することがある)。
- 体温調節中枢の障害(頭部外傷, 脳血管障害, 脳膿瘍)。
- 炎症性腸疾患(Crohn病, 潰瘍性大腸炎)。
- 熱射病, 熱中症。
- サルコイドーシス。
- 心因性発熱(ストレス性発熱)。

■ その他
- 体質性高体温症。
- 月経前症候群。
- 薬剤熱。
- 妊娠。
- 詐病, 詐熱。

■ 検査
不明熱における検査は多彩である。列挙すれば限りないが, 必要と思われる検査を示す。

■ 血算, CRP, 赤沈
炎症を確認する。CRP・赤沈が陰性であれば, 少なくとも感染症や膠原病の可能性は低い。

■ 生化学検査
AST, ALT, ALP, γGTP, ビリルビン, BUN, Cr, LDH, TP, Alb, アミラーゼ, フェリチン。

■ 尿検査
スクリーニングであれば定性でよいが, 異常所見を認めれば必ず沈渣も行う。

■ 心電図検査

■ X線検査

■ プロカルシトニン, プレセプシン
細菌感染症のマーカーとされるが, 100%ではないことに注意する。

■ 免疫学的検査(抗核抗体, 補体など)
膠原病診断の一助となる。

- **血液培養検査（最低2セット）**

  好気ボトル，嫌気ボトルを合わせて1セットとしている。

- **腫瘍マーカー検査（CEA，AFP，CA19-9，PSA，CA125，sIL-2R）**

  増加があれば悪性腫瘍を念頭に精査する。

- **超音波検査**

  感染性心内膜炎や，亜急性甲状腺炎などの鑑別に有用である。

- **内分泌検査（TSH，FT3，FT4，コルチゾール，ACTH）**

  副腎不全が疑わしい場合は日内変動の確認も必要である。

- **CT検査・MRI検査**

  深部膿瘍や，骨髄炎，中枢神経系疾患の鑑別に有用である。

- **PET-CT検査**

  保険適用の問題はあるが，大動脈炎や悪性腫瘍の検出に有用である。

- **関節穿刺**

  関節炎がある場合に考慮する。偽痛風の診断が得られることもある。

- **上部・下部消化管内視鏡検査**

  悪性腫瘍や炎症性腸疾患の鑑別に有用である。

診療の実際

　身体に何らかの異常を認めた場合は比較的容易に診断に至ることが多い。しかし，実際に問診や身体診察を行っても患者からの情報の曖昧さや，所見が非典型的で鑑別診断ができないこともある。その際はでき得る限り確率の高い疾患から除外する必要がある。当院に紹介される「不明熱」は，紹介元で何らかの治療介入が行われていることが多く，しばしば抗菌薬が投与されていることや時にはステロイド薬が投与されていることがある。薬剤投与は検査結果を修飾するものも多く，まずは全身状態を診て可能ならいったん中止する必要がある。抗菌薬による薬剤熱はしばしば経験するので，薬剤を中止することで薬剤熱を確定または除外できるという利点もある。72時間以内に解熱した場合は薬剤熱の確率が非常に高い。感染症の検索に有用な各種細菌培養検査は抗菌薬投与下では偽陰性となることがあり，抗菌薬中止後48時間空けてからの細菌培養検査が望ましい。また，血液培養は数回行うことで検出率が上がるため，コンタミネーションか真の起因菌かを判断するために最低2セット（好気ボトルと嫌気ボトルで1セット）は必須である[3, 4]。

　CRPが陰性であれば，長期に罹患した感染症や非感染性疾患が背景に存在する確率は非常に低い。赤沈は炎症性疾患で同様に増加するが，100mm/時間を超えるような増加の場合は多発性骨髄腫，リウマチ性多発筋痛症，結核，骨髄腫などの疾患が鑑別にあがってくる。甲状腺ホルモンはしばしば見逃される亜急性甲状腺炎や甲状腺機能亢進症などを鑑別するために必要で

ある。フェリチンが1,000ng/mLを超える場合，悪性腫瘍，SLE，成人発症Still病が鑑別にあがる。また，レジオネラ感染症以外の細菌感染症でフェリチンが高値になることは稀である。白血球が低値〜正常であれば粟粒結核，SLE，リンパ腫，腸チフスが鑑別にあがる。好酸球増加では薬剤熱，リンパ腫，結節性多発動脈炎などが鑑別となるが，薬剤熱は好酸球増加とは限らず，異型リンパ球の増加として認められることもある。リンパ球増加ではEBウイルス感染症，サイトメガロウイルス感染症，ヘルペスウイルス感染症，急性HIV感染症，トキソプラズマ症，リンパ腫が鑑別にあがる。好塩基球の増加は骨髄増殖性疾患などの腫瘍性疾患を示唆する。生化学検査でLDHやALPなどに高値を認めた場合，どの臓器由来かを判別するためアイソザイムの提出を検討したい。尿検査で蛋白尿や潜血を認める場合，SLEなどの膠原病疾患を示唆し，赤血球円柱は活動性の腎炎を示唆する。

超音波検査，CT検査，MRI検査といった画像検査も，深部の膿瘍や腫瘍，腹腔内リンパ節腫脹など，自覚症状が乏しく，かつ身体診察では触れられない部分に関しては診断に寄与する[5, 6]。超音波検査は侵襲性が低く，比較的行いやすい検査であろう。だからといって，不十分な鑑別のなかで安易に全身画像の検索は行うべきではない。他疾患の可能性が低いことを認識し，どのような結果が出るかを予想しながら検査に臨むことが大切である。

草野 武

📖 文献 ≫ ウェブサイトに掲載

Part 1 ▶ 全身性症候

3. 関節症状

概念

関節に症状を起こす疾患は多彩である。関節そのものに原因がある場合や感染の随伴症状，膠原病の一症状として現れる場合もある。関節周囲の軟部組織に原因が存在することもあるため，関節だけではなく全身を診て背景にある疾患をみつけ出す姿勢が必須である。また，関節痛がある＝関節炎ではないこともあり，関節炎の有無を見極めることも重要である。

鑑別のポイント

- ☑ 問診で発症様式を確認する。すなわち，超急性，急性，亜急性，慢性の鑑別である。痛みは自発痛であるのか運動痛か，夜間痛の有無などを確認する。朝のこわばりが30〜60分程度持続するのかも聴取する。
- ☑ 家族歴について確認する。
- ☑ 関節痛が関節病変由来かを鑑別するため，圧痛の部位，関節可動域，運動痛の有無を確認する。
- ☑ 関節炎の有無を確認する。発赤・腫脹・熱感・疼痛の有無や関節液の貯留の有無を確認する。
- ☑ 関節症状の分布を確認する。多発性であるのか単発性か，また多発している場合は単関節の多発であるのか両側性であるのかなどを確認する。小関節，中関節または大関節であるかを確認することも重要である。
- ☑ 関節外症状として，発熱，全身倦怠感，感染の徴候，皮疹など，膠原病を疑う所見の有無を確認する。

💬 メッセージ

草野 武

● 関節痛を主訴に受診した患者を診ると，膠原病を除外しようという強迫観念や既成概念にとらわれ，すぐに採血検査で膠原病マーカーをオーダーしようとするが，問診と身体診察で膠原病なのか変形性関節症のような整形外科疾患なのか，または痛風や偽痛風のような代謝性疾患なのか，まずは自分なりに鑑別を立てて検査に臨む姿勢が重要であり，診断能力の向上につながる。

Part 1 ▷ 全身性症候

鑑別・診断アプローチ

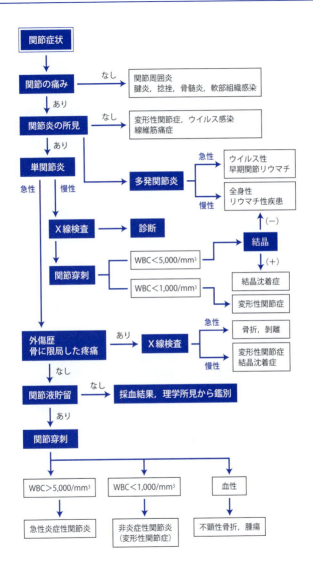

■ 問診

■ 患者背景（年齢，性別）

年齢や性別は疾患頻度から疾患を絞り込むのに役立つ[1]。若年発症であれば成人Still病やBehçet病，また男性であれば強直性脊椎炎や痛風，女性であれば全身性エリテマトーデス（SLE），関節リウマチ（RA），Sjögren症候群などの鑑別を行う。

■ 発症経過

急性か慢性かを問診する。急性であれば感染症や感染に伴う反応性関節炎などが疑われる。しかし，急性発症を疑っても慎重に問診を行うと慢性経過を示唆することもあり，これまでに同様の痛みがあったかを慎重に聴取することが重要である。

■ 疼痛部位

これまでに経験した痛みも含め，どこが痛むのかを詳しく聴取する。対称的なのか否か，大関節であるのか小関節か，また全身性であるのかなど，分布とともに移動（遊走性）の有無も詳しく聴取する（表1）[2]。

■ 持続時間

30分～1時間以上続くようであれば，RAを示唆する。

■ 増悪，寛解因子

安静時と活動時ともに増悪するようであれば炎症性，安静で軽快するなら非炎症性を示唆する。運動によって軽快する場合は強直性脊椎炎を示唆する。

■ 随伴症状

随伴症状の有無は鑑別に重要である。高熱の有無，神経症状の有無なども聴取する。頭痛や顎跛行があれば側頭動脈炎を想起する。

■ 家族歴

疾患の鑑別に有用である。ぶどう膜炎，強直性脊椎炎，乾癬の有無を確認する。

■ 服薬歴

薬剤誘発性ループスを鑑別する。プロカインアミド，ヒドララジン，クロルプロマジン，イソニアジド，ペニシラミン，メチルドパ，キニジンなどの長期服用によって薬剤誘発性ループス発症のおそれがある。

■ 渡航歴

海外渡航に限らず，国内の山登りなどでもライム病やリケッチア感染症に罹患していないかを確認する。

■ 性交歴

B型肝炎やC型肝炎，またクラミジア感染を鑑別する。

Part 1 ▷ 全身性症候

表1. 関節症状からみた主要鑑別疾患

	単関節炎 （1関節）	少関節炎 （2〜4関節）	多関節炎 （5関節以上）
関節リウマチ	○	○	○
若年性関節リウマチ	○	○	○
全身性エリテマトーデス		○	○
Sjögren症候群		○	○
強皮症		○	○
混合性結合組織病		○	○
Behçet病		○	○
皮膚筋炎，多発筋炎		○	○
多発性動脈炎		○	○
リウマチ熱		○	○
リウマチ性多発筋痛症		○	○
成人Still病		○	○
薬剤誘発性ループス		○	
強直性脊椎炎		○	○
乾癬性関節炎		○	○
反応性関節炎		○	
炎症性腸疾患に伴う関節炎		○	
掌蹠膿疱症		○	
痛風	○	○	
偽痛風	○	○	
アパタイト結石性関節炎	○	○	
細菌性関節炎	○	○	
結核性関節炎	○	○	
淋菌性関節炎	○	○	
真菌性関節炎	○	○	
ウイルス性関節炎			○
アミロイドーシス		○	
血友病性関節炎	○	○	
外傷性関節炎	○	○	
変形性関節症	○	○	○

宮原寿明：関節炎へのアプローチ．日本リウマチ学会生涯教育委員会（編）：リウマチ病学
テキスト1版，35-47，診断と治療社，2010より引用，一部改変

■ 関節痛の鑑別疾患

関節痛を起こす代表疾患をあげる。関節炎である場合は，主要疾患を鑑別する(表2)。

- 関節リウマチ：悪性関節リウマチ，若年性突発性関節炎，回帰性リウマチ，Felty症候群。
- 感染性：細菌(淋菌含む)，結核，真菌。
- 血友病性関節炎。
- 成人発症Still病。
- 脊椎関節炎：反応性関節炎(ライター症候群)，強直性脊椎炎，炎症性腸疾患に関連する関節炎。
- 全身性エリテマトーデス(SLE)。
- リウマチ性多発筋痛症，RS3PE症候群。
- Sjögren症候群。
- 混合性結合組織病(MCTD)。
- 強皮症。
- 多発性筋炎，皮膚筋炎。
- 血管炎症候群：結節性多発動脈炎，顕微鏡的多発血管炎，多発血管炎性肉芽腫症，アレルギー性肉芽腫性血管炎，大動脈炎症候群，川崎病。
- 血清反応陰性脊椎関節症。
- 抗リン脂質抗体症候群。
- Behçet病。
- 再発性多発軟骨炎。
- 強直性脊椎炎。
- 結晶誘発性関節炎(痛風，偽痛風，結晶性関節炎)。
- 骨粗鬆症。
- 掌蹠膿疱症。
- 変形性関節症，肩関節周囲炎，腱鞘炎，大腿骨頭壊死，神経障害性関節症
- ウイルス性疾患(インフルエンザ，ヒトパルボウイルスB19，B型肝炎，C型肝炎など)。
- ライム病。
- 反応性関節炎。
- 乾癬性関節炎。
- 炎症性腸疾患に伴う関節炎。
- アミロイドーシス。
- サルコイドーシス。
- 線維筋痛症。

Part 1 ▷ 全身性症候

表2. 関節痛の代表疾患

疾患	関節症状の特徴				障害関節		
	急性	慢性	遊走性	発作性	小関節	大関節	脊椎
リウマチ熱	+		+		±	+	
淋菌性関節炎	+		+		±	+	
ウイルス性肝炎	+		+		+	±	
ウイルス性疾患	+			±	+	+	
反応性関節炎	+	±		+	±	+	+
炎症性腸疾患に伴う関節炎	+	±	±	±	±	+	+
痛風	+	±		+	+	+	
全身性エリテマトーデス	+	+	±		+	+	
強皮症					+	+	
関節リウマチ		+		±	+	+	+
強直性脊椎炎		+		±	±	+	+
乾癬性関節炎		+		±	+	+	+
変形性関節症		+			+	+	+
サルコイドーシス	±	+		±	+	+	

大田俊行：関節リウマチおよび他の炎症性多発性関節症. 包括医療と臨床検査.
検と技 31（増刊号）：1059-1064, 2003 より引用，一部改変

■ 身体診察

関節だけではなく，随伴症状にも留意する。

■ 罹患関節の診察

問診で得られた疼痛部位だけではなく，全ての部位を診察する。まず，本当に関節痛であるのかを疑う。関節の自動や他動による疼痛の増強有無，圧痛の有無などを確認する。

- 関節周囲炎：自動運動による疼痛の増強があり，他動運動ではあまり変わらない。
- 筋肉や腱の疼痛：圧痛が存在する。
- 仙腸関節の痛みも確認する。

■ 頭頸部

- ぶどう膜炎：Behçet病，サルコイドーシス，強直性脊椎炎などを鑑別する。
- 涙腺腫脹や唾液腺の腫脹：Sjögren症候群やMikulicz病を鑑別する。
- リンパ節腫脹：悪性リンパ腫やウイルス感染の可能性もある。RAであってもリンパ節は腫脹する。
- 口腔内潰瘍の有無：SLE, Behçet病, 多発血管炎性肉芽種症を鑑別する。

- 仮面用顔貌：強皮症の有無を確認し，蝶形紅斑を認めればSLEや伝染
  性紅斑を鑑別する。ヘリオトロープ疹など，特徴的なものを見逃さな
  いようにする。

■ 胸部

呼吸器症状の有無を確認する。捻髪音(fine crackle)を認めたうえで間
質性肺炎を疑ったならば，背景に膠原病がある可能性を示唆する。

■ 四肢

筋力低下の有無を確認する。筋力低下は皮膚筋炎や多発性筋炎のみな
らず，ウイルス疾患の可能性も示唆する。血圧に左右差を認めれば血
管炎(高安病や側頭動脈炎)を鑑別する。手指変形や色調変化も確認する。
- スワンネック変形・ボタン穴変形：関節リウマチ。
- ソーセージ様腫脹：全身性強皮症，混合性結合組織病(MCTD)。
- ゴットロン丘疹徴候：皮膚筋炎。
- 両側の浮腫：RS 3 PE症候群。
- Raynaud現象：SLE，Sjögren症候群，全身性強皮症，MCTD。
- DIP関節(指の第1関節)に皮下結節を認めた場合，Heberden結節を
  鑑別する。

■ 陰部

陰部潰瘍を認めればBehçet病を示唆する。陰嚢痛を訴えるようであれ
ば結節性多発動脈炎を示唆する。

■ 検査

関節炎が明らかな場合は関節穿刺を考慮する。膠原病の鑑別を要する場合
は採血検査などから有力な情報が得られることもある。

■ 血算，CRP，赤沈

炎症を確認する。

■ 生化学検査(加えて，リウマチ因子，補体，フェリチン，蛋白分画，
  ASO)

炎症ではα1グロブリン，α2グロブリンが増加するが，慢性炎症では
γグロブリンが増加する点が鑑別の一助となる[3]。

■ 自己抗体検査

自己抗体だけでは鑑別が難しい。自己抗体陽性で疑われる病名がある
場合は，必ず身体所見も矛盾しないか確認する。自己抗体のみ陽性で
は診断に至らないことに注意する。この際，膠原病のスクリーニング
として行うのであれば，抗核抗体は必須であり，320倍以上であれば
膠原病の存在を強く疑う[4]。抗SS-A(Ro)抗体，抗Jo-1抗体は抗核抗
体陰性の場合があるので，必要により追加で検査を行う。強く疑う疾
患を認めた場合には特異度の高い検査を追加する(表3)。

Part 1 ▷ 全身性症候

表3. 自己抗体検査の特徴

陽性率の高い検査	疾患の絞り込みに有効な検査	疾患特異性の高い検査	陽性となる代表的な疾患
抗核抗体			各種膠原病
リウマチ因子			各種膠原病
抗SS-A(RO)抗体			各種膠原病
抗カルジオリピン抗体			各種膠原病(抗リン脂質抗体症候群)
	抗RNP抗体		混合性結合組織病,全身性エリテマトーデス,Sjögren症候群など
	PR3-ANCA		多発血管炎性肉芽腫症など
	MPO-ANCA		顕微鏡的多発血管炎など
		抗dsDNA抗体	全身性エリテマトーデス
		抗Sm抗体	全身性エリテマトーデス
		抗Jo-1抗体	多発性筋炎・皮膚筋炎
		抗Mi-2抗体	多発性筋炎・皮膚筋炎
		抗Scl-70抗体	強皮症
		抗セントロメア抗体	強皮症
		抗SS-B(LA)抗体	Sjögren症候群

■ MMP-3

関節炎の診断に有用である。増加している場合は滑膜炎を示唆し,関節リウマチのみならず,SLE,乾癬性関節炎,リウマチ性多発筋痛症も鑑別となる。

■ 尿検査

腎合併症の有無を確認する。

■ X線検査(胸部,関節)

間質性肺炎の有無を確認する。関節周囲に骨びらんを認めれば関節リウマチの可能性を考慮し,関節裂隙に一致して石灰化像を認めれば偽痛風を考慮する。

■ 造影MRI検査

滑膜炎の診断に有用である。

■ 関節エコー検査

滑膜の肥厚や血流増加を認めれば滑膜炎の可能性が高い。

■ 血液培養検査（最低2セット）

感染症の鑑別に有用である。

■ ガリウムシンチグラフィ検査・PET-CT検査

炎症部位を特定する際にしばしば有用である。

■ 関節穿刺

化膿性関節炎，痛風，偽痛風の診断が得られる。

関節痛を訴える患者を診察した場合

関節炎の部位による鑑別，罹患期間，随伴症状，採血検査結果から総合的に診断を行う必要がある。また，膠原病は時間経過に伴い症状が顕在化する場合もあり，経時的に診ていく必要もある。眼科・耳鼻科・整形外科とも連携を図り診断にあたることも重要である。

草野 武

■ 文献 ≫ ウェブサイトに掲載

Part 1 ▶ 全身性症候

4．食欲不振・体重減少

概念

体重減少の程度と病的度合いの基準はないが，6〜12カ月の間で5%以上の体重減少を認めた場合，または原因不明でBMI 19.8以下への減少を認めた場合は体重減少とされ[1]，病的原因を検討する必要がある。

鑑別のポイント

- ☑ 体重減少となり得る原因は多く，診療科横断的鑑別を要する。検査項目も多岐にわたり，患者の負担も大きくなることから，効率的に鑑別を行う必要がある。
- ☑ 体重減少が食事摂取量の減少や運動量の増加など，生理的なものであるのか否かを確認し，非生理的なものである場合には随伴症状を確認しながら鑑別を進めていく。
- ☑ 本人が生活の変化による生理的な体重減少を認識していない場合も多く，鑑別を意識した問診を行うことで不要な検査を減らすことができる。

💬 メッセージ

青柳 龍太郎

- ● 病的な体重減少であるかの判断が最も重要である。問診から生理的な体重減少と判断できなければ精査を行う。
- ● 高齢者では特に高頻度にみられる症状である。本人・家族は悪性腫瘍を心配して受診することが多く，それに耐え得る精査と説明が求められる。

鑑別・診断アプローチ

体重減少の定義にはさまざまなものがあるが，臨床的には5％以上の体重減少を認めた場合に重要な所見として扱う。高齢者における5％以上の体重減少は，その後の死亡率の相対危険度が2.2に上昇したと報告されている[1]。

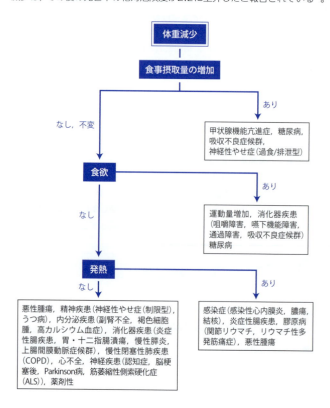

■ 食事摂取量の増加あり

■ 甲状腺機能亢進症

エネルギー消費性の増大により，食欲旺盛にもかかわらず体重減少を起こす。一般に，動悸，手指振戦，下痢，疲労感，月経不順などの身体所見を伴うことが多い。しかし，高齢者では目立たないことも多く，疑う場合には血液検査で遊離サイロキシン（FT4）の上昇と甲状腺刺激ホルモン（TSH）の低下を確認し，抗TSHレセプター抗体（TRAb, TSAb）が陽性であれば診断となる[2]。

Part 1 ▷ 全身性症候

■ 糖尿病
　初期の体重減少は浸透圧利尿による脱水のため，口渇，多飲，夜間頻尿が起こる。ブドウ糖を尿から失い続けると，インスリン欠乏とグルカゴン過剰による異化亢進状態となり，カロリー喪失が出現する。糖尿病によって体重減少を起こす場合は，空腹時血糖の異常高値やHbA1cが10％以上となるなどの高血糖を示すことがあり，ケトーシスの有無を確認する必要がある。糖尿病性ケトアシドーシスとしては，250mg/dL以上の高血糖，pH7.3以下のアシドーシス，β-ヒドロキシ酪酸の増加に伴うケトーシスが特徴である。糖尿病性ケトアシドーシスは1型糖尿病の初期症状として認められることが多いが，2型糖尿病患者でもソフトドリンクなどの大量の糖分摂取により発症することがあり，糖尿病性ケトアシドーシス患者のうち約20〜30％が2型糖尿病であったという報告がある[3]。

■ 吸収不良症候群
　狭義としては小腸粘膜障害による吸収不良症状であるが，腸切除後や膵液・胆汁分泌不全による続発性吸収不良症候群でも体重減少が起こる。下痢や脂肪便を認めた場合には栄養不良の全体像を把握するため，葉酸・ビタミンB$_{12}$，中性脂肪・コレステロール，電解質(P，Mgを含めて)などを検査項目に追加する[4]。

■ 食欲あり
病的要因はなく，運動量の増加により体重減少をきたす場合が多い。意図して運動や食事制限を行っている場合は診断に苦慮することは少ないが，患者が認識せずに行っている場合もあり，問診によって明らかにする必要がある。生活環境の変化に伴う食生活の変化として，若年者では新たに独居をした場合に散見され，高齢者では施設入所により散見される。運動量については，新規の趣味や職場変更による通勤手段の変化などを意識した問診を行う。しかし，食欲はあるが食事摂取機能や消化管に問題があり食事摂取量が減少する場合がある。

■ 咀嚼障害
　義歯の不適合，口内炎，顎関節症。

■ 嚥下機能低下
　認知症，脳血管疾患後遺症，反回神経麻痺，神経筋疾患。

■ 粘膜障害
　逆流性食道炎，消化性潰瘍，虚血性大腸炎，炎症性腸疾患。

■ 通過障害(水分の嚥下も困難)
　食道狭窄，食道アカラシア。

4
食欲不振・体重減少

41

■ 発熱あり

持続する発熱に体重減少を合併する場合は消耗性疾患を疑い，不明熱精査
（不明熱 23頁参照）と類似する鑑別を行う。感染症，膠原病，悪性腫瘍の
鑑別が必要となる。問診・身体診察から感染の原因が不明であれば感染性
心内膜炎，膿瘍，肺外結核を鑑別する。

■ 感染性心内膜炎

一般に抜歯や歯槽膿漏による歯肉切開などの歯科治療を契機に曝露さ
れ，心臓弁置換後，先天性心疾患，僧帽弁逸脱症などの弁膜症の場合に
高リスクとなる。心雑音を認めない場合もあり，感染性心内膜炎を疑っ
た場合には血液培養検査を必須で行い，心エコー検査を行う。

■ 膿瘍

肛門周囲膿瘍，肝膿瘍，腎膿瘍を鑑別する。排便痛・腹痛・排尿痛
を認めない場合もあり，肛門周囲膿瘍を疑う場合には直腸診にて疼痛
の有無を確認する。

■ 結核

胸部X線検査で陰影を認めない場合にも否定はできず，喀痰・胃液抗酸
菌検査を行って排菌の有無を確認し，IGRA検査も陰性であれば肺外結
核も否定となる。

■ 炎症性腸疾患

比較的若年者で，下痢・腹痛などの消化器症状を伴う場合に疑う。吸
収不良症候群を反映し，低蛋白血症や低コレステロール血症を伴うこ
ともある。

■ 膠原病

関節痛，筋肉の把握痛，体表・口腔内所見から疾患を絞り込み鑑別を
行う。抗核抗体や抗CCP抗体が陰性でも関節エコーで滑膜炎を認める
ことがあり，身体所見を重視する。しかし，膠原病の診断には除外診
断も重要である。たとえば，50歳以上のCRP上昇を伴う両側の近位筋
の疼痛があり，リウマチ因子陰性・抗CCP抗体陰性であればリウマチ
性多発筋痛症を考慮するが，感染症の可能性も否定できない。見込み
でステロイド薬を開始すると感染症を増悪させる可能性があるため，
慎重な診断が必要となる。

■ 悪性腫瘍

精査としては，体重減少に心窩部痛が合併していれば上部消化管内視鏡
と腹部エコー検査を考慮する。下部消化管内視鏡は患者負担を考慮し，
年齢やADL（日常生活動作）によっては便潜血陽性を確認してからの施
行が望ましい。ただし，便Hb検査による検出感度は61.3〜85.6％と
報告されており[5]，陰性だからと悪性腫瘍の否定はできない。

Part 1 ▷ 全身性症候

■ **悪性リンパ腫**

血液検査でLDH・sIL-2受容体の上昇(sIL-2R>5,000U/mLの高度上昇は悪性リンパ腫の感度23%，特異度97%との報告)，表在リンパ節腫脹(頸部・腋窩・鼠径・膝下)を診る。表在リンパ節の腫脹を認めないが疑わしい患者では，深部リンパ節原発や組織原発を考慮してCT検査でリンパ節腫脹を確認する。

■ 発熱なし

■ **神経性やせ症**

死亡率が6～20%であり，緊急対応を求められる疾患である。①標準体重の−20%以上のやせ，②食行動の異常(不食，大食い，隠れ食いなど)，③体重や体型について歪んだ認識，④30歳以下，⑤(女性であれば)無月経，⑥やせの原因と考えられる器質疾患を認めないことが診断基準となる[6]。問診においては摂食量やボディイメージに対して隠し通そうとすることがあり，聴取にはコツが必要である。"たとえ他人からやせ過ぎだと思われても，自分自身は太っていると感じますか？"と尋ねるとよい。身体所見としては多毛，低体温，低血圧，低血糖，徐脈を認め，過食後に口に指を入れて嘔吐するような行動異常もみられる。この場合，手指関節に胼胝(タコ)がみられることもある。血液検査では，貧血，低蛋白血症，肝機能障害，電解質異常を示すことがあり，女性では黄体形成ホルモン(LH)や卵胞刺激ホルモン(FSH)が低値で，卵巣でのエストロゲン産生が抑制されることから，低エストロゲン血症となる[7]。

■ **慢性副腎不全**

身体所見として，悪心による食欲低下，強い全身倦怠感，低血圧があり，血液検査で，低ナトリウム血症，低血糖，正球性正色素性貧血，低コレステロール血症，末梢血好酸球増多，高カリウム血症がある場合に積極的に疑う。ホルモンの日内変動を考慮し，早朝採血でコルチゾール4μg/dL以下であれば副腎不全が強く疑われる。色素沈着は原発性副腎不全では高頻度にみられるが，下垂体性ではみられない[8]。

■ **褐色細胞腫**

刺激による突発的な動悸・高血圧，振戦，発汗，頭痛などを認める。蓄尿によるカテコールアミン(特にメタネフリン，ノルメタネフリン)測定が有用であるが，外来では施行困難であるため随時尿でのCr補正をスクリーニングとして用いるのが簡便である[9]。

高齢者

基礎疾患の進行により体重減少を認めることがある。進行した心不全(心臓性悪液質)や非常に進行した慢性閉塞性肺疾患(COPD)では，筋萎縮が進

み体重減少が生じる。神経筋疾患では振戦やふらつきなどの症状がそれほど目立たず，全身倦怠感や体重減少で気づくことがある。Parkinson病や脳梗塞後で食事を摂らなくなることにも注意が必要となる。

> **あなたはどうする❓**
>
> 体重減少を主訴に受診する高齢者には悪性腫瘍を心配する患者が多い。生理的な体重減少で説明可能であっても患者は悪性腫瘍スクリーニングを希望する場合が多く，病的な体重減少を疑わない場合には人間ドックの受診を勧めるなどの代替案を提示することで不要な検査を避けられ，患者の満足も得られる。

青柳 龍太郎　小林 威仁

📘文献 ≫ ウェブサイトに掲載

Column

私の診療① 〜感染性心内膜炎〜

【症例】
患者：73歳，男性。
主訴：視力障害。
既往：心房細動，高血圧，高尿酸血症。
胸部所見：呼吸音清，脈の不整，心尖部に収縮期逆流性雑音を聴取。

【診断に至る思考】

　感染性心内膜炎とは，弁膜や心内膜，大血管内膜に細菌を含む疣腫(vegetation)を形成し，菌血症，血管塞栓，心障害などの多彩な臨床症状を呈する全身性敗血症性疾患である。感染性心内膜炎の診断は，1994年に米国Duke大学のグループが提唱したDuke診断基準に準じて行い，敗血症に伴う臨床症状，血液中の病原菌の確認，心エコーで疣腫をはじめ，感染に伴う心弁膜の破壊の確認に基づいて行われる。

　この患者は入院4日前から視力低下と全身倦怠感のため前医を受診し，ぶどう膜炎と眼内炎の診断で当院眼科に紹介入院となった。入院中に発熱があり，血液培養で連鎖球菌が検出され，精査目的で当科へ転科。身体診察では脈が不整で心尖部に収縮期逆流性雑音を聴取した。また，意識障害があり頭部CTとMRIを実施したところ，脳に多発性出血性梗塞を認めた。心エコーを実施したところ，僧帽弁閉鎖不全，疣贅を認め，感染性心内膜炎の診断に至りペニシリンで加療することとなった。患者は多発性脳梗塞であったことから，両眼のぶどう膜炎，眼内炎の原因は感染性心内膜炎と考えられた。慢性腰痛の増悪，炎症反応が遷延していたので腰椎MRIを実施し，化膿性椎体炎と診断された。一元的に考え，感染性心内膜炎による合併症と考えられる。

　この患者は視力障害から感染性心内膜炎と診断され，加療したが失明に至った。感染性心内膜炎の診療上，弁の疣腫は塞栓症と細菌性動脈瘤を形成するリスクとなる。細菌性動脈瘤や塞栓に伴う臓器障害は急性に経過し，不可逆的な機能不全，致命的な病態になり得ることに留意し，診療にあたる必要がある。

　感染性心内膜炎は，不明熱，食欲不振，筋・関節痛など，不定愁訴のような症状や腰痛で受診することがあり，なかなか診断に至らないことが多い。そのため，不明熱の患者を診察する際には常に感染性心内膜炎の可能性を考え，心雑音，塞栓症状を確認することが重要である。

横山 央

Part 1 ▶ 全身性症候

5. 意識障害

概念

意識障害とは，理解力が保たれない状態（認知機能障害）や周囲からの刺激に対して言葉や動作などによる反応が適切に行われない状態（表出機能障害）のことである。

- 意識状態を示す尺度として清明度が用いられるが，清明度の変化だけでは説明できないような特殊な状態（せん妄や錯乱など）もある。また，認知症による応答不良などの場合，意識障害とは評価しない。
- 意識障害の評価法として，Japan Coma Scale (JCS)やGlasgow Coma Scale (GCS)があり，これらを用いることで簡便かつ的確に評価することができる。

鑑別のポイント

☑ 意識障害をきたしている場合は生命にかかわる状態の可能性もあるため，鑑別をする前にバイタルサインの確認やルーチンの精査を行い，その結果をもとに鑑別をして治療にあたる。

☑ 意識障害をきたす疾患は多岐にわたるため，平行してさまざまな精査を行う。

☑ 付き添い者が同伴している場合には，基礎疾患の有無・内服薬の有無・意識障害発症の経過などを聴取する。

💬 メッセージ

木下 俊介

- 突然意識障害が出現した患者に対しては，脳血管障害や心疾患などの存在，また心肺停止に至る可能性を常に考慮したうえで，確実な輸液ラインのキープ，バッグバルブマスクや気管内挿管の準備・除細動器の準備などを行う。

- 診療・検査設備が整っていない状況で意識障害患者に対処する場合は，まずグルコース投与を行い低血糖の除外を行う。また薬剤があればチアミン（ビタミンB_1）製剤を投与する。

Part 1 ▷ 全身性症候

鑑別・診断アプローチ

5 意識障害

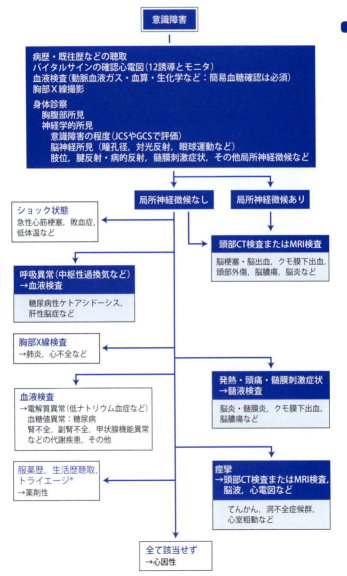

意識障害の評価方法

Glasgow Coma Scale

開眼機能（Eye opening）「E」
4点：自発的に，またはふつうの呼びかけで開眼
3点：強く呼びかけると開眼
2点：痛み刺激で開眼
1点：痛み刺激でも開眼しない

言語機能（Verbal response）「V」
5点：見当識が保たれている
4点：会話は成立するが見当識が混乱
3点：発語はみられるが会話は成立しない
2点：意味のない発声
1点：発語みられず
なお，挿管などで発声ができない場合は「T」と表記する。扱いは1点と同等である

運動機能（Motor response）「M」
6点：命令に従って四肢を動かす
5点：痛み刺激に対して手で払いのける
4点：指への痛み刺激に対して四肢を引っ込める
3点：痛み刺激に対して緩徐な屈曲運動（除皮質姿勢）
2点：痛み刺激に対して緩徐な伸展運動（除脳姿勢）
1点：運動みられず

Japan Coma Scale

Ⅰ．覚醒している（1桁の点数で表現）
0：意識清明
1：見当識は保たれているが意識清明ではない
2：見当識障害がある
3：自分の名前・生年月日が言えない

Ⅱ．刺激に応じて一時的に覚醒する（2桁の点数で表現）
10：普通の呼びかけで開眼する
20：大声で呼びかけたり，強く揺するなどで開眼する
30：痛み刺激を加えつつ，呼びかけを続けると辛うじて開眼する

Ⅲ．刺激しても覚醒しない（3桁の点数で表現）
100：痛みに対して払いのけるなどの動作をする
200：痛み刺激で手足を動かしたり，顔をしかめたりする
300：痛み刺激に対し全く反応しない

Part 1 ▷ 全身性症候

意識障害の鑑別疾患

鑑別すべき主要疾患をAIUEOTIPSとして覚える。

A	Alcoholism, Acidosis	急性アルコール中毒, 代謝性アシドーシス
I	Insulin	インスリン (低血糖, 糖尿病性ケトアシドーシス)
U	Uremia	尿毒症
E	Endocrine, Encephalopathy	(肝性)脳症
O	Oxygen, Opiate	低酸素, 麻薬
T	Trauma, Temperature, Tumor	外傷, 体温異常, 脳腫瘍
I	Infection	感染症(脳炎)
P	Psychiatric, Porphyria, Pharmacology	精神疾患, ポルフィリン症, 薬剤性
S	Syncope, Stroke, SAH, Seizure, Shock	失神, 脳卒中, クモ膜下出血, 痙攣, ショック

緊急度の違いによる意識障害の鑑別疾患

緊急処置を要する疾患

脳血管障害(脳出血, クモ膜下出血, 脳梗塞, 静脈洞血栓症など)
低血糖発作, 糖尿病性昏睡
チアミン(ビタミンB_1)欠乏症(Wernicke脳症)
循環障害(ショック, 心筋梗塞, Adams-Stokes症候群など)
中毒(アルコール, 睡眠薬, 抗精神病薬, 麻薬, 一酸化炭素, シアン, 重金属)
低酸素血症(肺炎, 肺水腫, 心不全, 重症貧血, 窒息など)
感染症(脳炎, 髄膜炎, 脳膿瘍, 硬膜下膿瘍など)
外傷(脳挫傷, 硬膜外血腫, 硬膜下血腫, 脳内血腫など)
電解質異常(低ナトリウム血症, 高ナトリウム血症など)
肝障害(高アンモニア血症, 肝性昏睡など)
てんかん
酸塩基平衡障害(代謝性アシドーシス, 腎不全など)
腫瘍(原発性, 転移性)
脱髄疾患(急性散在性脳脊髄炎, 橋中心髄鞘崩壊症など)
血管炎
腎障害(尿毒症など)
肺疾患(慢性閉塞性肺疾患, CO_2ナルコーシスなど)

準緊急処置を要する疾患

副腎機能低下症(Addison病など)
甲状腺機能障害
下垂体機能障害
ナイアシン欠乏
ビタミンB_{12}欠乏
その他:精神疾患(ヒステリーなど)

卜部貴夫:意識障害, 日内会誌 99:1082-1089, 2010より引用, 一部改変

初期対応・検査

■ 問診(家族などから聴取)

現病歴(発症時期・様式・持続時間など),既往歴(服薬歴),家族歴,生活歴など。

■ バイタルサイン

体温,血圧,脈拍数,呼吸数,動脈血酸素飽和度など(監視モニタ装着)。

■ 初療室で施行可能な検査

心電図,血糖値測定,動脈血液ガス分析,胸腹部ポータブルX線など。

■ 身体診察

■ 視診

チアノーゼ,貧血,発汗,外傷の有無などを確認。

■ 聴診

心音,呼吸音,腸音を確認。

■ 呼吸状態

Cheyne-Stokes呼吸,過換気,失調性呼吸などの有無を確認。

■ 触診

腹部圧痛・反跳痛の有無,肝脾腫の有無,浮腫の性状などを確認。

■ 神経学的所見

JCSやGCSによる意識レベルの評価を行う。瞳孔径・対光反射,眼球運動などを確認。腱反射,異常反射,髄膜刺激症状の有無を確認。瞳孔や眼球運動・眼位を観察することで鑑別を行う。

- **瞳孔径左右差を認める場合**

  大きい瞳孔の対光反射障害を認める場合:同側動眼神経麻痺。

  両側対光反射が保たれている場合:小さい瞳孔側のHorner症候群。

- **瞳孔径左右差がない場合**

  顕著な縮瞳(pin-point pupil)を認める場合:橋被蓋部障害,モルヒネ・催眠薬などによる薬物中毒。

  縮瞳と対光反射を認める場合:小脳テントヘルニアによる間脳障害,代謝性疾患など。

  通常の瞳孔径であるが対光反射障害を認める場合:中脳レベルの障害。

  瞳孔散大と対光反射障害を認める場合:高度脳幹障害。

- **眼球運動障害・眼位**

  ・共同偏視や斜偏視の有無を確認。

  ・眼振やroving eye movement (眼球彷徨)の有無を確認。

  ・人形の目現象や眼球頭位反射の有無を確認。

■ 血液検査

血算,肝・腎・糖・電解質・CRP・アンモニア・クレアチニンキナーゼ・

Part 1 ▷ 全身性症候

トロポニンIなど。

■ 尿検査

尿一般に加え，状況に応じてトライエージDOAも行う。

■ 画像検査

■ 頭部CT

脳出血，クモ膜下出血，脳梗塞，脳腫瘍，脳膿瘍などの有無を確認。

■ 頭部MRI

急性期脳梗塞はCT検査では評価困難となることもあるため，脳梗塞疑いの場合は可能であれば頭部MRI検査（拡散強調画像を含めて）・MRA検査でさらなる評価を行う。

🕐 専門医・上級医へコンサルテーションをするタイミング

🕐 意識障害は生死にかかわる重篤な疾患をきたすことも多く，複数の人員による速やかな診察や検査を行い治療につなげる必要がある。上級医には患者が到着した時点で連絡し，一緒に診断することが適切である。

🕐 脳梗塞急性期に対してt-PA治療を行う場合や急性心筋梗塞に対しての経皮的冠動脈形成術（PCI）を行う場合などは，頭部CT検査・心電図検査，血液検査の結果を確認し（場合によっては結果が出る前でも）脳梗塞急性期であれば神経内科医や脳神経外科医に，急性心筋梗塞であれば循環器内科医にコンサルテーションを行う。クモ膜下出血・脳出血に関しては頭部CT検査で出血像を認めたら脳神経外科医にコンサルテーションを行う。

🕐 低血糖・糖尿病性ケトアシドーシス，高浸透圧高血糖症候群などについては，動脈血液ガス分析や血糖値などの結果を確認し，内分泌・糖尿病内科医にコンサルテーションを行う。

🕐 尿毒症性脳症は，動脈血液ガス分析・腎機能・電解質などの結果を確認し，腎臓内科医にコンサルテーションを行う。

🕐 中毒については，農薬や化学物質などによる中毒，多量の催眠薬・抗精神病薬の内服による中毒などがあり，中毒専門医が在籍していれば速やかにコンサルテーションを行う。

🕐 透析療法が必要となる可能性がある場合には，腎臓内科医にコンサルテーションを行う。

🕐 自殺企図などを疑う場合には，精神科医にコンサルテーションを行う。

🕐 CO_2ナルコーシスや肝性脳症などで初期治療を開始した後には，呼吸器内科医，消化器肝臓内科医にコンサルテーションを行う。

🕐 自己の診断や治療に迷いが生じたならば上級医と相談し，適切な診療科にコンサルテーションを行う。

木下 俊介

📘 文献 ≫ ウェブサイトに掲載

Part 1 ▶ 全身性症候

6. 呼吸困難

概念

呼吸困難とは患者自身の訴え(主観)であり, 症状の幅には個人差がある。そのため呼吸不全の有無を確認する必要がある。呼吸不全とは動脈血中の酸素分圧が60 mmHg以下と定義されている。

- 二酸化炭素分圧の増加を伴わない場合(45 mmHg以下)をⅠ型呼吸不全, 45 mmHgを超える場合をⅡ型呼吸不全という。
- 発症形態にて鑑別することができ, 呼吸不全が1カ月以上続く状態を慢性呼吸不全とする。

鑑別のポイント

- ☑ BNP値が400 pg/mL以上で心不全を強く疑う。仮に前値がある場合はその比較が重要である。慢性腎不全, 急性呼吸促拍症候群, 肺性心, 肺塞栓, 肺高血圧症では上昇する。
- ☑ 間質性肺炎を疑った場合は, 特発性肺線維症なのか基礎疾患(膠原病, サルコイドーシス, 薬物性)なのかなど, 背景疾患の特定も行う。
- ☑ 低酸素血症には病態生理学的機序として, ①肺胞低換気症候群, ②換気血流比不均等, ③拡散障害, ④シャント(右左シャント), ⑤吸入気酸素分圧の低下がある。
- ☑ 呼吸不全を診断した時点で積極的に挿管+人工呼吸器の管理が必要か否かを判断する。

💬 メッセージ

小林 威仁

- 判断を怠るとその後の臨床経過において"後手"に回ることになり, 対症療法的な対応に追われることになりかねない。医療の基本はその後の経過を予測して"先手"で経過をみる姿勢である。
- "やる気"と"無理・無茶"を勘違いしてはならない。情熱をもって医療に取り組む姿勢はとても大切であるが, 力量を超える場合は患者にとって"リスク"にほかならない。常に冷静な判断をすることが重要である。

Part 1 ▷ 全身性症候

鑑別・診断アプローチ

■ 発症形態：突然・急性・慢性
■ 疾患カテゴリー：心・肺・その他

6 呼吸困難

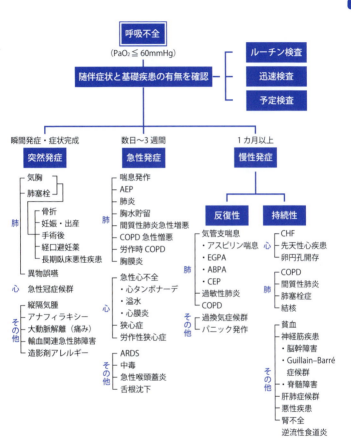

ABPA：アレルギー性気管支肺アスペルギルス症，AEP：急性好酸球性肺炎，ARDS：急性呼吸窮迫症候群
CEP：慢性好酸球性肺炎，CHF：うっ血性心不全，COPD：慢性閉塞性肺疾患，
EGPA：好酸球性多発血管炎性肉芽腫症，

呼吸困難（dyspnea）の鑑別疾患

疼痛，発熱（高体温）や交感神経亢進による呼吸数増加
大動脈解離，急性冠症候群，急性腹症，感染症，骨折，甲状腺機能亢進症，薬物中毒（アンフェタミン，抗コリン薬など），熱中症，悪性症候群，セロトニン症候群，急性膵炎など

呼吸中枢刺激
脳血管障害，脳炎，代謝性脳症，サリチル酸中毒など

精神不安定
不安神経症，パニック症候群，過換気症候群など

酸素の運搬能の低下
貧血，一酸化炭素中毒，不整脈など

代謝性アシドーシスに対する代謝性過換気（クスマウル呼吸）
糖尿病性ケトアシドーシス，尿毒症，乳酸アシドーシス，敗血症など

Ｉ型呼吸不全をきたす疾患（$PaO_2 \leqq 60\,mmHg$ かつ $PaCO_2 \leqq 45\,mmHg$，A-aDO_2 の開大）
〈換気血流不均等・拡散障害・右-左シャントをきたす疾患〉

V（Vascular）	肺血栓塞栓症，慢性血栓塞栓性肺高血圧症，脂肪塞栓症，肺動脈腫瘍塞栓症，心不全（肺水腫），肺動静脈瘻，血管内悪性リンパ腫など
I（Infection）	急性咽頭蓋炎，咽頭炎，気管支炎，肺炎（細菌，結核，抗酸菌，ウイルス，真菌，寄生虫など）など
N（Neoplasm）	肺癌，細気管支肺胞上皮癌，悪性リンパ腫など
I（Idiopathic）	特発性間質性肺炎，特発性縦隔気腫など
A（Allergy）	アナフィラキシー，気管支喘息，好酸球性肺炎，好酸球性多発血管炎性肉芽腫症，アレルギー性気管支肺アスペルギルス症，薬剤性肺障害など
A（Acquired Anomaly）	自然気胸など
T（Toxin）	慢性閉塞性肺疾患，じん肺症など
T（Trauma）	気道異物，肺挫傷，肋骨骨折（血胸）など

Ⅱ型呼吸不全をきたす疾患（$PaO_2 \leqq 60\,mmHg$ かつ $PaCO_2 > 45\,mmHg$，A-aDO_2 は正常）
【呼吸中枢機能低下】
脳炎，脳血管障害，代謝性脳症，薬物中毒（沈静・睡眠薬），睡眠時無呼吸症候群，甲状腺機能低下症など
【神経筋疾患】
脊髄障害，Guillain-Barré症候群，重症筋無力症，破傷風，ボツリヌス中毒症，筋萎縮性側索硬化症，高マグネシウム血症，低カリウム血症，低リン血症，有機リン中毒，テトロドトキシンなど
【胸郭・横隔膜の損傷】
肋骨骨折，横隔膜麻痺，高度の腹水，高度の肥満など
【慢性呼吸不全（拘束性肺障害）】
肺結核後遺症，慢性閉塞性肺疾患，間質性肺炎など
【死腔量増加】
気管支喘息，慢性閉塞性肺疾患急性増悪などなど

石井義洋：卒後10年目総合内科医の診断術．p170，中外医学社，2015より引用，一部改変

Part 1 ▷ 全身性症候

検査

■ ルーチン検査

■ 病歴

随伴症状，基礎疾患，生活様式，家族歴，喫煙歴，飲酒歴，労作時に伴う症状変化，職業，家屋構造，ペット，服薬歴。

■ 身体診察

視診：体型・経静脈の怒張

聴診：異常呼吸音・心音

触診：下腿浮腫・皮下気腫・関節炎

■ バイタルサイン(特に呼吸様式・呼吸回数)

心電図，胸部X線，血算(Hb)，パルスオキシメータ(酸素飽和度：SpO_2)，末梢体温。

■ 迅速検査

BNP，D-ダイマー，動脈血液ガス分析，心臓超音波，単純胸部CT，胸部・下肢造影CTなど。

■ 予定検査

心臓(冠動脈CT，トレッドミル，心臓カテーテル)，呼吸機能，喀痰細胞診，気管支鏡など。

随伴症状

胸痛，咳嗽，喀痰，血痰，発熱，関節痛，下腿浮腫，全身倦怠感，体重変動，手足のしびれ，Raynaud現象，副鼻腔炎・中耳炎。

基礎疾患

関節リウマチ，抗核抗体関連疾患(皮膚筋炎，強皮症，全身性エリテマトーデス(SLE)，Sjögren症候群)，ANCA関連血管炎・顕微鏡的多発血管炎(高齢者)，悪性腫瘍。

■ 採血項目

クレアチニンキナーゼ，アルドラーゼ，補体，リウマチ因子，抗CCP抗体，抗核抗体，抗SS-A抗体，抗ARS抗体。

慢性呼吸不全

慢性閉塞性肺疾患，肺結核後遺症，間質性肺炎，肺癌などから起こる。また，筋萎縮性側索硬化症や筋ジストロフィーなどの神経や筋肉の病気から起こることもある。呼吸様式(速さ・深さ・リズム)に特徴的なことがあり，分時換気量(呼吸数×(1回換気量−死腔換気量))に注意する。

分時換気量減少要因と鑑別疾患	
呼吸回数減少	・高二酸化炭素血症によるCO_2ナルコーシス ・脳神経系(脳出血，脳梗塞・脳幹梗塞，頭部外傷) ・中毒(有機リン・薬物(鎮静薬，睡眠薬，エチルアルコール))
1回換気量減少 (肺コンプライアンス)	・神経筋疾患(重症筋無力症，Guillain-Barré症候群・筋萎縮性側索硬化症 ・呼吸器疾患(じん肺,肺結核後遺症,間質性肺炎,胸水貯留)
死腔換気増加 (末梢気道狭窄)	・閉塞性換気障害(COPD，重症気管支喘息) ・心不全による末梢気道浮腫

注意が必要な呼吸形式

努力様呼吸，喘鳴，起坐呼吸，吸気性喘鳴，頻呼吸。

■ 吸気性喘鳴

上気道(中枢気道)の緊急疾患(上気道遺物，アナフィラキシー，急性咽頭蓋炎，舌根沈下)に注意する。

■ 頻呼吸

厳密な定義はないが正常範囲(16～25回/分)を参考にする。なお，発熱・疼痛・心因性，代謝性アシドーシスなどでは換気障害を伴う呼吸器系基礎疾患がなければ呼吸不全をきたすことは稀である。

> **あなたはどうする❓**
> 筆者は基準として敗血症を拾いあげるために22回/分を超えるようならその後の変化を留意し観察をしている。

🕐 専門医・上級医へコンサルテーションをするタイミング

🔵 心原性疾患の可能性を疑った場合やショック状態がある場合は迅速にコンサルテーションを行う。循環器疾患の対応には人員や設備などを要することが多く,急変時のダイナミックな症状変化に緊急対応を要することがある。

🔵 本項のアルゴリズムや検査項目を参考にしても症状の要因となる病態に見当がつかない場合。

🔵 疑い・確定病名に対して個人や自身で対処しにくい加療(投薬・手技)が含まれている場合。

🔵 当直帯の人員(医師・医療スタッフ)を鑑みて自身の許容を超えていると判断した場合。当直の場合は病勢や急変時に専門医対応(手技・評価など)が必要になる重症化の可能性がないか，当直帯の医師・看護師などの経験値が十分であるかについても考慮する必要がある。

🔵 初期対応後のその後の経過が"予測・想定"できない場合。

小林 威仁

米国で医療をする

　日本人が米国で診療するにはいくつかのパターンがある。
①レジデントと呼ばれる基本領域の専門医になるプログラムに入る。
②フェローとしてより専門的な研修を受ける。
③短期で見学に近い形式で医療に触れる。
④研究留学での渡米で臨床講座の際に医療に触れ，施設内の免許で診療するなどである。

　医師としての長い人生，異なる文化や生活習慣，また異なる医療システムに触れることで，再度日本の医療をみることができるというのは，キャリアを構築するうえで大きい。筆者自身は，米国のあらゆる場面で"個人の独立(independence)"について学ぶことが多かった。当時抱いていた"いつ一人前の医師になれるか"という問いに答えてくれたのが3年間のレジデント研修であった。研修を終えて専門医を取得すると，患者・ほかの専門分野の医師・社会などから一人前の医師として扱われた。また，卒業式のときにプログラム責任者からも"自信を持ちなさい"と言われたことで，自分自身も一人前の医師として胸を張ることができた。この経験から筆者自身が日本で教育にあたる際には，"後期研修の終わりまでには一人前になってもらう"という意識を持って行っている。

　きつい研修を切り抜けるのに仲間の存在は本当に有難い。筆者自身，日常の少しの時間に同級生で集まり，日常の話や相談にのってもらうことで切り抜けることができた。この絆は一生のものであり，違う国にいて会えなくとも付き合いは続いている。家族ともサバイバル的な日常生活を経験し，絆を再確認できた。

　キャリアの形成においても勤務や生活自体で培ったネットワークから，指導医となった際の留学先紹介にもつなげている。米国でもつながりにより話がスムーズに進む。英語は米国で診療を行えば嫌でも上達し，経験は一生の宝となる。そのため，若い医師には今までもこれからも海外での経験を勧める所以である。

廣岡 伸隆

Part 1 ▶ 全身性症候

7. 全身倦怠感

概念

全身倦怠感に対する患者の訴えは多岐にわたり，その原因もまたさまざまである。いわゆる"だるさ"の訴えには，脱力感，安静・労作時の易疲労感，精神的疲労があげられる。大別すると，循環不全，電解質異常，内分泌疾患，神経障害，感染症，精神疾患によるものである。内科的疾患と精神的疾患の鑑別は困難であるが，倦怠感の継続は食思不振を伴うことも多く，たとえ精神疾患であったとしても診断や対応が遅れることで致命的な身体状況に至ることがある。

鑑別のポイント

☑ "だるさ"の具体的な内容について問診を行う。経時的な症状の強度の変化，症状の変動（日内変動など），症状の出現する部位，増悪因子・寛解因子の有無を確認する。

☑ 精神疾患が疑われる場合，必ずしも患者が正しく訴えるとは限らず，可能な限り家族などの客観的情報をもつ同伴者から症状を聴取する。

💬 メッセージ

中山 智博

● 初めて受診する患者には倦怠感を訴える患者が多い。2007年に行われた疫学調査において，一般地域住民の2〜3%が原因不明の慢性疲労によって生活障害をきたしていると報告された。したがって，全身倦怠感についてもまず緊急性の有無を判断し，鑑別を行うことが重要である。

● 鑑別には基本である病歴聴取と身体診察が効果的であり，そのうえでスクリーニング検査を行う。スクリーニング検査は問診と身体診察から想起した疾患を疑うために行い，その他の疾患を否定したうえで効果的な検査を実施するものであることを常に念頭におく必要がある。その他の疾患を否定できなかった場合やその他の疾患のほうが疑わしい場合は，躊躇せず並行して検査を進めるべきである。基本的なことではあるが，漠然とした訴えの場合にこそ最も有用な手法である。

Part 1 ▷ 全身性症候

鑑別・診断アプローチ

■ 鑑別すべき項目

心不全，感染症，肝障害，貧血，腎障害，ホルモン異常（更年期障害を含む），悪性腫瘍，糖尿病，うつ病，慢性疲労症候群，神経疾患。

急性・亜急性	心不全，感染症
慢性	慢性閉塞性肺疾患，睡眠時無呼吸症候群，悪性腫瘍，血管炎，膠原病，糖尿病，慢性腎不全，副腎不全，甲状腺機能低下症，更年期障害，神経性疾患（重症筋無力症，筋萎縮性側索硬化症），脳脊髄液減少症，慢性肝炎，Sjögren 症候群，薬剤性，気分障害（うつ病など），不眠症，慢性疲労症候群（伝染性単核球症などの感染後を含む）

- 高齢者の感染症や結核では熱や呼吸器症状を呈さないこともあるため，注意が必要である。
- 伝染性単核球症後に遷延する疲労など，問診にでしか判別できない病態があることを念頭におく。
- 炎症反応があるときには必ず身体疾患を考慮し，炎症の原因となっている疾患のスクリーニングを必ず行う。

■ 鑑別疾患

■ 循環器疾患

心不全。

■ 発熱による倦怠感

感染症，悪性腫瘍，血管炎，膠原病。

■ 電解質異常

摂食障害，糖尿病，急性腎不全・慢性腎不全，内分泌異常（甲状腺ホルモン，副腎ホルモンなど）。

■ 神経疾患

重症筋無力症，筋萎縮性側索硬化症，脳脊髄液減少症。

■ その他

医原性（内服薬）。

■ 消化器

急性肝炎，慢性肝炎，腎不全。

■ 内分泌疾患

甲状腺機能低下症。

検査

急性期疾患を除外したうえで，鑑別のためには詳細を確認する病歴聴取と身体診察が重要となる。

■ 病歴聴取

■ 病歴

発症時間・時期の特定，性状，症状の程度，経時的な変化(日内変動を含む)，増悪因子・寛解因子の有無，基礎疾患，既往歴，家族歴，生活歴，月経歴，服薬歴(ベンゾジアゼピン系薬，抗うつ薬，筋弛緩薬，第一世代H_1受容体拮抗薬，β遮断薬，オピオイドなど)，体重減少の有無，職業，対人関係。

■ スクリーニングテスト

- Patient Health Questionnaire 2 (PHQ 2)（3点以上で抑うつ傾向の可能性を考慮する）。

最近2週間にどのくらいの頻度で感じたか				
	全くない	数日	2週間の半分以上	ほぼ毎日
何かやろうとしてもほとんど興味がもてなかったり楽しくない	0点	1点	2点	3点
気分が重かったり，憂うつだったり，絶望的に感じる	0点	1点	2点	3点

- Epworth Sleepiness Scale (ESS)（11点以上で睡眠時無呼吸症候群の可能性を考える）。

状況	眠くならない	稀に眠くなる	時々眠くなる	よく眠くなる
座って何かを読んでいるとき	0点	1点	2点	3点
座ってテレビを見ているとき	0点	1点	2点	3点
会議，映画館，劇場などで静かに座っているとき	0点	1点	2点	3点
乗客として1時間続けて自動車に乗っているとき	0点	1点	2点	3点
午後に横になって，休息をとっているとき	0点	1点	2点	3点
座って人と話をしているとき	0点	1点	2点	3点
昼食をとった後(飲酒なし)，静かに座っているとき	0点	1点	2点	3点
座って手紙や書類などを書いているとき	0点	1点	2点	3点

■ 身体診察

■ 頭頸部

貧血・黄疸の有無，頸部リンパ節腫脹，舌萎縮の有無。

Part 1 ▷ 全身性症候

■ 胸部

心雑音，肺雑音，腋窩リンパ節腫脹。

■ 腹部

自発痛・圧痛の有無，腫瘤の有無，腸蠕動音，肝腫大の有無。

■ 四肢

下腿浮腫，関節痛の有無。

■ 神経

脳神経学的所見，深部腱反射，徒手筋力テスト。

■ バイタルサイン

体温，心拍数・調律，血圧，呼吸数，経皮的動脈血酸素飽和度測定。

■ 血液学的検査

■ 末梢血液検査

血液像，網状赤血球数，赤血球沈降速度。

■ 生化学検査

炎症反応，腎機能，肝胆道系酵素，クレアチニンキナーゼ，CRP，必要に応じて鉄，不飽和鉄結合能(UIBC)，フェリチン，抗核抗体。

■ ウイルス検査

スクリーニングとしてはHBs抗体，HCV抗体，必要に応じてHBs抗原，HBc抗体を検討する。リスクを伴う性交渉や薬物使用歴があればHIV抗体検査も検討する。

■ 糖尿病

空腹時血糖，HbA1c (状況によりグリコアルブミン)。

■ 内分泌

甲状腺ホルモン(スクリーニングとしてはTSHのみ)，副腎皮質ホルモン。

■ その他

- 尿定性・尿沈渣
- 便潜血
- 胸部X線
- 心電図

■ 追加で検討する検査

- 睡眠ポリグラフ検査
- 女性ホルモン(LH，FSH，E2)
- 骨髄
- 神経伝導
- 甲状腺エコー
- 腹部エコー
- CT
- MRI

抑うつ・慢性疲労症候群

①原因となる被疑薬がない場合，②検査を行っても明らかな異常所見を認めない場合，③身体所見に整合性を認めない場合は，抑うつや慢性疲労症候群などを考慮する。

■ 抑うつ

PHQ-2あるいはPHQ-9（うつ病性障害にかかわる9つの質問を抽出して作成された質問票）などで抑うつが疑われる場合において，自殺企図がある患者に対しては緊急性をもって精神科にコンサルテーションを行う必要がある。自殺企図がない場合の一般内科の範疇としては，うつ病の診断の後にSSRI，SNRI，NaSSAの使用，また不眠の訴えなどに対し三環系抗うつ薬の使用は検討できる。その際には，各薬剤の特徴や起こり得る副作用として下記の点に注意して使用することが望まれる。また，一般にこれら薬剤が効果を示すには2〜数週間要するため，即座に効果が出ないことを伝えて服薬アドヒアランスを保たせることも重要である。

■ 慢性疲労症候群

A. 大クライテリア	1. 生活が著しく損なわれるような強い疲労を主症状とし，少なくとも6カ月以上の期間持続ないし再発を繰り返す（50%以上の期間認められること）
	2. 病歴，身体所見，検査所見でその他の疾患を除外する
B. 小クライテリア ・症状クライテリア（6カ月以上にわたり持続または繰り返すこと）	1. 微熱（腋窩温37.2〜38.3℃）ないし悪寒
	2. 咽頭痛
	3. 頸部あるいは腋窩リンパ節の腫脹
	4. 原因不明の筋力低下
	5. 筋肉痛ないし不快感
	6. 軽い労作後に24時間以上続く全身倦怠感
	7. 頭痛
	8. 腫脹や発赤を伴わない移動性関節痛
	9. 精神神経症状（いずれか1つ以上） 羞明，一過性暗点，物忘れ，易刺激性，錯乱，思考力低下，集中力低下，抑うつ
	10. 睡眠障害（過眠，不眠）
	11. 発症時，主たる症状が数時間から数日の間に発現
・身体所見クライテリア（医師が確認）	1. 微熱
	2. 非滲出性咽頭炎
	3. リンパ節の腫大（頸部，腋窩リンパ節）

ただし，各種検査値異常やその他の疾患を疑う所見がないことを前提とする。
例）リンパ節腫脹を伴う圧痛，クレアチニンキナーゼの上昇を伴う筋肉痛，咽頭発赤のある咽頭痛など。

慢性疲労症候群は，近年提唱されている比較的新しい疾患概念である。大クライテリア2項目を満たすことが必須であり，小クライテリアとして症状クライテリアの8項目を満たすか，症状クライテリア6項目と身体所見クライテリア2項目を満たす必要がある。

中山 智博　廣岡 伸隆

● Column ●

私の診療② ～脳梗塞既往患者の感冒症状～

【症例】

患者：76歳，男性，脳梗塞後に認知機能の低下を認め，施設に入所。

主訴：発熱，咳嗽，食欲不振。

現病歴：3週間前から咳嗽，38℃の発熱，食欲不振を認めた。1週間前に近医で感冒として解熱鎮痛薬を処方され，経過観察とされていた。当院受診前日の在宅診療時，右肺野で呼吸音の減弱を認め，同日の血液検査で白血球，CRPの上昇があったため，当院を紹介され受診。

既往症：高血圧，2型糖尿病（30年来），脳梗塞，脳血管性認知症。

生活歴：喫煙歴なし。

身体所見：意識レベル JCS 2，体温37.9℃，血圧135/75mmHg，脈拍数 80/分，呼吸数 20/分，SpO2 90％（室内気）。

胸部：右肺野で呼吸音の減弱あり。

主な検査所見

血液検査：WBC 19,940/μL (Neut 91.2%, Lymp 2.7%, Mono 5.7%, Eosi 0.3%), Hb 10.5g/dL, Plt 395×1,000μL, Alb 2.1g/dL, LDH 159U/L, BUN 32.7mg/dL, Cr 1.38mg/dL, Na 140mEq/L, Cl 101mEq/L, K 5.3mEq/L, CRP 34.54mg/dL。

胸部X線：右肺全体に浸潤影。

胸部CT：右肺背側広範に凸の低吸収域を認めた。

胸部エコー：内部に隔壁を伴う胸水を認めた。

【臨床経過と考察】

　来院時呼吸器症状と炎症反応の上昇を認め，脳梗塞の既往があったため誤嚥性肺炎が疑われた。画像上大量に胸水を認め，胸腔穿刺を実施したところ著明に混濁しており，糖液 25mg/dL，pH 7.0，LDH 2,668U/L，膿性であったため膿胸と診断。胸腔ドレーンを挿入し，抗菌薬加療を開始したが，ドレナージが不十分であったため胸腔内線維素溶解療法も行った。その後は速やかに炎症反応，画像ともに改善を認めた。

　この患者は胸水の培養から口腔内常在菌である*Streptococcus intermedius*を認めたため誤嚥性肺炎の増悪による膿胸と診断した。エコー上で隔壁が肥厚していたことから慢性の経過と考えられ，既往に重度の糖尿病があったため重症化したと推察する。

　医学中央雑誌の報告でも認知機能や嚥下機能の低下した高齢者の報

告が散見され，膿胸の基礎疾患として，歯周囲炎 64％，誤嚥 55％，肺腫瘍 2％であるとの報告から，誤嚥を合併している患者が多いことがわかる。このような認知機能や嚥下機能の低下した高齢者では，胸腔ドレーンの自己抜去を予防するために身体抑制や鎮静薬の投与を行わざるを得ない状況も少なくない。そのような状況では誤嚥の増悪やADLの低下が起こり，治療が難渋し，入院が長期化することは想像にたやすい。

　今後，さらなる高齢化でこのような患者の増加が予想されることから，膿胸の発症自体を予防することが重要である。ウイルス性気道感染症であれば通常 1 週間程度で自然寛解を認めるが，2 週間以上続く感冒症状で特にリスクの高い患者では胸部 X 線だけでも撮影すべきである。肺炎などの見逃しを減らし，疾患を発見したときには早期に治療を開始することで重篤化させないことが必須である。

齊藤 航平

Part 1 ▶ 全身性症候

8. リンパ節腫脹

概念

- リンパ節腫脹とはリンパ節の大きさ・数が異常に増殖した状態を示す。リンパ節に原発する疾患に起因することと、腫瘍や感染などの他疾患に随伴することがある。

- 一定した定義はないが、一般には1～2cm以上のときに異常とされることが多い。しかし、病的な素因がなく1cm以上をきたすこともあり、またこれ以下でリンパ節の病変であることもある。

- 表在リンパ節は体表から触知可能であるが、深在性リンパ腫はCTなどの画像検査で確認する。

- 生検は最も有効な検査であり、適応を常に念頭におくべきである。しかし、日常診療での多くは感染などの良性疾患であり、経過観察でよいか生検を行うべきか判断する必要がある。

鑑別のポイント

- ☑ 最も重要なことは良性疾患と悪性疾患の鑑別である。
- ☑ 生検は最も有効な検査ではあるが、日常診療において生検の不要な良性疾患は80%を超える。一方、大学病院に紹介された患者は生検が必要と判断された状態であることが多い。
- ☑ 問診では腫大の経過(発症時期、増大速度、自然縮小の有無)、腫大部位の疼痛や全身状態(発熱、体重減少、盗汗、倦怠感など)の有無などを聴取する。
- ☑ 身体診察ではリンパ節自体の性状(大きさ、数、硬さ、周辺組織への固着の有無、圧痛の有無)など確認する。
- ☑ 各種治療を行う前に生検を行いたいが、全身状態の管理を優先することを忘れてはならない。たとえば成人T細胞性白血病・リンパ腫できたし得る高カルシウム血症などの電解質異常は致命的となることもあり、しばしばステロイド薬の投与なども検討される。また、扁桃は咽頭に存在するリンパ節臓器であり、全身ないしは局所の腫脹により気道閉塞をきたし、緊急的な気管切開のため耳鼻咽喉科などへコンサルテーションが必要となることも稀にある。

鑑別・診断アプローチ

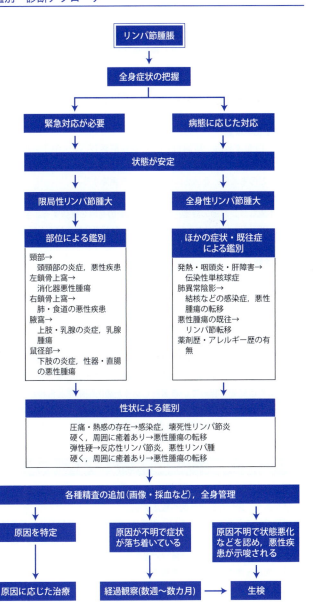

検査

■ 問診

腫大の経過(発症時期，増大速度，自然縮小の有無)，腫大部位の疼痛や全身状態(発熱，体重減少，盗汗，倦怠感など)の有無。既往疾患，服薬歴，アレルギー，海外渡航歴の有無など。

■ 身体診察

リンパ節自体の性状(大きさ，数，硬さ，周辺組織への固着の有無，圧痛の有無)。

■ 血液生化学検査

血算，白血球分画，血清LDH，肝逸脱酵素(AST，ALT，ALP，γ-GTP)，CRPなどの一般検査。加えて，自己抗体・ウイルス抗体・腫瘍マーカーなどの考えられる病態に応じて検査を実施する。

■ 画像検査

触知不能なリンパ節の評価，その他の病変の有無を確認する。全身CT，MRI，PET-CT，ガリウムシンチグラフィなどで全身の病変を網羅的に把握する。

■ 病理診断

アプローチ可能な最大のリンパ節病変に対して生検を行うのが望ましい。アプローチの容易さと合わせて判断する必要があり，切除・切開を実施する科にコンサルテーションを行い決定する。縦隔など，重要臓器・血管が近く手術でのアプローチが困難な場合は針生検も考慮する。しかし，針生検では検体が挫滅し，診断が困難になり得るため可能な限り切除・切開での生検を優先する。組織は病理検査，フローサイトメトリー検査，染色体分析などを行う。リンパ節の中心で検査を行うことが望ましいが，巨大病変であれば壊死を伴っている場合もあるため肉眼所見と合わせて判断する。周辺臓器との位置関係などによって生検可能リンパ節がない場合は，ランダム皮膚生検や骨髄穿刺検査などが診断に有用となることがある。

🕐 専門医・上級医へコンサルテーションをするタイミング

🕐 全身状態が安定せず悪化の可能性がある場合は，全身管理を優先する必要があり，適切な医療機関へ搬送する。

🕐 病理診断の必要がある場合は，頸部リンパ節は耳鼻咽喉科に，体表は形成外科や皮膚科に，腹腔内は消化器外科に，胸腔内は呼吸器外科に，CTガイド下生検が必要な場合は放射線科など，部位に応じて依頼する。

🕐 悪性疾患を強く疑う場合や診断に至った場合には，該当科にコンサルテーションを行う。

Part 1 ▷ 全身性症候

🕐 病理診断の結果と臨床経過が合致しない場合。

🕐 検体不良などが予想され，再度検査を行う必要がある場合。

大﨑 篤史　宮川 義隆

📖 文献 ➢ ウェブサイトに掲載

8

リンパ節腫脹

Part 1 ▶ 全身性症候

9. 紫斑

概念

- 紫斑は，真皮または皮下組織内の出血である。
- 病的なあざの原因として，血小板減少症，血液凝固異常症と血管の異常がある。
- 紫斑のうち5mm以下を点状出血，5mm以上を斑状出血と呼ぶ。

鑑別のポイント

☑ 年齢，紫斑の部位，発熱などの有無から鑑別診断が可能。
☑ 高齢者には，血管と皮下組織の老化による老人性紫斑を認める。
☑ 抗血小板薬や抗凝固薬を内服していると，薬剤による紫斑を認めることがある。
☑ 両側足関節周囲に少し盛り上がる紫斑，発熱，関節痛，腹痛を訴える患児は，アレルギー性紫斑病(Henoch Schönlein 紫斑病)を疑う。

メッセージ

宮川 義隆

- 上級医は，問診と理学的所見から紫斑の80%程度に対して診断をつけられる。
- 発熱と紫斑で受診した高齢者の場合，感染症に伴う播種性血管内凝固症候群(DIC)と急性白血病を見落としてはいけない。

Part 1 ▷ 全身性症候

鑑別・診断アプローチ

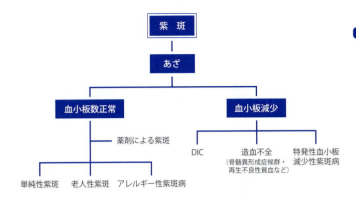

問診でのポイント

- ☑ 成人であれば服薬歴を確認する。心房細動に対する抗凝固薬，陳旧性脳梗塞・陳旧性心筋梗塞に対する抗血小板薬は，血小板機能を低下させ紫斑の原因となりやすい。
- ☑ 腹痛を訴える小児の場合，先行感染や関節痛の有無を確認する。両側足関節の周囲を中心に盛り上がる紫斑を認めれば，アレルギー性紫斑病を疑う。
- ☑ 在宅医療を受けている高齢患者で，重症の肺炎やがん末期の状態であればDICを念頭におく。
- ☑ アルコール多飲歴，ウイルス性肝炎の既往がある患者に紫斑を認める場合は肝硬変を疑う。肝硬変では，脾機能亢進症による血小板減少と血液凝固因子の低下により出血傾向にある。

検査

■一般検査

- 一般血液検査で血小板数を測定する。
- DICの診断には，凝固検査が必要である。
- 造血不全(骨髄異形成症候群・再生不良性貧血など)や血液がんを疑う場合は，白血球分画の測定や血液塗抹標本の作製を検査部に依頼する。

■精密検査

- 造血不全(骨髄異形成症候群・再生不良性貧血など)を疑う場合は，骨髄検査を行う。

- 骨髄検査には，細胞数・形態の観察・染色体分析を行うための骨髄穿刺と造血能や線維化などの評価を行う骨髄生検がある。
- 骨髄穿刺の適応には禁忌がないが，血小板数が3万／μL以下または血液凝固異常症を合併している場合は，出血性合併症を避けるために骨髄生検を行わないことが望ましい。

専門医・上級医へコンサルテーションをするタイミング

- 末梢血に芽球（白血病細胞）を認めた場合は白血病を疑い，血液専門医に依頼する。
- DICは致死率が高い。感染症やがんなどの基礎疾患を調べ，上級医に相談する。
- 難治性の特発性血小板減少性紫斑病に対するセカンドライン治療（脾臓摘出術，血小板造血刺激因子製剤，抗体医薬のリツキシマブ）は，血液専門医に相談する。

宮川 義隆

● Column ●

私の診療③ ～なぞの貧血，生野菜が救った命～

　貧血とは，血液中のヘモグロビン濃度が減少している状態と定義され，WHOの基準によると成人男性13g/dL未満，成人女子・小児12g/dL未満，高齢者(男女)11g/dL未満と定められている。研修医はおそらく貧血というとMCVを計算し，大球性か正球性か小球性に注目して網状赤血球数から造血能が保たれているかを考え，出血原を確認するための詳細な問診・身体診察の実施などが頭に浮かぶであろう。高齢者では腹痛を認めれば胃潰瘍なども鑑別に入り，悪性疾患からの出血や血液悪性疾患など，さまざまな貧血の原因が考えられる。

【症例】

患者：42歳，男性。

主訴：紫斑。

身体診察：両下肢に紫斑がみられ，紫斑が徐々に増大し，徐々に貧血が進行。

検査：血小板数，血小板機能は正常。

経過：出血原が見当たらず，紫斑も原因不明であり，血液内科にもコンサルトしたが，原因不明との回答。

診断：ビタミンCの欠乏による壊血病。

【診断に至る思考】

　入院日には診断がつかず，家で一息ついているときに昔読んだ大航海時代のビタミンC欠乏が原因の壊血病という疾患が頭に浮かんだ。ビタミンCは正常なコラーゲンの3重構造を保つために必要である。ビタミンCが欠乏すると毛細血管の脆弱化や創傷治癒の遅延が起こり，紫斑や出血の原因となる。この患者の両下肢の紫斑もビタミンCの欠乏による毛細血管の脆弱化が原因での出血によるものではないかと考えた。

　血液検査ではビタミンCの低下を認め，病院食の摂取のみで改善したので壊血病に矛盾しない所見であった。この患者は食生活が不規則で，入院前の野菜の摂取はコンビニの冷凍煮物のみであった。ビタミンCは煮沸すると失活するため，ビタミンCの摂取不足が考えられる。貧血の診断フローチャートやガイドラインなどからは診断にたどりつけず，まさか現代の日本における診療で大航海時代の知識が役に立つとは思ってもいないことであった。何が役に立つかわからない，医学の奥の深さを感じた瞬間であり，今でも記憶に残る患者である。

芦谷 啓吾

Part 1 ▶ 全身性症候

10. 筋力低下

概念

筋力低下とは，一つもしくは複数の筋の筋力が低下することである。筋力低下は，内科医・総合診療医にとって患者の受診理由で頻度の高い症状の一つである。筋力低下を主訴に受診する患者のなかにはうつ症状による倦怠感などもあり，まずは患者の訴える筋力低下の原因を問診と身体診察によって判断する。日常生活動作（ADL）での症状や病歴を聴取し，箸やドアノブを持てない場合には遠位筋の筋力低下を疑う。片側性で上下肢の筋力低下であれば脳梗塞なども考慮し，洗濯物を干せなくなったがほかの運動に支障がない場合には，肩関節周囲炎なども鑑別となる。このように，問診と身体診察は筋力低下の鑑別において非常に重要である。

鑑別のポイント

- ☑ OPQRSTを意識した病歴聴取を行う。
- ☑ 既往歴の聴取も鑑別に有用である。インスリン投与を行っている患者では低血糖を考慮し，精神病患者では水中毒による低ナトリウム血症，数週間前に感冒に罹患した患者ではGuillain-Barré症候群が鑑別にあがる。
- ☑ 筋力低下は部位ごとに考慮すべきであり，上位運動ニューロン障害を疑った場合は，頭部MRI検査またはCT検査を実施する。
- ☑ 時間経過を考慮することで鑑別診断が行いやすく，また短期間で重症化する筋力低下，呼吸困難，球麻痺症状，歩行障害などの症状を伴う場合には重篤な疾患が隠れていることもあり，危険な徴候を見逃さない。

💬 メッセージ

芦谷 啓吾

- ● 病歴聴取と身体診察が重要である。普段の生活を聴取することで筋力の低下した筋を推定し，鑑別診断への絞り込みが可能となる。また，身体診察で客観的に患者の筋力を把握することが疲労との鑑別に有用である。

- ● 緊急性の高い疾患が疑われる場合には血糖測定や画像検査などを行い，病歴聴取と検査を同時に進めるなど，それぞれの患者に合わせた柔軟な対応が必要である。

鑑別・診断アプローチ

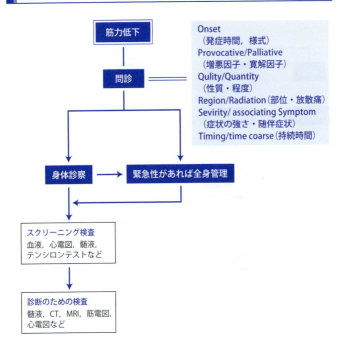

■ 時間経過による鑑別

■ 数秒〜数分

重症外傷，脳卒中。

■ 数時間〜数日単位

脊髄圧迫，脊髄虚血，Guillain-Barré症候群，ボツリヌス菌中毒，有機リン中毒。

■ 週単位

頸髄症，重症筋無力症，後天性ミオパチー，悪性腫瘍，運動ニューロン疾患。

■ 数年単位

筋ジストロフィー。

■ 変動あり

多発性硬化症，代謝性ミオパチー，重症筋無力症，Lambert-Eaton症候群，周期性四肢麻痺。

筋力低下部位別診断

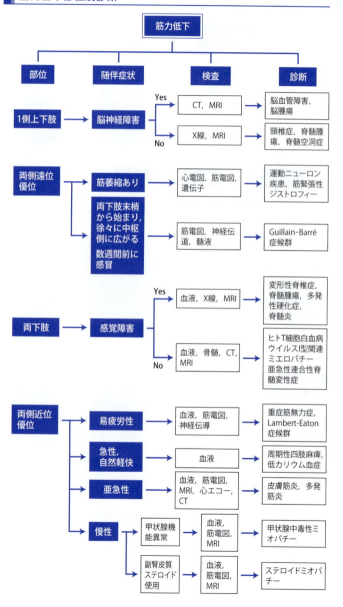

筋力低下患者の危険な徴候（red flag）

■ **短期間での重症化**
　重症外傷, 脳梗塞, 脳出血, 脊髄圧迫, 脊髄虚血, Guillain-Barré 症候群, ボツリヌス菌中毒, 有機リン中毒, 悪性腫瘍の脊椎転移, 低血糖

■ **呼吸困難**
　筋萎縮性側索硬化症, ボツリヌス中毒, 有機リン中毒, Guillain-Barré 症候群

■ **球麻痺症状**
　筋萎縮性側索硬化症, Guillain-Barré 症候群, 多発性硬化症, 重症筋無力症

■ **歩行障害**
　脳梗塞・脳出血, Wernicke 脳症, 外傷

芦谷 啓吾　廣岡 伸隆

■文献 ＞ ウェブサイトに掲載

Part 1 ▶ 全身性症候

11. しびれ

概念

しびれの分類は，異常感覚，感覚鈍麻，感覚過敏，錯感覚のように多岐にわたる。また，しびれは患者ごとにその定義が異なり，訴えもさまざまである。筋力低下，運動失調，振戦などもしびれと表現されることがしばしばある。臨床所見や神経伝導速度検査で異常を認めないことを理由に感覚異常を否定することはできず，自覚症状を優先のうえ治療に介入することが重要である。しびれをきたす疾患としては，神経疾患，血管性，心因性も鑑別にあがる。診断には既往症や基礎疾患などの聴取とともに，発症様式，性状，部位なども確認することが重要である。しびれを主訴に受診する患者のなかには，血管疾患や脳梗塞などの緊急性を伴う疾患が隠れている場合があり，正確な診断が必要である。

鑑別のポイント

☑ 関節炎，こむら返り，関節リウマチなどの感覚障害を伴わない疾患を否定する。

☑ 動脈の触知などで閉塞性動脈硬化症のような血管疾患を否定する。

☑ 運動障害を伴っている場合は緊急性が高いこともあり，運動障害からアプローチした鑑別を行う。

☑ 患者の訴えるしびれの性状から，解剖学的に感覚障害と説明できるかを考慮する。

☑ 末梢神経障害，脊髄障害，中枢神経障害の鑑別は，性状・部位・発症経過・頻度で疾患を絞り込むことができるため，問診で正確に聴取する。

💬 メッセージ

齊藤 航平

● しびれは患者の感覚であり，身体所見が明確でないことが多い。主訴の多い患者では心因性によることもあるが，心因性を疑った患者に器質的異常を認めることもあるため，器質的疾患の除外は必須である。MRI検査やCT検査はほかの疾患を除外するために有用であるが，初期の所見では明確とならない場合もある。そのため，問診と身体診察で疾患を絞り，画像所見は確認ツールとして使用する。

Part 1 ▷ 全身性症候

鑑別・診断アプローチ

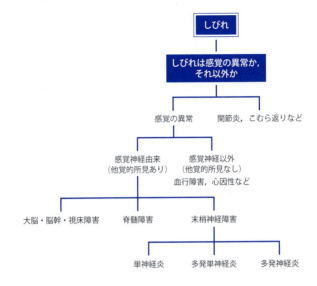

大脳・脳幹・視床障害

　大脳・脳幹・視床障害は身体所見で明らかに半身（図1a, b）に分かれており，診断は容易である。脳血管障害が頻度としては多いが，脳腫瘍，多発性硬化症，外傷でも同様の所見を認めることがある。救急外来では低血糖症やてんかん（Todd麻痺）でも同様の所見を示すことがあるため，鑑別する必要がある。脳幹の障害は部位によって異なるが，障害側顔面と対側頸部以下の障害パターンを示す。延髄外側の梗塞によるWallenberg症候群がある。また，視床の障害である視床症候群では，対側半身の全感覚障害，強いしびれ，疼痛，片麻痺，不随意運動を伴うことがある。

　注意すべきは，しびれの症状だけの脳血管障害（pure sensory stroke）や上肢・下肢の単麻痺の脳梗塞が存在することである。pure sensory strokeでは視床が多く，症状が顔面と上肢・下肢に及ぶものや手と口のみ（手掌・口症候群）のこともあるため末梢神経障害を疑うこともあるが，唇の症状がある場合は視床病変の可能性も踏まえて精査する必要がある。また，大脳皮質が障害された場合は図2のような分布で障害が起こるため，上肢・下肢の単麻痺やしびれのみの脳血管障害も起こり得ることから，身体診察で異常を認めた場合にはMRI検査などを検討する。

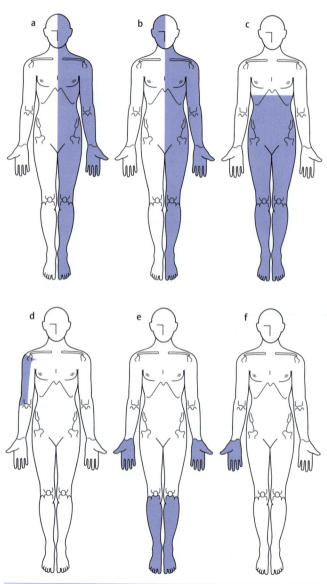

図1. 運動・知覚障害の起こる分布領域

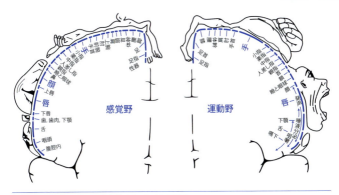

図2. ペンフィールドのホムンクルスの図

■ 鑑別疾患

脳梗塞, 脳腫瘍, 多発性硬化症, Todd麻痺, 外傷, 低血糖など。

■ 検査

頭部MRI (MRA含む), 頭部CT, 血糖測定。

脊髄障害

脊髄障害は, 障害されたレベルと部位によって感覚障害や運動障害の分布がさまざまであり, それぞれの分布について解説する。患者の訴えるしびれの範囲と他覚的な感覚障害の範囲は必ずしも一致しないため, 身体診察で確認する。

■ 鑑別疾患

■ 急性

若年：多発性硬化症, 急性横断性脊髄炎, 脊髄出血。

40歳以上：椎間板ヘルニア, 転移性硬膜外腫瘍, 硬膜外膿瘍, 視神経脊髄炎。

■ 慢性

頸椎症, 脊柱管狭窄症, 後縦靱帯骨化症, 脊髄腫瘍, 血管奇形, HTLV-1関連脊髄症(HAM), 亜急性連合性脊髄変性症。

検査：血液検査(血算, ビタミンB₁₂, 梅毒反応, 抗HTLV-1抗体), 脊椎単純X線, MRI, 髄液検査。

■ 脊髄横断症候群

障害部位以下で両側性に全感覚の低下を認める(図1c)。膀胱直腸障害や上位運動ニューロン性の運動麻痺を認め, 障害レベル以下の腱反射は亢進する。完全に脊髄損傷に至った場合はこのような症状となる。徴候として

は神経根症とオーバーラップするが,神経根症の場合には皮膚分節状(図3)に沿って出現する。脊髄圧迫により完全麻痺に至った場合のゴールデンタイムは通常48時間以内とされており,症状出現後は可能な限り早期に治療を開始し,緊急手術や放射線治療などを考慮する。

■ 鑑別疾患

外傷,脊髄腫瘍,椎間板ヘルニア。

■ 脊髄中心性障害

髄節性の温痛覚の低下をきたし,触覚,深部感覚は保たれる。いわゆる宙吊り型の温痛覚消失である。

■ 鑑別疾患

脊髄髄内腫瘍,視神経脊髄炎,脊髄空洞症。

■ 脊髄前方障害

前索を上行する温痛覚が障害される。側索も障害されるため運動障害と膀胱障害も認める。後索は保たれるため深部感覚は保たれる。

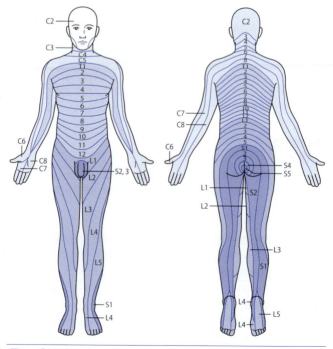

図3. デルマトーム

Part 1 ▷ 全身性症候

■ 鑑別疾患

前脊髄動脈症候群。

■ 脊髄半側障害

障害側では障害部位以下の深部感覚低下，運動障害，病変部位に対応する皮膚分節の全感覚の低下を認める。対側では温痛覚の低下を認める。いわゆるBrown-Séquard症候群である。

■ 鑑別疾患

多発性硬化症，脊髄腫瘍。

■ 脊髄後方障害

障害部位以下で振動覚，位置覚，運動覚が障害されるが，温痛覚と触覚は保たれる。Romberg徴候を伴うことがある。

■ 鑑別疾患

後脊髄動脈症候群，多発性硬化症，ビタミンB_{12}欠乏症，神経梅毒。

末梢神経障害

■ 神経根症，神経叢症

神経根症はデルマトーム（**図3**，**図1d**）に一致して出現する感覚過敏や異常感覚である。感覚低下は触覚よりも温痛覚のほうが検出しやすい。頸椎症や腰椎椎間板ヘルニアのような脊髄障害を起こす疾患では神経根症を起こし得る。神経叢症の疾患としては胸郭出口症候群があげられる。第一肋骨，鎖骨，斜角筋で囲まれている狭い部分で鎖骨下動脈・鎖骨下静脈，腕神経叢が圧迫を受けることによって生じる。誘発テストは鑑別に有用であり，治療は主として保存療法である。

■ 鑑別疾患

頸椎症，腰椎椎間板ヘルニア，悪性腫瘍の転移，胸郭出口症候群。

■ 検査

脊椎単純X線，MRI，胸腹部CT（腫瘍の診断），誘発テスト（胸郭出口症候群）。

■ 多発単神経障害（**図1e**）

非対称性の少なくとも2つ以上の単神経炎であり，説明できない分布のしびれをみたときに疑う。糖尿病や血管炎が原因であることが多く，多発神経炎との鑑別が難しいことがある。

■ 鑑別疾患

糖尿病，膠原病による血管炎，アミロイドーシス，サルコイドーシスなど。

■ 検査

それぞれの疾患に有用な血液検査。血管炎が疑われる場合には神経生検も考慮する。

83

■ 多発神経障害(図1f)

末梢神経障害によって，対称性に四肢遠位部優位の感覚障害や運動障害を認める。一般には，手袋・靴下型の分布となる。原因は多彩で診断は臨床診断と神経伝導検査で行う。治療は原因の根本治療となる。

■ 鑑別疾患

遺伝性，炎症性，自己免疫性，代謝性，栄養障害性，傍腫瘍性，中毒性など多岐にわたる。

■ 検査

臨床診断と神経伝導検査。

■ 単神経障害

末梢神経の支配領域に一致する感覚障害を呈する。単神経障害を起こす機序としては，外傷，局所の炎症，血管障害，圧迫がある。肋間神経痛も原因不明とされることが多いが，骨や筋肉による圧迫と考えられている。また，手根管症候群は手根管内で正中神経が圧迫されることで起こり，特発性で中年女性に多く，甲状腺機能低下症，関節リウマチ，妊娠，肥満，過去の手関節の外傷に伴うことがある。Tinel徴候やPhalenテスト，Hand diagram (しびれの手模式図)，母指外転筋の筋力低下，母指球筋の萎縮の有無を確認することが鑑別に有用である。

■ 鑑別疾患

手根管症候群，肘部尺骨神経障害，橈骨神経障害，総腓骨神経麻痺。

■ 検査

放射線検査(絞扼好発部位または疑われる部位)，血液検査(糖尿病)，神経伝導検査，筋電図。

齊藤 航平　飯田 慎一郎

Part 1 ▶ 全身性症候

12. 浮腫

概念

- 浮腫とは，細胞外液のうち組織間液が異常に増加し，体表面から腫脹してみえる状態である。
- 浮腫の原因としては，①静水圧上昇，②血漿膠質浸透圧の低下，③血管透過性亢進，④薬剤性，⑤粘液水腫に分類される。

鑑別のポイント

- 全身性であるか局所性であるかを確認する。
- Pitting edema（圧痕性浮腫）であるかnon-pitting edema（非圧痕性浮腫）であるかを確認する。非圧痕性浮腫であれば甲状腺機能の異常を疑う。
- 圧痕性浮腫であればfast edemaであるかslow edemaであるかを確認する。圧痕性浮腫では，圧痕が40秒未満で回復するfast edemaと40秒以上かかるslow edemaに分けられる。fast edemaは低アルブミン血症，slow edemaは静脈圧亢進によるものが多い。

💬 メッセージ

金子 修

- まず，薬剤による浮腫の可能性を考慮のうえ，全身性浮腫を認めた場合は，腎疾患，心疾患，肝疾患，低栄養，甲状腺疾患などの一般に起こり得る要因を疑う。局所性浮腫を認めた場合は，静脈血栓症の有無を確認する。

- 全身性浮腫の場合は，静水圧のかかりやすい部位（下腿，足背，眼瞼など）にみられる。臥床している場合は背部や後頭部にみられるため注意する。

- 問診の際に食塩摂取量・飲水量・内服薬・尿量・体重変化などを聴取するとよい。

- 浮腫の程度に関する定義はないが，1＋〜4＋に分類してカルテに記載しておくと経過をみる時に便利である。

鑑別・診断アプローチ

浮腫

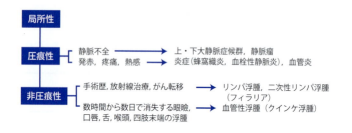

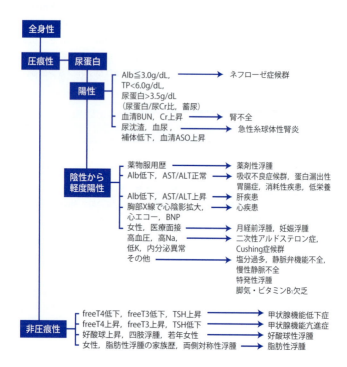

Part 1 ▷ 全身性症候

発生機序による浮腫の分類

① 静水圧上昇

心不全，腎不全，過剰輸液，静脈・リンパ管閉塞（深部静脈血栓症，Budd-Chiari症候群，上大静脈症候群・下大静脈症候群，腫瘍による圧迫），妊娠・月経前，特発性浮腫，脚気（ビタミンB_1不足），Cushing症候群，リフィーディング症候群。

② 血漿膠質浸透圧の低下（低アルブミン血症）

低栄養，代謝亢進（悪性腫瘍，慢性炎症），肝疾患（慢性肝炎，肝硬変，肝不全），ネフローゼ症候群，吸収不良症候群（盲係蹄症候群，短腸症候群，慢性膵炎，アミロイドーシスなど），蛋白漏出性胃腸症（胃潰瘍，消化管腫瘍，感染性腸炎，炎症性腸疾患など）。

③ 血管透過性亢進

炎症（蜂窩織炎，膠原病），外傷，熱傷，アレルギー，血管炎（Henoch-Schönlein紫斑病，好酸球性多発血管炎性肉芽腫症など），血管性浮腫（クインケ浮腫），好酸球性血管浮腫，POEMS症候群，RS 3 PE症候群。

④ 薬剤性

■ 降圧薬

Ca拮抗薬，β遮断薬，ACE阻害薬，クロニジン，ヒドララジン，メチルドパ，ミノキシジル。

■ ホルモン製剤

副腎皮質ホルモン，経口避妊薬，エストロゲン，プロゲステロン，テストステロン，バソプレシン。

■ 神経系に作用する薬剤

ドパミンアゴニスト，アマンタジン，モノアミン酸化酵素阻害薬，プラミペキソール，トラゾドン。

■ 抗てんかん薬

ガバペンチン。

■ 神経障害性疼痛緩和薬

プレガバリン。

■ その他

NSAIDs，抗悪性腫瘍薬，ピオグリタゾン，インスリン，アシクロビル，甘草を含む漢方薬，ペニシリン系抗菌薬や重炭酸ナトリウムなどのナトリウム含有薬，インターロイキン-2製剤・抗VEGF阻害薬。

⑤ 粘液水腫

甲状腺機能低下症，甲状腺機能亢進症，脂肪性浮腫。

浮腫の原因として頻度の高い疾患

■ 腎疾患(腎不全, ネフローゼ症候群, 急性糸球体性腎炎)

■ 腎不全

慢性か急性かを確認し, 慢性であれば膠原病, 糖尿病, 高血圧の有無を確認する。急性であれば画像検査(腹部エコー検査, CT検査)で腎後性腎不全を否定し, 尿沈渣, 尿中Na排泄分画, 尿素窒素排泄分画などから腎前性と腎性を鑑別していく。

■ ネフローゼ症候群

尿蛋白3.5g/日以上が持続, 血清アルブミン値3.0g/dL以下・血清総蛋白量 6.0g/dL以下で診断する。尿検査, 尿沈渣, LDLコレステロール高値, 尿蛋白/Cr比, 蓄尿, Selectivity Index (SI)を考慮する。SIは下記の式で求めることができ, 0.2以下で高選択性と判断し, その場合は微小変化型ネフローゼ症候群が疑われる。

SI=IgGクリアランス/トランスフェリンクリアランス
   =(尿IgG/血清IgG)/(尿トランスフェリン/血清トランスフェリン)

二次性ネフローゼ症候群として, 全身性エリテマトーデス(SLE)などの膠原病, 糖尿病, ANCA関連腎炎, 多発血管炎性肉芽腫症, クリオグロブリン血症, アミロイドーシスなどを鑑別する。確定診断のために腎生検を検討する。

■ 急性糸球体性腎炎

血尿, 蛋白尿, 高血圧の合併が特徴であり, 溶連菌感染(ASO, ASK上昇), 補体(CH50, C3)の低下を確認する。確定診断には腎生検を施行する。

■ 心疾患

労作時呼吸苦, 起坐呼吸, 頸静脈怒張, 心陰影の拡大, 肺水腫の所見, 胸水, 心電図, BNP高値などから心不全を疑う。次に, 心エコー検査で心機能を評価する。右心不全であるのか両心不全かを確認し, 右心不全であれば肺高血圧(原発性, 膠原病, 睡眠時無呼吸症候群, 慢性閉塞性肺疾患), 肺塞栓, 心膜疾患を鑑別に考慮する。心膜疾患の場合はBNP値の上昇はなく, 心エコー検査でも多くの心機能指標が正常範囲内であるため見逃されることも多く, 右心カテーテル検査, MRI検査を考慮する。

■ 肝疾患

肝硬変または肝癌末期の低アルブミン血症, 門脈圧亢進症, 二次性アルドステロン症により浮腫や腹水が生じる。飲酒歴, 輸血歴, クモ状血管腫, 手掌紅斑, 黄疸, 腹水, 肝脾腫, 血小板減少, プロトロンビン時間, コリンエステラーゼ低下, 血中アンモニア濃度上昇, 肝炎ウイルスの確認を行う。肝障害度をChild-Pugh分類で評価し, 画像検査で肝臓の形態評価も行う。

Part 1 ▷ 全身性症候

■ 甲状腺機能低下症

中年女性に多く，動作緩慢，嗄声，徐脈などの症状をきたし，顔貌の特徴として顔面浮腫，眼瞼浮腫，無表情，眉毛外側1/3の脱毛，巨大舌，薄い頭髪，皮膚乾燥がある。検査所見としては心陰性拡大，心電図低電位，高コレステロール血症を認める。freeT4・freeT3低値，TSH高値から診断する。甲状腺エコー検査で形態評価を行う。

■ リンパ浮腫

多くは骨盤内腫瘍(子宮癌や卵巣癌)や前立腺癌のリンパ節転移，術後(リンパ節郭清後)，放射線治療後，感染後による2次性が多い。ゆっくりと発症してゆっくりと進行するが，軽度の浮腫のみで長年経過し，外傷や蜂窩織炎を契機に急激に進行することがある。早期のリンパ浮腫は圧痕性であるが，慢性化して炎症を起こすと皮膚が肥厚して黒ずみ，非圧痕性浮腫となる。皮膚の硬化や指間の皮膚がつまめない所見(Stemmer's sign)がみられる。超音波検査は浮腫の評価や経過観察に用いられ，リンパ管造影(リンパシンチグラフィ，ICG蛍光リンパ管造影)でリンパ流のうっ滞・貯留を評価する。

■ 深部静脈血栓症

下肢静脈に血栓が形成されることで，浮腫が生じる。下肢の圧痛や下肢全体の腫脹，3cmを超える腓腹部周径の左右差，Homans徴候などの所見があり，Dダイマー増加と下肢静脈エコー検査で血栓を確認する。

■ その他の浮腫をきたす疾患

■ 吸収不良症候群

3大栄養素，ビタミン，電解質，ミネラルなどが欠乏し，多彩な症状を呈する。盲係蹄症候群，手術後の消化吸収障害，慢性膵炎，Crohn病，小腸切除，膵切除，乳頭不耐症，アミロイドーシスなどが原因として考えられる。症状としては，腹痛，腹部膨満，嘔気・嘔吐，下痢(脂肪便)，体重減少，浮腫，末梢神経障害，大球性貧血，皮膚炎，口角炎などがある。検査では総蛋白・アルブミン，プレアルブミン，トランスフェリン，レチノール結合蛋白，ビタミンB_{12}やビタミンK欠乏による血液凝固異常，糞便中脂肪測定，消化吸収試験などを行う。腸内細菌叢異常によるものを疑い，抗菌薬での診断的加療が有用なことがある。

■ 蛋白漏出性胃腸症

消化管粘膜障害(炎症，びらん，潰瘍，腫瘍)やリンパ管内圧・静脈圧上昇により，消化管へのアルブミン漏出が多くなり，低アルブミン血症を引き起こす。検査としては^{99m}Tcヒト血清アルブミンシンチグラフィ，α1アンチトリプシンクリアランス(1日便量(mL)×糞便中α1アンチトリプシン÷血清α1アンチトリプシンで計算，13mL/日以上が異常)

を考慮する。また，原因検索として上部・下部内視鏡検査が考慮される。診断がつかない場合は造影CT検査，MRI検査，カプセル内視鏡検査，バルーン内視鏡検査を試みる。

蛋白漏出性胃腸症の鑑別疾患	
感染症	細菌，偽膜性腸炎，結核，サイトメガロウイルス，赤痢アメーバ，寄生虫，クリプトスポリジウムなど
炎症性	消化管潰瘍（胃，小腸，大腸），Crohn病，潰瘍性大腸炎，放射線腸炎など
腫瘍性	胃癌，大腸癌，悪性リンパ腫，大腸腺腫など
自己免疫・アレルギー	膠原病（関節リウマチ，全身性エリテマトーデス，強皮症，Behçet病，Henoch-Schönlein紫斑病，好酸球性胃腸炎）
その他	リンパ管うっ滞（腫瘍，肝硬変，右心不全），アミロイドーシス

■ Cushing症候群

満月様顔貌（moon face），中心性肥満，水牛様脂肪沈着（buffalo hump），線状皮膚萎縮，色素沈着，高血圧，不眠・抑うつなどの症状があり，副腎皮質刺激ホルモン，コルチゾール，尿中遊離コルチゾール測定，少量デキサメサゾン抑制試験を行い，疑わしい場合は負荷試験，画像検査（CT，MRI，副腎エコー），アドステロールシンチグラフィを行う。

■ 脚気（ビタミンB₁欠乏）

現代社会では稀であるが，長期経静脈栄養，アルコール中毒，甲状腺機能亢進症の患者で疑う。末梢神経と心臓に障害が起こり，心肥大，頻脈，高拍出性うっ血性心不全，浮腫，末梢神経系の感覚障害，腱反射の減弱などが認められる。ビタミンB₁の測定と投与を行う。

■ POEMS症候群（クロウ・深瀬症候群，高月病，PEP症候群）

Polyneuropathy（多発神経炎），Organomegaly（臓器腫大），Endocrinopathy（内分泌障害），M-protein（M蛋白），Skin changes（皮膚症状）をきたす症候群であり，異常な形質細胞増殖に伴って産生される血管内皮増殖因子（VEGF）によって，末梢神経障害，四肢浮腫，皮膚変化（色素沈着，剛毛，血管腫），胸腹水など，多彩な症状が出現する。

■ RS3PE症候群

両側手背および足背に圧痕性浮腫を伴う対称性滑膜炎（多発関節炎）を特徴とするリウマチ因子陰性の疾患である。60歳以上の高齢男性で急性発症する。腫瘍随伴症候群の一つであることがあり，悪性腫瘍のスクリーニングは必要となる。CRP上昇，赤沈亢進をきたす。

■ 好酸球性血管浮腫（EAE，NEAE）

episodic angioedema with eosinophilia（EAE）は，反復する好酸球増多と好酸球増加に伴う四肢末梢の血管性浮腫をきたし，蕁麻疹，IgM

Part 1 ▷ 全身性症候

増加，発熱，臓器浸潤などを伴う。non-episodic angioedema with eosinophilia（NEAE）は，若年女性に多く反復しない好酸球増加をきたす。いずれも予後は良好でステロイド薬で軽快する。

■ 特発性浮腫

月経のある20～30代の女性に好発する。50歳未満の両側性下腿浮腫の原因として頻度が高い疾患である。月経前浮腫とは異なり，浮腫が月経周期とは無関係に周期的・間欠的に出現する。立位によるもの，レニン・アンジオテンシン・アルドステロン系亢進，ドーパミン，毛細血管透過性異常，摂食障害などの関与が疑われている。静脈弁機能不全の診断と同様に，ほかの疾患を除外したうえで臨床的に診断を行う。ループ利尿薬で悪化することがあり，使用に注意する。

■ 黄色爪症候群

成長遅延を伴う黄色爪，難治性胸水または慢性呼吸器疾患（気管支拡張症，慢性気管支炎，器質化肺炎，再燃性肺炎），リンパ浮腫（四肢，足首）を3徴とする症候群で，病態機序は不明である。

■ ヒトパルボウイルスB19

四肢末端の浮腫と紫斑を認めることがある。

■ リフィーディング症候群

絶食後，急に炭水化物を摂取することでインスリンによる体液貯留をきたすことがある。

■ Parkinson病

Parkinson病に伴う浮腫（機序は不明）やParkinson病薬に伴う浮腫がある。

■ 血管炎

Henoch-Schönlein紫斑病や好酸球性多発血管炎性肉芽腫症などを考慮する。

■ 表在性血栓性静脈炎

下肢静脈瘤に続発して瘤化した表在静脈に血栓が形成されて局所的な発赤・疼痛が生じる。炎症所見や疼痛が局所的であれば疑う。

■ 静脈弁の機能不全

50歳以上の両側性下腿浮腫で最も頻度が高い疾患であるが，除外診断を行う。

■ 廃用性浮腫

高齢，肥満，歩行困難で下肢下垂時間の長い患者の両側性に起こる。

■ ベーカー囊胞破裂

膝関節背側を中心とした限局性浮腫を認める。

■ 脂肪性浮腫

　脂質代謝異常による慢性的な脂質沈着による浮腫である。女性に多く，脂肪性浮腫の家族歴を認めることがある。両側性の下腿浮腫で，大腿から足関節の浮腫を認めるが，足部には浮腫を認めない。除外診断で診断を行う。

■ 反射性交感神経性ジストロフィー

　外傷後の浮腫で，発汗異常，知覚過敏，アロディニア，皮膚萎縮性の変化を認めた場合に疑う。

金子 修　飯田 慎一郎

📘文献 ≫ ウェブサイトに掲載

私の診療④ ～好酸球性血管浮腫～

【症例】
患者：22歳，女性。
既往歴：結核性胸膜炎。
身体所見：両上肢下肢の浮腫。

【診断に至る思考】
　突然発症の四肢浮腫精査で入院。浮腫のタイプは非圧痕浮腫（non pitting edema）であり，鑑別疾患として甲状腺機能亢進症とリンパ性浮腫をあげた。血液検査で好酸球上昇を認めた。好酸球は心筋炎や血管炎，肺炎，筋膜炎などの臓器障害をきたすことがあり，それらを否定するため，各種画像検査や超音波検査を行い臓器障害を否定。浮腫部位の生検が望まれたが，患者希望で実施せず。また，下肢静脈エコーで血栓は認めなかった。若年女性であり，両上下肢浮腫と好酸球およびLDHの上昇を認め，内服薬がないことから薬剤性や後天性血管性浮腫を含む他疾患を否定できたため，好酸球性血管浮腫と診断した。浮腫による両手背，下肢の張り感はひどくプレドニゾロン10mgを開始。速やかに浮腫は改善し，好酸球数も徐々に低下を認めた。好酸球の再上昇がないことや症状が改善したため，第12病日に退院となった。

【鑑別方法】
　薬剤性は高頻度であることから最初に疑う。アレルギー疾患の有無，食物の関連，季節性，住居環境，海外渡航歴などの問診も重要。寄生虫検査，副腎，甲状腺の精査や血液疾患や悪性腫瘍の鑑別も必要となる。

【診断】
好酸球性血管浮腫

　好酸球性血管浮腫とは，1984年にMayo clinicのGleichらによってepisodic angioedema associated with eosinophiliaと名付けられた[1]原因不明の予後良好な疾患で，EAEとNEAEに分類されるがEAEは若年者に起こり夏〜秋に好発する。眼瞼周囲の血管浮腫，蕁麻疹，四肢の浮腫，体重増加などがあり，末梢血での好酸球の著明な上昇やIgM上昇を認めることがあり，再発することがあるという特徴をもつ。NEAEは再発がなく，6〜9週間で自然に完全寛解することが知られている。疫学的な頻度は不明で，わが国からの症例報告が多く，その他では韓国や中国などの東南アジアが多い。女性が約90％を占めており，20代後半の年齢に多い[2, 3]。

臨床的に診断が可能であり，生検は必ずしも必要ではない。原則としては無治療で経過観察とする。症状が強い場合には副腎皮質ステロイドの使用も考慮する。少量の副腎皮質ステロイド投与が有効であったとする報告が多いが，量については5〜20mgと幅広く，決まった用量はない[4]。

　EAEとNEAEはどちらも皮膚組織に好酸球浸潤を認めるが，皮膚以外の臓器浸潤を認めない。末梢血に好酸球が多量に存在しても臓器に影響しないが，後に末梢血から臓器へ浸潤する可能性は否定できない。好酸球性血管浮腫は働き盛りの若い女性に多くみられ，生検を望まない患者も多く診断に難渋することも多い。わが国で多いNEAEは，副腎皮質ステロイドを要さずに自然寛解する可能性が高いため，ステロイド薬の投与は避けて経過観察とすることが推奨されている。しかし，浮腫により足が張るなどの症状でQOLの低下を認めることが多く，QOL向上や後の末梢血から臓器へ好酸球浸潤の可能性から，筆者個人としては，生検を実施したうえで副腎皮質ステロイドの早期導入が必要な患者もいると考えている。

宮口 和也

■文献 ≫ ウェブサイトに掲載

Part 1 ▶ 全身性症候

13. 急性発疹（皮疹）

概念

急性発疹とは，発熱，全身倦怠感などの全身症状に加え，皮膚症状を呈する感染症である。麻疹，風疹，水痘，伝染性単核球症，黄色ブドウ球菌による毒素性ショック症候群（TSS），ブドウ球菌性熱傷様皮膚症候群（SSSS），毒素性ショック様症候群（TSLS），溶連菌感染症などがある。また，膠原病および類縁疾患などと鑑別する必要があり，具体的には全身性エリテマトーデス（SLE），強皮症，皮膚筋炎，Sjögren症候群，Behçet病，壊疽性膿皮症，血管炎，Sweet病，成人Still病など，薬疹を鑑別にあげる疾患である。

薬疹の被疑薬としては，抗菌薬や抗悪性腫瘍薬などさまざまである。

鑑別のポイント

- ☑ 発疹の診療で最も重要なことは，視診と触診である。視診と触診で皮膚病変の分布，配列，色調，形態，硬さなどの情報を得ることが，正確な診断につながる。
- ☑ 熱型や全身症状を確認する。また，バイタルサインからの判断が治療方針の決定に重要である。
- ☑ 血液検査として，肝機能障害，目視を含めた血算，凝固異常の確認を行う。
- ☑ 薬物アレルギー，服薬歴と副作用，喘息などのアレルギー疾患の聴取も重要である。

> **◯ メッセージ**
>
> 横山 央
> - ● 内科医が発疹を診察することも多く，急性期疾患を診た場合は医療スタッフと協力のもと，皮膚の視診・触診を行うことが重要である。
> - ● 診断に苦慮する場合には皮膚生検が考慮され，皮膚科との連携が重要となる。鑑別をする際には，感染症科，アレルギー内科，リウマチ膠原病内科との連携も重要である。

鑑別・診断アプローチ

発熱＋発疹→熱型，皮疹，全身症状を確認し，鑑別を進める。

急性発疹の鑑別

	症状	皮膚粘膜症状	検査
麻疹	2週間の潜伏期間を経て39〜40℃以上の2峰性の発熱，カタル症状が強く，カタル期に伝染力が高い，呼吸器症状，消化器症状，肺炎，脳炎を合併	全身に浮腫の強い融合傾向の紅斑 4〜5日で色素沈着を残し消退 Koplik斑あり	白血球数減少，血小板数減少，異型リンパ球，肝機能障害
風疹	2〜3週間の潜伏期間を経て，微熱で発症 関節炎，血小板減少性紫斑，脳炎	粟粒大の紅色小丘疹が全身に出現し，数日で消退する Forchheimer spots 眼球，眼瞼結膜充血	白血球数減少，血小板数減少，肝機能障害
水痘	2〜3週間の潜伏期間を経て小児は微熱，成人は40℃程度の発熱。脳炎	全身に紅色小丘疹→水疱→痂皮化 口内紅斑，アフタ，水疱	白血球数増加，肝障害，血小板減少
伝染性単核球症	小児は約2週間，成人は3〜4週間の潜伏期間を経て1〜10日の発熱 肝脾腫，気管支炎肺炎	風疹，麻疹様の皮疹を認める 偽膜性扁桃炎	白血球数増加，単球増加，リンパ球増加，肝機能障害

発疹を起こす疾患の鑑別

	症状	皮膚粘膜症状	検査
TSS	数日〜1週間の潜伏期間を経て高熱が生じる 倦怠感，意識障害，頭痛，咽頭痛，筋痛，関節痛	全身潮紅	多臓器不全，播種性血管内凝固症候群（DIC），腎不全
SSSS	数日〜1週間の潜伏期間を経て高熱が生じる	全身潮紅，疼痛，水疱，表皮剥離，Nikolsky現象陽性，口周囲の放射線状痂皮	皮膚などの培養検査陽性，水疱の培養検査陽性
猩紅熱	2〜5日の潜伏期間を経て38〜40℃の発熱が生じる 食欲不振，全身倦怠感，表在性リンパ節腫脹，頭痛，腹痛，嘔吐，敗血症	苺舌，咽頭炎，口囲蒼白，口角炎 腋窩，鼠径，膝窩に小丘疹 全身潮紅	溶連菌迅速検査

Part 1 ▷ 全身性症候

	症状	皮膚粘膜症状	検査所見
TSLS	気道感染，外傷，術後に2〜5日の潜伏期間を経て発熱，敗血症を起こす	壊死性筋膜炎	多臓器不全
薬疹	発熱，重症例では多臓器不全を起こす	紅斑，丘疹，湿疹Stevens-Johnson症候群，中毒性表皮壊死症では粘膜症状を起こす	白血球数異常，肝機能障害，薬剤リンパ球刺激試験
Sweet病	発熱，咽頭痛潰瘍性大腸炎，壊疽性膿皮症，MDS，MPDを合併する	顔面，体幹に圧痛のある滲出性紅斑，結節性紅斑眼球，眼瞼結膜充血，口内アフタ	白血球数増加，好中球増加，赤沈促進，CRP高値
成人Still病	1週間以上続く39℃以上の高熱，リンパ節腫脹，浮腫，脾腫	発熱時に出現するサーモンピンク疹，膨疹，紅斑，丘疹	フェリチン上昇，白血球数増加，好中球増加，抗核抗体陽性，リウマチ因子陰性

その他，内科で遭遇する皮疹の特徴

■ 病歴からのアプローチ

■ 急性発疹

● 発熱

1〜2日後の発疹：ウイルス感染症疑い，予防接種歴も確認する。

サーモンピンク疹：成人Still病疑い。

薬剤内服後1〜2週間後の発疹：薬疹の疑い。ただし2週間後以降に出現することも多く，注意が必要。

山歩き：ツツガムシ病，接触性皮膚炎(漆かぶれなど)。

性交歴：梅毒など。

■ 皮疹以外の所見からのアプローチ

■ 発熱

感染症，膠原病，自己免疫疾患，薬剤性，悪性腫瘍。

■ 血圧低下

アナフィラキシーショック，毒素性ショック症候群。

■ 結膜充血

レプトスピラ症，ウイルス感染症，毒素性ショック症候群，Stevens-Johnson症候群，川崎病。

■ 咽頭発赤

猩紅熱，ウイルス感染症，成人 Still 病。

■ 苺舌

猩紅熱，川崎病，毒素性ショック症候群。

■ Koplik 斑

麻疹。

■ リンパ節腫脹

ウイルス感染症，リケッチア感染症，成人 Still 病，血球貪食症候群，
SLE，悪性リンパ腫，川崎病，菊池病，薬剤性過敏症症候群。

■ 肝脾腫

伝染性単核球症，成人 Still 病，血球貪食症候群，悪性リンパ腫，菊池病，
薬剤性過敏症症候群。

■ Raynaud 現象

強皮症，皮膚筋炎，混合性結合組織病。

■ 爪状皮出血点・延長

皮膚筋炎。

■ 関節腫脹

リケッチア症，ウィルス感染症。

■ 近位筋の筋力低下・把握痛

皮膚筋炎。

■ 刺し口

リケッチア症。

■ 部位と皮膚所見からのアプローチ

■ 頭皮

皮脂欠乏性湿疹，シラミ症，円形脱毛症。

■ 顔

アトピー性皮膚炎，接触性皮膚炎，皮脂欠乏性湿疹，膿痂疹，単純疱疹（単
純ヘルペス），帯状疱疹（三叉神経領域），光線過敏症，白癬，尋常性痤瘡，
毛嚢炎，丹毒，SLE。

■ 耳

凍瘡。

■ 口唇

単純疱疹（単純ヘルペス），血管浮腫。

■ 胸部

アトピー性皮膚炎，アレルギー性皮膚炎，マラセチア毛包炎，帯状疱疹。

■ 体幹

乾癬，尋常性痤瘡，皮脂欠乏性湿疹，ウイルス性発疹，蕁麻疹。

Part 1 ▷ 全身性症候

■ 四肢
　尋常性疣贅。

■ 伸側
　乾癬，慢性単純性苔癬。

■ 屈側
　アトピー性皮膚炎，扁平苔癬。

■ 性器
　カンジダ症，シラミ症，伝染性軟属腫，単純疱疹（単純ヘルペス），閉
　塞性乾燥性亀頭炎，扁平上皮癌，梅毒，Behçet病，尖圭コンジローマ，
　扁平コンジローマ。

問診・身体診察

■ 病歴
　アレルギー疾患，薬剤，食物アレルギー，妊娠の有無も確認が重要である。

■ 随伴症状
　発熱，食欲不振，頭痛，悪心，呼吸困難，腹痛，ショックなど。

■ 基礎疾患
　アレルギー，膠原病とその関連疾患など。糖尿病，悪性腫瘍などの免疫不全。

■ 治療歴
　皮膚疾患は患者自身が市販薬の購入や家族の塗薬を使用していることが多
　いため，注意が必要である。

■ 身体診察
　視診：眼球結膜や口腔内を確認する。発疹の数，部位，分布，大きさ，形，
　　　　色調，隆起，表面の性状，硬さを確認する。
　聴診：呼吸音の確認。
　触診：皮疹の性状，リンパ節腫脹，関節腫張疼痛の有無。

■ バイタルサイン
　発熱の有無や熱型を確認し，ショックに注意が必要である。

■ 検査
　■ 理学的検査法
　　硝子圧法，皮膚描記法，Nikolsky現象，Auspitz現象，Köbner現象，
　　Rumpel-Leede法，ダーモスコピー，病理組織診断，細胞診断。

　■ アレルギー検査
　　貼付試験，スクラッチテスト，プリックテスト，ツベルクリン反応，皮
　　膚感作性試験，光線過敏試験，サーモグラフィ，薬疹検査，ウイルス検査，
　　真菌検査，梅毒検査。

■ 検査項目

　血糖，抗核抗体，各種膠原病マーカー，腫瘍マーカー，IgE，好酸球。

🕐 専門医・上級医へコンサルテーションをするタイミング

🕐 Stevens-Johnson 症候群，中毒性表皮壊死症：発熱，粘膜障害，水疱，表皮剥離を認める。表皮剥離が10％未満でStevens-Johnson症候群，10％以上で中毒性表皮壊死症と診断する。粘膜症状が強く，しばしば重症化して失明に至ることもあるため，早期診断，早期治療が重要である。これら疾患を疑った場合は速やかに皮膚科へコンサルテーションを行うと同時に，眼科へのコンサルテーションも重要である。

🕐 ウイルス感染や成人Still病に伴う発熱，血液培養検査陽性，多臓器不全，汎血球減少，DICを認めたときは血球貪食症候群が疑われるため，上級医へのコンサルテーションが必要である。

横山 央　野口 哲

📕文献 ≫ ウェブサイトに掲載

● Column ●

皮膚診療の注意点

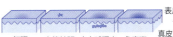

表皮
真皮

紅斑　血管拡張　赤血球漏出　色素斑
　　　　　　　　紫斑

a. 斑
皮膚表面に隆起せず，一定の大きさの限局した病変。つまり見ればわかるが，触診ではわからないもの。

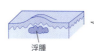

浮腫

b. 膨疹
真皮上層の一過性の浮腫で，蕁麻疹のときにみられる皮疹。通常，数時間以内に自然に消失する。

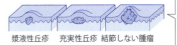

漿液性丘疹　充実性丘疹　結節しない腫瘤

c. 丘疹，結節，腫瘤
触診でわかる小さな盛り上がりで，通常約5mm以下のものを丘疹，5mm〜3cmまでの充実性の隆起は結節，約3cm以上は腫瘤とよばれることが多いが，厳密な大きさの定義はない。

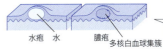

水疱　水　膿疱　多核白血球集簇

d. 水疱，膿疱
表皮内あるいは表皮・真皮境界部に透明な水様性の内容物を有する皮膚の隆起を水疱という。膿疱は水疱・小水疱の内容物に白血球がまじり，黄白色に見えるものをいう。

e. 囊腫
真皮内に存在する空洞で，内容物は角質・液体成分・細胞成分・脂質などがある。触診でわかるが，皮膚面からの隆起が明瞭でないこともある。

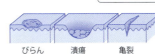

びらん　潰瘍　亀裂

f. びらん，潰瘍，亀裂
表皮の部分欠損で表皮基底層までにとどまるものをびらんといい，表皮を越えて真皮または皮下組織に達する組織欠損を潰瘍とよぶ。亀裂は皮膚の線状の切れ目をいう。

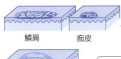

鱗屑　痂皮

g. 鱗屑，痂皮
角質が皮膚表面に異常に蓄積した状態を鱗屑という。痂皮は滲出液，血液，膿または壊死組織が固まり，皮膚表面に付着したものである。

胼胝

h. 胼胝
表皮の角質が限局的に増殖し，肥厚したもの。

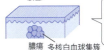

膿瘍　多核白血球集簇

i. 膿瘍
生体内に化膿性炎症が限局した状態で，好中球由来の分解酵素により，中心部から融解して膿を満たした空洞を形成する。切開により排膿がみられる。

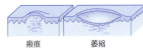

瘢痕　萎縮

h. 瘢痕，萎縮
瘢痕は真皮または皮下組織に達する組織欠損が修復されて生じたもので，萎縮は皮膚組織の退行性変性のために組織数や皮膚組織が減少したものをいう。

図. 発疹の模式図

渡辺晋一, 他: 症状とその病態生理. 系統看護学講座 専門分野II.皮膚. 成人看護学12:39,2016より引用

皮膚所見に関して病変記載が正しくできているだろうか？

皮膚病変をまとめて"発疹"と表記していないだろうか？

発疹の種類とその特徴を図に示す。

日常診療において皮疹を診る機会は多い。皮膚病変を適切に判断するには発疹学の知識が必要となる。紅斑，紫斑，膨疹，丘疹，結節，水疱，びらんなど，さまざまな皮膚病変があるが，これを正しく認識することが大切である。また，皮疹の出現時期・部位，経時的変化，随伴症状，さらには修飾要因なども意識して診察する。

たとえば，頻度の高い皮膚疾患として薬疹がある。"薬を服用して発疹が生じた"ではいけない。最重要情報は詳細な薬歴である。さらに，皮膚を漠然と診るのではなく，情報をもって診察にあたる。

- **出現時期**：薬歴と照らし合わせ被疑薬を絞る
- **出現部位**：全身・皮膚粘膜移行部・粘膜
- **経時的変化**：紅斑や紫斑，水疱やびらんなどの経過
- **随伴症状**：発熱・肝障害・ウイルスの再活性化

佐々木 庸介　柳澤 宏人

Part 2　臓器症候別

Part 2 ▶ 臓器症候別

1. 頭痛

概念

"頭が痛い"という患者の訴えは、頭痛専門外来だけでなくプライマリケアや救急外来などの日常診療で頻繁に遭遇するcommon symptomである。頭痛の診断には、まず患者の訴えを的確かつ詳細な問診で整理する。さらに、神経所見を含む身体所見やCT・MRIなどの画像検査を用いることで、一次性頭痛と二次性頭痛を確実に鑑別することが重要である。

鑑別のポイント

- ☑ 頭痛診療でまず最初に行うことは、二次性頭痛のなかでも特に危険な(致命的な)頭痛を鑑別することである[1]。次に、片頭痛をはじめとする一次性頭痛を鑑別する[1]。
- ☑ ① 突然の頭痛、② 今まで経験したことがない頭痛、③ いつもと様子の異なる頭痛、④ 頻度と程度が増していく頭痛、⑤ 50歳以降に初発の頭痛、⑥ 神経脱落症状を有する頭痛、⑦ 癌や免疫不全の病態を有する患者の頭痛、⑧ 精神疾患症状を有する患者の頭痛、⑨ 発熱・項部硬直・髄膜刺激症状を有する頭痛は二次性頭痛を疑って積極的な検索が必要である[1]。
- ☑ 診断は、国際頭痛学会による頭痛の分類「国際頭痛分類第3版(ICHD-3)」(表1)[2]を用いる。
- ☑ 簡易診断アルゴリズムは、実際の臨床で頭痛診断の手がかりになる有力な手段の一つである(図1)[1]。
- ☑ ほとんどの頭痛は、詳細な問診と診察により診断が可能であり、特に一次性頭痛に関しては各種検査あるいは画像検査をやみくもに行っても正確に診断がつかないことが多い[3]。

💬 メッセージ

伊藤 康男

- ● 頭痛診療でまず行うことは、二次性頭痛のなかでも生命に危険を及ぼす頭痛を鑑別することである。
- ● 危険な頭痛をスクリーニングした後、片頭痛をはじめとする一次性頭痛のなかの鑑別を行っていく必要がある。
- ● 簡易診断アルゴリズムは、頭痛診療の手がかりになる有力手段である。

Part 2 ▷ 臓器症候別

鑑別・診断アプローチ

　頭痛の分類と診断は，ICHD-3[2)]に準拠して診断する。頭痛は，一次性頭痛（4分類），二次性頭痛（8分類），有痛性脳神経ニューロパチー，ほかの顔面痛およびその他の頭痛（2分類）から構成される。

1
頭痛

表1. 国際頭痛学会の頭痛の分類

第1部：一次性頭痛（機能性頭痛）
　1. 片頭痛
　2. 緊張型頭痛
　3. 三叉神経・自律神経性頭痛（TACs）
　4. その他の一次性頭痛

第2部：二次性頭痛（症候性頭痛）
　5. 頭頸部外傷・傷害による頭痛
　6. 頭頸部血管障害による頭痛
　7. 非血管性頭蓋内疾患による頭痛
　8. 物質またはその離脱による頭痛
　9. 感染症による頭痛
　10. ホメオスターシス障害による頭痛
　11. 頭蓋骨，頸，眼，耳，鼻，副鼻腔，歯，口あるいはその他の顔面・頭蓋の構成組織の障害に起因する頭痛あるいは顔面痛
　12. 精神疾患による頭痛

第3部：有痛性脳神経ニューロパチー，ほかの顔面痛およびその他の頭痛
　13. 有痛性脳神経ニューロパチーおよび他の顔面痛
　14. その他の頭痛性疾患

日本頭痛学会・国際頭痛分類委員会：国際頭痛分類第3版 日本語版.
医学書院，2018より引用

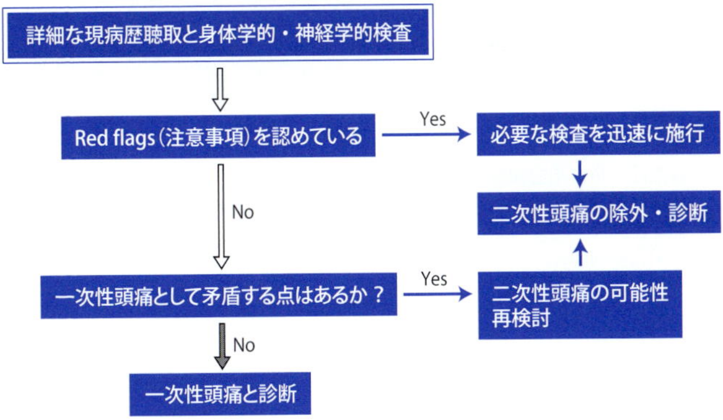

図1. 一般的な頭痛鑑別のアルゴリズム

濱田潤一：頭痛診療と診療アルゴリズム. 鈴木則宏（編）：頭痛診療ハンドブック.
中外医学社，2009より引用

105

■ 一次性頭痛と二次性頭痛の鑑別

頭痛の診断には，問診，身体診察・神経学的診察，画像診断（CT/MRI）が重要である[1]。予後の不良な疾患や迅速に治療しなければ危険な疾患を可能な限り速やかに，また的確に診断することが重要である（表2）[4]。図1に示すRed flags signとは"見逃してはならない頭痛"であり，表3の所見を認めたときは速やかに画像診断やその他の補助検査を行う[5]。特に頭痛診療では，まずクモ膜下出血などの二次性頭痛でないかを鑑別することが重要である。

未破裂脳動脈瘤による頭痛（表2）は，ICHD-3[2]での二次性頭痛の「6. 頭頸部血管障害による頭痛」のサブタイプのうち，「6.3.1 未破裂嚢状動脈瘤による頭痛」に分類される。この頭痛の診断基準の特徴としては，① 未破裂嚢状動脈瘤と診断されていること，② 頭痛は嚢状動脈瘤の増大に並行して増悪，または嚢状動脈瘤の治療後に寛解した，③ 突然または雷鳴性

表2. 頭痛の critical causes

血管疾患
　未破裂動脈瘤・クモ膜下出血
　脳梗塞および一過性脳虚血発作（TIA）−ただし頭痛を伴う場合は少ない
　脳動脈解離
　脳出血
　慢性硬膜下血腫・硬膜外血腫
　脳静脈洞血栓症
　脳動静脈奇形・血管腫

脳腫瘍
　特に第三脳室内腫瘍，下垂体腺腫内への出血（下垂体卒中），gliomatosis

中枢神経感染症
　髄膜炎
　脳　炎
　脳膿瘍

全身疾患
　高血圧−特に褐色細胞腫，甲状腺機能亢進症
　代謝性脳症−CO_2ナルコーシス，睡眠時無呼吸症候群など
　側頭動脈炎
　感染性心内膜炎
　中毒（薬物，溶剤など）

その他
　肥厚性硬膜炎
　Tolosa − Hunt 症候群
　低髄圧症候群
　superficial siderosis（稀）
　pseudotumor cerebri（稀）

濱田 潤一：頭痛. medicina 41：592-596, 2004より引用

の頭痛発現，④ 有痛性第Ⅲ脳神経麻痺を伴う頭痛など，いずれかが示されていることがあげられる。

　動脈瘤性クモ膜下出血の約半数が動脈瘤破裂の診断前4週間以内に突然の激しい頭痛をきたしていることが複数の後ろ向き研究で報告されている。これは，動脈奇形の突然の拡大（sentinel headache「歩哨頭痛（警告頭痛）」）の結果であることも示唆されている。

　英国の頭痛診療のガイドライン[6]によると，頭痛の診断にプライマリ・ケア医は"頻度は少ないが危険な頭痛"について知識を有することが必要であるとしている。危険な頭痛を診断するには，新規発症の頭痛，発疹，神経脱落症状，嘔吐，痛みまたは圧痛，事故または頭部外傷，感染，高血圧の症状に伴って出現する急性の頭痛，頭痛のない時や消失した時でも神経学的な異常が改善しない場合，遷延する前兆症状がある場合，5分以内に最強度に達する超急性の頭痛，6カ月未満の経過の神経脱落症状を伴う頭痛，これまでに経験したことがないほどの頭痛，小児（5歳未満）か比較的高齢（51歳以上）の発症である場合，これらの項目に基づく危険な頭痛の診断アルゴリズムを図2に示す[6]。また，どのような頭痛患者に画像診断を必要とするかを図3に示す[7]。Dodickは簡便な一次性頭痛／二次性頭痛鑑別の手掛りとしてSNOOP（表4）が有用であるとしている[8]。この鑑別法では二次性頭痛を否定したうえで，最終的に片頭痛をはじめとする一次性頭痛を診断する。

表3．頭痛の患者に画像診断手技（CTあるいはMRI）を行うべき場合

頭痛の時間経過
　初めてもしくは生涯で最悪の頭痛
　頭痛の程度や頻度が亜急性に増加傾向であるとき
　新規発症持続性連日性の頭痛あるいは進行性の頭痛
　慢性連日性頭痛
　いつも同一側の頭痛
　治療抵抗性あるいは反応不良の頭痛

患者背景を考慮した場合
　悪性腫瘍やHIV感染中の患者
　50歳を超えて初めて出現した頭痛
　頭痛と痙攣発作をともに有する患者

随伴する症状・徴候を考慮した場合
　発熱，悪心・嘔吐，項部硬直を有する患者
　前兆のある片頭痛ではないが，局所徴候・症状を伴う患者
　眼底で乳頭浮腫，精神症状，人格変化，意識障害を伴う患者

Evans RW：Diagnostic testing for migraine and other primary headaches.
Neurol Clin 27：393-415，2009より引用

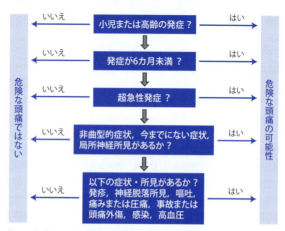

図2. 危険な頭痛の簡易診断アルゴリズム

Dowson AJ, et al：Establishing principles for migraine management in primary care.
Int J Clin Pract 57：493-507, 2003より引用

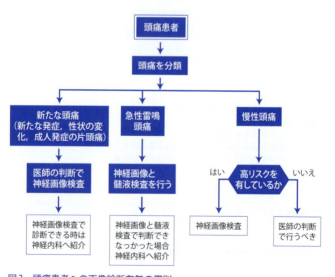

図3. 頭痛患者への画像診断有無の鑑別

Detsky ME, et al：Does this patient with headache have a migraine or need neuroimaging?.
JAMA 296：1274-1283, 2006より引用

Part 2 ▷ 臓器症候別

表4. SNOOP：一次性/二次性頭痛鑑別の手掛り

Systemic symptoms / signs（全身性の症状・徴候：発熱，筋痛，体重減少）
Systemic disease（全身性疾患：悪性疾患，AIDS）
Neurologic symptoms or signs（神経学的症状や徴候）
Onset sudden（突然の発症：雷鳴頭痛）
Onset after age 40 years（40歳以降の発症）
Pattern change（パターンの変化）（頭痛発作間隔が次第に狭くなる進行性の頭痛，頭痛の種類の変化）

Dodick DW：Clinical clues（primary/secondary）. The 14th Migraine Trust International Symposium, 2002より引用

難治性頭痛患者への遠隔診療

慢性片頭痛や薬物乱用頭痛などの難治性頭痛患者は現在約10万人と推定されており，これらの患者がドクターショッピングでの通院に要する医療費は莫大である。現在，情報伝達技術（information and communication technology：ICT）を駆使し，難治性頭痛患者への遠隔診療が求められている。たとえば電子的頭痛ダイアリーを用いることで，頭痛専門医による難治性頭痛患者への診断や治療支援を円滑に行うことが可能となるばかりでなく，全国のかかりつけ医による頭痛診療の向上，均てん化が図れる。さらに遠隔診療の導入により，医療費の削減が期待できる。

🕐 専門医へコンサルテーションをするタイミング

🕐 クモ膜下出血や髄膜炎・脳炎などの緊急を要する二次性頭痛は，専門加療が可能な施設や専門医に紹介する。特に高齢者では二次性頭痛の頻度も高くなることから鑑別を要する[9]。

🕐 難治性頭痛患者：慢性片頭痛や薬剤の使用過多による頭痛（薬物乱用頭痛）[2]患者が当てはまる。特に薬物乱用頭痛は，頭痛治療薬である鎮痛薬やトリプタン系薬などの頓挫薬を1カ月に10～15日以上，3カ月を超えて過剰摂取することにより生じる難治性頭痛であるため，頭痛専門医に紹介する。

伊藤 康男　荒木 信夫

📘 文献 ≫ ウェブサイトに掲載

● Column ●

私の診療⑤ 〜咽頭痛〜

【症例】

患者：76歳，男性。

主訴：頭痛，発熱。

現病歴：受診1日前からの39℃台の発熱と咽頭痛が出現。症状出現から咽頭痛は徐々に増悪し，飲水はできるが食事摂取が困難になってきていた。症状増悪傾向のため当科外来受診となった。

既往症：肺気腫，大動脈狭窄症（69歳時に生体弁置換術），発作性房室ブロック（71歳時ペースメーカー留置），脂質異常症。

生活歴：喫煙：18〜69歳（60本／日），飲酒（機会飲酒）。

アレルギー歴：ヨード造影剤。

身体所見：咽頭発赤なし，扁桃の腫大なし，軟口蓋に白苔あり，嚥下時痛あり，舌乾燥あり。

胸部：肺音に異常は認めない，stridorなし。

主な検査所見

検査所見：赤血球 398万μL，Hb 12.0g/dL，Ht 35.6%，白血球 13,300/μL（NE 94.0%），血小板 196万/μL，PT 70%（基準70〜140），PT-INR 1.19（基準0.80〜1.15），APTT 43.6秒（基準25〜40）

血液生化学所見：TP 6.3g/dL，Alb 4.0g/dL，AST 97IU/L，ALT 20 IU/L，LD 240 IU/L，BUN 22.6mg/dL，Cr 0.61mg/dL，Na 135mEq/L，K 3.4mEq/L，Cl 99mEq/L，CRP 5.51mg/dL。

咽頭A群β溶連菌迅速試験：陰性。

胸部X線：肺野に異常陰影はない。

【診断に至る思考】

　身体所見から感染源は咽頭であり，血液検査データでは細菌感染を示唆する所見であった。扁桃周囲炎と診断し，食事摂取困難なことから入院管理として補液を行い，レボフロキサシンで治療開始とした。

　入院1日後，左口蓋扁桃の発赤は軽度であったが腫脹が顕著であり，嚥下時痛の増悪に加え嗄声が出現した。また，左顎下から鎖骨上にかけての発赤・腫脹・圧痛が著明であった。画像評価に際してはアレルギーの既往により造影剤の使用ができず，ペースメーカーが挿入されているため緊急のMRIも施行困難であった。単純CTを施行したところ，咽頭腔左側の軟部組織の肥厚により咽頭腔が圧排され狭小化を認めた。経過中に症状はさらに増悪し，吸気性喘鳴が顕著となった。炎症の増

悪による喉頭浮腫併発に対してヒドロコルチゾン300 mgを静注し，耳鼻科へコンサルテーションのうえ喉頭ファイバースコピーを施行。喉頭ファイバースコピーでは両中咽頭側壁に浮腫状の肥厚を認め（左側優位），咽頭後壁の腫脹も軽度認めたが，咽頭の腫脹のため声帯は観察できなかった。

　緊急気道確保が必要と判断し，同日に緊急で気管切開術が行われた。術中に深頸部からの排膿を認め，頸部膿瘍の確定診断が得られた。術後から抗菌薬をドリペネム＋クリンダマイシンに変更し，症状改善を認めた。術後17日で気管切開孔閉鎖となった。病態としては左口蓋扁桃周囲炎が急速に進行したことで深頸部膿瘍に進展し，声門上狭窄をきたしたと推測される。排膿液培養から*Streptococcus anginosus*が同定された。

　受診時の咽頭痛が軽くても，症状が進行性の場合には今回のように急激に悪化する経過もあるため，入院を考慮したうえでより慎重な管理とすることが望ましい。

青柳 龍太郎

Part 2 ▶ 臓器症候別

2. 眩暈

概念

眩暈の定義は，安静にしている時あるいは運動中に自身の身体と周囲の空間との相互関係・位置関係における認識の障害の自覚とされている。

- 回転性眩暈：身体が回転しているように感じる錯視体験の一つで，悪心・嘔吐を伴うことが多い。三半規管・耳石器・前庭神経の急性障害によって大きな前庭眼振が生じているために感じる錯覚で，耳鳴や難聴を伴うこともある。症状は一過性あるいは変動性である。
- 浮動性眩暈：身体が揺れるまたはふらつくように感じられる視覚運動体験の一つで，慢性的な経過をたどることが多い。脳神経系や筋骨格系の異常，三半規管の障害によって生じる。回転性眩暈と異なり，難聴や悪心・嘔吐などの症状は通常伴わない。
- 循環不全に伴う眩暈感：ふらふらする，気が遠くなるといった症状が典型的であるが，浮動性眩暈との区別が困難である。多くは起立位で増悪し，臥位で改善する。起立性低血圧などによる一過性脳循環不全に起因する。重度の場合は失神に至る。

鑑別のポイント：眩暈の新分類（Mayo clinic 3分類）

☑ 急性重度眩暈の特徴は，突発性，重症で持続性，嘔気・嘔吐，バランス障害を伴うことが多い。中枢性では小脳梗塞，小脳出血，脳幹梗塞，脳幹出血，末梢性では前庭神経炎が疑われる。

☑ 反復性頭位眩暈の特徴は，頭位を変えると眩暈が惹起される。中枢性ではArnold-Chiari奇形，小脳腫瘍，変性疾患による小脳失調，末梢性では良性発作性頭位眩暈症（BPPV）が疑われる。

☑ 反復性眩暈の特徴は，自発性の眩暈であり頭位を変えても眩暈が惹起されない。中枢性では一過性脳虚血発作（TIA），末梢性ではMénière病が疑われる。

💭 メッセージ

神山 信也

● "ぐるぐる（回転性）"や"ふわふわ（浮動性）"といった眩暈の性状ではなく，眩暈の発生状況やトリガーを重視する。

● 眩暈の診断には疾患頻度を理解する。危険な疾患が存在する可能性も高く，速やかに鑑別診断を行う。

Part 2 ▷ 臓器症候別

鑑別・診断アプローチ

表. 眩暈患者の疾患割合

	原因	頻度
末梢性前庭神経症状	良性発作性頭位眩暈症(BPPV)	16%(4〜44)
	迷路炎	9%(3〜23)
	Ménière病	5%(0〜10)
	その他(薬剤など)	14%(0〜30)
中枢性前庭神経症状	脳血管疾患	6%(0〜20)
	脳腫瘍	<1%(0〜6)
	その他(片頭痛,多発性硬化症)	3%(0〜12)
精神疾患	精神疾患	11%(2〜26)
	過換気症候群	5%(0〜24)
非前庭神経症状,非精神疾患	前失神	6%(0〜16)
	平衡障害	5%(0〜15)
	その他	13%(0〜53)
不明	不明	13%(0〜37)

Kroenke K, et al：How common are various causes of dizziness? A critical review.
South Med J 93：160-167, 2007 より引用

■ 主な眩暈の原因疾患の診断基準と特徴

■ Ménière病

回転性眩暈を反復する。耳鳴,難聴,耳閉感などの蝸牛症状が,反復・消長する。複視などの中枢神経系の症状は認めない。持続時間は,30分〜半日が多い。発作の誘因は通常不明である。

■ 特発性難聴

突発性に難聴が発生する。高度の感音難聴が存在する(一側性のことが多い)。難聴の原因が不明または不確実。耳鳴,眩暈(悪心・嘔吐を伴う)が難聴の発生と同時または前後して生じることがある。第Ⅷ脳神経以外に顕著な神経症状を伴うことはない。眩暈や難聴の発作は繰り返さない。

■ 前庭神経炎

激しい回転性眩暈を主訴とする大きな発作は通常一度である。温度刺激検査で,三半規管機能の高度低下を認める。蝸牛症状および中枢神経症状を認めない。疾患の本質は不明であるが,数週間で自然に軽快することが多い。方向固定性の水平の眼振,回旋混合性の眼振がみられる。

■ 良性発作性頭位眩暈症

特定の頭位により誘発される回転性の眩暈。頭位を変えたときだけに出現し,多くは30秒から5分以内に治まる眩暈である。眩暈出現時に眼振が

認められる。眼振は回旋性の頭位眼振で，通常その出現にタイムラグがある。眩暈と直接関連をもつ蝸牛症状，頸部の異常，中枢神経症状を認めない。頭位を変えると誘発される眩暈には，中枢性めまいや頸性めまいもあるので注意する。

■ 脳循環障害による眩暈

急激に出現する回転性の眩暈。同時にいくつかの中枢神経症状を伴う。

■ 椎骨脳底動脈循環不全

椎骨脳底動脈領域の一過性脳虚血発作により惹起される眩暈で，回転性のことが多いがMénière病に比べて持続時間が短い。眩暈以外に，視覚障害(動揺視・複視・霧視)，意識障害，知覚障害，構音障害などの神経症状を伴うことが多い。

■ 上小脳動脈・前下小脳動脈・後下小脳動脈，椎骨動脈の閉塞

中枢神経症状として一側の脳神経麻痺，運動失調，Horner症候群，他側に知覚障害などを伴う。

■ 小脳出血

回転性眩暈で，中枢神経症状として突発ピーク型の頭痛，悪心・嘔吐，歩行障害，注視眼振，構音障害，運動失調などを伴う。

■ 小脳梗塞

非回転性眩暈であることが多い。悪心・嘔吐は必発でない。

■ その他の脳出血，脳梗塞，クモ膜下出血

中枢神経症状として，片麻痺，半身の知覚障害，半盲，項部硬直などがみられる。

■ その他

■ 脳底動脈片頭痛

脳底動脈領域の虚血症状(眩暈・平衡障害・歩行障害・構音障害・耳鳴)を前駆症状とし，激しい拍動性の頭痛を訴える。

■ 良性再発性眩暈症

片頭痛の傾向は有するが，それとは無関係に回転性眩暈発作を繰り返すもの。発作は自発性であり蝸牛症状はなく，睡眠不足，過労，ストレス，飲酒などと関係し，思春期の女性に多くみられる。

■ 神経血管圧迫症候群

第Ⅷ脳神経を血管が圧迫することにより，眩暈，難聴，耳鳴が生じるとされている。Ménière病や突発性難聴と類似の臨床像を呈するが，眩暈の持続時間は短く，頭位により眩暈・耳鳴が増強する。同側の顔面痙攣を伴っている場合は本疾患を考慮する。

■ 自律神経失調症

頭痛，肩こり，動悸，顔面紅潮感など多彩な症状を訴える。のぼせ感

や頭重感を眩暈として訴えることが多い。

■ 起立性調節障害

老年者では脳幹部梗塞を，若年者では自律神経失調症を考慮する。Schellong testで診断を確定する。

■ 頸性眩暈

頸部変形性脊椎症，むち打ち損傷，頸筋筋膜異常による椎骨動脈圧迫，Barré–Liéou症候群など頸部に起因する眩暈。頸部の捻転・屈曲・進展で誘発される。良性発作性頭位眩暈症などとの鑑別に注意する。

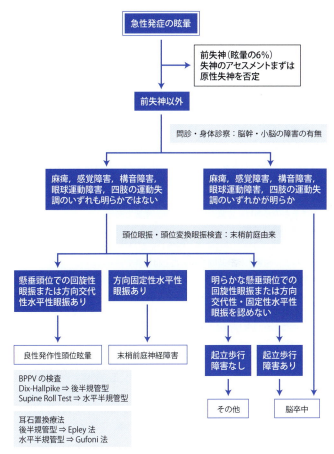

図．眩暈のアプローチ

■ 全身的疾患

■ 高血圧
病歴聴取，血圧測定で診断は容易である。ほかの原因による眩暈でも不安や興奮により，2次的に血圧が上昇していることがあるので注意する。

■ Adams-Stokes症候群
心電図モニタ，ホルター心電図で診断する。

■ 過換気症候群
病歴聴取，身体診察，血液ガスの測定で診断は容易である。

■ 代謝内分泌障害
糖尿病，尿毒症，慢性アルコール中毒など。

検査

■ 問診

■ 眩暈の性状
回転性眩暈（末梢性疾患に多い），浮動性眩暈（末梢，中枢などさまざま），循環不全に伴う眩暈感（循環器疾患などの全身疾患に多い）。

■ 発症の仕方
眩暈が単発なのか（前庭神経炎や眩暈を伴う突発性難聴）反復するのか（Ménière病）も重要である。初発時には鑑別が難しい場合もあり，正しい診断のために経過観察が必要なこともある。持続的な眩暈でも，症状が一定で進行しないものと，変性疾患のように時間とともに進行するものがあり，注意深い経過観察が重要である。

■ 眩暈の持続時間
眩暈の起こり方と持続時間を問診しただけでほぼ診断できる疾患があるほど，眩暈の持続時間を知ることは重要である。

■ 誘因
回転性眩暈が頭位を変えることで生じる場合は，良性発作性頭位眩暈症を考慮する。立ち上がったときや長時間立ち仕事をしているときに，ふらついたり気が遠くなるような眩暈を感じる場合は起立性調節障害を疑う。

■ 既往歴
高血圧，動脈硬化，心疾患，糖尿病などは，脳血管障害や不整脈などの生命にかかわる危険な眩暈が背景にあることも多いので注意が必要である。薬剤によって眩暈が起こる場合があるので，服用している薬剤も聴取する（降圧薬，抗不安薬，血糖降下薬，アミノグリコシド系抗菌薬による治療歴）。

Part 2 ▷ 臓器症候別

■ 身体診察

視診（表情や姿勢から重症か否かを判断，貧血，チアノーゼ，栄養状態，外傷の有無），触診（四肢冷汗や浮腫を確認），聴診（心音，呼吸音，腹鳴を聴取し，頸動脈や四肢血管での血管雑音の有無を確認），血圧測定（低血圧，高血圧の有無を確認），聴力検査。

■ 平衡機能検査

身体の平衡検査（両脚起立検査，足踏み検査，立ち直り検査，偏倚検査，重心動揺検査，電気性身体動揺検査，歩行検査），眼球運動検査（注視眼振検査，頭位眼振，頭位変換眼振検査，回転眼振検査，電気眼振計，視刺激検査，温度刺激検査，迷路瘻孔症状検査）。

■ 検査

血液（貧血，糖代謝，電解質，肝機能，腎機能，脱水など），心電図（不整脈，虚血性心疾患），胸部X線（心拡大，うっ血，胸水の有無を確認），動脈血ガス（酸素分圧，二酸化炭素分圧，pH，重炭酸イオン濃度を測定し，低酸素血症，高炭酸ガス血症，アシドーシス，アルカローシスを評価），頭部CT（脳出血，脳腫瘍，クモ膜下出血，脳膿瘍），頭部MRI（脳梗塞），脳波（てんかんの可能性がある場合），脳脊髄液検査。

随伴症状

■ 頻度の高い随伴症状

嘔気・嘔吐（前庭系・小脳系病変との関連）。不安定性（BPPV，前庭神経炎，Ménière 病，延髄外側症候群）。耳鳴，難聴，耳閉感などの蝸牛症状（内耳の障害）。

■ 頻度の低い随伴症状

嚥下障害，構音障害，感覚障害，運動麻痺，失調，平衡障害（神経学的疾患との関連）。動揺視（髄膜炎後，耳毒性薬物による両側前庭神経障害，眼振，変性疾患では脊髄小脳変性症6型や周期性失調症など）。意識障害（不整脈，迷走神経反射，起立性低血圧，頸動脈洞過敏症，低血糖など）。

治療

■ 眩暈の原因疾患の治療

中枢性眩暈と診断された急性発症の眩暈の多くは脳血管障害であるため，診断を確定し次第急性期脳血管障害（脳梗塞，脳出血）の治療を行う。一方，末梢性眩暈として最も頻度の高い良性発作性頭位眩暈症は発作の原因となっている耳石断片などの浮遊物を問題部位から除去するための耳石置換法や耳石拡散法などの理学療法を試みる。Ménière 病では内リンパ水腫を改善させるためにイソソルビドなどの利尿薬やステロイド薬も用いら

れる。前庭神経炎の多くは対症療法で眩暈症状の改善を図るうちに軽快していくが，重症患者ではステロイド薬が有用である。椎骨脳底動脈不全症では，脳血流改善薬を一般に使用する。循環動態の異常に起因する場合は循環系の治療を優先する。たとえば不整脈の治療，昇圧薬による低血圧の治療などを行う。

■ 眩暈急性期の対症療法

眩暈発作期には激しい眩暈と悪心・嘔吐などがあるため症状に応じた対症療法を行う。

眩暈：7％炭酸水素ナトリウム注射液の静注あるいは点滴を行う（内耳血流を増加させ，内耳虚血時の酸素分圧の低下を抑制することにより，眩暈を抑制，虚血部位のアシドーシスを補正すると想定されるが十分に解明されていない）。

悪心・嘔吐：急性期では内服が困難であるため，鎮吐作用を示すメトクロプラミド静注などで処置する。メトクロプラミドの過量投与による錐体外路症状の発現には注意を要する。

眩暈発作への不安：不安が強い急性期の眩暈患者には，ベンゾジアゼピン系の抗不安薬を投与する（抗不安薬は，前庭代償の初期過程を促進することによる抗眩暈作用も有する）。抗不安薬による呼吸器系および循環器系の抑制に注意が必要である。また鎮静効果とともに前庭神経機能抑制効果があるとされる抗ヒスタミン薬（ヒドロキシジン注射液など）も用いられる。

■ 眩暈慢性期維持療法

慢性期には内耳の血流を改善させる循環改善薬，ベタヒスチンやジフェニドールなどが頻用される。

🕐 専門医・上級医へコンサルテーションをするタイミング

🕐 **特に脳血管障害を疑うとき：**小脳や脳幹部の血管障害では，急激な回転性眩暈で発症することも稀ではないが，局所神経症候を伴うことが多い。浮動性眩暈に前庭機能障害を伴う場合は脳幹部病変を考慮する。延髄外側症候群（Wallenberg症候群）は眩暈で発症することが多くみられ，頭痛が先行または伴っている場合は椎骨動脈解離が原因となることが多い。また，麻痺はないが立ち上がれない場合は小脳病変による運動失調が考えられ，激しい眩暈，悪心・嘔吐，頭痛で発症することがある。これらの場合は脳神経外科医，神経内科医に至急コンサルテーションを行う。

🕐 **眩暈の背景に心疾患を疑うとき：**心疾患が原因の場合は，意識が遠のいたり"ふわふわ"するような眩暈が多い。心室頻拍など，頻脈性不整脈が起こると眩暈に一過性意識障害（失神）を伴うこともあり，命にかかわる

状態に至ることもある。

眩暈や失神に悪心・嘔吐を伴う場合や動悸・息切れ・胸痛などを伴う場合は，急性冠症候群などの重篤な心疾患を伴う危険性があるため，循環器内科医にコンサルテーションを行う。

心雑音が聴取された場合は大動脈弁狭窄症などの弁膜症や右左シャントが考えられ，心臓超音波検査などの精密検査が必要となるため，循環器内科医へコンサルテーションを行う。

神山 信也　水橋 里弥

■ 文献 ▷ ウェブサイトに掲載

Part 2 ▶ 臓器症候別

3. 失神

概念

失神は，急性および可逆性の全般的脳血流低下によって生じる一過性の意識消失である。意識消失により患者は姿勢を保つことができずに転倒してしまう。意識は数分以内に速やか，かつ自然に回復するため麻痺などの神経学的後遺症を残さない。一過性意識消失には失神と非失神があり，失神には起立性低血圧，反射性失神，心原性失神など，非失神にはてんかん，代謝性疾患，心因性などが含まれる。

鑑別のポイント

- ☑ 一過性意識障害が失神か非失神かを見極める。これには病歴聴取が重要である。失神では非失神に比べて眼前暗黒感などの特徴的な前駆症状を伴いやすく，意識消失時間も5分以内と短い。
- ☑ 起立性低血圧は必ず体位変化と関連があり，起立直後から数分以内に血圧が下がって意識を失う。多系統萎縮症や糖尿病性神経障害など，神経疾患を基礎に抱えていることが多い。薬剤や脱水も原因となる。
- ☑ 血管迷走神経性失神は，長時間の立位，精神的緊張，閉鎖空間などの環境下で誘発されることが多く，前駆症状として眼前暗黒感，冷や汗などを伴う。
- ☑ 心原性失神は体位と関係なく生じる。失神の前駆症状として動悸や胸痛の有無，心疾患の既往，突然死の家族歴の有無について聴取する。

> ### 💬 メッセージ
>
> 山元 敏正
> - 失神中の患者を医師が直接観察できる機会は稀であるため，患者自身や目撃者から得られた病歴は，失神と非失神の鑑別や失神の原因疾患の診断に有用である。
> - 失神とてんかんが並存していることもあるので，十分な確証が得られない状態で安易に診断することは危険である。
> - 失神患者に高リスク所見を認めた場合，心原性失神を念頭に早急な検査を実施し，診断と治療を行う。
> - 失神の原因が脳血管障害である可能性は低く，ほかの原因疾患の検索を積極的に行う。一過性脳虚血発作は局所の脳血流低下であり，原則，意識障害は伴わない。

Part 2 ▷ 臓器症候別

失神の分類と特徴

■ 起立性低血圧

圧受容器反射の障害により，起立後に血圧が低下する。血圧低下による脳虚血症状として，眼前暗黒感，眩暈，ふらつき，筋肉の虚血症状として項部に痛み（コートハンガー・ペイン）を認める。原因疾患として，Parkinson病・多系統萎縮症などの中枢性神経疾患や糖尿病性神経障害・家族性アミロイドポリニューロパチーなどの末梢神経疾患などがある。また，降圧薬などの薬剤や脱水でも生じる。

■ 反射性（神経調節性）失神

失神のなかで最も多くみられる。迷走神経が刺激されて起きた徐脈や交感神経抑制による末梢血管拡張によって血圧が低下して失神が起こる。

■ 血管迷走神経性失神

高頻度に認められる失神である。長時間の立位や精神的緊張が誘因となる。迷走神経の緊張によって徐脈と末梢血管が拡張して血圧が低下する。前駆症状として，眼前黒色感，嘔気・嘔吐，冷や汗などがみられる。

■ 頸動脈洞症候群

動脈硬化の強い高齢者に多くみられる。きついネクタイなどで首が圧迫されると，圧受容器である頸動脈洞が刺激され，迷走神経反射が生じて血圧が低下する。

■ 状況失神

咳嗽，嚥下，排尿，排便など，特定の状況で起こる。いずれも迷走神経反射が関与している。

■ 心原性失神

徐脈性不整脈・頻脈性不整脈，虚血性心疾患，弁膜疾患による心拍出量低下によって脳血流が低下して失神が起き，体位とは関係なく生じる。予後不良であるため，心原性失神は見逃してはならない。

失神の診断のアルゴリズム

　一過性意識消失の患者を診療する場合は，まず意識消失時とその前後の臨床的特徴から失神と非失神の鑑別を行う（図）。非失神のうち，実際に失神との鑑別が重要となるのはてんかんである。表1に失神とてんかんの鑑別点を示す。一過性意識消失出現前後の病歴聴取，神経学的所見と胸部を含めた身体所見，起立性低血圧の有無，心電図所見などを評価し，原因疾患の確定を行う。確定診断がついたら必要に応じて治療を実施する。一方，失神の原因が不明な場合はリスクの階層化を行い（表2），高リスク所見を認めたら心原性失神を念頭に早急に検査を実施し，診断と治療を行う。高リスク所見を認めず失神が1回のみであれば経過観察とし，低リスク所見であっても再発性

に失神を認める場合は心電図記録に基づいて遅れて治療を開始する。

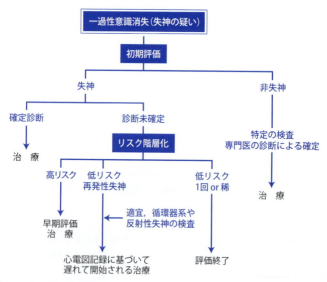

図．失神の診断アルゴリズム
循環器病の診断と治療に関するガイドライン．失神の診断・治療ガイドライン
(2012年改訂版)より引用

表1．失神とてんかんの鑑別点

	失神	てんかん
前兆	眼前暗黒感，嘔気・嘔吐，冷や汗	既視感，幻臭，幻聴など多彩
誘因	長時間の立位，精神的緊張，姿勢変化，排尿	発熱，睡眠不足，光刺激
痙攣	稀	あり
頭位の偏向	ない	あり
咬舌	ない	あり
失禁	稀	あり
発作後の意識	速やかに回復	遷延する意識障害
発作後の頭痛	なし	あり
血清CK値上昇	なし	あり得る

表2. 失神患者の高リスク基準

1. 重度の器質的心疾患あるいは冠動脈疾患：心不全，左室駆出分画低下，心筋梗塞歴
2. 臨床上あるいは心電図の特徴から不整脈性失神が示唆されるもの
    ①労作中あるいは仰臥時の失神
    ②失神時の動悸
    ③心臓突然死の家族歴
    ④非持続性心室頻拍
    ⑤二束ブロック（左脚ブロック，右脚ブロック＋左脚前枝 or 左脚後枝ブロック），QRS≧120 msのその他の心室内伝導異常
    ⑥陰性変時性作用薬や身体トレーニングのない不適切な洞徐脈（＜50/分），洞房ブロック
    ⑦早期興奮症候群
    ⑧QT延長or短縮
    ⑨Brugadaパターン
    ⑩不整脈原性右室心筋症を示唆する右前胸部誘導の陰性T波，イプシロン波，心室遅延電位
3. その他：重度の貧血，電解質異常など

循環器病の診断と治療に関するガイドライン. 失神の診断・治療ガイドライン（2012年改訂版）より引用

検査のポイント

てんかんの診断には脳波検査が有用であるが，特に意識消失時のビデオによる観察と脳波・心電図などが同時に記録できるビデオ脳波装置があるとさらに診断率が高くなる。頭部CT検査，頭部MRI検査も二次性てんかんの診断に必要である。代謝性疾患の診断には血液検査を実施し，血糖値異常の有無や肝機能・腎機能障害の有無について調べる。

起立性低血圧や血管迷走神経性失神による失神を疑った場合は起立試験を実施するが，血管迷走神経性失神の場合は試験中に発作が誘発されれば診断的価値があるものの，検査による陽性率は必ずしも高くない。心原性失神発作の診断には，胸部単純X線検査・心電図モニタ・ホルター心電図・心臓超音波検査を行う。失神の診断未確定においては，低リスク再発性失神では治療は発作時の心電図記録に基づくため，外付けループ心電計や植え込み型ループ心電計による検査も検討する。高リスク所見では疑われる心疾患に合わせて心臓電気生理学的検査や冠動脈造影検査を施行する。それでも診断がつかない場合には植え込み型ループ心電計検査を行う。

治療

失神の代表的な疾患である起立性低血圧，血管迷走神経性失神，徐脈性不整脈に対する治療について解説する。

■ 起立性低血圧

急激な体位変化を避け，ゆっくりと起立する。下半身の血液貯留を少なくするため，脚交差や蹲踞の姿勢をとる。弾性ストッキングの装着や塩分・水分の摂取を心掛ける。起床時における400mLの水分摂取が副作用なく有効とされる。起立性低血圧に対する薬物治療は臥位高血圧を助長するため，低血圧による脳虚血症状が顕著でなければ原則行わない。薬物治療として，循環血漿量を増加させるためにフルドロコルチゾン（フロリネフ®）や血管を収縮させるα_1刺激薬であるミドドリン（メトリジン®）などを使用する。

■ 血管迷走神経性失神

長時間の立位，採血，疼痛などによる精神的緊張や閉鎖空間などの環境下で誘発されることが多いため，これらの誘因を避ける。失神前に眼前暗黒感や冷や汗などの前駆症状を認めることが多いので，これらの症状を自覚した場合には直ちに臥位や座位の姿勢をとる。起立調節訓練法の試みや弾性ストッキングの装着を実施する。これらの生活指導や理学療法を行っても頻回に発作が生じる場合にのみ，薬物治療を行うべきである。α_1刺激薬であるミドドリンやβ遮断薬のプロプラノロール（インデラル®）が使用される。

■ 徐脈性不整脈

自覚症状を伴う徐脈性不整脈，恒久的3度房室ブロック，覚醒時の高度房室ブロックおよび3秒以上の心停止，Mobitz Ⅱ型2度房室ブロックは自覚症状の有無やブロック部位にかかわらずペースメーカの植え込み適応となる。

🕐 専門医・上級医へコンサルテーションをするタイミング

🕐 失神の診断がついた場合には，確定診断のために専門医にコンサルテーションを行う。

🕐 心原性失神を疑った場合は，ほかの失神に比べて予後が不良であるため早急に専門医にコンサルテーションを行い，検査と治療を実施する。

🕐 失神の診断が未確定で，低リスク所見・再発性や高リスク所見を認めた場合は専門医にコンサルテーションを行い，検査と治療を実施する。

山元 敏正

Part 2 ▶ 臓器症候別

4. 動悸

概念

動悸とは，心拍の不快感の自覚である。実際に脈拍異常や心疾患を有するかは関係なく，自覚している本人が不快と感じれば"動悸"となる。

鑑別のポイント

- ☑ 発症時の背景，自覚の仕方，持続時間，誘発因子，増悪・軽快因子，随伴症状の確認。受診時には動悸を自覚していないことも多いため，問診による情報収集が重要となる。特に随伴症状については，訴えている動悸症状が危険な動悸か否かを判別する重要な問診項目である。
- ☑ バイタルサインの確認。緊急性の判断や原因疾患の判断の一助となる。
- ☑ 服薬内容，アルコール摂取状況の確認。薬剤によっては頻脈の誘発やQT延長を誘発し得るため，違法薬物も含む確認が必要である。アルコールの多量摂取は利尿作用による脱水を誘発し，頻脈にもつながり得る。
- ☑ 心電図，ホルター心電図の施行。不整脈を確認するうえでは重要な検査項目となる。
- ☑ 精神疾患の有無を確認。既往歴聴取で確認できる場合がある。
- ☑ 心因性を疑う場合，過換気や動悸発作時に"このまま死んでしまいそう"，"心臓が破裂してしまいそう"といった自覚の有無を確認する。

> ### 💬 メッセージ
>
> 疋田 航
> - "動悸症状のみ"であれば突然死につながる疾患の可能性は極めて低いと考えてよい。しかし，その周辺にある状態・症状によっては致死的疾患が潜んでいる可能性があることに留意する。実際には心因性と考えられる患者も多いが，緊急性の高い疾患が隠れていることもあるため，安易な診断はせずに鑑別していくことが重要である。

動悸の鑑別疾患

■ 心疾患由来

■ 不整脈性

洞性頻脈，上室期外収縮，心室期外収縮，心房細動（発作性含む），心房粗動，発作性上室性頻拍，心室頻拍，房室ブロック，洞不全症候群。

■ 非不整脈性

虚血性心疾患，心臓弁膜症，高血圧性心疾患，心不全，心筋症（肥大型，閉塞性肥大型，拡張型，拘束型，アルコール性），心筋炎，心膜炎，先天性心疾患，心室中隔穿孔，心タンポナーデ，心サルコイドーシス，心臓腫瘍（粘液腫含む）。

■ 非心疾患由来

■ 二次性

貧血，肺塞栓症，低血糖，甲状腺機能亢進症，褐色細胞腫，薬物性（コカイン・覚醒剤なども含む），カフェイン摂取，アルコール離脱，感染症，脱水，起立性低血圧，緊張性気胸，アレルギー（即時型），ダンピング症候群，妊娠，心臓および心臓に隣接する縦隔腫瘍，肺高血圧症，慢性閉塞性肺疾患（COPD），内耳性めまい。

■ 正常および心因性

心臓神経症，パニック障害，過換気症候群，生理的反応（運動，精神的ストレスなど）。

検査

■ ルーチン検査

■ 病歴

症状の現れ方・症状の質（連続的，非連続的，欠滞感の有無），継続時間，発症時刻（固定されているのか，日中に多いのかなど），どんな時（運動時，坂道歩行時，階段昇降時，安静時，体位変換時など），原因（食事，トイレ，ストレスを感じる時など），随伴症状，薬剤歴，既往歴（手術歴）。

■ 身体診察

視診：顔貌，表情（不安感），眼球突出の有無，眼振，眼瞼結膜，甲状腺腫大の有無，注射痕。

聴診：心音，呼吸音。

触診：橈骨動脈，発汗の有無，甲状腺（圧痛の有無・腫大の有無），浮腫。

■ バイタルサイン

血圧，心拍数，体温，呼吸数，意識状態，SpO_2。

■ 迅速検査

12誘導心電図，胸部X線，血糖，Hb，カリウム，カルシウム，マグネシ

ウム，炎症反応マーカー，BNP，Dダイマー，動脈血液ガス。

■ 予定検査

ホルター心電図，心臓超音波検査，運動負荷心電図，冠動脈CT，冠動脈造影検査，心臓MRI，甲状腺機能検査，加算平均心電図，持続型(植え込み型)ループイベントレコーダー，胸部造影CT。

随伴症状

低血圧，高血圧，胸痛，呼吸困難，失神，悪心・嘔吐，発熱，発汗，意識障害，空腹感，振戦，腹痛，眩暈。

基礎疾患

陳旧性心筋梗塞，虚血性心疾患，甲状腺機能亢進症，甲状腺機能低下症，悪性腫瘍。

■ 採血項目

BNP，トロポニンT (orI)，甲状腺刺激ホルモン(TSH)，遊離サイロキシン(Free T4)，疑われる悪性腫瘍の腫瘍マーカー。

注意が必要な動悸

失神，眩暈，胸痛，呼吸困難，低血圧を伴う動悸。心疾患の既往歴。無症状時の心電図で異常Q波や左脚ブロック，高度徐脈，QT延長を認める場合。また，Brugada波形やイプシロン波が認められる場合には心室頻拍をきたすBrugada症候群や不整脈源性右室心筋症の可能性が示唆されるので注意が必要。

> **あなたはどうする❓**
> "毎日動悸があるが受診時にはない"という患者には，1日の心電図波形が確認できるホルター心電図検査が有用(発作時の症状・行動記録も確認ができる)である。不整脈由来であれば大部分は鑑別できるが，心電図所見と臨床所見が必ずしも一致しないことが多い。動悸の頻度が少ない場合，可能であれば患者に携帯心電計を購入してもらい，症状発現時に記録，後日医師が確認という方法も提案している。また，当院では診察室に簡易的にSpO$_2$・脈拍数を測定できる機器を設置している。脈拍に応じて音も鳴るため，問診やカルテ記載などを行いながら同時並行で確認している。

治療

洞性頻脈，不整脈(洞性頻脈除く)，甲状腺クリーゼに大別して解説する。心室頻拍，高度あるいは完全房室ブロックやWPW症候群といった不整脈・

波形異常，肺塞栓症(特に血圧低下を伴う肺塞栓症)が疑われる場合は速やかに循環器科へコンサルテーションを行う。甲状腺クリーゼについては多面的な治療戦略が必要であり，また致死的となり得る緊急性の高い疾患である。

■ 洞性頻脈

頻脈の定義は心拍数が100/分以上。洞性頻脈の場合は感染症・甲状腺疾患などによる心疾患以外の原因が多く，特定が可能であれば原因疾患のコントロールが最重要となる。原因疾患のコントロールが難しく，高度な頻脈が長期間続く場合はβ遮断薬の使用(例：ビソプロロール2.5mgなど)によるコントロールも考慮される。

■ 不整脈[1]

専門科にかかわらず，致死的不整脈を鑑別するために一定の心電図判読スキルは必要である。動悸をきたし得る不整脈についての対処法を示す。

なお，重症度の高い不整脈・心電図波形(心室頻拍，高度あるいは完全房室ブロック，Brugada症候群，不整脈源性右室心筋症，WPW症候群)を認めた場合には，速やかに循環器科へコンサルテーションを行う。

■ 心室頻拍

脈なしに至った場合には二次心肺蘇生法に準拠した対応(電気的除細動，アミオダロン300mgあるいはニフェカラント0.3mg/kgの静注投与など)を行い速やかに循環器科へのコンサルテーションを考慮する。脈ありの場合も極めて危険な状態にあるため，モニタ管理を実施して速やかに循環器科へコンサルテーションを行う。

■ 高度房室ブロック，完全房室ブロック

一般的ペースメーカー挿入によるペーシングが必要となるため，速やかに循環器科へコンサルテーションを行う。

■ 偽性心室頻拍

電気的除細動を考慮。Ⅰa群抗不整脈薬を投与(その他の抗不整脈薬は房室結節伝導を抑制し，増悪の恐れがあるため禁忌)。

■ 発作性上室性頻拍

Valsalva法あるいは頸動脈圧迫(施行の際には脳梗塞誘発の恐れがあるため，血管雑音有無は確認)を試みる。効果のない場合には，心電図下でアデノシン三リン酸(ATP)の急速静注が考慮される。心電図装着下で10mgより開始し，20mgまで増量可能である。投与時に生理食塩液20mL程度で急速に後押しをする。ただし気管支攣縮作用があるため，気管支喘息を合併している患者には注意が必要である。また，投与後に洞停止などで循環動態が不安定となることがあるため，心臓マッサージの準備をしておく。

Part 2 ▷ 臓器症候別

■ 洞不全症候群

失神などの症状を認める時は，ペースメーカーの植え込みが考慮される。速やかに循環器科へのコンサルテーションを行う。

■ 上室期外収縮

基本的に経過観察とし，症状が強い場合や発作性心房細動で心機能が保たれている状態が確認できれば，β遮断薬の投与が考慮される。

■ 心室期外収縮

自覚症状の強さ，基礎心疾患の有無，重症度などにより治療の適応範囲が大きく異なる。重篤な基礎心疾患を認めずに症状が認容できる場合は，生活習慣の改善などで経過観察とすることも多い。抗不整脈薬を使用する場合は発生機序の確認を行ったうえでの使用が好ましく，専門科による加療が望ましい。

■ 心房細動（心房粗動）

心房細動の場合は何よりも脳梗塞（心原性脳塞栓症）発症予防の観点をもつことが重要であり，抗凝固薬の使用を患者背景に応じて考慮する必要がある。

■ 心原性脳塞栓症予防へのアプローチ

心房細動発生下では左心耳と呼ばれる解剖学的構造部位に血液滞留が生じやすくなり，易血栓傾向となる。血栓が生じた後，偶発的に血液とともに循環されることがあり，これが脳血栓症をはじめとしたさまざまな臓器塞栓症につながり得る。疾患背景の違いにより年間の脳梗塞発症リスクが異なり，スコア化できる指標もある。代表的なものとしてCHADS2，CHA2DS2-VAScがあげられる。スコアの点数やその他の背景に応じて抗凝固薬の導入を検討する（図）[2]。一方，重大な出血リスクをスコア化したHAS-BLEDスコアと呼ばれるものもあり，これも抗凝固薬を導入する際の指標となる。実臨床ではCHADS2もしくはCHA2DS2-VAScとHAS-BLEDをスコア化し，その他の状態も検討したうえで導入による利益・不利益の双方を考慮して決定する。

■ 薬物療法（レートコントロール，リズムコントロール）へのアプローチ

心機能が保たれている場合にはVaughan-Williams分類のIa群・Ic群，IV群投与は考慮可能である。心機能低下を認めた場合にはIII群投与が考慮されるが，初回投与については循環器科で行うことが望ましい。ジギタリス製剤も考慮可能であるが，血中濃度に注意が必要なうえ生命予後を悪化させる可能性も報告されている。自覚症状が強く，希望がある場合にはカテーテルアブレーションによる治療も考慮する。奏効率は約90％と高いが，侵襲的治療となることから一定のリスクがあり，再発の可能性を説明する必要がある。

129

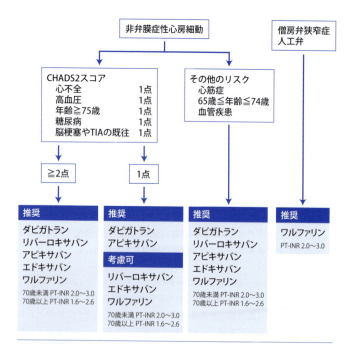

図. 心房細動における抗血栓療法

心房細動治療(薬物)ガイドライン(2013年改訂版).日内会誌 106：562-567, 2017より引用

■ 甲状腺クリーゼ

何らかの誘因により甲状腺ホルモンが過剰かつ生体の代償機構が破綻した特に重篤な状態。循環器症状，中枢神経症状，消化器症状を中心とした症状の発現が起こり，時間・日の単位で致死的となり得る疾患である。播種性血管内凝固症候群(DIC)，急性腎障害，急性肝不全もきたし得る病態であるため，各専門科の連携が図れる集中治療室を備えた高度医療機関での入院管理が望ましい。

疫学調査では心拍数の増加とともに有意に死亡および重症度が増加し，心拍数が150/分以上の場合に重症化・死亡の転帰に至りやすいことが明らかとなっており，頻脈に対するアプローチは救命のうえでも重要項目の1つとなる。また，心房細動合併患者においては非合併患者と比べて死亡率が有意に高いとする報告があり，循環動態が急速に障害された時には電気的除細動の使用も考慮する。循環動態が保たれている場合には，通常の心房細動治療方針に準じる。

4つの視点から治療方針例を示す。甲状腺クリーゼ診療ガイドラインが日本甲状腺学会・日本内分泌学会から刊行されており，実臨床に際してはそちらも参照されたい[3, 4]。

① 甲状腺中毒症への対応

- チアマゾール（経口なら60mg，静注なら30mg）もしくはプロピルチオウラシル600mg/日（チアマゾールに比べて即効性あり。
- ヨウ化カリウム 200mg/日を抗甲状腺薬投与後に投与する。
- ヒドロコルチゾン300mg/日あるいはデキサメタゾン8mg/日。

② 全身管理

致死的となり得る疾患であるため全身管理が必須である。集中治療管理が行える施設での入院が望まれる。状態に応じては気管挿管や血液透析が考慮される。

■ 環境管理

室温を20℃以下にし，氷嚢などを用いて身体を冷却する。高度のストレス状態にあり，可能な限り薄暗い静かな部屋での管理とする。

■ 発熱への対処

アセトアミノフェンなどを使用する。ただし，NSAIDsは遊離甲状腺ホルモンを上昇させるため使用は避ける。

■ 潰瘍予防

高度のストレス状態にあり，潰瘍・消化管穿孔を起こす危険性が高く，胃酸制酸薬，粘膜保護薬を予防的に使用することを考慮する。

③ 臓器症状

■ 循環器症状

心拍数130/分以下を目標に，頻脈への対処を示す。

- ランジオロール：1～10 μg/kg/分を点滴で持続静注。原則1 μg/kg/分から開始。β遮断薬のなかでも即効性があり，半減期も4分程度と短いことが特徴である。15分程度で判定し，効果が乏しければ1 μg/kg/分を増量する。また，過剰であれば1 μg/kg/分を減量とする。急性期を超えたら貼付剤，内服薬へ切り替え（ビソプロロール2.5～5.0mgなど）を検討する。エスモロールを用いた方法もある（半減期はランジオロールより長い）。
- エスモロール：1mg/kgを静注し，その後150 μg/kg/分以下でモニタリングのうえ調整する。

■ 神経症状

甲状腺クリーゼによる中枢神経症状に対し，十分なエビデンスのある治療法は未だ確立されていない。精神科救急医療ガイドラインやてんかん治療ガイドラインに準拠した治療を行う。必要に応じて神経内科，精神科など

の専門科とも連携を図る。

■ **不穏，せん妄，精神障害**

リスペリドン，オランザピン(経口摂取不可能な場合にはハロペリドールの静注あるいは点滴静注)。

■ **傾眠・昏睡**

鑑別診断と原因疾患の治療。

■ **痙攣**

ジアゼパム静注。てんかん重積状態にはホスフェニトインナトリウム水和物静注。

④**誘因除去**

基礎疾患である甲状腺疾患が何らかの誘因により甲状腺クリーゼをきたすことが多い。誘因が明らかな場合には誘因除去に努める。感染症が原因となることも多い。

🕐 専門医・上級医へコンサルテーションをするタイミング

🕐 非持続性・持続性にかかわらず，心室頻拍を認めたとき。

🕐 高度房室ブロック・完全房室ブロックを認めたとき。

🕐 WPW症候群に心房細動あるいは発作性上室性頻拍が合併していたとき。

🕐 Brugada波形やイプシロン波など，心電図で異常を認めたとき。

🕐 重度の心不全(NYHA Ⅲ度・Ⅳ度相当)を疑うとき。

🕐 新規で心機能の低下を認めたとき。

🕐 肺塞栓症を認めたとき。

🕐 甲状腺クリーゼを疑うとき。

🕐 判別困難で，時間経過に伴う循環動態が重篤な状態に陥る可能性が少しでも予測されるとき。

🕐 WPW症候群，心房細動，発作性上室性頻拍が心電図で明確であり，かつカテーテルアブレーションによる治療を希望されるとき。

疋田 航　飯田 慎一郎

📖 文献 ➢ ウェブサイトに掲載

Column

私の診療⑥ ～VTE（DVT・PE）～

【症例】
患者：40歳，女性。
主訴：胸痛，息切れ，動悸。
現病歴：入院12日前より息切れと肩の違和感を自覚した。入院5日前に動悸と頻脈を認め，2日前に左胸部痛を自覚したため当科を受診。
身体所見：体温 36.7℃，脈拍数 118/分，血圧 147/89mmHg，呼吸数 12回/分，SpO_2 96％（室内気）。
胸部：呼吸音清，心音純，心雑音なし。
四肢：下腿に腫脹や浮腫なし，Homans兆候陰性，把握痛なし。
主な検査所見
心電図：Ⅰに深いS波，Ⅱ・ⅢaVFに陰性T波，aVRにST上昇，V1にqRを認めた。※入院第2病日にはV2〜4で陰性T波を認めた。
下肢血管エコー：左浅大腿静脈から膝窩静脈にかけて血栓を認めた。左ヒラメ静脈に血栓を認めた。血栓に可動性は認めない。
造影CT：両側肺動脈中枢側に陰影欠損を認め，肺動脈径は大動脈径と比べて拡張していた。
心エコー：中隔のparadoxical movement陽性，推定右室圧 81.3mmHg。

【診断に至る思考】
　病歴から，呼吸器疾患・循環器疾患が鑑別の中心となった。基礎疾患もなく，病歴，身体所見からはVTEらしさには欠け，Wellsスコアでも検査前確率は高くなかったが，心電図ではＳⅠＱⅢＴⅢをはじめとした右心負荷所見を認め，Ｄダイマー高値であったことから肺血栓塞栓症を疑い，造影CTから確定診断に至った。
血栓の原因として膠原病・凝固因子欠損症などを検索したが特発性であった。

Point
① 肺血栓塞栓症での代表的な心電図変化
- 右脚ブロック
- ＳⅠＱⅢＴⅢ
- 右前胸部誘導での陰性T波
- 心房細動
- 右軸偏位

② 心電図では右心負荷所見の有無が重要であるが，微小血栓の場合は必ずしも心電図変化がみられるとは限らない。さらに，特徴的とされるSIQⅢTⅢの出現率も高くないため，臨床経過から疑わしい場合は積極的に造影CTなどの画像検査を進めるべきである。

③ Dダイマーの測定意義は陰性的中率が高いことであり，除外診断には有用であるが確定診断はできない。つまり，リスクが低い患者でDダイマーが陰性の場合のみVTEは否定的と考えることができる。

塩味 里恵

Part 2 ▶ 臓器症候別

5．胸・背部痛

概念

胸・背部痛をきたす疾患は多く存在する。胸・背部痛は必ずしも胸部疾患のみではなく，上腹部疾患や皮膚・神経，筋疾患，精神疾患も含まれるため診断に時間を要する場合がある。特に胸・背部痛には緊急性を有する疾患が複数あり，そのなかには頻度も多く重症度の高い疾患も含まれるため，直ちに鑑別する必要がある。

鑑別のポイント

☑ 原因検索のためには，まず緊急性のあるものを除外する。そのために，迅速かつ的確な病歴聴取，バイタルサインおよび身体所見で評価しつつ各種検査を行う。

☑ 緊急性のある疾患を5-killer chest pain（急性冠症候群，大動脈解離，肺血栓塞栓症，緊張性気胸，食道破裂）と呼び，まず鑑別する必要がある。特に急性冠症候群は頻度も多く，疾患重症度も高い疾患であるので，早急に診断あるいは鑑別する必要がある。胸痛で外来受診あるいは救急搬送された際，まず行うべきはバイタルサインの確認と心電図である。

☑ 疾患を解剖学的に分類すると多岐にわたるため，①頻度と重症度，②時間経過（急性，亜急性，慢性），③胸痛の部位を確認することで迅速に鑑別する。

💬 メッセージ

飯田 慎一郎

● 緊急性を要する疾患が多いので，病歴聴取と身体所見が重要である。諸検査を待つ前に，病歴と身体所見で5-killer chest painを鑑別する。

● 胸痛は必ずしも胸部疾患だけでなく，腹部疾患や皮膚疾患（帯状疱疹）でも起こることを念頭におく。

鑑別・診断アプローチ

■ 胸痛の部位と鑑別診断

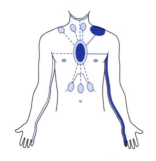

心筋梗塞
狭心症

● 典型的な疼痛と放散痛部位　　○ 比較的多い放散痛部位

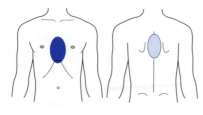

解離性大動脈瘤
Boerhaave 症候群
食道炎，膵炎

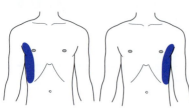

肋骨骨折
肺炎
肺血栓塞栓症
気胸

■ 胸・背部痛の鑑別すべき疾患(臓器別)

皮膚	帯状疱疹
乳房	乳癌,女性化乳房,乳腺症
筋骨格	肋骨骨折,肋軟骨炎,転移性骨腫瘍(肋骨)
神経	肋間神経痛,頸椎症
呼吸器	肺血栓塞栓症,緊張性気胸,自然気胸,肺炎・胸膜炎,肺高血圧
循環器	急性冠症候群・狭心症,心膜・心筋炎,心タンポナーデ,大動脈解離
縦隔	縦隔炎,リンパ腫,胸腺腫
食道	逆流性食道炎,食道破裂
胃・十二指腸	消化性潰瘍
肝・胆嚢・膵	急性胆嚢炎・胆管炎,胆石,肝膿瘍,急性膵炎
精神疾患	パニック発作,うつ病,不安神経症

■ 症状の頻度と疾患重症度

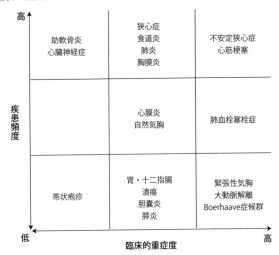

■ 時間経過からの診断

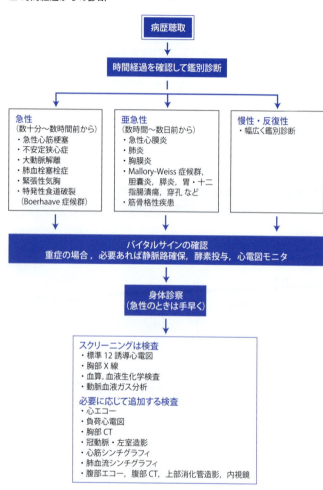

Part 2 ▷ 臓器症候別

5-killer chest pain

■ 急性冠症候群

■ 症状

1～2週間前から前胸部痛(背部痛は稀)の増悪がみられることが多い。一般に発症時の胸痛はとても強く(ただし,高齢者や糖尿病患者では胸痛の訴えが弱いことがある),20分以上継続し,未治療の場合は数時間から1～2日間続くこともある。左上腕や頸部,下顎に放散する痛みがあることが特徴で,ときには消化器症状(心窩部痛や嘔気・嘔吐)のこともある。

■ 身体所見

前胸部を押さえて前かがみに座っている。顔面蒼白で冷汗を伴い,苦悶様症状を呈する。

■ 診断

心電図,胸部X線,心筋逸脱酵素,心臓超音波検査。

■ 治療

診断後は直ちに初期治療を行い,循環器科にコンサルテーションを行う。

■ 大動脈解離

■ 症状

突然の胸・背部痛で,今までに感じたことのない強い痛みであり,左上腕への放散痛は稀である。

■ 身体所見

前胸部のみならず背部痛も伴う。顔面蒼白で冷汗を伴い,苦悶様症状を呈するところは急性冠症候群と同様であるが,痛みが移動することが特徴である(急性冠症候群は移動しない)。

■ 診断

造影大動脈CT,心臓超音波検査,心電図。

■ 肺血栓塞栓症

■ 症状

突然の胸・背部痛で,呼吸困難,血痰,咳などの呼吸器症状を合併する。長期臥床,整形外科的疾患(股・膝関節)に対する人工関節置換術後やがん患者に多く発症する。原因の90%は下肢の深部静脈血栓症であり,静脈血栓が塞栓源として肺血栓塞栓症を発症する。

■ 身体所見

突然の低酸素血症によるチアノーゼや血圧低下,頸静脈怒張,呼吸・脈拍上昇。

■ 診断

造影肺動脈および下肢静脈CT，心電図，心臓超音波検査，下肢静脈超音波検査。

■ 緊張性気胸

■ 症状

突然の片側性胸背部痛で，呼吸困難，血痰，咳などの呼吸器症状を随伴する。

■ 身体所見

呼吸数や脈拍の増加，血圧低下，頸静脈怒張，チアノーゼ，胸部聴診時に片側性の呼吸音減弱。

■ 診断

病歴，症状，身体所見で決定。超緊急性でなければ胸部X線，胸部CT。

■ 食道破裂

■ 症状

飲酒後の嘔気・嘔吐を契機として急激に発症した胸・背部痛であり，上腹部痛を合併する。

■ 身体所見

頸部・上胸部の皮下気腫，気胸，胸水，上腹部の筋性防御がみられる。

■ 診断

胸部CT，食道造影（確定診断には必要であるが，緊急性のある疾患のため臨床的特徴をみて診断する）。

🕐 専門医・上級医へコンサルテーションをするタイミング

🕐 5-killer chest painである急性冠症候群，大動脈解離，肺血栓塞栓症，緊張性気胸，食道破裂は緊急性のある疾患であるため，診断したら直ちに専門医にコンサルテーションを行う必要がある。

飯田 慎一郎

Part 2 ▶ 臓器症候別

6. 嘔気・嘔吐

概念

嘔気・嘔吐は，何らかの原因で延髄にある嘔吐中枢が刺激されて起こる。嘔気は嘔吐を伴わない嘔吐様蠕動運動であり，嘔吐は実際に胃内容物を体外に吐き出すことである。

嘔気・嘔吐の原因として最も多いのは消化器疾患であり，日常診療でもしばしばみられる。消化器疾患以外でも嘔気・嘔吐の原因となり得る疾患は多岐にわたり，なかには生命にかかわる疾患も含まれるため，鑑別には注意する必要がある。

また，抗悪性腫瘍薬などの薬剤による嘔吐中枢への刺激も嘔気・嘔吐の原因となり得る。

鑑別のポイント

- ☑ 女性の嘔気・嘔吐では，必ず妊娠の可能性を問診する。
- ☑ 嘔気・嘔吐の原因を，消化器疾患と決めつけない。
- ☑ 随伴症状に注意して鑑別する。
- ☑ 冷や汗，胸痛，放散痛の随伴症状がある場合には，原因が急性冠症候群，特に下壁領域である可能性を疑う。
- ☑ 緊急性を要する中枢神経疾患を見落とさない。特に高齢者の嘔気・嘔吐は訴えが非特異的であることも多く，緊急性の高い疾患も含まれているため慎重に診察を行う。
- ☑ 服用している薬剤の副作用を念頭におく。
- ☑ 吐物に血液が混入および酸性臭があれば上部消化管病変，胆汁の混入があれば十二指腸遠位部から空腸上部の閉塞，便臭があれば小腸や大腸の閉塞を予測できる。

> ### 💬 メッセージ
>
> 芦谷 啓吾
> - 嘔気・嘔吐の診療においては，医療面接のなかでも随伴症状の診察が非常に大切である。嘔気・嘔吐に便秘を伴う場合や嘔吐で症状の軽快が見られる場合には，腸閉塞を疑う。消化器系以外の随伴症状の聴取も大切である。たとえば，眩暈を伴う嘔吐では前庭神経炎を疑う。意識障害や頭痛を伴う場合には中枢神経疾患を疑う。

鑑別・診断アプローチ，検査

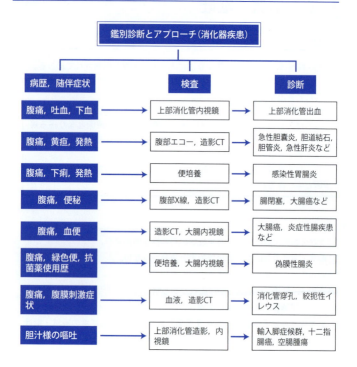

Part 2 ▷ 臓器症候別

鑑別診断とアプローチ（消化器疾患以外）

6
嘔気・嘔吐

病歴，随伴症状	検査	診断

頭痛，意識障害 → 発熱がある
- Yes → 腰椎穿刺，頭部CT，頭部MRI → 髄膜炎，脳炎など
- No → 頭部CT，頭部MRI → 脳梗塞，頭蓋内出血

意識障害のみ → 血液，尿，頭部CT → 低血糖，脳梗塞，薬物，毒物など

意識障害，羽ばたき振戦，呼気アンモニア臭 → 血中アンモニア，腹部超音波 → 肝性脳症

Kussmaul呼吸，呼気アセトン臭 〔意識障害±〕→ 血糖，血中ケトン，血液ガス → 糖尿病性ケトアシドーシス

乏尿，全身浮腫 → 腎機能，尿，胸部X線，腹部超音波 → 尿毒症

発熱，頻脈，多汗，甲状腺腫大 → 甲状腺機能，頸部超音波 → 甲状腺クリーゼ

低体温，徐脈，ショック → 血中コルチゾール，ACTH，腹部超音波 → 副腎不全

無月経 → 妊娠反応テスト → 妊娠（悪阻）

胸痛 → 心筋逸脱酵素，心電図，心臓超音波 → 急性冠症候群

眩暈，耳鳴り，眼振，難聴 → 聴力，平衡機能，頭部MRIなど → 中耳炎，Ménière病，良性発作性頭位眩暈症など

CVA叩打痛，血尿 → 尿，造影CT → 尿管結石，腎盂腎炎

下腹部痛，月経不順 → 腹部超音波，造影CT，産婦人科診察 → 卵巣茎捻転，子宮外妊娠，子宮付属器炎

143

嘔吐の鑑別疾患（表）

表．嘔吐の鑑別疾患

Neuro（中枢神経系）	頭蓋内出血，脳梗塞，脳腫瘍，髄膜炎など
Abdominal（消化器，腹膜）	腸閉塞，胃腸炎，胃十二指腸潰瘍，胃癌，胆嚢炎，膵炎，肝炎，毒物摂取など
Vastibular（前庭神経刺激）	中耳炎，Ménière病など
Somatopsychiatric（心身症，精神疾患） Sympathetic（交感神経亢進）	ヒステリー，うつ病など
Electrolyte（電解質異常） Endocrinolog disorder（内分泌疾患）	肝性脳症，尿毒症，甲状腺機能亢進症，副腎不全，糖尿病性ケトアシドーシスなど
Addiction（薬物）	抗悪性腫瘍薬，モルヒネ，ジギタリス製剤，アミノフィリン，アルコールなど
Gynecology（産婦人科疾患）	卵巣茎捻転，子宮外妊娠，妊娠（悪阻），子宮付属機炎など
Cardiac disease（心疾患）	急性冠症候群など
Urologic disease（泌尿器）	尿路結石，腎盂腎炎など
Others（その他）	緑内障など

■危険な嘔吐の徴候

嘔吐の原因で多いのは消化器の疾患であるが，下記のような嘔吐では緊急性の高い疾患が含まれていることがあり，注意が必要である。

- **頭痛，項部硬直，意識障害，精神状態の変化**
  頭蓋内疾患（脳出血，クモ膜下出血，小脳梗塞，髄膜炎など）。
- **胸痛**
  心筋梗塞など。
- **腹膜刺激症状**
  腹膜炎。
- **腹部膨隆，鼓音**
  腸閉塞など。
- **吐血・下血**
  上部消化管出血。
- **循環血液量減少の徴候**
  ショック状態。

随伴症状

便秘を伴い，嘔吐による症状の軽快がみられる：腸閉塞を疑う。
眩暈を伴う：前庭神経疾患を疑う。
意識障害や頭痛を伴う：中枢神経疾患を疑う。

既往歴の聴取

腹部に手術歴を認める患者：腸閉塞が鑑別の上位にあがる。

糖尿病によって痛みを感じにくい患者：嘔吐のみを主訴に受診するが，心筋梗塞である患者もいる。

治療

　嘔気・嘔吐の診療で特に症状の訴えが非特異的である場合や疾患と関連のない訴えの多い患者においては，胃腸炎などの消化器症状と診断されることがある。日常診療で嘔気・嘔吐を主訴に受診する患者の多くは軽症であり，重症患者は少ないが目の前の患者に緊急性がある可能性を常に念頭におき，安全な医療を心掛ける必要がある。

🕐 専門医・上級医へコンサルテーションをするタイミング

- 🕐 中枢神経症状を伴う嘔気・嘔吐などで，クモ膜下出血，脳出血，脳梗塞，脳腫瘍などの中枢神経疾患が原因である場合には脳外科医や神経内科医にコンサルテーションを行う。

- 🕐 腸閉塞患者で，クレアチニンキナーゼ値の上昇や造影CTの腸管壊死などの絞扼性イレウスを示唆する所見を認めた場合，また急性胆嚢炎は消化器外科医にコンサルテーションを行う。

- 🕐 吐血・下血を認めた場合には，消化器医にコンサルテーションを行う。

- 🕐 胸痛，冷や汗などの急性冠症候群を疑う所見を認めた場合には，循環器医にコンサルテーションを行う。

- 🕐 妊娠や婦人科疾患を疑った場合には，産婦人科医にコンサルテーションを行う。

- 🕐 診断がつかない場合は，上級医へコンサルテーションを行う。

芦谷 啓吾　今枝 博之

📖 文献 ➣ ウェブサイトに掲載

Part 2 ▶ 臓器症候別

7. 喀血・吐血・下血

概念

喀血は気道または肺胞から血液が喀出される状態で，2 mL以下の場合は血痰という。喀血を主訴に患者が受診したらまず大切なことは吐血との鑑別である。吐血の原因は，食道，胃，十二指腸から出血した血液を嘔吐することである。喀血と吐血の鑑別は表に示す。
下血は消化管出血による肛門からの血液排出の総称として用いられる場合もあるが，狭義には血便と区別して上部消化管出血による黒色(タール)便である(血便は183頁参照)。

鑑別のポイント

☑ 喀血か吐血かの鑑別が重要である。

☑ 下血・血便の場合，上部消化管出血か下部消化管出血かの鑑別が重要である。

☑ 上部消化管からの出血は黒色便であることが多く，大量出血の場合や胃切除術後では鮮血便になることがある。

☑ 一般に喀血の場合は痰を伴うことが多く，鮮紅色で泡沫を含む咳を伴う。胸部X線検査やCT検査で病変を認めることが多い。

> ### 💬 メッセージ
>
> 山岡 稔
>
> ● 喀血・吐血・下血はいずれも出血であり，貧血症状(動悸，息切れ，顔面蒼白)や貧血に伴う合併症である心不全や循環血液量減少性ショックなどを引き起こす危険性がある。
>
> ● 一般に急性出血の場合，循環血液量減少性ショックに近い場合が多く，患者の病態を把握したうえで十分な補液と必要があれば輸血などを行い，循環動態を保つのが重要である。
>
> ● 素早い対応が必要になることが多い。

Part 2 ▷ 臓器症候別

表. 喀血と吐血の鑑別点

	喀血	吐血
血液の排出の状態	咳，痰を伴うことが多い。	嘔吐を伴うことが多い。
血液の色	鮮紅色である。ただし時間が経過したものや肺動脈からの出血は黒みを帯びる。	暗赤色が多い。ただし胃からの大量出血，食道からの出血は鮮紅色を呈する。
反応	一般にアルカリ性である。	酸性のことが多い。
混合物	泡沫状，粘液，膿が混じることもある。	食物残渣が混じることもある。
前駆症状	出血前に胸内に重圧感などがあり，また温液が上昇する感じを訴えることがある。	出血前に嘔気や上腹部圧迫感などを訴えることがある。
随伴症状	咳，痰などを伴う。	嘔気，心窩部痛，黒色便
持続性	持続することが多い。	反復することはあるが，持続することは少ない。

鑑別疾患

■ 喀血

肺癌，気管支拡張症，肺結核，多発血管炎性肉芽腫症，外傷，異物，心不全，肺うっ血，肺血栓塞栓症，気管支腺腫，肺吸虫症。

■ 吐血，下血

■ 食道疾患

食道静脈瘤，逆流性食道炎，食道癌。

■ 胃・十二指腸

胃潰瘍，十二指腸潰瘍，胃癌，Mallory-Weiss症候群，急性胃粘膜病変，胃前庭部毛細血管拡張症（GAVE），Angioectasia，胃ポリープ，内視鏡治療後，胃静脈瘤，悪性リンパ腫，胆道出血，大動脈瘤穿破，十二指腸腫瘍。

問診要項

■ 喀血

色，血塊の有無，性状や量，回数，咳嗽・胸痛の有無および性状。
既往歴の確認：心疾患・肺疾患・全身疾患（膠原病など）の既往。
服用薬剤の確認：抗血栓薬。

■ 吐血，下血

吐血：吐物の状態，色・血塊の有無，量，回数。
下血：下血の量，回数。
吐血・下血：最近の食事の内容，腹痛・体重減少などの随伴症状の有無

および性状，ストレス，飲酒歴，喫煙歴。
既往歴：消化性潰瘍，食道静脈瘤，慢性肝疾患，がん，心疾患。
薬歴：抗血栓薬，非ステロイド性抗炎症薬。

臨床検査の進め方

■ 喀血

① 胸部X線検査→肺疾患の精査。
② ヘリカルCT検査。
③ 肺疾患を疑うようであれば気管支鏡検査，気管支肺胞洗浄（BAL）。
④ 痰の細菌検査（結核菌，一般細菌，真菌），喀痰細胞検査，虫卵の検索
   →痰の検査は繰り返し行う。

■ 吐血，下血

吐血，下血の初期対応アルゴリズムを図に示す。

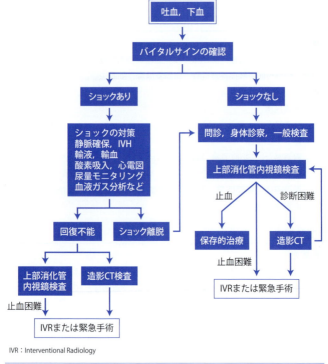

IVR：Interventional Radiology

図．吐血，下血の初期対応アルゴリズム

ショック状態：点滴を行いバイタルを安定させる。

下血：直腸診。

採血：貧血の程度や小球性貧血，肝機能障害・凝固異常・血小板低下の有無を確認する。血小板低下を認める場合は，慢性肝炎や肝硬変を疑う。

■ BUN/Cr比に関してカルテに記載

　胸部・腹部X線検査：消化管穿孔，腸閉塞，腹水。

　上部消化管出血が疑われる：緊急上部消化管内視鏡検査を行い，出血源が同定されれば止血する。

　造影CT検査（ダイナミック）：出血源の同定。

■ 適応

　上部消化管内視鏡検査で出血源が同定できない場合。

　気管支喘息や腎機能障害を認める場合は原則施行できない（検査による有益のほうが多い場合は注意しながら施行することもある）。

🕐 専門医・上級医へコンサルテーションをするタイミング

🕐 呼吸状態が悪化し，気管内挿管を考慮しなければならない場合。

🕐 血圧が保たれない場合。

🕐 気管支鏡検査，内視鏡検査が自分の科では施行できない場合。

山岡 稔　今枝 博之

📖 文献 ≫ ウェブサイトに掲載

Column

結核診療

　2017年，わが国における結核の新規発症者数は16,789人であった[1]。人口比では13.3人/100,000人と，ほかの先進国と比べて高い値である。また，発症者の多くは高齢者であり，合併症を抱えた患者を診ることが多い総合診療医が出合う頻度は高いと考えられる。そのため，総合診療医は結核患者のスクリーニングと診断のスキルが必要となる。

■ スクリーニング

　およそ80％の結核は肺結核（もしくは肺病変を合併した多臓器疾患）として発症する[1]。肺結核は飛沫核感染（空気感染）で伝播するため，早期に発見・診断を行って治療につなげることが，公衆衛生的観点においても非常に重要である。

　結核を発症しやすい背景として，糖尿病，透析，HIV感染症などの免疫不全患者に加え，副腎皮質ステロイド，TNFα阻害薬，免疫抑制薬を投与中の患者などがあげられる[2]。

　肺結核を鑑別すべき臨床症状として，持続する咳嗽（目安として2週間以上），血痰，発熱，体重減少，食思不振，全身倦怠感などがあげられる[3]。結核感染の既往や，結核患者との接触歴を問診で確認することも重要である。高齢者では"肋膜炎"として既往を認識していることもある。

■ 診断

　病歴や臨床症状から肺結核を疑った場合，胸部X線検査と喀痰検査を行う。肺結核は肺上部を病巣とすることが多いが，画像的に非典型的な場合もあるため，病変の性状や部位から肺結核を否定することは困難である。

　確定診断は細菌学的検査によって行う。培養検査は確定に時間を要するため，まず喀痰塗抹標本で抗酸菌の有無を検索する。1回では検査感度が不十分であり，3回まで塗抹検査を繰り返す。また，塗抹検査が陰性であっても最終的に培養で結核菌陽性となることがあるため，塗抹検査の結果にかかわらず培養は必要である。

　痰がなかなか出ない患者では，3％食塩水をネブライザーで吸入させて排痰を促すこともある。患者の状態によっては，胃管を挿入した胃液の採取や気管支鏡検査で気管支肺胞洗浄液の採取などによる検査を行う。

塗抹検査が陽性の場合，非結核性抗酸菌との鑑別が必要であり，PCR法やLAMP法などの遺伝子学的検査を行う。

QFT-3GやT-SPOTなどのインターフェロンγ遊離試験(IGRA)は結核感染の既往を調べる検査であり，単独では活動性結核か否かを判断することはできない。また，*Mycobacterium kansasii*など一部の非結核性抗酸菌でも陽性となることがあるため注意が必要である[3]。

■ マネージメント

塗抹検査で結核菌陽性と判定した場合

空気感染のリスクがあるものとして対応する。直ちに専門医へコンサルテーションを行い，今後の対応および治療について指示を受ける。

塗抹検査が陽性の患者と接する場合

医療従事者はN95マスクを装着し，患者本人にはサージカルマスクを装着してもらう。

塗抹検査が陰性の肺結核の場合

患者の状態が安定していれば外来での診療も可能である。具体的な治療に関しては診療ガイドラインなどを参考とされたい。ただし，薬剤耐性株など標準的治療での対応が困難な場合は専門医へのコンサルテーションを考慮すべきである。

■ 届出

結核は感染症法の2類感染症に指定されており，診断後は直ちに地域の保健所に届けを出す必要がある。

佐々木 秀悟

■ 文献 ≫ ウェブサイトに掲載

Part 2 ▶ 臓器症候別

8. 腹痛

概念

腹痛とは腹部に生じる痛みの訴えであるが，原因としては消化器疾患のみならず，泌尿器科疾患，心臓血管系疾患，整形外科的疾患，女性の場合には産婦人科疾患などが鑑別に入る。
原因疾患のなかには生死にかかわるものもあり，緊急に手術や処置が必要となる場合もあるため，見逃さないよう注意が必要である。

鑑別のポイント

☑ 解剖学的位置関係を念頭において診察する。
☑ 緊急性の高い所見を見逃さないようにする。
☑ 外科系診療科へコンサルテーションすべき疾患を念頭において診察をする。
☑ 消化器疾患以外の緊急性の高い疾患を念頭において鑑別診断を進める。
☑ 原因不明の腹痛を，胃腸炎としない。
☑ 臍より上の疼痛では，循環器疾患を鑑別にあげる。

メッセージ

芦谷 啓吾

● 腹痛を主訴に受診した患者の場合，①〜③を考える。
　① 緊急性の高い急性腹症であるか慢性経過であるか。
　② 原因は消化器疾患，循環器疾患またはその他の臓器由来の何であるか。
　③ 内科で診療可能であるか外科にコンサルテーションが必要か。

緊急性が高い疾患と頻度が高い疾患が同時に鑑別にあがると，頻度が高い疾患で診断されることが多い。たとえば，右下腹部痛の患者を診療すると精巣捻転よりも虫垂炎を考えやすい。また，治療に関しても内科医であれば内科治療を先に考えることが多い。たとえば，内科医は胆嚢炎の患者の治療でまず抗菌薬を考慮するが，外科手術適応のタイミングを見逃してしまうことがあり注意が必要である。腹痛を主訴に受診する患者には，緊急手術が必要な疾患も多く含まれており，外科へのコンサルテーションは常に考慮する必要がある。

● 患者が女性の場合には必ず産婦人科疾患を除外する。

Part 2 ▷ 臓器症候別

鑑別・診断アプローチ

■ 鑑別

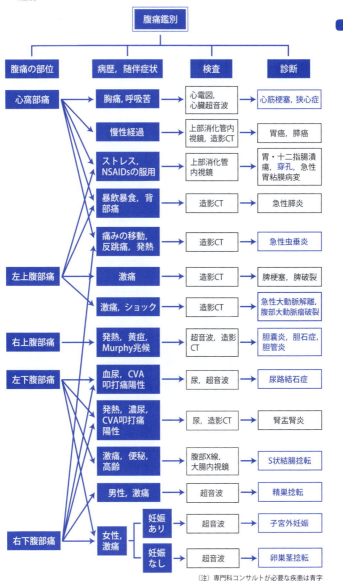

(注) 専門科コンサルトが必要な疾患は青字

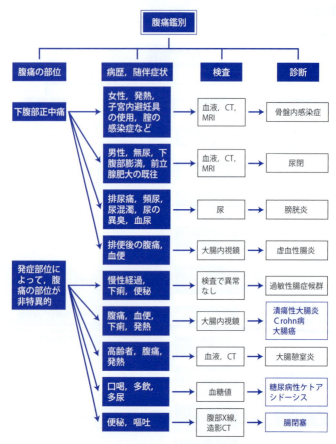

(注）専門科コンサルトが必要な疾患は青字

■ 心窩部

虫垂炎初期，胃・十二指腸潰瘍，急性胃粘膜病変，消化性潰瘍穿孔，膵炎，心筋梗塞，胆管炎，腹部大動脈瘤，胃アニサキス症，胃癌，膵癌など。

■ 右上腹部

十二指腸潰瘍，胆嚢炎，胆管炎，膵炎，大動脈解離など。

■ 左上腹部

胃潰瘍，膵炎，脾梗塞，脾破裂，大動脈解離など。

■ 右下腹部

虫垂炎，尿路結石，大腸憩室炎，ヘルニア嵌頓，子宮外妊娠，卵巣捻転，

Part 2 ▷ 臓器症候別

精巣捻転，大腸癌など。

■ **左下腹部**

尿路結石，腎盂腎炎，虚血性大腸炎，大腸憩室炎，ヘルニア嵌頓，子宮外妊娠，卵巣捻転，精巣捻転，便秘，大腸癌など。

■ **下腹部正中**

骨盤内感染症，尿路結石，膀胱炎，尿閉，月経困難症，便秘，大腸癌など。

■ **消化器**

胃・十二指腸潰瘍，急性胃腸炎，過敏性腸症候群，急性膵炎，憩室炎，虚血性腸炎，潰瘍性大腸炎，Crohn病。

■ **循環器**

心筋梗塞，狭心症，胸膜炎。

■ **内分泌疾患**

糖尿病ケトアシドーシス，急性副腎不全。

■ **泌尿器疾患**

腎盂腎炎，尿管結石。

■ **消化器**

腸閉塞，腸重積，腸間膜虚血，ヘルニア嵌頓，胃癌，大腸癌，消化管穿孔，絞扼性イレウス，胆嚢炎，胆石症，胆嚢穿孔，膵癌，脾破裂。

■ **血管系**

腹部大動脈瘤破裂，解離性大動脈瘤，上腸間膜動脈塞栓症。

■ **泌尿器科**

結石性の腎盂腎炎，精巣捻転。

■ **婦人科**

卵巣嚢腫茎捻転，異所性妊娠破裂。

問診

女性患者の場合は産婦人科疾患を必ず念頭におく。OPQRSTAのゴロを用いると，問診の漏れが少ない。

■ **Onset（発症時間，様式）**

■ 突然発症

破れる疾患：動脈瘤破裂，脾破裂，異所性妊娠破裂，消化管穿孔，胆嚢穿孔など。

詰まる疾患：絞扼性イレウス，ヘルニア嵌頓，総胆管結石，腸重積，心筋梗塞など。

捻れる疾患：S状結腸軸捻転，精巣捻転，卵巣嚢腫茎捻転。

■ **Provocative/Palliative（増悪因子・寛解因子）**

■ 食事

空腹時で増悪：十二指腸潰瘍。

食後すぐに増悪：胃潰瘍。

食後数時間で増悪：急性膵炎，胆嚢炎，胃アニサキス症。

■ 体位

前屈位で改善：急性膵炎。

体動時に増悪：整形外科的疾患。

■ **Quality/Quantity（性質・程度）**

■ **Region/Radiation（部位・放散痛）**

虫垂炎の初期は上腹部痛，その後右下腹部に移動する。

■ **Severity/Associating symptom（症状の強さ・随伴症状）**

■ **Timing/time coarse（持続時間）**

間欠性：内臓痛。

持続性：体性痛。

■ **Associating symptom（随伴症状）**

嘔気，嘔吐，吐血，下血，血便，下痢，便秘，発熱，黄疸，腰背部痛，血尿，月経異常，不正出血など。

身体診察

■ **腹部膨隆**

腫瘤，腹水，大動脈瘤。

■ **腸蠕動音亢進**

単純性イレウス。

■ **腸蠕動音消失**

絞扼性イレウス，麻痺性イレウス。

■ **右季肋部の叩打痛**

胆嚢炎，胆管炎。

■ **左季肋部の叩打痛**

脾梗塞，膵炎。

■ **肋骨脊柱角（CVA）叩打痛**

尿管結石，腎盂腎炎，膵炎。

■ **反跳痛・筋性防御・板状硬**

腹膜炎。

■ **Murphy 徴候**

胆嚢炎。

■ **McBurney・Lanz 圧痛点**

虫垂炎。

Part 2 ▷ 臓器症候別

検査

■ 尿

泌尿器系の疾患の鑑別。妊娠反応。

■ 血液生化学

輸血の必要性の評価や炎症性疾患では，凝固系検査は急性期の播種性血管内凝固症候群(DIC)などの鑑別に有用である。AST値，ALT値，γGTP値などの上昇は，肝胆道系疾患を示唆し，アミラーゼ値の上昇は膵疾患を示唆する。

■ CT

腎機能が正常であれば，造影CT検査で消化管出血の出血源の精査，大動脈解離，絞扼性イレウスなどを診断する。

■ MRCP

胆管結石などの鑑別。

■ 上部消化管内視鏡

胃・十二指腸潰瘍，胃癌などの鑑別。

■ 大腸内視鏡

大腸癌などの鑑別。S状結腸軸捻転では大腸内視鏡での整復術が可能である。

治療

腹痛の治療は，原因疾患に応じて主に①〜③を考慮する。

① 憩室炎など感染症に対する抗菌薬投与や狭心症に対する血管拡張薬などの内科的治療。

② 虫垂炎など，除去が必要な疾患に対する外科的治療。

③ 過敏性腸炎など，機能性疾患に対する鎮痛薬の投与による内科的治療。

①〜③に加えて腹痛の原因が消化器疾患であれば，絶食による腸管安静が必要であることが多い。循環器系の疾患が原因であれば，酸素投与や尿道バルーン留置での体液管理が必要なことが多く，腹痛の原因疾患に応じた補助的加療も検討する必要があり，病態に応じた治療の選択が必要である。

🕐 専門医・上級医へコンサルテーションをするタイミング

🕐 鑑別のうえ，外科手術を考慮する場合には外科に，内視鏡診断・治療が必要な場合には消化器内科に，産婦人科疾患，泌尿器科疾患，循環器疾患などの疾患はそれぞれの専門科にコンサルテーションを行う。

🕐 診断がつかなくても疑われたら早めにコンサルテーションを行う。

芦谷 啓吾　今枝 博之

■ 文献 ▷ ウェブサイトに掲載

Column

腹部エコー

　急性の腹部症状で救急外来を受診する患者は多い。そのなかで救急処置を必要とし、見落としが直接生命にかかわる可能性のある疾患がいくつかある。なかでも侵襲の少ない腹部エコー検査で容易に診断のできる疾患もあり、症状に基づく代表的な疾患とそのエコー所見をピックアップする。

① 心窩部痛：急性胆嚢炎, 急性膵炎, 消化器以外の疾患(急性心筋梗塞, 大動脈解離など)。
② 右季肋部痛：急性胆嚢炎など。
③ 左季肋部痛：急性膵炎など。
④ 腹部全体の疼痛：急性膵炎, イレウス, 腹膜炎, 上腸間膜動脈(SMA)血栓塞栓症など。
⑤ 下腹部痛：下部消化管疾患, イレウス, 子宮・卵巣疾患など。
⑥ 背部痛：急性膵炎, 大動脈解離, 尿管結石, 腎盂腎炎など。

■ エコー所見

【肝疾患】腹痛はあまりないが見逃してはいけない疾患。

肝膿瘍：無エコー域を含む低エコー腫瘤として描出されることが多い。境界は不明瞭な場合もある。内部エコーは膿を含む粘稠度によりさまざまなエコーパターンを呈する。発熱, 炎症反応を伴う患者は積極的に疑う。

【胆嚢疾患】

急性胆嚢炎：超音波検査でsonographic Murphy徴候(超音波プローブによる胆嚢圧迫による疼痛)を示す。

- 胆嚢壁肥厚(>4mm)。
- 胆嚢腫大(長軸径>8cm, 短軸径>4cm), 嵌頓胆嚢結石, デブリエコー。
- 胆嚢周囲滲出液貯留：炎症が漿膜まで及ぶ場合。
- 胆嚢壁 sonolucent layer (hypoechoic layer)(図)：不整な多層構造を呈する低エコー帯, ドプラーシグナル。
- 胆嚢結石：胆嚢腔内に strong echo とそれに続く acoustic shadow, 体位変換で移動。

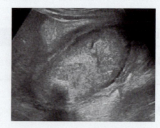

図．急性胆嚢炎

● 頸部嵌頓結石：strong echoの描出がなくても胆嚢が緊満している。

【膵疾患】

急性膵炎

● 膵腫大や膵周囲の炎症性変化を捉える。膵炎の原因となる胆道結石，総胆管拡張を描出できる可能性もある。

● 炎症部分の膵は腫大し，実質のエコーレベルは低下することが多い。

● 膵の辺縁は不整に観察され，重症患者では膵実質が不均一に描出される。

● 急性膵炎では膵管は拡張していない場合が多い。

● 急性膵炎の経過観察中に仮性膵嚢胞が認められることがある。

● 膵周囲に滲出液の貯留を認めることがある。

【腸管疾患】

イレウス：閉塞があるため腸管内腔の拡張を認め多数の輪状ひだ（ケルクリング襞）が内腔に索状に突出してみられ，ピアノの鍵盤に類似した像（keyboard sign：キーボードサイン）と液体貯留が認められる。腸管にto and fro movementが消失した腸拡張を認めれば絞扼性イレウスを疑う。

【血管疾患】

腹部大動脈解離：大動脈の3層構造が破壊され，解離腔（偽腔）がやや高エコーとなる。

SMA血栓塞栓症：SMA内の血管壁肥厚，管腔の狭小化。

【腎疾患，その他】

（他項参照）

都築 義和

Part 2 ▶ 臓器症候別

9. 腹水

概念

一般に腹腔内には生理的に50 mL程度の腹水を認める。それを超えた状態または貯留した液体を腹水と呼ぶ。腹水の原因の約80％は肝硬変であるが、あらゆる臓器障害で腹水をきたし得るため、原因検索として全身検査を要することがある。

鑑別のポイント

- ☑ 身体診察で少量の腹水を発見するのは困難である。
- ☑ 体重増加や腹囲増大などの問診も重要である。
- ☑ CT検査や超音波検査での腹水所見から性状を鑑別することは困難であり、可能な限り腹水穿刺で検体を採取する。
- ☑ 血清アルブミンー腹水アルブミンの濃度差（SAAG）で、門脈圧亢進の有無を評価する。SAAGは利尿薬の影響が少ないというメリットがある。
- ☑ 一度で確定診断がつかない場合は再度腹水検査を行うことが望ましい場合もある。

> 💬 メッセージ
>
> 塩味 里恵
> - 複数の疾患が関与している場合は、必ずしもSAAGのみで確定診断ができないこともあるため、想定と異なる結果であった場合は合併疾患の有無を再度確認する。
> - 腹水に胸水を合併していることも多いため、胸水の有無を確認する。

鑑別診断アプローチ

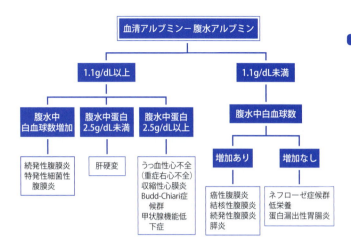

SAAG 1.1 g/dL 以上の腹水：門脈圧亢進あり

■ 原因疾患

■ 肝硬変

腹水の原因として最も多く，CT検査や超音波検査で肝辺縁の不整や萎縮または脾腫を認める。門脈圧亢進症として胃食道静脈瘤や胃前庭部毛細血管拡張症などを認めるため，内視鏡検査を行う。画像所見から肝硬変が疑わしい場合は，HBVやHCVを含めた原因の精査も行う。

■ Budd-Chiari症候群，肝静脈閉塞症

肝静脈あるいは肝部下大静脈の閉塞や狭窄により，門脈圧が上昇することで門脈圧亢進症などの症状を示す。血栓，腫瘍，炎症などが原因となる。先天性の血管形成異常で発症することもある。約70％が原因不明であり，側副血行路による脾腫や腹壁静脈怒張を呈する。

■ 甲状腺機能低下症

門脈圧亢進症は伴わないがSAAG 1.1 g/dL以上となる。原因疾患の頻度としては稀である。

■ うっ血性心不全（右心不全），収縮性心膜炎

心負荷の所見として血中BNP値，NTpro-BNP値の上昇を認める。左心不全単独では通常腹水貯留は起こらない。うっ血肝の合併で肝酵素の上昇を伴う。

SAAG 1.1 g/dL 未満の腹水：門脈圧亢進なし

■ 原因疾患

■ 癌性腹膜炎

腹腔内・骨盤内の悪性腫瘍が多い。性状は血性腹水，乳糜腹水となることもある。細胞診の感度は70％程度である。細胞崩壊とリンパからの漏出により腹水中のコレステロールが高値となることがある。腹水中の糖が低下することがある。

■ 結核性腹膜炎

腹水中の細胞はリンパ球優位のことが多い。アデノシンデアミナーゼ（ADA）40U/L以上は感度・特異度ともに高い。ポリメラーゼ連鎖反応（PCR）はADAより特異度は高いが，感度は決して高くない。抗酸菌染色と培養も感度は高くない（培養でも35～50％程度）。画像上，脾腫や脾臓内石灰化を伴うことがある。

■ 続発性腹膜炎

腸管穿孔や臓器破裂，急性虫垂炎，急性胆囊炎などが原因となる。腹水は多核球優位の細胞数増加を認める。腹水LDH＞血清LDH正常上限値，腹水糖＜50mg/dLでは続発性の腹膜炎を疑う。培養で複数菌が検出されることも続発性を疑う所見である。SAAG＜1.1g/dLとなることもある。

■ 急性膵炎

腹水アミラーゼが血清上限値の5倍以上となる。原因のうち，最も多くみられるものはアルコール性である。血清アミラーゼ，造影CTで診断されることが多い。

■ ネフローゼ症候群

血清総蛋白6.0g/dL以下，血清アルブミン3.0g/dL以下，蛋白尿3.5g/日以上で定義される。腎炎症候群，糖尿病性腎症などでみられる。腎炎症候群が疑われる場合は腎生検を行う。

■ 特発性細菌性腹膜炎（SBP）

一般に肝硬変に伴う腹水で起こる。浮腫を起こした腸管から漏出した細菌による腹膜炎である。腹水の好中球数250/μL以上で定義される。起因菌としては腸内細菌が多いが，グラム陽性連鎖球菌も重要である。症状として発熱や腹部症状を認めるが，激しい腹部症状を呈することは稀である。

■ 低栄養

低アルブミン血症による膠質浸透圧低下で腹水をきたす。

■ 蛋白漏出性胃腸症

消化管からの蛋白漏出が過剰となり，低蛋白血症となる症候群である。

Part 2 ▷ 臓器症候別

特発性と続発性があり，後者が多い。続発性の原因としては消化管（悪性腫瘍，炎症性腸疾患，好酸球性胃腸症），心疾患（うっ血性心不全，収縮性心膜炎），全身疾患（肝硬変，膠原病，アミロイドーシス，サルコイドーシス）などがあり，全身検索を要する。症状として下痢が有名であるが，消化器症状を伴わないこともある。

9
腹水

腹水の肉眼的性状

■ 血性腹水

CT値20HU以上で腹腔内出血を疑う。臓器損傷，悪性腫瘍などが原因となる。

■ 乳糜腹水

腹水中トリグリセリド200mg/dL以上となる。肝硬変，悪性腫瘍，結核性腹膜炎などでみられる。

■ 混濁

SBP，続発性腹膜炎など感染を疑う。

検査

■ 血液検査

アルブミン，肝炎ウイルスマーカー，腫瘍マーカー，アミラーゼ，抗核抗体，甲状腺機能，炎症反応，BNPなどを測定する。

■ 尿検査

尿比重，尿蛋白を検査する。尿蛋白の測定は蓄尿検査で行うことが望ましい。

■ 腹水穿刺

穿刺液一般検査，細胞診，細菌検査（一般細菌，抗酸菌），腫瘍マーカー，ADAなど。鑑別診断を進めるうえで最も重要な検査である。画像のみでの診断は困難であり，可能な限り試験穿刺を行う。腹水が著明な場合，症状緩和目的で排液を行うこともできる。

■ 超音波

侵襲も少なく，ベッドサイドでも行うことができる。少量の腹水でも検出できる。肝のサイズ・形態，脾腫の評価が重要になる。

■ CT

少量の腹水でも検出できる。造影CTで出血の有無を確認する。肝細胞癌の検索はダイナミックCTで行う。

■ MRI

血管造影では血管の狭窄や閉塞の検索を行う。

■ 核医学

蛋白漏出性胃腸症が疑われる場合は，蛋白漏出性胃腸症シンチグラフィを

行う。

随伴症状

腹部膨満，腹痛，呼吸困難，発熱，浮腫，クモ状血管腫，手掌紅斑，腹壁静脈怒張など。

治療

■ 悪性腫瘍や肝硬変に伴う難治性腹水

腹水の圧排による呼吸障害や腹痛を認める場合は，経皮的な穿刺ドレナージを行う。ただし，一度に大量のドレナージを行うと循環不全や腎不全をきたす恐れがあるため注意が必要である。

■ 肝硬変

レニン・アンジオテンシン・アルドステロン系が活性化しているため，以下の治療を検討する。

■ 塩分制限
■ 利尿薬

まずはスピロノラクトン±フロセミドで腹水の減量を図る。コントロール不良であればトルバプタンの併用を検討する。トルバプタンは水利尿を促進し，急激な血清ナトリウム上昇による橋中心髄鞘崩壊症をきたす恐れがあるため，導入初期は血清ナトリウム濃度を測定する必要がある。

■ 経頸静脈的肝内門脈大循環短絡術（TIPS）

頸静脈から肝静脈までカテーテルを進め，肝実質を介して門脈との間にシャントを増設する治療法。シャントを形成するため肝性脳症や心臓への負担を誘発する危険がある。

■ 腹水濾過濃縮再静注法（CART）

塩分制限，利尿薬でコントロールがつかず，穿刺排液も頻回になる場合に考慮される。副作用として，発熱，感染症がある。

■ SBP

抗菌薬。

■ 蛋白漏出性胃腸症

原因疾患の治療，高たんぱく食。

■ 続発性腹膜炎

臓器損傷・穿孔の評価を行い，速やかに外科へコンサルテーションを行う。

■ 結核性腹膜炎

抗結核薬。

■ ネフローゼ症候群

原因疾患によっては副腎皮質ステロイドが適応となる。

専門医・上級医へコンサルテーションをするタイミング

- 腹腔内出血が疑われる場合。
- 腹膜炎が疑われる場合。特に消化管穿孔などに伴う続発性腹膜炎では死亡率が高く，緊急手術を要する。

塩味 里恵　都築 義和

Part 2 ▶ 臓器症候別

10. 黄疸

概念

黄疸とは血液中のビリルビン値が上昇し，皮膚や粘膜にビリルビンが沈着して黄染している状態である。血清ビリルビン値が2～3 mg/dLを超えると他覚的に黄疸を呈するとされている。病態別では産生亢進（間接ビリルビン優位）と排泄障害（直接ビリルビン優位）に分けられる。

鑑別のポイント

- ☑ 黄疸の原因としては肝胆道系疾患の頻度が高いが，溶血性疾患でも黄疸を呈する。
- ☑ 直接ビリルビンと間接ビリルビンのうち，どちらが優位であるかが診断のポイントとなる。
- ☑ 尿検査は鑑別診断の補助となる。尿中ビリルビン陽性では直接ビリルビン，尿中ウロビリノーゲン陽性では間接ビリルビンの上昇が疑われる。

💬 メッセージ

塩味 里恵

- ● 他覚的に確認された黄疸は既に病状が進行している場合もあり，早急に精査を進める必要がある。

- ● 閉塞性黄疸では，感染を合併すると敗血症や播種性血管内凝固症候群（DIC）へと進展することがあるため，qSOFA，SOFAを評価する。

鑑別・診断アプローチ

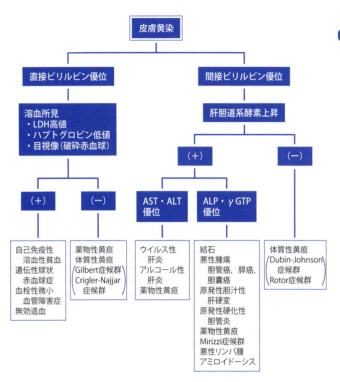

直接ビリルビン優位

■ 肝細胞性黄疸

肝細胞の障害によるビリルビンの排泄障害。AST値・ALT値が優位に上昇する。

■ ウイルス性肝炎※

肝炎ウイルス，サイトメガロウイルス，単純ヘルペスウイルス，Epstein-Barr (EB)ウイルスなどが原因となる。急性肝炎の診断としてIgM HAV抗体，HBs抗原，IgM HBc抗体，HCV RNA，HEV，EBウイルス関連抗体(IgM VCA抗体など)，サイトメガロウイルス関連抗体(IgM CMV抗体など)を測定する。

■ 自己免疫性肝炎

中年以降の女性に多い。関節痛や皮疹を伴うこともある。血液検査では抗核抗体あるいは抗平滑筋抗体が陽性となり，IgGが高値になる。

■ アルコール性肝障害[※]

飲酒歴の把握が最も重要である。摂取純エタノール量60g/日を超える飲酒量がリスクとなる。γGTP値の上昇を認める。AST/ALT>2となるのが典型的である。

■ 薬物性肝障害[※]

服薬歴の問診と除外診断が重要である。服薬開始から2カ月以内に発症することが多いが，長期間を経て発症することもある。健康食品やサプリメントの使用歴も確認する。

■ 肝硬変

あらゆる原因での肝硬変では，AST・ALTはAST優位で軽度上昇を呈することがあるが，正常のこともある。

[※]アルコール性肝障害，ウイルス性肝炎，薬物性肝障害では，胆汁うっ滞による閉塞性黄疸を呈することもある。

■ 閉塞性疾患

胆汁うっ滞によるビリルビン値の上昇。ALP・γGTP優位の肝胆道系酵素上昇を認める。

■ 総胆管結石症

頻度の高い疾患の一つである。内視鏡的逆行性胆道膵管造影(ERCP)で陰影欠損として確認できる。ERCPは採石などの治療を兼ねることができる。

■ 急性胆嚢炎

右上腹部痛，発熱，Murphy徴候が重要である。炎症所見を伴わない場合は胆石発作も鑑別になる。

■ 急性胆管炎

結石，悪性腫瘍が原因となる。疼痛を伴わないこともある。

■ 悪性腫瘍(胆管癌，胆嚢癌，膵癌)

造影CT，ERCP，MRCPで閉塞部位の精査を行い，ERCPで病理検査を行う場合もある。

■ 原発性胆汁性肝硬変

慢性非化膿性破壊性胆管炎である。中高年の女性に多く，ほとんどは無症候性である。抗ミトコンドリアM2抗体陽性，IgM高値を認める。

■ 原発性硬化性胆管炎

診断にはERCPやMRCPで胆道の形態異常を確認することが重要であり，数珠状狭窄，胆管壁不整像，肝内胆管分枝像の減少などが認めら

Part 2 ▷ 臓器症候別

れる。炎症性腸疾患を合併することがある。

■ 薬物性肝障害
蛋白同化ステロイド，経口避妊薬，クロピドグレル，エリスロマイシン，シクロスポリンなど。

■ その他
Mirizzi症候群，完全静脈栄養，アミロイドーシス，悪性リンパ腫，進行性家族性肝内胆汁うっ滞症。

■ ビリルビン値単独上昇
肝胆道系酵素の上昇を伴わない。

■ 体質性黄疸（Dubin-Johnson症候群，Rotor症候群）
Dubin-Johnson症候群は常染色体劣性遺伝で，10～20歳での発症が多い。全身倦怠感，腹痛，黒色尿，肝腫大を認め，検査ではBSP試験再上昇を認める。
Rotor症候群は常染色体劣性遺伝で，ICG試験で異常所見を呈する。乳児期から小児期での発症が多く，無症状のことが多い。両者とも治療は不要である。

間接ビリルビン優位

■ 溶血（＋）
溶血はハプトグロビン低値，LDH高値，目視像（破砕赤血球）によって判断される。血液疾患で多く，溶血に伴い貧血を認める。

■ 自己免疫性溶血性貧血
Coombs試験を行う。寒冷凝集素やIgGを測定する。特発性血小板減少性紫斑病を合併する場合をEvans症候群という。ほかの自己免疫性疾患や膠原病を合併していることがあるため，各種自己抗体を測定する。

■ 巨赤芽球性貧血
大球性貧血を呈し，汎血球減少を呈する。ビタミンB_{12}・葉酸の欠乏が原因となる。

■ 血栓性微小血管障害症（TMA）
血栓性血小板減少性紫斑病，溶血性尿毒症症候群，非典型溶血性尿毒症症候群を代表とする血栓症。急速に進行する腎機能障害，意識障害，血小板減少を伴う溶血所見をみたらTMAを疑う。

■ 遺伝性球状赤血球症

■ 溶血（−）
上記の溶血所見を認めない。

■ 体質性黄疸（Gilbert症候群，Crigler-Najjar症候群Ⅰ型・Ⅱ型）
Crigler-Najjar症候群Ⅰ型はビリルビン抱合の酵素活性が完全に欠損す

る病態で，新生児期にみられる。死亡率が高いが，極めて稀な疾患。II型は活性の低下であり，成人まで生存する。

Gilbert症候群は酵素活性の低下が原因であるが，発生率は10％程度で日常診療でも遭遇する。

検査

■ 問診
急性発症・慢性発症であるか。本人は自覚がなく，しばしば周囲の人から指摘されることがある。尿の色調について聴取する。

■ 身体診察
感染をはじめとした炎症性疾患では腹部の圧痛を認める。脾腫は肝硬変だけではなく溶血性疾患でも認められる。

■ 血液検査
直接ビリルビン・間接ビリルビン，AST・ALT，ALP・γGTP，抗核抗体，抗平滑筋抗体，抗ミトコンドリア抗体，IgG，IgM，肝炎ウイルス，腫瘍マーカー，ハプトグロビン，目視血液像。

■ 腹部超音波
侵襲が少なく簡便に行える。器質的な疾患の除外を行う。胆管拡張から胆道系疾患が疑われるが，閉塞部位の特定や病変の特定までには至らないこともある。

■ CT
悪性腫瘍を疑う場合は造影CTを行う。

■ ERCP
胆道系疾患を疑う場合はERCPを行う。胆道造影を行うことで結石や胆道狭窄を確認することができる。また，閉塞による感染症を発症している場合では，ドレナージ目的で内視鏡的経鼻胆管ドレナージ(ENBD)などを行うこともできる。

■ MRCP
ERCPと同様に胆道系を評価することができる。

随伴症状

発熱，腹痛，手掌紅斑，関節痛，体重減少，出血傾向(紫斑，口腔内出血，鼻出血)。

基礎疾患

肝硬変，胆石，悪性腫瘍，自己免疫疾患，溶血性疾患。

Part 2 ▷ 臓器症候別

治療

■ウイルス性肝炎

B型肝炎，C型肝炎では抗ウイルス薬の投与を行う。

■閉塞性黄疸

結石が原因の場合はERCPでの採石を行う。悪性腫瘍では遠隔転移の有無を確認し，手術適応を検討する。胆道閉塞に伴う胆管炎を発症している場合は緊急ドレナージを行う。

■溶血性疾患

原因疾患に応じて治療を行う。輸血，ステロイド，血漿交換，化学療法などがある。TMAでは血小板輸血は原則禁忌である。

■薬物性黄疸

原因薬物の中止が基本となる。

🕐 専門医・上級医へコンサルテーションをするタイミング

🕐 溶血性疾患を疑う場合は血液内科へコンサルテーションを行う。

🕐 胆道系疾患，特に閉塞性黄疸に感染を合併している場合は消化器内科あるいは消化器外科へコンサルテーションを行う。

塩味 里恵　都築 義和

サルコイドーシスとIgG4関連疾患

IgG4関連疾患とは,リンパ球とIgG4陽性形質細胞の著しい浸潤と線維化により,同時性あるいは異時性に全身諸臓器の腫大や結節・肥厚性病変などを認める原因不明の疾患である。一方,サルコイドーシスは全身諸臓器に非乾酪性類上皮細胞肉芽腫が形成される全身性疾患である。

■ サルコイドーシスとIgG4関連疾患の鑑別点

IgG4関連疾患はCT画像で高率に,縦隔リンパ節腫大,眼・唾液腺病変,表在リンパ節腫大,後腹膜線維症などの腎病変を認め,ガリウムシンチグラフィ検査では罹患臓器に集積像などを認める。サルコイドーシスにおいても縦隔リンパ節腫大や表在リンパ節などの同様な病変がみられ,診断に際して鑑別にあげるべき疾患である。両疾患の類似点として,血清γグロブリン高値,血清IL-2R高値,血清CRP低値,気管支肺胞洗浄液(BALF)でのリンパ球増多を認める。

鑑別点としては,血清IgG4値,血清ACE値,BALFでのCD4/CD8比率などがある[1]。その他,免疫学的にIgG4関連疾患においては血清IgE高値や好酸球/全細胞数比率の上昇も多く,病変局所(例:BALF,胆汁,唾液腺病変などの検体)でIL-4,IL-5,IL-13のようなサイトカインの高値を示すことから,IgG4関連疾患はTh2免疫応答優位であることが報告されている[2〜6]。一方,サルコイドーシスはTh1免疫応答優位であり,組織学的には肉芽腫を形成するため,IgG4関連疾患とサルコイドーシスは異なった病態であると認識されている。

IgG4関連疾患の病態生理において,病理学的な所見であるリンパ球とIgG4陽性形質細胞の著しい浸潤と線維化に加え,病変局所でのTh2免疫応答優位や好酸球浸潤といった免疫学的機序が関与している。また,喘息を含むアレルギー疾患がIgG4関連疾患の患者の約40%にみられる。推測ではあるが,罹患臓器の線維化にペリオスチンなどの細胞外マトリックスと好酸球の相互作用[7〜9]が関与している可能性がある。さらにIgG4関連疾患にはさまざまな病態(サブタイプ)がある可能性も推察され,IgG4関連の病因や病態の解明が望まれる。

野口 哲

■ 文献 ▷ ウェブサイトに掲載

Part 2 ▶ 臓器症候別

11. 便秘

概念

本来体外に排出すべき糞便を十分量かつ快適に排出できない状態（慢性便秘症診療ガイドライン2017；日本消化器病学会関連研究会 慢性便秘の診断・治療研究会）。
日本消化器病学会：便秘とは、排便の回数や便量が減ること。3日以上の排便間隔と残便感を基準としている。

鑑別のポイント

- ☑ 随伴症状として突然の便通変化（排便回数・便性状）があるか、予期せぬ急激な体重減少はないか、血便はないか、嘔気・嘔吐・発熱の有無を確認し、まず器質的疾患（腸閉塞、大腸癌など）を除外する。
- ☑ 身体診察：腹部膨満、圧痛、腹部腫瘤を触診、聴診、直腸診で確認。
- ☑ 急性か慢性か、急性の場合はイレウスなどの器質的疾患を考慮する。
- ☑ 家族歴：消化管悪性腫瘍の有無を確認する。
- ☑ 服薬歴：便秘をきたす薬剤の服薬を確認する。

💬 メッセージ

宮口 和也

- ● 便秘は国民の30％が罹患しているとされるにもかかわらず、正しい理解に基づく適切な治療が行われていないことが多い。
- ● 原因は多岐にわたり、特に出血や腹痛を伴う場合は生命にかかわる重篤な機転に至る可能性がある。急性の場合は高次医療機関での診断と治療が必要な場合もある。
- ● 慢性の場合は、病態に応じて生活習慣の改善や下剤投与を考慮する。

鑑別・診断アプローチ

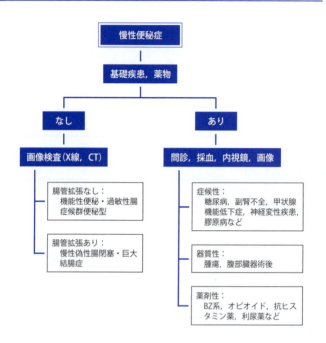

便秘の分類・鑑別疾患

■ 分類
■ 機能性便秘
- ■ 排便回数減少型

  大腸通過遅延型：特発性，症候性，薬剤性。

  大腸通過正常型：経口摂取不足。

- ■ 排便困難型

  大腸通過正常型：便秘型過敏性腸症候群（IBS）[注1]。

  [注1] Rome Ⅳ：繰り返す腹痛が最近の3カ月間で平均して1週間に少なくとも1日以上あり，下記2項目以上の特徴を示す。
  ①排便に関連する，②排便頻度の変化に関連する，③便形状の変化に関連する。
  男性に下痢型，女性に便秘型が多い。

  機能性便排出障害：骨盤底筋協調運動障害，腹圧低下，直腸感覚低下，直腸収縮力低下。

Part 2 ▷ 臓器症候別

■ 器質性便秘
■ 狭窄型
大腸癌，Crohn病，虚血性腸炎，肛門狭窄。
■ 非狭窄型
排便回数減少型：巨大結腸。
排便困難型：器質性排便排出障害；直腸瘤，直腸重積，巨大直腸。
■ 薬物
オピオイド，抗コリン薬，鉄剤，αグルコシダーゼ阻害薬，Ca拮抗薬，利尿薬，制酸薬，向精神病薬，三環系抗うつ薬，抗てんかん薬，Parkinson病治療薬，抗ヒスタミン薬。
■ 神経疾患
Parkinson病，Hirschsprung病，アミロイドーシス，多発性硬化症，脊髄損傷，自律神経性ニューロパチーなど。
■ 代謝・内分泌疾患
糖尿病，甲状腺機能低下症，尿毒症，妊娠，汎下垂体機能低下症など。

検査

■ 採血，尿，便
■ 甲状腺刺激ホルモン(TSH)
下垂体機能低下症。
■ 血糖
糖尿病性神経障害。
■ 末梢血
貧血。
■ 生化学
高カルシウム血症，低カリウム血症，腎不全。
■ 尿
糖尿病の確認。
■ 便潜血
大腸癌スクリーニング。
■画像
■ X線
立位ができなければ左側臥位で撮影する。
■ CT
腸管拡張の有無を確認する。また，腸管壁の造影効果が保たれているか，壁内ガス・門脈内ガス・腹水の有無を確認する。

11
便秘

画像から分類→原発性便秘

■ 腸管拡張なし

機能性便秘，便秘型IBSや排出障害（骨盤底筋群協調運動不全，直腸粘膜脱など）を疑う。

■ 腸管拡張あり

巨大結腸症（結腸の病的拡張をきたす）。

■ 慢性偽性腸閉塞

CIPO（小腸の病的拡張をきたす）。

⇒ 内科的治療は無効であり，S状結腸軸捻転を繰り返す巨大結腸例は外科的介入を考慮する。

CIPOに対しては減圧療法と十分な栄養療法が重要であり，小腸切除は行うべきではない。

治療

■ 生活指導

穀物・食物繊維（野菜）を摂取する，腹壁マッサージやランニングなどの中等度強度の運動を行う，1L/日以上の水分を摂る，便意を我慢しないなど。

■ 下剤

マグネシウム製剤などの下記①を選択する。必要に応じて②，③を加えていく。

① エビデンスレベルA（質の高いエビデンス）

■ 浸透圧性下剤

塩類：マグネシウム（腎機能障害を呈する高齢者には使用を控える）。

糖類：ラクツロース，D-ソルビトール（保険適用外）。

湿潤性下剤：ジオクチルソジウムスルホサクシネート。

■ 腸管上皮機能変容薬

ルビプロストン：小腸の腸管内腔側に存在するClC（クロライドイオンチャネル）-2を活性化し，腸管内に水分分泌を促進する。嘔気の副作用に注意。

リナクロチド：腸管分泌および腸管輸送能を促進する。

セロトニン受容体作動薬：モサプリド。

② エビデンスレベルB（中程度の質のエビデンス）

■ プロバイオティクス

乳酸菌，ビフィズス菌（保険適用なし）。

■ 刺激性下剤

可能な限り頓用で処方する。

アントラキノン系：センナ，センノシド。

ジフェニール系：ビサコジル，ピコスルファートナトリウム。
副作用：低カリウム血症，Pseudo-Bartter症候群，大腸メラノーシス，尿路結石，腎不全，直腸脱，周期性四肢麻痺などがある。

③ **エビデンスレベルC（質の低いエビデンス）**
膨張性下剤：カルメロースナトリウム，ポリカルボフィルカルシウム。
漢方：大黄が中心となる。腹痛を伴う便秘には大黄を含まない大建中湯を選択する。桂枝加芍薬大黄湯，麻子仁丸，大黄甘草湯，大建中湯。

🕐 専門医・上級医へコンサルテーションをするタイミング

🕐 急性の腸閉塞は速やかに外科にコンサルテーションを行う。（機械的閉塞を腸閉塞とよび，麻痺性のものをイレウスとよぶ）

～イレウス～

🕐 **絞扼性イレウス（腸閉塞）**
緊急手術のため消化器外科にコンサルテーションを行う。
腹膜刺激徴候，CTでの腸管の浮腫状変化や腸間膜の脂肪織吸収値の上昇，腹水の存在，$PaCO_2$の低下，乳酸の上昇が診断に役立つ。

🕐 **麻痺性イレウス**
定義：腸管蠕動消失で機械的閉塞がない。
増悪因子：手術，膵炎，腹膜炎，敗血症，小腸虚血，薬物，電解質異常。
薬剤，腹部手術歴や排便・排ガスの有無を確認する。
診察では蠕動音，打診，皮膚粘膜所見（脱水所見がないか）を確認する。

🕐 **癒着性イレウス**
原則保存加療を行う。ここ数年で手術例は50％→15％程度まで減少している。
・腸液分泌亢進と再吸収障害→脱水状態であることを考慮する。
・胃管（short tube）vs イレウス管（long tube）。
・欧米では胃管が推奨されている。

宮口 和也　都築 義和

Part 2 ▶ 臓器症候別

12. 下痢

概念

何らかの原因によって糞便中の水分量が増え，軟便や水様便になった状態。臨床的には便通回数の明らかな増加，便の液状化，1日の便重量が平均250gを超える場合をいう。

鑑別のポイント

- ☑ 腸管以外の原因で起こる下痢に注意する。
- ☑ アナフィラキシー，敗血症，甲状腺クリーゼ，腹膜炎，膵炎，薬剤性は見落とされやすい。
- ☑ 疾患に特徴的な便性状
  コレラ：米のとぎ汁様便
  アメーバ赤痢：イチゴゼリー状粘血便
  ロタウイルス：白色便
  サルモネラ腸炎：緑色ミートソース様便
  MRSA腸炎：クリーム色便，緑色水様便
  潰瘍性大腸炎：粘血便
  ※ 赤痢菌，サルモネラ，カンピロバクターの特徴は38.5度以上の発熱としぶり腹である。

💬 メッセージ

宮口 和也

- ● 急性胃腸炎は悪心・腹痛・下痢を伴い，他疾患を除外して初めて診断する。

- ● 急性下痢症は約2週間以内の持続であり，90％以上は自然に治癒する。患者の状態が安定していれば，抗菌薬の安易な使用は避けるべきである。また，感染症の場合，止痢薬は禁忌である。

- ● 急性下痢症は感染症が多いが，4週間を超える場合は薬剤性も含めた非感染性の可能性が高くなる。慢性下痢を訴える患者でプロトンポンプ阻害薬（PPI）や非ステロイド性抗炎症薬（NSAIDs）などを使用していた場合，顕微鏡的大腸炎も考慮した鑑別を行い中止可能な薬剤は中止する。

鑑別・診断アプローチ

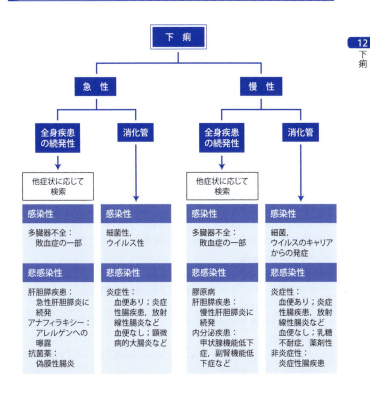

分類・鑑別疾患

炎症性，吸収不良(脂肪便)，浸透圧性，機能性，分泌性に分類(重複もある)。

- **炎症性**
  - **感染性**
    ウイルス：ノロウイルス，ロタウイルス，サイトメガロウイルス。
  - **細菌**
    カンピロバクター(Guillain-Barré症候群を起こし5〜6月に多発する)，赤痢菌，サルモネラ，エルシニア，*Clostridioides difficile*感染症，腸管出血性大腸菌(食中毒は24時間以内に保健所に届け出る)。
  - **毒素型**
    黄色ブドウ球菌，ボツリヌス，セレウス。

■ 感染型
カンピロバクター，サルモネラ，腸炎ビブリオ，ウェルシュ，セレウス。
■ 原虫
アメーバ赤痢，クリプトスポリジウム（HIV感染者は慢性で劇症の下痢を起こす），ランブル鞭毛虫など。
■ 非感染性
放射線性大腸炎，炎症性腸疾患，好酸球性胃腸炎，顕微鏡的大腸炎。

■ 非炎症性
■ 分泌性
アルコール，胆汁酸吸収不良，甲状腺機能亢進症，副腎不全，血管炎，神経内分泌腫瘍，絨毛腺腫，悪性リンパ腫，薬剤性。
薬剤性：投与開始後1〜2週間以内に発症することが多い。αグルコシダーゼ阻害薬，コルヒチン，抗HIV薬，プロスタグランジン製剤，分子標的治療薬，金製剤，マグネシウム，抗菌薬，ジゴキシン，NSAIDs，アルコール，メトホルミン，人工甘味料，ウブレチドなど。
薬剤性下痢は薬剤ごとに内服から発症時期まで期間の違いがあるので問診が重要となる。
■ 浸透圧性
乳糖不耐症，セリアック病，薬剤性，蛋白漏出性胃腸症。
■ 機能性
過敏性腸症候群，甲状腺機能亢進症，アミロイドーシス，迷走神経切断後。
■ 吸収不良性
アミロイドーシス，セリアック病，Whipple病，胃バイパス後，短腸症候群，リンパ管障害，腸間膜虚血，ジアルジア症，膵疾患，Small bowel bacterial over growth（小腸内細菌異常増殖），薬剤性。
■ 消化不良
胆道系疾患，胆汁酸分泌不足，慢性膵炎。

見逃してはならない疾患

■ 大腸癌
警告症状：粘血便，体重減少。
■ 内分泌疾患
甲状腺機能亢進症，副腎不全，副甲状腺機能低下症，糖尿病性胃腸症。

検査

■ 問診
患者背景（旅行者，免疫不全者，医療曝露者，既往歴），発症時期や経過，

Part 2 ▷ 臓器症候別

誘因，持続期間，頻度，便性状，増悪因子。

■ 食事歴

吸収不良症候群：炭水化物摂取から90分以内の症状。

家族や同一集団内の発生有無：あれば食中毒を疑う。

生牡蠣：ノロウイルスを疑う。

■ 海外渡航歴

東南アジアからは赤痢，コレラの可能性を疑う。

■ 抗菌薬などの服薬歴

第三世代セフェム系，ニューキノロン系，クリンダマイシンの服薬歴を確認。

■ **身体所見**

甲状腺の腫大と圧痛，腹部診察，直腸診。

■ 脂肪便

油のようなドロッとした便で酸味のある臭い，吸収不良症候群はアルコール摂取歴，腹部手術の既往，栄養欠乏の所見の有無。

■ **血液生化学検査**

■ **便検査**

便培養で起炎菌がわかる確率は高くないが（検出率は3％程度），抗菌薬投与前に検査する。

*Clostridioides difficile*毒素, 便Sudan染色, 便潜血検査, 虫体, 虫卵検査。

■ **画像検査**

腹部X線，腹部超音波，造影CT，造影MRI，消化管内視鏡検査。

治療

脱水補正：脱水により代謝性アシドーシスを呈するため，乳酸リンゲルを投与する。

原因が食中毒，感染症，消化管の器質的な疾患に起因する場合，原因に対する対症療法を行う。

🕐 専門医・上級医へコンサルテーションをするタイミング

🕐 炎症性腸疾患，大腸癌を疑う場合。

🕐 ショックを呈する場合。

🕐 腹痛や血便が顕著な場合。

🕐 腸管出血性大腸菌（EHEC）感染症に汚染された食物を介した感染を疑う場合。

● O-157：EHECの70％を占め，H7血清型大腸菌による出血性腸炎を

181

もたらす。
- 潜伏期：3〜10日。
- 主症状：下痢，血便，腹痛，発熱。
- 重症例では溶血性尿毒症症候群（HUS）を合併する。溶血性貧血，血小板減少，急性腎障害が3主徴である。診断は糞便中のO-157抗原や志賀毒素または血清O-157 LPS抗体の検出で診断。

宮口 和也　都築 義和

Part 2 ▶ 臓器症候別

13. 血便

概念

血便とは肛門から赤色便が排泄されることである。排泄される血液の色調は，出血量，病変部位，腸管内血液通過時間により異なるが，出血量が多く，より肛門に近い病変であるほど腸管内血液停滞時間が短くなるため，鮮紅色となる。また，粘血便とは，肉眼でわかるほどの粘液と血液が混入した便が排泄される状態である。

- Treiz靱帯から右側大腸までの出血は暗赤色便になることが多い。
- 左側大腸から肛門までの出血は，鮮紅色の血便が肛門から排泄される。
- 短時間に大量出血をきたした場合は，右側結腸や小腸，さらには上部消化管からの出血でも鮮血便になる。

鑑別のポイント

- ☑ 急性期に見逃してはならない疾患には出血性ショックをきたす疾患が含まれる。
- ☑ 病歴や年齢などからもある程度鑑別ができる。
- ☑ 出血源の頻度は痔核や憩室が多い。
- ☑ 高齢者では虚血性大腸炎や大腸腫瘍が多い。
- ☑ 若年者では潰瘍性大腸炎，Crohn病，感染性腸炎など，炎症性腸疾患が多い。
- ☑ 長期臥床者では急性出血性直腸潰瘍の頻度が高くなる。
- ☑ 非ステロイド性抗炎症薬（NSAIDs）や低用量アスピリン，抗菌薬による腸炎を念頭におく。
- ☑ 上部消化管からの大量出血も念頭におき，バイタルサインとあわせて総合的に判断する。
- ☑ 鉄剤内服中は便が黒色になることに注意する。

💬 メッセージ

山岡 稔
- ● 血便は消化管出血であり，まずバイタルサインの把握が重要である。ショックバイタルやショック指数（脈拍数/収縮期血圧）が1.0以上の場合は直ちにラインの確保，初期輸液の開始，採血を施行して輸血の必要性を判断する。

鑑別・診断アプローチ

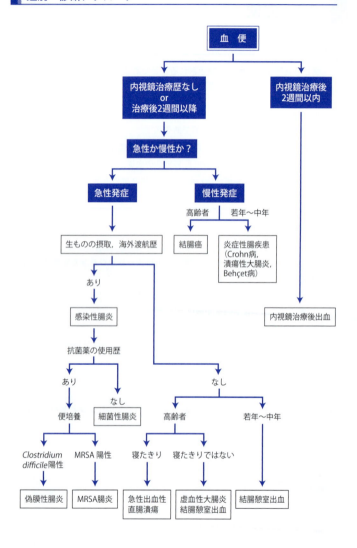

■ 原因疾患

新鮮血便(下部消化管出血)の原因には腫瘍性病変,炎症性病変,血管病変,血行障害による腸管粘膜障害,薬剤や放射線などによる医原性変化などが

あり，主に原因別で6つに分けることができる（表）。このうち出血性ショックとなる可能性がある下記の疾患は，緊急処置が必要となる場合があるため見逃してはならない。

■ **大腸憩室出血**

腹痛を伴わない突然の血便で発症することが多い。

■ **内視鏡治療後出血**

大腸腫瘍性疾患に対する内視鏡的切除後の後出血は当日〜2週間以内に血便を呈することが多い。

■ **急性出血性直腸潰瘍**

寝たきりの高齢者に多い。下部直腸に露出血管を伴う潰瘍では多量の血便を呈する。

■ **薬剤性腸炎**

NSAIDsや低用量アスピリンによる小腸潰瘍。

■ **虚血性腸炎（壊死型）**

約5％の頻度であり，緊急手術が必要である。

診断の進め方

消化管出血では患者の全身状態を把握し，バイタルサインに異常があれば輸液や輸血などの初期治療を開始する。また，吐血やBUN/Crの乖離など，上部消化管出血を示唆する所見の有無を確認する。そのうえでバイタルサインに問題を認めなければ表に示す原因疾患を想定しながら，必要な問診，身体診察，検査などを施行し，鑑別診断を進める（図）。

表．血便をきたす疾患

腫瘍性	上皮性腫瘍（大腸癌，大腸ポリープ，胆道癌，肝癌，膵癌），非上皮性腫瘍（消化管間質腫瘍，悪性リンパ腫，脂肪肉腫，血管肉腫など）
炎症性	潰瘍性大腸炎，Crohn病，細菌性腸炎（病原性大腸菌，カンピロバクター，サルモネラなど），腸結核
血管性	大腸憩室出血，虚血性腸炎，angioectasia，動静脈奇形，異所性静脈瘤，大動脈瘤腸管瘻，腸間膜動脈血栓塞栓症，内痔核
薬剤性	抗菌薬，抗悪性腫瘍薬，非ステロイド性炎症薬（NSAIDs），アスピリン
医原性	内視鏡治療後，放射線性腸炎
その他	急性出血性直腸潰瘍，粘膜脱症候群，異所性子宮内膜症など

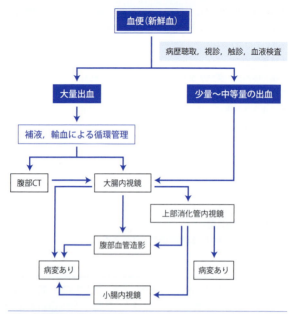

図. 血便検査のアルゴリズム

■ 病歴

上部消化管出血を除外したうえで確認する項目。

- ■ 急性発症であるか慢性発症であるか

  急性発症は血行障害,血管病変,虚血性腸炎などが多い。

- ■ 年齢

  高齢者は血管性や悪性疾患が多い。

- ■ 血便の量

  大量の場合は血管性であることが多い。

- ■ 発熱や腹痛などの随伴症状

  発熱があれば炎症性疾患の可能性が高くなる。

- ■ 既往歴

  開腹手術の既往歴を確認する。

- ■ 服薬歴

  - 抗血小板薬(低用量アスピリンなど),抗凝固薬内服の有無。
  - NSAIDsや抗菌薬内服の有無。

- **骨盤内放射線治療の有無**

  あれば放射線性腸炎を考慮する。
- **生もの摂取歴や海外渡航歴**

  豚肉摂取はエルシニアやカンピロバクター，鶏肉はカンピロバクター，牛肉や生野菜は病原性大腸菌などを疑う。
- **その他**
  - ADL：長期臥床があれば直腸潰瘍を疑う。
  - 過去の大腸内視鏡検査での所見。
  - 内視鏡治療後であるかの確認。

■ 身体診察

まず，意識状態を確認し，同時にショック状態を示唆する所見がないか視診・触診を行う。

■ 腹部所見

痛みの有無や部位を確認する。痛みがある場合には炎症性腸疾患や虚血性腸炎などが考えられ，痛みがない場合には大腸憩室出血，急性出血性直腸潰瘍，angioectasiaなどを考慮する。嘔吐や発熱などを伴っていれば感染性腸炎などを鑑別する。

反跳痛があれば，虚血性腸炎（壊疽型），炎症性腸疾患の穿孔，進行大腸癌の腹膜播種などを鑑別する。

■ 直腸・肛門周囲所見

肛門周囲の出血であるかを確認するために，肛門鏡での観察や直腸診を行う。便の性状や色調の確認，肛門周囲の直腸粘膜所見を確認する。

■ 検査

■ 血液検査

末梢血，肝機能，腎機能，炎症反応，凝固能などを確認し，特に急性出血に対して血液製剤使用の要否を判断することは重要である。待機的な対処が可能な血便患者の鑑別には，悪性疾患を除外するために腫瘍マーカー測定も考慮する。

■ 便培養

感染性腸炎の確定，便中毒素-*Clostridium difficile*毒素，Vero毒素の確認を行う。

■ 画像検査

腹部X線（異常ガスの有無），腹部超音波（腸管壁の浮腫性変化の有無），腹部CT（炎症や出血点の有無など）があげられる。バイタルサインに応じて各種検査を施行するが，多量血便の患者においては大腸内視鏡検査を早期に施行することが推奨される。

- **大腸内視鏡検査**
  - 多量の血便を呈している患者においては，緊急大腸内視鏡検査の適応である。バイタルサインが安定していれば経口腸管洗浄剤の服用による前処置が望ましいが，現在出血しているのか古い血液のみであるかを判断するために，浣腸程度または前処置なしでも内視鏡を施行する。ただし，腹膜刺激症状がある場合を除く。
  - 内視鏡検査で出血源を同定できる病変を認めた場合は，内視鏡的止血術を施行する。
  - 出血源が同定できないが，腹部造影CT検査で活動性出血を疑う所見を認めれば腹部血管造影検査を行い，出血源を同定できれば血管内治療（IVR）を施行する。
  - 出血源が同定されない場合は，上部消化管内視鏡検査や小腸内視鏡検査を検討する。
  - 虚血性腸炎が疑われ，粘膜が暗紫色から黒色の場合には腸管壊死と診断し，内視鏡を中止する。下行結腸からS状結腸に多い。

診断から治療まで

■ 大腸憩室出血

■ 憩室炎
急性期に絶食・輸液・必要に応じて抗菌薬を投与する。

■ 憩室炎のない出血
腸管を安静にすることで自然に止血することが多いが，出血が持続して内視鏡で出血部位が同定できる場合はクリッピングを考慮する。

■ 内視鏡で止血できない場合
血管造影と塞栓療法を考慮する。それでも止血できない場合には手術を考慮する。

■ 内視鏡治療後の出血
内視鏡を再検討し，クリッピングなどの止血術が必要となる場合がある。

■ 急性出血性直腸潰瘍
内視鏡的またはIVRによる止血処置が必要となる場合がある。

■ 虚血性腸炎
入院のうえ，絶食・輸液を行う。軽症の場合は安静のみとする。必要に応じて抗菌薬を投与する。腹膜刺激症状または内視鏡で腸管壊死と考えられる場合には手術を考慮する。

■ 炎症性腸疾患
潰瘍性大腸炎では広範な粘膜の炎症や多発・深掘れ潰瘍により，またCrohn病では深い潰瘍により血管の破綻を起こし，多量の血便を呈する

状態では緊急手術の適応になることもある（血便とは別に中毒性巨大結腸症，穿孔では手術適応となる）。

手術適応でなければ，ガイドラインに従って，5-アミノサリチル酸（5-ASA）製剤，副腎皮質ホルモン，抗菌薬，白血球除去療法，免疫調節薬，抗TNF-α抗体製剤などで加療する。

■ 感染性腸炎

輸液，整腸薬，抗菌薬など。

■ 薬剤性腸炎

抗菌薬などを注視し，保存的加療。

■ 偽膜性腸炎

バンコマイシン投与。

■ MRSA腸炎

バンコマイシン，ミノサイクリン投与。

専門医・上級医へコンサルテーションをするタイミング

- 大量の血便を認め，バイタルが安定しない場合。
- 大腸内視鏡やIVRなどの対応が必要な場合。
- 出血源不明の場合。

山岡 稔　都築 義和

文献 ＞ ウェブサイトに掲載

Part 2 ▶ 臓器症候別

14. 乏尿・無尿

概念

成人における1日尿量はおおよそ800〜1,500 mLである。乏尿とは1日尿量が400 mL以下の場合であり、無尿とは1日尿量が100 mL以下の場合である。
乏尿が急速に進行する場合は、急速な腎機能低下によって体液の恒常性が維持できなくなった状態である急性腎不全を疑う。

💬 メッセージ

白崎 文隆

- 脱水・血圧低下があれば、腎前性腎不全を疑う。
- 下腹部の膨隆(尿の膀胱貯留)や叩打痛があれば腎後性腎不全を疑う。

鑑別・診断アプローチ

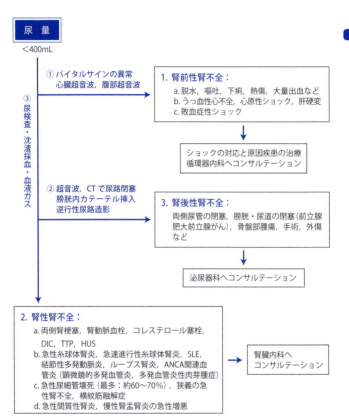

分類

原因により，腎前性・腎性・腎後性に大別される。

■ 腎前性腎不全

腎血流量の低下によって糸球体濾過値が低下し，乏尿となった状態。

- ■ 細胞外液量の低下

 脱水，嘔吐，下痢，熱傷，大量出血など。

- ■ 有効循環血液量の減少

 うっ血性心不全，心原性ショック(血圧低下)，肝硬変。

- **末梢血管抵抗の低下**
  敗血症性ショック。
- **腎動脈狭窄症**

■ **腎性腎不全**

- **腎血管性**
  両側腎梗塞，腎動脈血栓，コレステロール塞栓，播種性血管内凝固症候群(DIC)，血栓性血小板減少性紫斑病(TTP)，溶血性尿毒症症候群(HUS)。

- **糸球体性**
  急性糸球体腎炎，急速進行性糸球体腎炎，全身性エリテマトーデス(SLE)，結節性多発動脈炎，ループス腎炎，ANCA関連血管炎(顕微鏡的多発血管炎，多発血管炎性肉芽腫症)。

- **急性尿細管壊死(最多：約60〜70%)，狭義の急性腎不全，横紋筋融解症**

- **間質性**
  急性間質性腎炎，慢性腎盂腎炎の急性増悪。
  ※急性腎盂腎炎では，腎不全をきたすことはほとんどない。

■ **腎後性腎不全(尿路閉塞による)**
両側尿管の閉塞，膀胱・尿道の閉塞(前立腺肥大，前立腺がん)，骨盤部腫瘍，手術，外傷など。

診断

■ **問診**

- 水分摂取，降圧薬や利尿薬内服の有無，投与量・増量を確認する。

- 先行する感冒，基礎疾患(SLE，結節性多発動脈炎，多発性骨髄腫，白血病，悪性リンパ腫，サルコイドーシスなどの全身性疾患，糖尿病などの生活習慣病，慢性糸球体腎炎などの腎機能障害を合併する疾患)を確認。また，腎毒性物質，特にアミノ配糖体やセフェム系抗菌薬と利尿薬の併用や造影剤投与後の利尿薬の過剰投与，抗菌薬と解熱鎮痛薬の併用など，複数の腎毒性物質の投与の有無を確認する。白血病の場合は白血病細胞浸潤のほかに，化学療法後に高尿酸血症となり尿細管腔の閉塞を生じて乏尿を招くことがあるため，治療歴の確認も必要である。

- 既往歴で腎結核や尿路結石のため片腎を摘出していないかを聴取する。また，骨盤内腫瘍の手術に際し，尿管が結紮されて無尿となる場合がある。尿路結石などでは乏尿以前に排尿困難や肉眼的血尿などの症状を自覚することが多く，尿路の急激な閉塞によって背部痛や下腹部痛を自覚することがある。また，腎後性の乏尿ではほかの場合と異なり，

Part 2 ▷ 臓器症候別

尿量の著しい変動を認めることがある。

■ 検査

- 血圧や脈拍などのバイタルサインを確認する。
- 尿検査でのNAG, β_2-MGの貯蔵, 沈渣での好酸球の増多, 採血での好酸球増多, ガリウムシンチグラフィの腎臓への取り込みは急性腎性腎不全の所見である。
- 尿検査で潜血陽性, 尿路性血尿であれば, 腎後性の可能性が極めて高い。尿路の閉塞・狭窄部位をエコーで検索する。

■ 治療

- 急性の循環血漿量低下に対しては, 補液を行いながら原因疾患の検索と治療を行う。
- 腎性腎不全と判断すれば, 腎臓内科へコンサルテーションを行う。治療としては, 腎機能低下の程度により, 導入基準に従って透析導入となる可能性があるため, 将来的なシャント作製までを念頭に採血やルート確保の部位に配慮する。
- 腎後性腎不全では, 尿路の閉塞や狭窄を解除することが第1となる。バルーン留置が可能であれば行う。腎瘻や膀胱瘻の造設, 尿管結石の対応は泌尿器科で行うことが多い。

🕐 専門医・上級医へコンサルテーションをするタイミング

- 🕐 腎前性腎不全は, 緊急の対応が必要なことが多いので, 急いで該当科へコンサルテーションを行う。
- 🕐 腎性腎不全は, うっ血所見や致命的な電解質異常があれば緊急透析が必要なため, 透析担当科へコンサルテーションを行う。
- 🕐 腎後性腎不全は, 当日対応が必要なことが多いので, 泌尿器科へコンサルテーションを行う。

白崎 文隆　竜崎 崇和　中元 秀友

医局員・研修医教育

　筆者は1990年代に日本の医科大学を卒業し，6年ほど日本で研修を受けた後の2000年代初頭に米国で臨床研修を受けたのだが，研修のあり方に大きなギャップを感じた。日本での研修は日常勤務の延長といった感覚だったのに対し，米国でのレジデント(専門医になるための研修期間)は教育を中心に全てが回っているという感覚であった。

　勿論，それぞれの国で医療制度に違いがあるため同じシステムを取り入れるのは困難である。しかし，良い点を部分導入することは可能であり，米国から学ぶべく実践可能なシステムを紹介する。

日常診療からの問いとその解決

　初期・後期研修医が遭遇する診療上の疑問や課題には共通点が多い。したがって，一人が感じる診療上の疑問・課題は，カンファレンスや自由記用用紙の備え付けなどで抽出し，ジャーナル倶楽部や勉強会と称した学習の場で組み上げると効率が良い。

屋根瓦の教育体制

　"屋根瓦式"を診療チームで組むことで学びに拍車がかかるうえ，目標にもなる。複数のレベルで体制を組むことで(たとえば1,3,7年目)診療能力到達への近い目標と中期的な目標にもなり得る。

生涯教育の導入

　米国ではCME (continuous medical education)と呼ばれ，研修終了後の自己生涯学習を意識した学習の機会が提供されている。知識だけではなく，技能や態度の向上を目的とするワークショップなどもある。どのように知識を維持向上するのか，どのように新たな必要技能を習得できるのかなど，モデルとなる時間や機会は所属する全医師に有益となる。近年では，学会などでもお馴染みである。

　医局として教育担当者を決めることで責任をもって若い医師から年輩医師に至るまでの教育を考え，企画していく環境が大切である。担当者が経験を積んでいくと，ステージに合わせた考え方，知識・技能・態度のバラエティー，On/Off the job，現場からの課題と体系的学習のバランスなどが図れ，効率的な所属者への教育が整備されていく。

廣岡 伸隆

Part 3　検査

Part 3 ▶ 検査

1. 血算・凝固異常

概念

外来採血で最も測定されるのは，血算である。白血球数の増加があれば，感染症と炎症を疑う。貧血の原因として最も多いのは，鉄欠乏性貧血である。血小板が少なければ，薬剤性血小板減少に加えて血液疾患を疑う。

鑑別のポイント

- ☑ 健康診断で指摘される軽度の白血球増多症の多くは，喫煙または感冒に伴うものである。
- ☑ 小球性貧血の多くは，鉄欠乏性貧血である。消化管出血，子宮がんの有無を確認する。
- ☑ 血小板が低下しているのに出血症状がない場合は，偽性血小板減少症を疑う。

> ### 💬 メッセージ
>
> 宮川 義隆
> - ● 血算異常は白血病などが有名であるが，一般診療で遭遇することは極めて稀である。
> - ● 高齢者でフェリチンが低下していない慢性貧血患者を診たら，骨髄異形成症候群を疑い骨髄検査を行う。

鑑別・診断アプローチ

■ 汎血球減少症

白血球・赤血球・血小板の全てが減少している状態である。原因としては，医療行為による副作用（抗悪性腫瘍薬，放射線治療），血液疾患（再生不良性貧血，巨赤芽球性貧血），膠原病，ウイルス感染症，血球貪食症候群などがある。数年以上前に胃全摘手術を受けた，あるいは菜食主義者であれば，ビタミンB_{12}欠乏症による巨赤芽球性貧血を疑う。生活が乱れて野菜を摂取していない患者では，葉酸欠乏による巨赤芽球性貧血を発症することがある。

■ 白血球の増加と減少

■ 白血球の増加

感染症，がん，膠原病に伴う炎症により，白血球数が増加する。白血球数が増加している場合は，血液像（白血球分画）を提出する。好酸球が増えていればアレルギー疾患または寄生虫感染症を疑い，芽球の出現を認めれば白血病などを疑う。ウイルス感染症により異型リンパ球が増えることも多い。

■ 白血球数の減少

膠原病，ウイルス感染症，薬剤などにより，白血球数が減少する。高齢者であれば骨髄異形成症候群も考慮する。

■ 赤血球の増加と減少

■ 多血症

脱水が最も多い理由である。特に気温が高い夏場に，高齢者が頭痛や意識障害で搬送されて多血症を認めた場合，脱水症を疑う。稀な疾患ではあるが，赤血球数が増える真性多血症（真性赤血球増加症）がある。真性多血症は慢性的な経過をたどる血液がんであり，血液専門医への紹介が望ましい。

■ 貧血

最も多い血液疾患である。小球性貧血であれば鉄欠乏性貧血を疑い，血清鉄とフェリチン値を測定する。体内の貯蔵鉄量を反映するフェリチンが低値であれば，鉄欠乏性貧血と診断する。鉄欠乏性貧血では，婦人科系のがんや消化管のがんの有無を検索する必要がある。消化管出血による急性貧血では，正球性貧血となる。なお，大球性貧血の原因としては，高齢者に多い骨髄異形成症候群と巨赤芽球性貧血がある。

■ 血小板の増加と減少

■ 血小板増加

最も多い原因は，感染症や膠原病などによる炎症である。稀な疾患として，本態性血小板血症という血液がんがある。なお，鉄欠乏性貧血

でも血小板数が若干増加する。

■ 凝固異常症

■ 播種性血管内凝固症候群（DIC）

活性化部分トロンボプラスチン時間（APTT）延長，プロトロンビン時間（PT）延長，フィブリノゲン量低下，D-dimer高値，血小板減少が典型的であるが，領域ごとにDICの診断基準が異なる。血小板減少と凝固異常により，出血症状が主体となるが，進行すると血栓により多臓器不全に至ることがある。

■ 血友病

先天性血友病の国内患者数は，約6,000名とされている。APTTが単独に延長し，PTは正常値である。血友病Aは第8因子活性の低下，血友病Bは第9因子活性が低下する。なお，高齢者を中心に発症する後天性血友病Aは，第8因子活性の低下と第8因子に対するインヒビターの存在により診断する。

■ 検体不良

入院患者に多いのが，ヘパリンの混入である。APTT単独の延長がある場合は，採血時にラインからヘパリンの混入がないかを採血担当看護師に確認することが望ましい。疑わしい場合は正肘静脈から再検査を行う。

医療面接のポイント

☑ 服薬歴の聴取が重要である。腰痛などで鎮痛薬を内服していると，軽症の白血球減少や血小板減少を合併することがある。

☑ 出血症状を認めない血小板減少の場合，偽性血小板減少症を疑う。

☑ 喫煙により白血球数が増加することがあるため，喫煙歴を確認する。

☑ 女性の鉄欠乏性貧血では，子宮筋腫や子宮内膜症を念頭に過多月経の有無を確認する。不正性器出血があれば子宮がんを疑い，婦人科にコンサルテーションを行う。

☑ 稀な疾患ではあるが，貧血や黄疸に加えて若年で胆石症があり，さらに家族歴がある場合は遺伝性球状赤血球症を疑う。

検査

■ 一般検査

- 一般血液検査で血小板数を測定する。
- DICの診断には凝固検査が必要である。
- 造血不全や血液がんを疑う場合には，白血球分画と網状赤血球の測定，血液塗抹標本の作製を検査部に依頼する。

Part 3 ▷ 検査

■ 精密検査

- 造血不全(骨髄異形成症候群, 再生不良性貧血など)を疑う場合には, 骨髄検査を行う。
- 骨髄検査には, 細胞数・形態の観察・染色体分析を行うための骨髄穿刺と, 造血能と線維化などの評価を行う骨髄生検がある。
- 骨髄穿刺の適応には禁忌がない。しかし, 血小板数が3万/μL以下または凝固異常症を合併している場合は, 出血性合併症を避けるため骨髄生検を避けることが望ましい。

🕐 専門医・上級医へコンサルテーションをするタイミング

🕐 末梢血に芽球(白血病細胞)を認めれば白血病を疑い, 血液専門医にコンサルテーションを行う。

🕐 DICは致死率が高い。感染症やがんなどの基礎疾患を調べ, 上級医に相談する。

🕐 難治性の特発性血小板減少性紫斑病に対するセカンドライン治療(脾臓摘出術, 血小板造血刺激因子製剤, 抗体医薬リツキシマブ)は, 血液専門医にコンサルテーションを行う。

宮川 義隆

● Column ●

血球貪食症候群

　血球貪食症候群という恐ろしい病名をご存知でしょうか。文字通り，異常に活性化したマクロファージが次々と血球（赤血球，白血球，血小板）を破壊し，致命的になる恐ろしい難病である。生まれたときからの遺伝子異常で発症する小児患者に加え，近年では疾患の啓発活動が進んだこともあり成人患者も増えている。

　成人患者の原因としては，悪性リンパ腫，ウイルス感染症，膠原病（成人発症Still病など）が知られている。ウイルスの種類としては，伝染性単核球症の原因であるEBウイルスとサイトメガロウイルスが有名である。また，数年前に西日本・中国・韓国でマダニ感染症による死亡患者が報告され，騒ぎとなった重症熱性血小板減少症候群（SFTS）にも，血球貪食症候群が合併することが知られている。

　海外で作られた診断基準を表に示す。日本では診断基準がなく，また難病にも指定されていないため，患者数は不明である。確立した治療法はなく，重症度または基礎疾患に応じて，副腎皮質ステロイド，免疫抑制薬であるシクロスポリン，抗悪性腫瘍薬などが投与される。約半数が死亡する生命予後の悪い希少疾病であり，小児患者では造血幹細胞移植が検討され，成人患者ではサイトカインの異常活性化を抑える分子標的治療薬の開発が進められている。

表. 血球貪食症候群の診断基準（HLH-2004）

1または2のいずれかを満たせば，血球貪食症候群と診断する

1　血球貪食症候群に関連する遺伝子異常の検出

2　下記8項目中5項目以上を満たす
　　・発熱
　　・脾腫
　　・2系統以上の血球減少（Hb<9g/dL，血小板<10万/μL，好中球<1,000/μL）
　　・中性脂肪高値または低フィブリノーゲン血症
　　・血球貪食像（骨髄，脾臓，リンパ節）
　　・NK細胞活性の低下または欠損
　　・フェリチン≧500μg/L
　　・可溶性IL-2R≧2,400U/mL

Henter JI ,et al : HLH-2004 : Diagnostic and therapeutic guidelines for hemophagocytic lymphohistiocytosis. Pediatr Blood Cancer 48:124-131, 2007

宮川 義隆

Part 3 ▶ 検査

2. 肝機能異常

概念

肝機能異常の検査では，病因鑑別と重症度判定を念頭に多数の検査項目を総合して評価する．急性肝障害，慢性肝障害，胆汁うっ滞などにパターン化して判断する．また，問診でアルコールや薬剤の関与を把握したうえで検査値を解釈し，原因疾患の鑑別と重症度を判断する．

鑑別のポイント

- ☑ 自覚症状のある急性肝障害として受診した場合と，無症状で健康診断や人間ドックなどで異常を指摘された場合とを分けて考える．
- ☑ 肝機能検査は成因を鑑別するための検査，肝炎の活動性をみる検査，肝予備能や慢性肝疾患の進行度をみる検査，胆汁うっ滞の有無をみる検査などに分けて考えると理解しやすい．
- ☑ ウイルス性肝疾患の鑑別では，各ウイルスマーカーの意義を考えて，病態把握のための検査手順をパターン化すると理解しやすい．
- ☑ 心筋梗塞・甲状腺機能・筋疾患といった非肝疾患を除外することも重要である．

💬 メッセージ

内田 義人

- ● 肝機能障害は，たとえ同じ病態であっても患者によって全く異なる検査データに見えることがあるため，それぞれの検査の意味を正確に理解し，それらを組み合わせて判断することで診断の精度を高めていく．

検査の進め方

■ 急性肝障害を疑うとき

前駆症状として，発熱，咽頭痛，頭痛などの感冒様症状を認めることが多い。初期症状として黄疸に伴う濃褐色尿を自覚し，同時期から食思不振，全身倦怠感，嘔気・嘔吐などの症状がでる。病因としては，ウイルス感染，薬剤，アルコール性肝障害，肝膿瘍，自己免疫性肝炎を考慮する。また，二次的肝機能障害である，循環不全，胆道感染症，膵炎疾患などに伴う障害との鑑別も重要である。

血液検査（血算），生化学検査，凝固検査に加え，IgM型HA抗体，HBs抗原，IgM型HBc抗体，HCV抗体，HCV-RNA，IgA型HE抗体を調べる。重症度の把握には，プロトロンビン時間の測定が重要であり，急性肝障害を疑ったら必ず測定を行う。肝性昏睡初期（Ⅰ度）は診断困難であるため，家族などの通常時を知る者から，精神神経状態の変化に関して話を聞くことが重要である。これらの検査で診断がつかない場合，伝染性単核球症（IgM型VCA，IgM型EA，IgM型EBNA抗体），サイトメガロウイルス（IgM型CMV），ヘルペスウイルスなどの感染症の可能性も考慮して検査を進める。

■ 慢性肝障害を疑うとき

一般に無症状であり，検診や医療機関受診時に実施した血液検査で偶発的に指摘されることが多い。ウイルス感染，アルコール性肝障害，自己免疫性肝炎，代謝異常による肝障害，腫瘍性病変を考慮する。

ウイルス学的検索を行うと同時に，慢性肝障害の進行度の評価，腫瘍検索を含めた合併症の検査が必要となる。HBc抗体が陽性の場合は，HBV-DNAが陰性であってもHBVの関与を考慮する必要がある。HCV抗体陽性でも体内からウイルスが排除されていることもあり，特に脂肪肝やアルコール性肝炎などに合併した場合は診断を確定するためにもHCV-RNAで現感染の有無を確認する必要がある。また，HBVやHCVの関与を推定しても，画像検査や諸検査でほかの病因の可能性を考慮すべきである。

急性発症の疾患同様，慢性疾患の急性増悪においてもプロトロンビン時間の延長，画像検査による肝萎縮の有無，自他覚症状での肝不全徴候の有無などから，劇症化の可能性を判断する。治療経過中は，持続するトランスアミナーゼ高値，トランスアミナーゼの低下にもかかわらず上昇し続けるビリルビン値，ビリルビン値上昇が持続しているときの直接ビリルビン／総ビリルビン比の低下，感染症・消化管出血などの合併症に注意する。

■ 慢性ウイルス肝炎における診断例を図1, 図2に示す(ただし, 肝硬変は除く)。

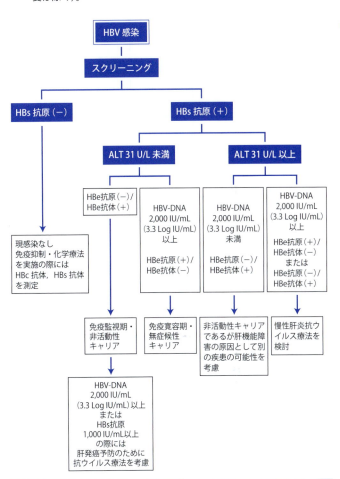

図1. HBV感染スクリーニングのアルゴリズム

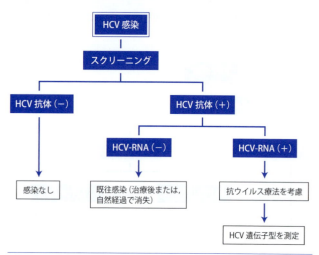

図2. HCV感染スクリーニングのアルゴリズム

各検査項目の特徴と注意点

■ 血清トランスアミナーゼ（AST・ALT）

肝障害で細胞内のAST（GOT），ALT（GPT）が血中に逸脱する。ASTは肝臓のみならず心・腎・肺・筋肉・赤血球にも存在し，肝内活性は高く半減期は0.5日と短い。ALTは肝臓に特異的に存在するが，肝内活性は少なく半減期は1.5日と長い。

急性肝障害：肝内活性の高いASTが優位に上昇し，回復期には半減期の長いALTが優位になる。

慢性肝障害：ALTが優位であるが，アルコール性肝障害ではミトコンドリア由来AST逸脱やALT合成障害でASTが優位，肝硬変では肝内ALT活性が低下してASTが優位となる。

■ 胆道系酵素（γGTP・ALP）

胆汁うっ滞ではγGTP，ALPなどの胆道系酵素が上昇する。腹部超音波検査で閉塞性黄疸を鑑別する。

- びまん性肝内胆汁うっ滞の原因として，原発性胆汁性胆管炎や胆汁うっ滞型薬物性肝障害があげられる。
- γGTPとALPは胆汁うっ滞時に誘導され上昇する。ただしアルコールはγGTPを単独誘導し，禁酒により2週間の半減期で減少する。
- 副腎皮質ホルモンや抗てんかん薬（フェノバルビタールなど）でもγ

GTPの合成を誘導する。

- ALP単独上昇は肝胆道系以外の疾患を検討する。
- ALPにはアイソザイムがあり，ALP1，ALP2（毛細胆管型）は肝胆道系疾患で，ALP3（骨型）は骨疾患，甲状腺機能亢進症，ALP4（胎盤型）は妊娠後期に上昇，ALP5（小腸型）は血液B・O型でLewis分泌型の場合は脂肪摂取後に上昇する。
- ALP1の出現は肝細胞毛細胆管膜の破壊を意味し，肝疾患に特異的である。
- 小児では骨由来ALPが高値で，正常値は成人の2〜3倍である。
- ALP活性には亜鉛が必要であるため，低値の場合は亜鉛欠乏を疑う。

■ 肝合成蛋白

■ アルブミン

アルブミンは主に肝細胞で合成され，膠質浸透圧を主に担う蛋白であり，その低下は腹水・浮腫の原因となる。慢性肝不全の重症度を反映する良好な指標で，肝硬変のChild-Pugh分類の1項目でもある。半減期は20日であり，短期的な肝機能の指標とはならない。

- ネフローゼ症候群，蛋白漏出性胃腸症，出血，火傷などでも低下する。
- 低アルブミン血症では血清カルシウム値を補正する必要がある。

■ コリンエステラーゼ

- 遺伝的に低値，または欠損している家系がある。
- 有機リン中毒で顕著に低値となる。
- ネフローゼ症候群，肥満，脂肪肝，糖尿病などで上昇する。

■ コレステロール

- 肝機能低下時に低下し，胆汁うっ滞で上昇する。

■ 血液凝固検査

■ プロトロンビン時間

半減期の短い凝固因子の合成能を反映するプロトロンビン時間は，肝合成能の指標となる。

- プロトロンビン時間は，ビタミンK欠乏やワルファリンの服用でも延長する。
- 慢性肝疾患に播種性血管内凝固症候群（DIC）を合併すると，プロトロンビン時間は急激に延長する。

■ 膠質反応

■ 硫酸亜鉛混濁試験（ZTT：zinc sulfate turbidity test）

肝炎において門脈域細胞浸潤の程度を反映すると考えられている。主に血清IgG濃度を反映して上昇する。

- 急性肝炎では，血清トランスアミナーゼ値上昇に引き続いて一過性に上昇する。

- 慢性肝炎では，活動性の高い患者および自己免疫性肝炎で特に高値となる。
- 肝硬変へ進展すると，肝炎活動性とは無関係に高値となる。
- 顕著に高値を示す場合は，IgG型の悪性骨髄腫を疑う。

■ ビリルビン

肝外でヘムから間接ビリルビンがつくられ，肝細胞内でグルクロン酸抱合され直接ビリルビンとなる。

- 肝障害時には直接ビリルビンの胆汁中排泄が低下し，血中に逆流する。
- トランスアミナーゼ，胆道系酵素が正常で間接ビリルビン高値のときは，体質性黄疸（Gilbert症候群）あるいは溶血を考える。
- 劇症肝炎では抱合能も低下し，直接ビリルビン／総ビリルビン比は低下する。
- 直接ビリルビンは水溶性で，尿に排泄され濃黒尿となる。
- 腸管内ビリルビンは，腸内細菌によりウロビリノゲンとなり，再吸収後尿中に排泄される。
- 閉塞性黄疸や高度肝障害時には尿ウロビリノゲン陰性である。

■ 血小板

慢性肝炎では肝線維化が進行すると門脈圧亢進による脾機能亢進を反映して減少する。目安として，F0：20万/mm^{3}以上，F1：18万/mm^3，F2：15万/mm^3，F3：13万/mm^3，F4：10万/mm^{3}以下（肝硬変）。劇症肝炎で血小板数が低値の場合は，DICの合併を疑う。

■ 肝炎ウイルス検査

■ A型肝炎ウイルス

IgM型HA抗体：感染約1週後の病初期から上昇し，3～6カ月後には検出できなくなる。A型急性肝炎の診断に必須の検査である。

IgG型HA抗体：急性肝炎では，IgM型HA抗体に続き上昇する。感染すると生涯陽性が持続することから，ウイルスの既往感染を反映する。病初期と回復期のペア血清で抗体価の上昇が認められれば，A型急性肝炎と診断される。

■ B型肝炎ウイルス

HBs抗原：HBVの表面抗原で，陽性であればB型肝炎ウイルスに現在感染していることを示す。急性肝炎では，肝炎発症前から血中に出現し，ALT値改善に前後して陰性化する。キャリアでは通常生涯にわたり陽性が持続し，肝炎増悪時には抗体価が高値となる。HBs抗原が高力価の場合は肝発癌のリスクが高いとの報告があり，HBV-DNAとともにHBs抗原量の低下・陰性化が抗ウイルス療法の目的となっている。

HBs抗体：HBs抗原に対する抗体で，感染を防ぐ中和抗体であり，陽

性は既往感染（HBc抗体陽性）かHBワクチン接種後（同陰性）を意味する。

HBe抗原：HBVのプレコア/コア遺伝子から翻訳される分泌蛋白で，肝細胞外に放出できるB型肝炎ウイルス量を反映する。HBe抗原陽性の無症候性キャリアは肝炎が発病する可能性が高く，慢性肝炎患者では肝炎の活動性が高いと評価する。

HBe抗体：HBe抗原に対する抗体。HBe抗原からHBe抗体にセロコンバージョンするとHBVは減少し，肝炎は沈静化するが20〜30％の患者ではHBVが減少せず肝炎が持続する。

HBc抗体（IgG型HBc抗体）：HBコア抗原に対する抗体。低力価は既往感染，高力価（200倍希釈で70％以上またはCLIA法で10以上）の場合は感染の持続を意味し，キャリアであることを示す。HBc抗体陽性，HBs抗体陰性ないし陽性は，一般にB型肝炎ウイルスの既往感染と考えられてきたが，免疫抑制薬，副腎皮質ステロイド，抗悪性腫瘍薬を投与するとHBV-DNAが陽性化し（HBV再活性化），肝炎を生じる場合があり（de novo B型肝炎），その対策が重要である。

IgM型HBc抗体：急性肝炎では，発症に前後して陽性となり，2〜6カ月後に陰性化する。HBVキャリアの急性増悪時にも陽性となるが，低力価である。

HBV-DNA定量：血中のB型肝炎ウイルスの存在を直接確認する方法である。病態把握，抗ウイルス薬投与時のモニタリングが必須である。リアルタイムPCR法（TaqMan法，AccuGene法：IU/mL）での測定が一般化している。2,000 IU/mL（3.3 Log IU/mL）以上で肝炎を発症するため，抗ウイルス療法を検討する。

HBV genotype：HBVの遺伝型（塩基配列が8％以上異なる）で，A〜HとJの9種類（IはHの亜型）が存在する。わが国では従来genotype Cが圧倒的に多く，次いでgenotype Bjが多い。近年では性行為感染症として欧州に多いgenotype Aeが蔓延しており，B型急性肝炎の多くはこのgenotypeによるものである。

HBコア関連抗原：HBVのプレコア/コア遺伝子から翻訳されるコア抗原，e抗原，p22コア関連抗原を同時に測定する。HBV-DNA量と相関するが，核酸アナログ製剤投与時には乖離がある。肝細胞内のcovalently closed circular DNA（cccDNA）量を反映する。HBs抗原量，HBV-DNAとともに核酸アナログ製剤投与中止の指標として重要である。

■ C型肝炎ウイルス

HCV抗体：HCVのコア蛋白，非構造蛋白に対する抗体検査で，C型肝炎ウイルスのスクリーニングに用いられる。既往感染でも陽性となる

（低力価であることが多い）ので，現在感染の確認にはHCV-RNA，コア抗原の検査が必要である。

HCV-RNA定量：C型肝炎ウイルスの存在証明とウイルス量の定量のために測定される。リアルタイムPCR法（TaqMan法：IU/mL）が標準的で，測定感度1.2Log IU/mL（15IU/mL）と感度に優れ測定範囲も広い。

HCVコア抗原：HCVのコア蛋白定量法で，C型肝炎ウイルス量を反映する。国民基本健康診断のウイルス検診では，経費を節約するために同法で測定し，陽性の場合はキャリアと診断している。

HCV群別検査：HCVのNS4に対する抗体産生により，1型（genotype 1a，1b）と2型（2a，2b）を鑑別する。抗ウイルス療法を選択する際に重要である。

■ **E型肝炎ウイルス**

IgA型HE抗体：HEV感染時に上昇する。

■ **ヒアルロン酸**

針刺し事故

　針刺し事故を起こした場合は直ちに血液を絞り出すようにしながら，流水で傷口を洗浄する。HBV汚染針刺では感染する確率が高い（HBe抗原陽性だと約30％）。被事故者がHBs抗原・HBs抗体ともに陰性の場合はなるべく早期（48時間以内）に抗HBsヒト免疫グロブリン（HBIG）を投与し，1回目のB型肝炎ワクチン接種を行う（1カ月目，3カ月目にワクチン追加接種）。医療関係者はあらかじめB型肝炎ワクチンを接種しておくことが望まれる。一方，HCV汚染針刺で感染する確率は低い（1.8％）。予防的治療は行わず，HCV-RNA，血液生化学検査などで6～12カ月間観察する。

内田 義人

Column

肝不全の管理

　肝硬変・慢性肝不全では，たんぱく質・エネルギー低栄養状態(PEM)を高率に認め，著しい低栄養状態は予後不良である。一方，全身の骨格筋は肝臓とともに代謝において重要な役割を果たしており，特に肝硬変・慢性肝不全の状態では筋肉量を維持する必要がある。近年ではサルコペニアの概念が提唱され，患者の高齢化と相まって肝硬変でのサルコペニアがADLの低下や生命予後に関連することが報告されている。したがって，肝硬変・慢性肝不全では適切な栄養療法と運動療法が重要となる。

■ 栄養療法

　臨床病期(代償性・非代償性)，肝性脳症の有無とその程度，糖尿病合併の有無，門脈－大循環シャント(側副血行路)の有無などを判定したうえで栄養ケアプランを作成する。管理栄養士と詳細に連携し，生活習慣や栄養バランスの偏りの有無を把握することが重要である。具体的な食事の目安として，エネルギー量は25〜35kcal/kg(標準体重)/日(ただし，耐糖能異常がある場合は25kcal/kg/日)，蛋白摂取量は蛋白不耐症がある場合は1.0〜1.5g/kg/日，ない場合は0.5〜0.7g/kg/日＋肝不全用経腸栄養剤とし，塩分や鉄分の制限なども重要である。また，PEMに対して経口分枝鎖アミノ酸製剤による就寝前補助療法(LES)が有効である。

■ 運動療法

　無酸素(レジスタンス)運動と有酸素運動に分類される。無酸素運動とは，いわゆる"筋トレ"であり，早筋(白筋)が使用されグルコースが利用される。痛みのない範囲でゆっくりと息を止めないように行う。有酸素運動は主に遅筋(赤筋)を利用した運動であり，ウォーキングが最も現実的である。背中を伸ばして手を振るなど，体全体を使うように心掛けると効果的である。無酸素運動と有酸素運動を組み合わせることが重要であるが，あくまでも患者のADLを考慮し，無理のない範囲で継続するように指導する。

内田 義人

Part 3 ▶ 検査

3. 電解質異常

概念

入院患者では，基礎疾患の病態や病状に加えて投薬や点滴などの外的要因の影響も受けることから，何らかの電解質異常を有することが多い。特にナトリウムやカリウムの代謝調節障害は，頻繁に遭遇する電解質異常である。これらの異常を認めた場合は，重症度や緊急度を判断しながら原因を速やかに鑑別し，病態に基づいた治療を進めていく必要がある。

鑑別のポイント

① 低ナトリウム血症
☑ 原因の鑑別には細胞外液（ECF）量の評価が重要である。ECFを低下・正常・増加に分類し，尿中Na濃度や尿浸透圧を参考にしながら鑑別を進める。
② 高ナトリウム血症
☑ ECFを低下・正常・増加に分類し，尿中Na濃度と尿浸透圧／血清浸透圧比を参考に鑑別を進める。
☑ 脱水がなければ，低張液の補液が補正の主体となる。尿崩症の場合は，中枢性と腎性を鑑別し，病態に即した治療を開始する。
③ 低カリウム血症
☑ 尿中K濃度，尿中クロール（Cl）濃度，血液ガス分析，高血圧の有無などを参照しながら鑑別を進める。
④ 高カリウム血症
☑ 腎機能障害の有無，血漿アルドステロン濃度，高カリウム血症をきたす薬剤歴などを参考にしながら鑑別を進める。

> 💬 **メッセージ**
>
> 及川 洋一
> ● 低ナトリウム血症ならびに高ナトリウム血症では，原因の鑑別を行う際にECFの評価（主として脱水の有無）がポイントとなる。
> ※ ECFの減少（脱水）を示唆する所見
> 　口腔粘膜・舌の乾燥，四肢（手足）の冷感，腋窩の乾燥，眼球陥没，皮膚ツルゴール（張り）の低下：2秒以内に皮膚がもとに戻らない，体重減少，尿量低下，起立性頻脈（脈拍増加＞30/分），起立性低血圧（収縮期血圧低下＞20 mmHg），爪床圧迫テスト（毛細血管再充満時間の延長）：成人：2〜3秒以上，高齢者：4秒以上

低ナトリウム血症

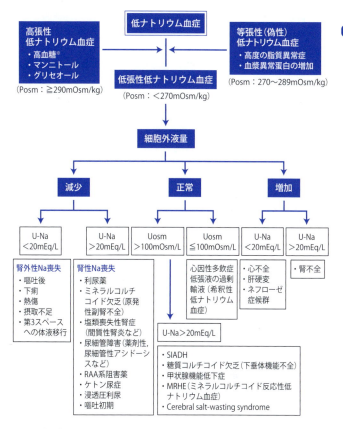

石川三衛：水代謝異常.日内会誌 95：814-820, 2006を参考に作成

■ 定義

血清Na濃度：135mEq/L未満。

■ 臨床症状

消化器症状（食思不振，悪心），倦怠感，頭痛，筋痙攣，仮性球麻痺，傾眠，痙攣，呼吸障害，昏睡など（ただし，慢性経過では無症状のことが多い）。

■ 主な検査・評価項目

① 血清・尿中Na濃度，血清・尿浸透圧，肝機能，腎機能，尿酸，副腎皮質刺激ホルモン（ACTH），コルチゾール，甲状腺機能，抗利尿ホルモン（ADH），血糖，脂質，総蛋白。

② ECFの評価

※高血糖による低ナトリウム血症：血糖値が100 mg/dL増加すると血清Na濃度が1.6 mEq/L低下する。

■ 治療

■ 臨床症状のない場合

補正時の注意点：慢性経過の場合，血清Na濃度の補正速度は0.5 mEq/L/時間を超えないようにする（急激な是正は橋中心髄鞘崩壊症のリスクが高まる）。また，24時間では10 mEq/L以内の上昇にとどめておく。

① ECFの少ない場合

●生理食塩液の投与（有効循環血漿量の増加→ADH分泌抑制→血清Na濃度改善）。

●腎性喪失の場合は，ミネラルコルチコイドの補充を検討。

② ECFが正常の場合（ADH不適合分泌症候群：SIADH）

●水制限（＜15〜20 mL/kg/日）。

●1日200 mEq以上のNa負荷（食塩の場合：12 g/日以上）。

●SIADHをきたす原因疾患の治療あるいは薬剤の中止。

●デメクロサイクリン600〜1,200 mg/日 分3またはジフェニルヒダントイン300 mg/日 分3など。

●異所性バゾプレシン産生腫瘍による低ナトリウム血症（既存治療で効果不十分な場合に限る）：モザバプタン（バゾプレシンV_2受容体拮抗薬）。

③ ECFが多い場合

●原因疾患（心不全，肝硬変，腎不全）の治療。

●水ならびに塩分制限。肝硬変やネフローゼではアルブミンの補給。心不全では強心薬や利尿薬の投与。

■ 重篤な神経症状がある場合

●3％食塩液を0.5 mL/kg/時間で投与（維持輸液として同時に生理食塩液を20〜40 mL/時間で投与）。1〜2時間ごとに血清Na濃度を測定し，補正速度が0.5 mEq/L/時間を超えないように3％食塩液の投与量を調整する。24時間では8〜12 mEq/L以内の上昇にとどめておく。

●痙攣や昏睡などの緊急時には，3％食塩液を1〜2 mL/kg/時間で投与することがある（症状消失あるいは血清Na濃度が2〜4 mEq/L上昇するまで）。その場合，補正速度は1〜2 mEq/L/時間を超えないように調整し，24時間では12 mEq/L以内の上昇にとどめておく。

高ナトリウム血症

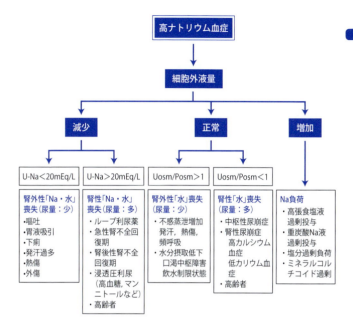

U-Na：尿中Na濃度
Uosm/Posm：尿浸透圧/血清浸透圧比

Paula D, et al：Hypernatremia. National Kidney Foundation Primer on Kidney Diseases. 6th ed. 71-79, 2014 を参考に作成

■ 定義

血清Na濃度：145mEq/L以上。

■ 臨床症状

全身倦怠感，口渇，頭痛，発熱，不穏，傾眠，筋痙縮，痙攣，昏睡など。

■ 主な検査・評価項目

① 血清・尿中Na濃度，血清・尿浸透圧。
② ECFの評価，直近の水分IN/OUTバランス。
③ 飲水の自由摂取の可否。
④ 口渇中枢の障害の有無。
⑤ 基礎疾患：尿崩症（中枢性，腎性），原発性アルドステロン症など。
⑥ 輸液（Na過剰負荷）。

■ 治療

補正時の注意点：血清Na濃度の補正速度は，無症候性では0.5mEq/L/
時間を，症候性では1〜2mEq/L/時間を超えないようにし，24時間では
各々8mEq/L以内，8〜12mEq/L以内の補正にとどめるようにする。

■ ECFの減少がある場合

- 生理食塩液または0.45％食塩液（＝注射用蒸留水500mL＋10％
  NaCl 24mL）を投与して血行動態を安定化させる。その後，ECFが
  ほぼ正常の場合の①へ切り替える。

■ ECFがほぼ正常の場合

① 低張電解質輸液＋自由水の並列投与。

例）低張電解質輸液：1号輸液など（1,500mL/日）

　　自由水：5％ブドウ糖液（目安：2mL/kg/時間）

② 尿崩症の場合：中枢性→デスモプレシン。

腎性→塩分制限，サイアザイド系利尿薬（低カリウム血症や高カルシウ
ム血症による腎性尿崩症の場合は，各電解質の補正を行う）。

■ ECFが多い場合，Na過剰負荷の場合

- Na負荷を除去，Na制限。
- 利尿薬と5％ブドウ糖液を投与。
- 透析（腎不全で尿中Na排泄が期待できない場合など）。

低カリウム血症

■ 定義

血清K濃度：3.5mEq/L未満。

■ 臨床症状

消化器症状（食思不振，悪心・嘔吐），麻痺性イレウス，筋力低下，四肢し
びれ感，テタニー，横紋筋融解，多尿（尿濃縮力低下・間質性腎障害・腎
性尿崩症）。

■ 主な検査・評価項目

① 血清・尿中K濃度，尿中Cl濃度，血清マグネシウム濃度，血液ガス分析，
   甲状腺機能，レニン・アルドステロン濃度，コルチゾール濃度。

② 血圧。

③ 心電図変化（T波の平低化，ST低下，U波の出現，P波の増高，PR延長，
   QT延長，心室性期外収縮など）：特にジギタリス製剤の使用時に注意。

④ 薬剤歴（利尿薬，ステロイド薬，グリチルリチン製剤，甘草など）。

■ 治療

■ 軽症〜中等症の場合（血清K濃度 ≧ 2.5〜3.0mEq/L：無症候性）

例）塩化カリウム（600）4〜6錠 分2 経口。適宜用量調整（腎機能障害時

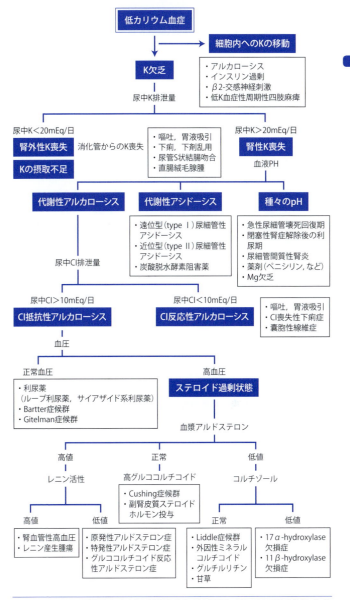

武藤重明:カリウム代謝調節障害.日内会誌92:728-736, 2003 を参考に作成

には減量などを考慮)。

- ■ 症候性，高度の低カリウム血症(血清K濃度 < 2.5 mEq/L)，心電図異常，経口摂取不能例の場合
  例)生理食塩液500 mL + KCL 20 mL (20 mEq)。点滴静注(1時間以上かけて)。
  - ● 末梢静脈から投与する場合：輸液中のK濃度 < 40 mEq/L，K投与速度 < 20 mEq/時間。
  - ● ブドウ糖入りの輸液製剤は，低カリウム血症を助長するので使用を避ける。
- ■ その他
  - ● 低マグネシウム血症がある場合は，一緒に補正する。
  - ● 利尿薬の使用例やミネラルコルチコイド過剰例では，K保持性利尿薬(スピロノラクトン，トリアムテレン)を投与する。
  - ● 尿細管性アシドーシスの場合は，アシドーシスよりもKの補正を優先する(アシドーシスの改善に伴い，低カリウム血症がさらに悪化するため)。

高カリウム血症

■ 定義
血清K濃度：5.5 mEq/L以上。

■ 臨床症状
消化器症状(食思不振，悪心・嘔吐)，四肢や骨格筋のこわばり，四肢感覚異常，筋力低下。

■ 主な検査・評価項目
① 血清K濃度，末梢血(白血球数，血小板数)，腎機能，レニン・アルドステロン濃度，血糖，血清浸透圧。
② 偽性高カリウム血症が疑われる場合：血漿K濃度(ヘパリン採血)。
③ 心電図変化(テント状T波，PR延長，QRS幅増大，P波消失，徐脈，期外収縮，房室ブロック，心室細動，心停止)：血清K濃度 ≧ 6.5 mEq/L では要注意。
④ 薬剤歴(図参照)，輸液内容。

■ 治療
- ■ 心電図でPR延長あるいはQRS幅の増大，もしくは血清K6.5〜7.0 mEq/L以上の場合
  ① 8.5%グルコン酸カルシウム(カルチコール®)10mL(5分かけて静注)。
  - ● 心電図を確認しながら投与。数分以内に効果出現。30〜60分持続。
  - ● 心電図の改善がみられない場合は，5〜10分後に再投与する。

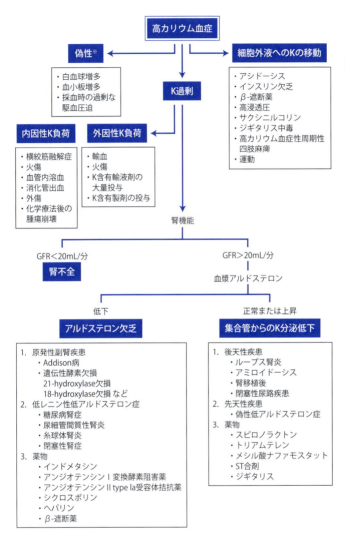

※ヘパリン採血で血漿K濃度を測定し，真の高K血症と鑑別する

武藤重明：カリウム代謝調節障害．日内会誌 92：728-736, 2003 を参考に作成

- ジギタリス製剤使用者は，ジギタリス中毒に注意（投与速度を落とす）。
- 下記に示す血清K低下処置も並行して行う。

② G-I療法

10％ブドウ糖液500mLに速効型インスリン10単位を混注し，1〜2時間かけて点滴静注（効果発現まで30分以内。4〜6時間続く。血糖値の変化に注意）。

③ 陽イオン交換樹脂の投与

ポリスチレンスルホン酸カルシウム（カリメート®）あるいはポリスチレンスルホン酸ナトリウム（ケイキサレート®）30g＋微温湯100〜200mLを注腸し，30〜60分留置（効果発現まで1時間）。

④ 重炭酸ナトリウムの静注

高度の代謝性アシドーシス（HCO_3^- ＜10 mmol/L）を認めるときは，7％または8.4％炭酸水素ナトリウム液を投与（1mL/kgを5分以上かけて静注）。

⑤ ①〜④がいずれも無効の場合は，血液透析。

■ 緊急を要さない場合

① K摂取制限（40〜50mEq/日）。

② 高カリウム血症をきたす薬剤の中止。

③ 陽イオン交換樹脂（カリメート®，アーガメイトゼリー®，ケイキサレート®など）。

④ ループ利尿薬。

⑤ 低レニン低アルドステロン症（糖尿病腎症など）：鉱質コルチコイド（フルドロコルチゾン（フロリネフ®））を考慮。

及川 洋一　島田 朗

Part 3 ▶ 検査

4．動脈血液ガス分析

概念

動脈血液ガス分析では，動脈血中の酸素分圧（PaO_2），二酸化炭素分圧（$PaCO_2$），酸素飽和度，pH，重炭酸イオン（HCO_3^-）などを解析することにより酸素化能，換気状態，酸塩基平衡を評価する。

採血手技とポイント

- 22～23ゲージ注射針付きのヘパリン化シリンジで採血を行う。通常，シリンジから分注するときは速やかに行う。
- 測定状況は検査結果に大きく影響するため，検査コメントとして酸素吸入量や人工呼吸器条件を記録しておく。
- 穿刺部位は大腿動脈，橈骨動脈，上腕動脈から確実に穿刺可能である部位を選択する。上肢から採血する場合は利き腕を避けることが望ましい。
- 採血針が動脈内に進入すると動脈圧により血液がシリンジ内に流入する。検体量は1 mL程度で十分なことが多く，動脈血がシリンジ内筒部分まで到達したら注意しながら抜針し，穿刺部分の圧迫を5分程度行う。シリンジはヘパリンが均等になるように，掌で挟み20～30回程度転がし攪拌する。

💬 メッセージ

三上 慎太郎

- 動脈穿刺は侵襲性があるので，診断および治療の過程で検査結果に何を求めるのか明確な目的をもって行う。必要であれば，必要なタイミングで躊躇せずに行うこと。
- 間質性肺炎などでは，酸素飽和度が正常にみえても肺胞気動脈血酸素分圧較差（$AaDO_2$）はかなり開大していることをしばしば経験する。
- 血液ガス分析は，低酸素血症を診断するために欠くことができない検査であるが，患者の背景や全身状態を踏まえてほかの検査情報を統合したうえで評価し，診断へアプローチする必要がある。
- 病態は混在することが多く，患者背景や経過・画像所見などから総合的に判断することが重要である。

血液ガス所見による低酸素血症の鑑別・診断へのアプローチ

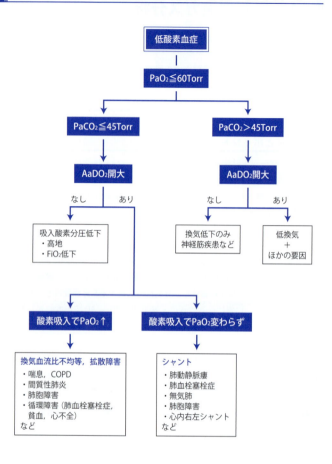

■ 病態生理を推測するための評価
■ 肺胞低換気

肺胞気二酸化炭素分圧の上昇，肺胞気酸素分圧の低下により，$PaCO_2$ は上昇し，PaO_2 は低下する。これのみでは $AaDO_2$ は開大しない。慢性閉塞性肺疾患（COPD），気管支拡張症，肺結核後遺症，胸部術後，睡眠時無呼吸症候群，神経筋疾患，肺胞低換気症候群などでみられる。拡散障害など，ほかの要因が加わると $AaDO_2$ の開大をきたす。

Part 3 ▷ 検査

■ シャント

ガス交換が行われず，右心血流が左心系に流入するためPaO_2が低下する。このため酸素吸入をしてもPaO_2が上昇せず$AaDO_2$は著明に開大する。肺動静脈瘻，無気肺，ARDS，肺水腫，心内右左シャントなどでみられる。

■ 換気血流比不均等

健常肺も換気血流は均一でないが，血流や換気がなくなった肺胞が新たに出現することで不均等分布が増大し，PaO_2が低下し，$AaDO_2$が開大する。病態にもよるが，シャント形成を合併する患者では酸素吸入を行ってもPaO_2が上昇しなくなる。代表的な病態には，肺血栓塞栓症，無気肺，肺水腫などがある。

■ 拡散障害

肺胞膜の障害，ガス拡散距離の増加，貧血などにより物理的に拡散過程が妨げられることから，PaO_2低下，$AaDO_2$上昇となる。COPD，間質性肺炎，肺水腫，低拍出性心不全などでみられ，労作時に増悪することが多い。酸素吸入が有効であることも多いが，ほかの病態の合併に留意する必要がある。

■ 吸入酸素分圧低下

高地や飛行機での飛行中は大気圧とともに大気中酸素分圧も低下する。このためPaO_2は低下するが，$AaDO_2$は変化しない。臨床上あまり問題になることはないが，特殊環境下での診療や在宅酸素療法が行われている場合は留意しておく必要がある。

どのようなときに行うべきか

動脈血液ガス分析は，呼吸不全，代謝異常，重症感染症，意識障害などの疾患鑑別から重症度評価および治療効果判定まで多岐にわたる。機種によっては電解質や乳酸値も測定可能で，迅速に結果を得られることから救急診療においてもその有用性は高い。一方，パルスオキシメータは低侵襲・低コストでその簡便性からモニタリングに関しては極めて優れたデバイスである。しかし，末梢循環不全では使用不可で，精度および誤差，ヘモグロビン異常による影響などの問題もあり，病態把握のための動脈血液ガス分析から得られる情報には遠く及ばない。

測定に際して注意すべきこと

採取した検体は直ちに測定するのが原則である。測定直前に検体が均一になるように再度掌で挟み回転させて撹拌する。シリンジ内では血液細胞の代謝が進行するため$PaCO_2$の上昇とPaO_2の低下をきたし，測定値が変化する。

測定までに30分以上かかる場合には氷水による冷却保存を行う。

動脈血液ガスの基準値

機種によって得られる情報項目はさまざまであるが，主要項目の基準値を示す。

項目	基準値
pH	7.35〜7.45
PaO_2	85〜105 Torr
$PaCO_2$	35〜45 Torr
HCO_3^-	21〜27 mmol/L

■ 肺胞気－動脈血酸素分圧較差（$AaDO_2$）

$AaDO_2$＝肺胞気酸素分圧（PAO_2）－PaO_2

室内気呼吸下では，$AaDO_2$＝150－$PaCO_2$/0.8

基準値は10 Torr以下であり，10〜20 Torrで境界値，20 Torr以上で異常値となる。

※ $AaDO_2$は酸素吸入にて開大し，正確な評価は困難となるため原則室内気で評価する。

■ P/F比

正確な吸入気酸素濃度（FiO_2）とPaO_2から得られる。

P/F比＝PaO_2/FiO_2　若年健康者では約480 Torr

呼気終末陽圧（PEEP）5 cmH_2O以上でのP/F比300以下は，急性呼吸促迫症候群（ARDS）の診断基準の一つとなる。

結果に影響を与える要因

- 息こらえや過換気といった患者のコンディション
- 検体採取から測定までに要した時間
- 酸素解離曲線の変化

体温，pH，$PaCO_2$，2,3-ジホスホグリセリン酸（2,3-DPG）は酸素解離曲線に変位をもたらす。体温上昇，pH低下，$PaCO_2$上昇，2,3-DPG上昇であれば曲線は右方へ移動し，酸素親和性が低下する。この場合はパルスオキシメータで測定された酸素飽和度からのPaO_2予測は不正確となる。

臨床評価および解釈

測定した結果をもとに下記の項目を評価する。

■ 酸素化能の評価

室内気吸入でPaO_2が60 Torr以下となる呼吸系の機能障害を呼吸不全

と定義している。呼吸不全は$PaCO_2$が45 Torr以下のⅠ型呼吸不全と45 Torrを超えるⅡ型呼吸不全に分類され，1週間以内の経過で呼吸不全となる状態を急性呼吸不全，1カ月以上続く場合を慢性呼吸不全としている。

■ 換気能の評価

換気能の評価の基準となるのは$PaCO_2$である。これを規定するのは肺胞換気量と二酸化炭素産生量である。

$PaCO_2 = 0.863 \times$二酸化炭素産生量/肺胞換気量となり，$PaCO_2$は二酸化炭素産生量に比例し，肺胞換気量の逆数に比例する。

肺胞換気量が低下すると$PaCO_2$が増大し，> 45 Torrとなれば肺胞低換気と判断し，換気量が増大し，< 35 Torrとなれば肺胞過換気と判断する。

■ 酸塩基平衡異常

pHが7.38〜7.40以下をアシデミア，pHが7.40〜7.42以上をアルカレミアとする。アシデミア，アルカレミアに至る変化の過程を，それぞれアシドーシス，アルカローシスと呼ぶ。アシデミアは$PaCO_2$上昇またはHCO_3^-減少により生じ，アルカレミアは$PaCO_2$低下またはHCO_3^-上昇により生じる。$PaCO_2$は肺の呼吸により調節され，HCO_3^-は腎の代謝により調節されている。酸塩基平衡異常では，一次性の呼吸性障害には代謝性代償が，一次性の代謝性障害には呼吸性代償が生じる。代償性変化が予測より大きくずれた場合には，混合性酸塩基平衡異常の存在を疑う。

一次性病態	一次性変化	代償性変化	代償限界値
呼吸性アシドーシス	$PaCO_2 \uparrow$	$HCO_3^- \uparrow$	$HCO_3^- < 30$ mmol/L（慢性期では< 42 mmol/L）
呼吸性アルカローシス	$PaCO_2 \downarrow$	$HCO_3^- \downarrow$	$HCO_3^- > 18$ mmol/L（慢性期では> 12 mmol/L）
代謝性アシドーシス	$HCO_3^- \downarrow$	$PaCO_2 \downarrow$	$PaCO_2 > 15$ Torr
代謝性アルカローシス	$HCO_3^- \uparrow$	$PaCO_2 \uparrow$	$PaCO_2 < 60〜65$ Torr

三上 慎太郎　植松 和嗣

Column

点滴の考え方

　輸液の目的として最も重要なのは，水と電解質を補うことである。しかし，水と電解質を補うといっても状況によって輸液の方法はさまざまである。

　成人の体液量は体重の60％であり，細胞内液が2/3で細胞外液が1/3である。さらに細胞外液は血管内と間質に分けることができ，血管内が1/4で間質が3/4である。生理食塩液のほぼ100％は細胞外液に残り，5％ブドウ糖液は全体に均一に分配される。

　経口摂取ができない状況であれば維持液の投与が必要となり，一般に水分30mL/kg/日，ナトリウム1mEq/kg/日，カリウム0.5mEq/kg/日が必要である。たとえば体重60kgであれば，水分1,800mL，ナトリウム60mEq/日（3g/日程度），カリウム30mEq/日が最低限必要となり，これは維持液3本分の量にあたる。必要カロリーは，30kcal/kg標準体重/日が基本になる。

■ 実際の投与量

　十分な尿量維持による溶質除去を考慮し，必要最低限の量よりも多めに投与するほうが無難である。経口・経管摂取ができない場合には，体重50kgで2,000mLを基本として1kg増えるごとに25mL増やす計算が目安である。しかし，出血・嘔吐・下痢などで細胞外液が減っている状況であれば，喪失分量の細胞外液の投与も加えて必要になる。喪失量に関しては体重などで推定できればよいが，推定できないことも多い。起立性血圧，脈拍上昇，CRTなどの程度からの判断が必須となる。

■ 輸液で気をつける腎不全と浮腫性疾患（心不全，肝硬変など）

腎不全：腎不全患者は脱水にも溢水にもなりやすく，加えてカリウムが高値になりやすい。そのため，電解質と体液コントロールのモニタリングが重要になる。具体的には，尿量が一定でないため常に尿量＋0.5L（不感蒸泄＋便）を意識することと輸液製剤にはカリウムフリーのものを選んでほしい。たとえ低カリウムになっても1日のカリウム喪失量を計算し，40mEq程度補充を行いながらカリウム値を再検していくことが重要である。

浮腫性疾患（心不全，肝硬変，ネフローゼなど）：体液量が過剰であるにもかかわらず循環血漿量は低下し，低ナトリウム血症を合併していることが多い難しい病態である。維持輸液量としては尿量＋0.5L（不

感蒸泄＋便）を基本とするが，体液量の減少が必要な場合が多く減量したい分だけ維持輸液量を減らして対応する。しかし，利尿薬などによる過剰な体液量の減少によって臓器の循環不全が起こることもあるため，高度な低アルブミン血症を伴う患者においては1日の体液減少を500 mL程度に抑えることが望ましい。また，肺うっ血などによる切迫した状況においては，昇圧薬などを投与しながらの除水も必要となり，毎日の体重とバイタルサインを確認したうえで体液コントロールを行うこととなる。

■ 実際の輸液管理

詳細な計算式や輸液の知識は有用であるが，実際の臨床現場で個人差を計算することは不可能である。計算式に当てはめることよりも，体液量や電解質の状態をバイタルサイン・体重・血液検査・胸部X線などから評価し，方向性を間違えないことに気をつけて輸液管理を行うことが最も重要である。

齊藤 航平

Part 3 ▶ 検査

5. 酸塩基平衡と腎機能

概念

体内に酸が過剰に蓄積する病態をアシデミア(pH低下)と呼び,体内に酸が過少になっている病態をアルカレミア(pH上昇)と呼ぶ。また,pH低下要因となる重炭酸イオン(HCO_3^-)低下または炭酸ガス(pCO_2)増加をアシドーシス,pH上昇要因となるHCO_3^-増加または炭酸ガス低下をアルカローシスと呼ぶ。腎臓が障害されるとHCO_3^-の再吸収や酸(H^+)の排泄が障害され,体は代謝性アシドーシスに傾く。体内で酸塩基平衡異常が起こるとさまざまな代償機能がpHの正常化に作用する。ここでは主に腎臓機能障害とそれに伴い生じる酸塩基平衡異常について解説する。

鑑別のポイント

- ☑ 日常診療で遭遇するあらゆる病態で酸塩基平衡異常は起こり得る。特にショック状態や重症感染症などの重篤な病態では必発する。
- ☑ 酸塩基平衡異常を疑った場合,まずは比較的簡便で迅速に行える血液ガス検査を行い,血液検査の結果からアニオンギャップを計算する。
- ☑ 血液ガス分析の結果を用い,酸塩基平衡の4つの基本系のなかで該当する病態を把握し,酸塩基平衡異常の是正のための処置および原病に対するアプローチを開始する(表1)。

表1. 酸塩基平衡異常の基本病型

病型	HCO_3^- (mmol/L)	pCO_2 (mmHg)	二次性応答の予測値
代謝性アシドーシス	< 22	減少 (二次性変化)	$\Delta pCO_2 = (1.0 \sim 1.3) \times \Delta HCO_3^-$ or $pCO_2 = 1.5 \times HCO_3^- + 8 \pm 2$ or $pCO_2 = HCO_3^- + 15$
代謝性アルカローシス	> 26	増加 (二次性変化)	$\Delta pCO_2 = (0.6 \sim 0.7) \times \Delta HCO_3^-$ or $pCO_2 = 0.7 \times (HCO_3^- - 24) + 40 \pm 2$ or $pCO_2 = HCO_3^- + 15$ or $pCO_2 = 0.7 \times HCO_3^- + 20$
急性呼吸性アシドーシス	増加 (二次性変化)	> 42	pCO_2 10 mmHgの上昇ごとにHCO_3^- 1 mmolの上昇
慢性呼吸性アシドーシス	増加 (二次性変化)	> 42	pCO_2 10 mmHgの上昇ごとにHCO_3^- 4〜5 mmolの上昇
急性呼吸性アルカローシス	減少 (二次性変化)	< 38	pCO^2 10 mmHgの低下ごとにHCO_3^- 2 mmolの上昇
慢性呼吸性アルカローシス	減少 (二次性変化)	< 38	pCO_2 10 mmHgの低下ごとにHCO_3^- 4〜5 mmolの上昇

HCO_3^-の正常値:24±2 mmol/L,pCO_2の正常値:40±2 mmHg

Part 3 ▷ 検査

鑑別・診断アプローチ

STEP1：アシデミアorアルカレミア

STEP2：一次性代謝性（HCO_3^-）or呼吸性（pCO_2）アシドーシス，アルカローシスの鑑別

■ アシデミアの場合（pH<3.5）

HCO_3^- ↓の場合：一次性代謝性アシドーシス

pCO_2 ↑の場合：一次性呼吸性アシドーシス

■ アルカレミアの場合（pH>7.45）

HCO_3^- ↑の場合：一次性代謝性アルカローシス

pCO_2 ↓の場合：一次性呼吸性アルカローシス

STEP3：アニオンギャップ（AG）の確認。

アニオンギャップとは，細胞外液中の陽イオンと陰イオンの差を表した式であり，主として代謝性アシドーシスの鑑別に有用である。

$AG = Na^+ - (Cl^- + HCO_3^-)$（正常値：$12 \pm 2$）

血清アルブミン濃度が低値の場合，AGを補正する必要がある。

補正AG＝測定AG － 2.5×（4 － 測定Alb）

＊血清Alb濃度が1g/dL下がるごとに，AGは2.5低下する。

末期腎不全，ケトアシドーシス，乳酸アシドーシスなど，有機酸が増加する病態でAGは増加する。一方，近位尿細管アシドーシス，下痢など，重炭酸イオンの喪失を起こす病態では，減少した陰イオンを代償するために塩化物イオン（Cl^-）濃度が上昇することにより，AGは変化しない（高Cl性アシドーシス）。AG増加，正常の場合に考慮すべき病態を表2に示す。

STEP4：AG増加の場合の補正重炭酸濃度の評価

AGの増加は未測定陰イオンの増加を意味し，この陰イオン増加を相殺するために重炭酸が減少した病態がAG増加性代謝性アシドーシスである。重炭酸そのものの増減が見えにくくなるため，下記の関係式により，陰イオン増加の影響を取り除いた重炭酸の値を評価する。

補正HCO_3^-＝測定HCO_3^- ＋ΔAG

ΔAG：測定値で計算されたAG － 12

評価は以下を参考にする。

HCO_3^-<24：AG正常の代謝性アシドーシスの合併

24≦HCO_3^-≦26：合併する代謝性異常なし

HCO_3^->26：代謝性アルカローシスの合併

STEP5：混合性酸塩基平衡異常の鑑別

代謝性アシドーシスの際に呼吸性代償（アルカローシス）が適切に行われているか否かは，以下の関係式により一般的な判断が可能である。

$\Delta pCO_2 = (1 \sim 1.3) \times \Delta HCO_3^-$

また代謝性アルカローシスの際の呼吸代償（アシドーシス）については，以下の関係式を用いる。

$$\Delta pCO_2 = (0.5\sim1) \times \Delta HCO_3^-$$

（ΔHCO_3^-：重炭酸濃度の，正常値との解離，ΔpCO_2：炭酸ガス分圧の，正常値との解離）

酸塩基平衡異常における代償性変化の予測式を表3に示す[1,2]。

表2. 代謝性アシドーシスにおけるアニオンギャップ（AG）の解釈

AG増加	主として体内未測定陰イオンの増加を意味する	
	酸の産生過剰	L-乳酸アシドーシス（末梢虚血に伴うA型と，全身疾患や薬剤使用に伴うB型とがある） D-乳酸アシドーシス（短腸症候群） ケトアシドーシス
	酸の排泄，代謝低下	進行期の腎不全，肝不全時の乳酸クリアランス低下
	細胞崩壊	重症型横紋筋融解症
AG正常	主として重炭酸喪失，腎からの酸排泄低下を意味する	
	腎での重炭酸再吸収低下	近位型尿細管性アシドーシス（pRTA） トルエン曝露 生理食塩水負荷 薬剤性（イホスファミド，テノホビル，トピラマート，炭酸脱水酵素阻害薬）
	消化管からの重炭酸喪失	下痢 尿管結腸吻合 胆道または膵管瘻孔形成
	腎からのH+分泌低下	遠位型尿細管性アシドーシス（dRTA） 高カリウム血症型尿細管性アシドーシス（4型RTA） 低レニン性低アルドステロン状態

表3. 酸塩基平衡異常における代償性変化の予測式

一次性変化	二次性（代償性）変化	予測式
代謝性アシドーシス	呼吸性アルカローシス	$\Delta pCO_2 = (1\sim1.3) \times \Delta HCO_3^-$
代謝性アルカローシス	呼吸性アシドーシス	$\Delta pCO_2 = (0.5\sim1) \times \Delta HCO_3^-$
急性呼吸性アシドーシス	代謝性アルカローシス	$\Delta HCO_3^- = 0.75 \times \Delta pCO_2$
慢性呼吸性アシドーシス	代謝性アルカローシス	$\Delta HCO_3^- = 0.35 \times \Delta pCO_2$
急性呼吸性アルカローシス	代謝性アシドーシス	$\Delta HCO_3^- = 0.75 \times \Delta pCO_2$
慢性呼吸性アシドーシス	代謝性アシドーシス	$\Delta HCO_3^- = 0.5 \times \Delta pCO_2$

Part 3 ▷ 検査

酸塩基平衡異常から考える腎不全

一般に腎機能障害（＝糸球体濾過能低下）では代謝性アシドーシスを呈するが，逆に酸塩基平衡異常の状態からある程度腎障害の程度や病態を推定することが可能である。

■ AG増加性代謝性アシドーシスを伴う腎不全

腎臓は1日に40～80mEq/日程度の不揮発性酸を，多くは滴定酸とアンモニウム塩として体外に排出する。機能ネフロン数が減少すると酸排泄が困難となり，体内蓄積のため重炭酸が消費される。つまり腎障害度が高度になり，透析療法の開始が考慮されるべき状態と判断される[3]。

■ AG正常性代謝性アシドーシスを伴う腎不全

腎障害が比較的軽度な場合，ネフロン数の減少という器質的障害より機能的な障害が優位となる。このため，近位尿細管でのHCO_3^-再吸収の低下，遠位側ネフロン障害や輸入細動脈でのレニン産生の低下による低レニン性低アルドステロン症などに伴うH^+分泌の低下などによるHCO_3^-喪失，このような消費が主体となる結果，AGは正常域にとどまる[4]。初期腎不全にこうした病態がみられる背景には，一定数の機能ネフロンの減少に適応した尿細管類輸送分子発現の低下，Na-K-ATP活性の低下などが関与するといわれている[5]。

■ 正常酸塩基平衡を示す腎不全

進行期腎不全患者の酸塩基平衡が正常範囲にとどまっている場合，酸蓄積に至らないような極度の食事・蛋白制限が行われている場合，尿毒症症状のため食思不振の状態が持続している場合によく経験する。高度腎障害時に同時にみられやすい高リン血症の程度や高尿酸血症の程度などが参考になる。腎不全では代謝性アシドーシスを呈することが期待値であり，酸塩基平衡の正常は，本来の"正常"を意味しない点に注意が必要である。

■ 代謝性アルカローシスを呈する腎不全

臨床的に頻度の高い代謝性アルカローシスはCl欠乏に伴うもので，尿毒症に伴う嘔吐や免疫力低下を背景とした感染性腸炎に起因する嘔吐・下痢などの場合を頻繁に経験する。尿毒症性の消化器症状がみられない場合や腎不全の程度が軽い場合には，アルドステロン過剰などによる水素イオン分泌亢進やループ利尿薬過量投与などを疑う。血清K濃度などが参考となる。

酸塩基平衡異常の臨床症状

酸塩基平衡異常に伴う症状や病態を表4に示す。重症腎障害患者では，アシデミア，アシドーシスに遭遇する場合が多いが，急激なアシドーシスの是正，特に体外循環による是正では状態の悪化を招く場合があることを認識すべきである。たとえばCaやK濃度がやや低めの状態で体液を急激にアルカリ化

5
酸塩基平衡と腎機能

表4. 酸塩基平衡異常に伴う症状，病態

	アシデミア	アルカレミア
中枢神経系	頭痛，意識障害，頭蓋内圧亢進，脳血流増加	眩暈，意識障害，てんかん発作誘発 脳血流減少
心血管系	心収縮力低下 徐脈	心収縮力増加，心拍出量増加
内分泌・代謝	カテコールアミン分泌亢進 インスリン抵抗性増加	カテコールアミン分泌低下 乳酸濃度増加
末梢への酸素供給	多い	少ない
電解質	高カリウム血症 イオン化Ca増加	低カリウム血症 イオン化Ca減少

すると，イオン化Caの減少によるテタニー様症状や心収縮力の低下，細胞外液K濃度低下による筋力低下や上室性・心室性不整脈を招く恐れがある。乳酸アシドーシスを呈している患者では，ヘモグロビン解離曲線の右方移動による末梢酸素供給の低下や乳酸産生の増加などにも配慮する必要がある。

Stewart アプローチ

一般に酸塩基平衡異常の解析は重炭酸を軸として行うが，アルブミン濃度が低い患者，乳酸濃度が増加している患者では解析が困難(理論と実際との乖離)となる場合も少なくない。重症患者や多臓器不全患者などでは，Stewartアプローチ(strong ion difference法)での解析が有効である[6]。

体内の溶液は電気的に中性であり HCO_3^- は，①$PaCO_2$，②生体内で常に電離しているion (strong ion)，③部分的に電離しているion (weak ion)，この3項目の変化の結果と考え，strong ionに属する陽イオン，陰イオンの差(strong ion difference：SID)により酸塩基平衡の状態を推定する(図)。

$SID = (Na^+ + K^+ + Mg^{2+} + Ca^{2+}) - (Cl^- + Lactate^-)$ 正常値：40 ± 2

SID低下(≒代謝性アシドーシス)：陰イオン増加(Cl負荷，酸の増加)または陽イオン減少(腎からのNa，K喪失，消化管からのNa喪失)

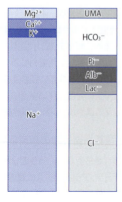

図．陽イオン＝陰イオンバランス

SID増加（≒代謝性アルカローシス）：陰イオン減少（Cl喪失，低アルブミン血症）または陽イオン増加（Na負荷・貯留，Ca増加）

中村 裕美子　安田 邦彦　長谷川 元

📖 文献 ≫ ウェブサイトに掲載

Part 3 ▶ 検査

6. 尿検査をどう読むか

概念とポイント

検尿検査は,患者にとってほとんど負担にならずに種々の情報をもたらしてくれる。pH,比重,潜血,蛋白,糖,ケトン,ウロビリノーゲン,ビリルビン,白血球エステラーゼ,亜硝酸塩などのデータも得られ,さらに尿沈渣を診れば赤血球,白血球,円柱,結晶などの観察ができる。そのため,診療における黄疸性疾患の鑑別や腎機能障害の鑑別にも有益性が高い。しかし,偽陰性や偽陽性を呈することもあり,理論を理解したうえで偽陰性や偽陽性を見落とさないようにしなければならない。

メッセージ

竜崎 崇和
- 検尿の偽陰性,偽陽性,なぜそうなるかなど,病態生理を理解して,初めて検尿検査の臨床的意義が出てくる。

Part 3 ▷ 検査

鑑別・検査（検査の実際）と治療

■ pH：正常値（5〜8）

新鮮でないと尿中の細菌の繁殖によりアンモニアが産生され，尿pHがアルカリ性に傾く。

■ 酸性尿

糖尿病，痛風，発熱，脱水，下痢など

■ アルカリ性尿

嘔吐，尿路感染症，過換気

pH>8のアルカリ尿は尿蛋白を偽陽性化する場合がある。また，ベンズブロマロンなどの処方時には排泄促進された尿酸塩が酸性尿であると析出しやすくなるため，pH>6.0（できれば6.4以上が理想）を目標にする。なぜ酸性やアルカリ性になるのか，これは理論で覚える必要がある。たとえば脱水では酸性尿となるが，血液中はアルカリ性（contraction alkalosis）となる。以前の理論では，脱水のため活性化された交感神経系とアンジオテンシンにより，近位尿細管でのHCO_3^-とNaの再吸収が活性化されるためであるとされていた。しかし，近年では集合管に存在するpendrin exchangerが発見され，Cl^-が集合管に到達するとペンドリン受容体からCl^-が再吸収され，代わりにHCO_3^-が尿細管腔に排泄されることがわかった[1]。つまり，現在では脱水でCl^-が集合管に到達しないためHCO_3^-の分泌不全からアルカローシスに至ることがcontraction alkalosisの原因と考えられている。

■ 比重：尿比重0.001は浸透圧30〜40mOsmに相当

尿比重	尿浸透圧	
1.000	0	
1.010	350	＝等張尿
1.020	700	
1.030	1,050	

高張尿（高比重1.030以上）は，糖尿病，脱水，造影剤使用後，運動後などでみられ，低張尿（低比重1.008以下）は尿崩症などでみられる。慢性腎不全は尿の濃縮も希釈もできなくなるため，等張尿である。人間は1,200〜1,400mOsmまでしか濃縮できないため，理論的には1,400÷35＝40，つまり1.040までの数値しか出ないはずで，それ以上の場合は造影剤の排泄や尿糖など，普段は混入しない物質の存在が疑われる。

■ 尿潜血：ヘモグロビン（Hb）接触活性法で測定される

尿中にHbがあると，Hbのもつペルオキシダーゼ（POD）様作用によって試験紙中の過酸化物が分解され，酸素が生じる。この酸素が試験紙の還元

233

型色原体(無色)を酸化し，酸化型色原体(有色)にする。大量のビタミンCやカプトプリルが尿中にあると偽陰性になる。ビタミンCのほうが試験紙より還元作用が強いため，ビタミンCが酸化されるまで試験紙は酸化されない。その他，高度蛋白尿，高比重の場合は反応が抑制される。

偽陽性は細菌の混入によるPOD作用，過酸化水素水，次亜塩素酸Na，さらし粉などの酸化剤混入やミオグロビンなどによりなり得る。薬剤においては，サリチル酸，サルファ剤，ソルビトール，メチルドパ，レボドパ，メトロニダゾールは偽陽性となり得る。

■ 試験紙法(潜血反応：Hb)でのHb濃度

±：0.03 mg/dL，1+：0.06 mg/dL，2+：0.15 mg/dL，3+：0.75 mg/dL。血中Hbは15 g/dLなので2+は血液の1/100,000，3+は1/20,000の濃度を感知している。吐物を尿検査の潜血反応で確認しているのを見かけるが，2L中に0.1 mL以上の血液が混入すれば3+以上となるため，ごくわずかな歯茎からの出血でも3+となる。また，肉眼的血尿も2Lあたり2 mLほどの血液でほぼ真っ赤になることも念頭においてほしい。

■ 尿蛋白

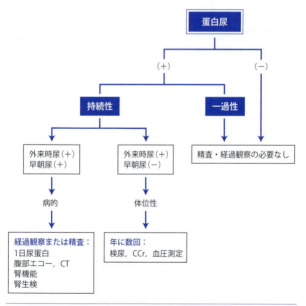

図1. 尿蛋白鑑別 ①

試験紙法では，±：15mg/dL，1＋：30mg/dL，2＋：100mg/dL，3＋：300mg/dL，4＋：1,000mg/dL程度の蛋白尿を感知しているが，感知しているものはアルブミンであり，Bence-Jones蛋白などは感知されない。定量の感度は2mg/dLほどである。

偽陰性：低分子蛋白，Bence-Jones蛋白など。

偽陽性：pH8以上は偽陽性を呈することがある。

実際は，図1のように鑑別を進める。一過性か持続性かに続き，持続性の場合は鑑別に早朝尿が適する。現在よく使用される尿蛋白gCr補正の計算方法を示す。

たとえば，尿蛋白100mg/dL，尿中Cr 50mg/dLであれば，100÷50＝2mg/1mgCr＝2g/1gCrと計算する。一般に使用されている単位で単純に割り算するだけである。これは，1gのCrが排泄される尿中の蛋白量を示しており，普通体形の男性は1日に約1.0gのCrを毎日排泄して

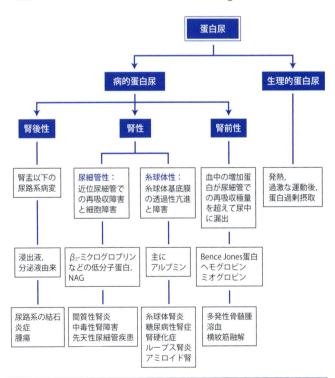

図2．尿蛋白鑑別 ②

いるため，これがほぼ1日量と同等と考えられるようになった。

図2では生理的蛋白尿を除外し，病的蛋白尿のなかで腎性蛋白尿が主だが，糸球体性は主にアルブミンが，尿細管性は低分子蛋白が漏れる。1g/日以上の蛋白尿は糸球体性である確率が高い。

■ 患者の実例

尿pH8.5，尿蛋白4＋以上であるが，尿蛋白定量は尿蛋白8.3mg/dL，0.05g/gCrとほぼ陰性であった。血清Na139mEq/L，K3.3，Cl101

血液Anion Gap予測139－101＝38－24＝14（正常）

尿Na249.9mEq/L，K53.2mEq/L，Cl65.9mEq/L。尿AG249.9＋53.2－65.9＝237.2＞＞0（正常）

大量のアルカリ（HCO_3^-）が尿にあるはずと考える。神経性食思不振症で習慣性嘔吐があった患者で，試験紙法の尿蛋白は偽陽性であった。

■ 尿糖

試験紙法では，±：尿糖50mg/dLに相当，1＋：100mg/dL，2＋：250mg/dL，3＋：500mg/dL，4＋：2,000mg/dL。正常でも40～80mg/日くらいは排泄されている。定量の感度は1mg/dLである。

■ 尿ケトン

脂肪細胞に蓄えられた脂質（遊離脂肪酸）は，肝臓に運ばれて処理されアセト酢酸に変換され，このアセト酢酸が変換されて，3-ヒドロキシ酪酸，アセトンができエネルギー源となる。ケトン体とは，脂肪が分解されてエネルギー源として利用される際にできる，①アセト酢酸，②3-ヒドロキシ酪酸，③アセトンを総称したもので，脂肪分解時の中間代謝産物である。試験紙で感知するのはアセト酢酸のみであり，糖尿病性ケトアシドーシスでは主に3-ヒドロキシ酪酸が増えるため，尿ケトンは陰性のことがあるため注意する必要がある。

■ ビリルビン（Bil）

胆汁中に排泄された直接Bilは，腸内細菌によってウロビリノーゲンとステルコビリノーゲンとなり，このほとんどは便に混じって体外に排泄される。しかし，一部は腸で吸収され肝臓に戻り再度Bilとなって胆汁中に排泄される。このように，一度排泄されたBilが腸から吸収され，再び肝臓に戻ってBilとなることを腸肝循環と呼ぶ。通常Bilは尿に排泄されないため，尿中Bil陽性ということはBilが胆汁中に排泄できないなど，直接Bilが血液中に増えている状態であるといえる。直接Bilの血液中濃度が2.0～3.0mg/dL以上で尿中にBilが排泄され始める。排泄されるのは直接Bilであり，間接Bilは蛋白と結合しているため糸球体を通過できない。

■ ウロビリノーゲン（Urb）

±が正常。腸から吸収されたUrbが，肝臓の障害などでBilに変換されず，

そのまま尿中に排泄されてしまうため陽性化する。溶血性疾患などで赤血球が大量に壊されるためにBilの量が増大し，Urbの作られる量が増える。その結果，腸から吸収される量が増え，肝臓で処理できず尿中に排泄されるようになる。

- 便秘（Urbの吸収が長引く）では陽性となることがある。
- 胆道が閉塞されると，Bilを含む胆汁が腸に排泄されないため陰性となる。
- 抗菌薬の長期投与により腸内細菌が死んでしまうと，BilからUrbに変換されないため陰性となる。
- 下痢（Urbの吸収時間の低下）で陰性となることがある。

尿UrbとBilの関係から各種疾患が下記のように鑑別できる。

尿Urb↑・Bil（−）：溶血性貧血，便秘，腸閉塞。

尿Urb↑・Bil（＋）：肝細胞障害。

尿Urb↓・Bil（＋）：胆汁うっ滞，閉塞性黄疸。

■ 亜硝酸塩

主に野菜から摂取した硝酸塩は上部消化管から吸収され，腎臓から排泄される。硝酸塩は細菌によって還元され，亜硝酸塩へと変化する。全ての細菌が硝酸塩を亜硝酸塩に還元できるわけではない。尿路感染症は亜硝酸塩の結果だけでなく，尿中の白血球や尿沈渣の結果を踏まえて総合的に判断する。細菌が亜硝酸塩に還元するのには4時間以上必要である。尿の停滞時間が短いと細菌が繁殖していても陰性を示すことがあるので，検査には早朝尿が適する。

長時間の放置で偽陽性化する。過度の食事制限や嘔吐，ビタミンC（亜硝酸塩より強い還元剤）で偽陰性化する。

■ 白血球エステラーゼ

試験紙法では，エステラーゼをもつ好中球（一部の単球）の有無を調べている。試験紙法のメリットとして，尿沈渣では発見が難しい壊れた白血球にも反応すること，検査が簡便であることがあげられる。試験紙の陽性を示す感度は10〜25個/μL（フローサイトメトリー），尿沈渣で5〜10個程度/HPFである。健常者の男性は1〜2個以下/10HPF，女性は1〜2個以下/HPFである。試験紙で陽性の場合は明らかに白血球が増加していると考えられる。

■ 尿沈渣

赤血球形態：新規尿中赤血球形態情報。

均一赤血球：非糸球体型赤血球と推定されるもの。

変形赤血球：糸球体型赤血球と推定されるもの。

混合型：上記のどちらとも推定されないものに分類される。

赤血球・白血球：赤血球5個未満/HPF（20個/μL）が正常。白血球5個

未満/HPF（20個/μL）が正常。

円柱：尿細管腔で蛋白（tamm-horsfall）成分が固まったもの。

① 原尿流圧の減少，② 尿の濃縮亢進，③ 尿中アルブミン濃度の上昇，④ pHの低下。

赤血球円柱：糸球体由来の出血。尿細管由来は一部のワルファリン腎症のみ。

白血球円柱：尿細管・間質の炎症（糸球体から白血球だけ漏れる病態はない）。

上皮円柱：中毒症・虚血性尿細管壊死・腎実質性疾患。

脂肪円柱：尿細管の脂肪変性・腎実質性疾患・ネフローゼ症候群。

■ **尿中電解質（FE Na（fractional excretion of sodium），FE UN（fractional excretion of urea nitrogen））**

CCr（糸球体濾過量）のうち何％が尿に排泄されるかという意味がFE％である。一般には急性腎障害のときの指標であるが，正常健康体でもFE Na1％未満はあり得る。腎障害の指標というより循環動態の指標である。腎血流量が減ると糸球体以降の尿細管からの再吸収が増し，尿中Na排泄は低下する。そのためFE Na＜1.0％となる。しかし，著しく腎血管の攣縮が起こる病態（肝腎症候群，横紋筋融解症，造影剤の副作用，強皮症腎クリーゼ，急性糸球体腎炎など）では1％未満となることもある。播種性血管内凝固症候群の場合，まず糸球体内で血液が凝固してしまい，その後も尿細管は正常に機能するため尿細管に流入してきたわずかな尿は再吸収され，腎性腎不全の状態にもかかわらずFE Na＜1.0％となるため注意を要する。FE UN＜35％も腎前性の指標であり，フロセミドなどを投与していた場合のFE Naはあてにならず，Na再吸収への影響がないFE UNが有用である。しかし，腎血流の低下が著しければフロセミドの作用部位のヘンレループまでNaが到達しないためFE Naはほぼ0％になり，この場合利尿薬を使用中であってもFE Na＜1.0％となる。

竜崎 崇和

📘 文献 ＞ ウェブサイトに掲載

Part 3 ▶ 検査

7. 画像診断

概念

現在日常臨床で用いられる画像診断には、単純撮影（X線），CT（単純CT，造影CT，HRCT），MRI（単純MR，造影MR），超音波診断，核医学RAI（FDG-PET，Tl，MIBIなど腫瘍シンチグラフィ，骨，肺血流換気），血管撮影（AG）などがある。さらにこれら各検査の手法を利用し、生検や直接の治療行為（たとえば血管撮影の手技を利用した血管塞栓術や血管形成術など）を行うinterventional radiology（IVR）の手法がある。

各々の検査には長所と短所があり、いかなる検査でもその施行自体に多少なりともリスクがあるため，検査で期待される情報と検査によるリスクを勘案して検査の適応を決定することを忘れてはならない。特にX線などの電離放射線を使用する検査では，たとえ単純撮影とはいえX線被曝は考慮しなければならないリスクであり、特に頻回の検査や小児・若年者の検査適応の決定にあたっては慎重な姿勢が要求される。血管撮影などの侵襲的な検査では，当然リスクも高くなるので慎重に適応を検討しなければならない。

検査計画の立案時には被曝やその他のリスクが最小になるよう各種検査を組み合わせ、最短の時間と最小の負担で診断し，適切な治療に至る経路を考慮しなければならない。そのためには各種疾患の病態に精通すると同時に、各種検査法の概要，長所，短所を理解しておく必要がある。

ポイント

☑ 画像のもつ、病理形態的，生理的変化の特徴を把握する。
☑ その診断手法のもつ限界を理解する。
☑ 治療方針に影響を与える診断のもつ意味を考慮する。

画像診断の手法と検査計画

各領域における診断手法の組み合わせと検査の優先度

一般的な診断手法の優先度と組み合わせを示すが，患者の状態やその他の状況で変化し得る。

- 中枢神経系疾患
    急性経過の病態：単純/造影CT→MR→AG，RAI
    慢性経過の病態：単純/造影MR→CT，その他

- 頸部疾患
    甲状腺疾患：超音波→CT/MR，RAI
    その他：X線/超音波→CT→MR

- 肺縦隔疾患：X線→CT（含むHRCT）→MR→RAI

- 心臓疾患：超音波→CT/MR→AG

- 大動脈疾患：X線→CT→MR，AG

- 肺動脈血栓塞栓症：X線（必ずしも異常所見を示さない）→造影CT/RAI

- 腹部疾患
    肝胆道系疾患・膵疾患・腎疾患実質臓器の疾患：超音波→CT/MRI→RAI，AG，各種造影検査
    消化管疾患：X線→CT/MR→必要に応じて消化管造影
    急性腹症：X線→CT

- 骨盤腔疾患
    婦人科疾患：超音波，X線→MR/CT
    泌尿器科疾患：X線→CT/MR→尿路造影

- 脊椎疾患：X線→MR/CT

- 四肢・関節疾患：X線→MR/CT（含むHRCT）

- 多発外傷：X線→CT→必要に応じAG

X線：単純撮影，造影検査，CT/MR：CTがより優先，MR/CT：MRがより優先
血管性疾患や腫瘍性疾患では，CT，MR検査で一般に造影剤使用の適応がある。

各種画像検査の長所・短所

■ 単純撮影

単純撮影は，あらゆる画像診断の出発点となる検査法である。概観性に優れ被曝量も少なく検査料も安いが，重積像であることから前後の重なりがあり，組織間コントラストが低く病変の検出率やその確度も低い。しかし，いったん診断が確定した後の経過観察は，検出可能な範囲であれば単純撮影で行うことができる。

■ CT・造影CT

断層像であり組織間コントラストも単純撮影より優れることから，単純撮影の次のステップで行われる画像検査法になっている。近年では高速に大量の画像を得ることができ，被曝量も年々低減化しているが決して少なく

ないことに留意すべきである。造影剤を併用した造影CTは，一般に腫瘍性疾患や血管疾患などで適応となるが，造影剤の投与法や撮影のタイミングは標的臓器や疾患により異なる。近年の機器は検査時間が短いため，外傷や急性腹症などの救急疾患では画像診断の第1選択となる。

薄層CTデータから空間分解能を強調した再構成関数で作成した画像（高分解能CT HRCT）は，肺や骨の疾患に必須の検査法である。また，冠状断，矢状断再構成画像，3D表示なども疾患を選べば有用である。造影CTデータから血管の情報のみを取り出して3次元表示したものをCTA（CT血管造影）と呼び，直接造影による血管造影にとって代わりつつある。また，心臓や大血管など，心拍動の影響を受ける臓器を対象にする場合は心電図同期のCTが必要となることがある。

■ MR・造影MR

組織間コントラストはCTより優れ，軟部組織の病変検出率がよく被曝がないという特長がある。しかし，機器や検査費用が高い，検査効率が劣る，体動の影響を受けやすい，体内に磁性体金属がある患者は検査禁忌であるなど，酸素ボンベ・生命維持装置・モニタ装置類を検査室内に持ち込めないことがあり，検査が制限されるなどの欠点がある。また，心臓ペースメーカ装着者はMR対応のものを除いて検査できず，人工内耳などの電子機器装着者も検査禁忌である。生体内の金属や機器についてMR検査が施行可能かどうかは，MRI Safety.com (http://www.mrisafety.com/)で検索可能である。

一般には，体動のない中枢神経系疾患や整形外科的疾患が最もよい検査適応であるが，体幹部疾患でも，心臓，大血管，縦隔腫瘍，腹部から骨盤腔の実質臓器もよい適応になる。婦人科疾患では，CTより多くの情報が得られることが多い。心電図同期撮影や呼吸同期撮影で，動態画像を作成することも可能である。

■ 超音波検査

被曝がなく，手軽にベッドサイドでリアルタイムに検査でき，得られる情報も多い。しかし，ガスや石灰化，骨の後方が見えないという大きな欠点がある。腹部，骨盤腔，軟部組織，頸部（特に甲状腺疾患），乳腺などに有用性が高い。被曝低減が特に必要な小児の腹部領域では，第1選択の検査法である

■ 核医学検査

形態ばかりでなく機能も反映した画像が得られる。監査目的により使用する核種，検査方法が異なるので，十分検査目的を絞って検査を計画する必要がある。

■ 血管造影

血管に直接造影剤を注入する方法であり，情報量も多い。しかし，血管造影はカテーテル挿入に伴う患者の負担が大きい。現在では血管造影の手技を応用し，塞栓術や血管形成術など，直接治療行為を行う機会が増えている。

■ その他の造影検査

上部消化管造影，下部消化管造影(注腸造影)，胆管造影，膵管造影，尿路造影，髄腔造影，唾液腺造影などがある。造影剤を経静脈的に投与する場合や直接あるいは内視鏡などを用いて腔や腺の開口部から造影剤を注入する方法がある。患者の負担の程度によってさまざまであり，検査目的も比較的限定されることが多いので，適応をよく検討する必要がある。消化管造影などはその多くが内視鏡検査に移行している。

造影剤の副作用と禁忌に関する注意事項

画像検査においては，造影剤を適切に使用することが有効な活用に必須である。しかし，造影剤使用のリスクも考慮しなければならない。CT用の有機ヨード造影剤，MR用のガドリニウム造影剤ともアレルギー反応が起こり得る。そのほかにヨード造影剤においては造影剤腎症(CIN)[1]，ガドリニウム製剤では腎機能障害患者における腎性全身性線維症(NSF)[2]が重要である。アレルギー反応による症状として，アナフィラキシーショック，皮疹，瘙痒感，嘔吐，腹痛などの消化器症状，気管支喘息による気道閉塞などがある。重篤なアナフィラキシーショックの既往患者において造影剤使用は絶対禁忌である。症状は通常投与後30分以内の早期発生であるが，投与後1時間以降に発生する遅発合併症(24時間以降に発症する例もある)もあるので，注意を要する。軽度の皮疹などによる軽症例は2％程度，治療を要する重篤な合併症例は0.1％程度の頻度で発生し，20〜30万人に1人程度の死亡例もあるとされている。

造影剤アレルギーを確実に予防する方法はなく，過去に副作用のある患者や気管支喘息などのアレルギー疾患がある患者では，造影剤投与の必要性の再検討や代替検査法を検討する。やむを得ずこのような患者に造影剤を投与する場合は，アレルギー反応の予防として，投与直前の副腎皮質ステロイド静注が行われていたが，近年の検討では直前の副腎皮質ステロイド静注に予防効果はないとされる。予防効果が実証されているのは，投与12時間前および2時間前のプレドニゾロン30mg経口投与など，少なくとも6時間以上前からの副腎皮質ステロイド経口剤による方法であるが，この方法でも副作用を確実に予防することはできない。

中等症以上のアレルギー反応発生時には，ノルアドレナリン0.3mgの筋肉内注射が第1選択である。副腎皮質ステロイド投与は効果発現までの時間

が遅く，抗ヒスタミン薬や副腎皮質ステロイドの投与は第2選択になる。軽症例では補液や飲水などでの経過観察も適応である。

ヨード造影剤は，腎機能障害患者で腎不全の増悪（造影剤腎症）のリスクが高いので，高度腎機能障害患者（eGFR＜40mL/分/1.73m^{2}以下）では，造影剤の使用は禁忌である。また，eGFRが60mL/分/1.73m^{2}以下の患者に投与する場合は脱水に注意し，点滴などによる十分な水分負荷を図り適宜造影剤の減量などを行う。これらの患者にやむを得ず造影剤を使用する場合は，透析導入の可能性も念頭におく。また，慢性腎不全で透析中の患者においては投与後24〜48時間以内に透析で造影剤を除去する必要がある。

ガドリニウム造影剤には，キレート部分がマクロ環型のものと直鎖型のものがあり，マクロ環型のほうが安定性が高く体内で単離ガドリニウムを生じにくい。ガドリニウム造影剤は完全に腎排泄であり，eGFR＜30mL/分/1.73m^{2}以下（マクロ環型造影剤の場合）の患者では体内に残留したガドリニウム製剤から単離ガドリニウムが生じ，予後不良のNSFが発症し得るので投与禁忌である。腎機能障害の患者では，単離ガドリニウムの生じやすい直鎖型造影剤の使用は行わない。投与後の透析によってもNSFのリスクは低下しないため，透析患者でも投与できない。また反復する投与はNSFのリスクになる。腎機能正常者でも反復するガドリニウム造影剤の投与により脳内にガドリニウムの蓄積がみられることが報告されており，腎機能正常者であっても特に反復使用にあたっては，ガドリニウム造影剤使用の適応を慎重に検討することやマクロ環型ガドリニウム造影剤の投与が推奨されている。

酒井 文和

文献 ＞ ウェブサイトに掲載

● Column ●

造影剤アレルギー

造影剤アレルギーとは，造影CT（ヨード造影剤使用）・造影MRI（ガドリニウム造影剤使用）の施行において造影剤を血管内投与する際に出現する副作用の一つであり，造影剤によるアレルギー反応の機序については未だ不明である。造影剤による副作用を事前に予知することは困難であり，副作用が発現した場合は迅速な対応が求められる。そのため，造影剤を使用する場合は常に重篤な副作用が起こるものとして十分な準備をしておく必要がある。

造影剤（ヨード）でのアレルギー反応

	症状	次回造影検査
軽度	軽度の蕁麻疹，瘙痒，紅斑 悪心 / 嘔吐	前投薬を考慮
中等度	顕著な蕁麻疹 顔面 / 咽頭浮腫 血管迷走神経反応	施行しない
重度	アナフィラキシーショック 不整脈，痙攣，心肺停止	施行しない

造影剤投与による重篤な副作用発生頻度は0.004〜0.04％程度といわれている。過去に軽度の造影剤副作用を認めた場合には造影検査の必要性を再度検討し，患者に十分なInformed Consent (IC)を行ったうえで前投薬を考慮する。ただし，前投薬を実施しても副作用を完全に抑えることができないことや前投薬として使用する副腎皮質ステロイドによる副作用もあるので，患者に十分なICを行い副作用に対して十分な処置ができるよう準備する必要がある。

日本医学放射線学会の「放射線診療事故防止のための指針」によると，「喘息の既往，ヨード造影剤への副作用の既往，重症の甲状腺機能亢進症，の一つでも該当する患者には造影を行わない」としている[1]。

■ **当院における前投与の方法**（画像診断 造影剤の副作用と禁忌に関する注意事項 242頁参照）

経口投与の場合

プレドニゾロン30mgを検査の12・2時間前に投与する。
上記方法でも造影剤アレルギーを確実に予防することはできない。

経口ができない場合

メチルプレドニゾロン40mg点滴静注を検査の12・2時間前に投与する。

・検査直前の副腎皮質ステロイド静注はエビデンスがないので施行しない。

・H_2受容体拮抗薬を追加することには議論があり，ルーチンに投与する必要はない。

■ 副作用発現時の処置

造影剤の血管内投与における最も重要なリスクマネジメントは，副作用に対する処置である。症状が出現した場合，直ちに造影剤の注入を中止する。また，バイタルサインを確認してアナフィラキシーショックの徴候があれば，直ちに治療を開始する（ショック 12 頁参照）。

■ 重要な点

副作用がないことを確認するまでは造影剤投与ルートを抜針しない。

飯田 慎一郎

📖文献 ➤ ウェブサイトに掲載

● Column ●

造影剤腎症

造影剤腎症（CIN）の定義はさまざまであるが，ヨード造影剤投与後48〜72時間以内に血清Cr値が前値より0.5mg/dL以上もしくは25％以上増加するものとされることが多い。その発症メカニズムについては，造影剤による尿細管上皮細胞への直接障害と腎実質の虚血・低酸素が関与すると推定されている。CINの多くは非乏尿性で可逆性であるが，短期・長期の腎機能予後や生命予後の悪化と関連することが明らかとなり，可能な限り回避すべきである。高齢，CKD，造影剤量が危険因子であり，冠動脈造影において発症頻度が高く，特にCKDでは残存腎機能としてeGFR<60mL/分/1.73m^{2}からハイリスクになる。一方，造影CTではeGFR<30mL/分/1.73m^{2}まではリスク上昇を認めない。新しいバイオマーカーとしては，尿中L-FABPのヨード造影剤投与前値（>24.5μg/gCr）がCIN発症のリスク評価に重要とされている。

必須の画像検査に際して，CINハイリスク患者の担当医は，まず情報量を損なわない範囲で使用するヨード造影剤を最少量とすべく放射線医と相談する。そして輸液により細胞外液量を確保する。表に標準的な投与例を示す。また，さまざまな薬物のうち，Nアセチルシステイン（1,200mg分2朝，夕を前〜当日）とスタチン（ロスバスタチン20mgを3日前〜当日）については有効とする報告があり，予防投与を考慮してもよい（保険適用外）。一方，ヨード造影剤投与後の臨時透析は一部の特殊な場合を除いて無効というばかりか，逆にCINのリスクを上昇させることが明らかとなったため現在は施行されない。さらに，利尿薬やNSAIDsを服用中の患者には当日は中止とするなど，担当医のきめ細かな配慮がCIN発症の回避には重要である。

表. CIN予防のための輸液療法（例）

1. 長時間輸液：生理的食塩液
造影剤投与前12時間 1mL/体重kg/時間＋ 造影剤投与後12時間 1mL/体重kg/時間

2. 短時間輸液：重炭酸ナトリウム液（NaHCO$_3$ 152mEq/L）※, ※※
造影剤投与前1時間 3mL/体重kg/時間＋ 造影剤投与後6時間 1mL/体重kg/時間

※ 5％ブドウ糖500mL＋7％重炭酸ナトリウム液20mL×6Aもしくは1.26％炭酸水素ナトリウム（フソウ）
※※ 近年は，生理的食塩液を用いても同等の効果があるとされている。

岡田 浩一

Part 3 ▶ 検査

8．ECGの診方

概念

12誘導心電図は，標準肢誘導(3誘導)，単極肢誘導(3誘導)，および胸部誘導(6誘導)からなる。標準肢誘導Ⅰ，Ⅱ，Ⅲ誘導のQRS波高を用いて前額面の心臓起電力の大きさと方向をベクトルで示しており，単極肢誘導(aVR，aVL，aVF)は右肩，左肩，横隔膜方向からのベクトル，また胸部誘導は水平面のベクトルを捉えている。実際の3次元の電位ベクトル変化を現状の12誘導心電図のように2次元で記録して評価するには限界があり，心電図所見には正常と異常の間のグレーゾーンがある。健診で要精査とされ医療機関を受診し，問題なしとされるのはこのためである。

検査のポイント

- ☑ 心電図を記録する際は，電極の位置が問題となる。頻繁に遭遇するのは，右手と左手のつけ間違えである。この場合，Ⅰ誘導に異常Q波がみられることが多く，ほぼ全て陰性成分であるはずのaVR誘導で陽性P波，QRS波，T波となる。また，一番多くみられるのがV4誘導の位置間違いである。V1やV2は間違うことはないが，第5肋間で左鎖骨中線上の点に置かれるV4の肋間がずれることがある。V4がずれるとV3，V5，V6もずれてしまう。このため，虚血性心疾患などの場合には正しい位置にV4を置き，貼り付け電極を用いたほうがよい。
- ☑ 動悸や胸痛などの胸部症状がある場合は必須であり，吐気や心窩痛などの腹部症状がみられる場合であっても一度は12誘導心電図を記録する。Ⅱ誘導類似の心電図モニタだけでは急性冠症候群(ACS)を見落とすことになるので，注意する。初回心電図が正常にもかかわらず症状からACSを強く疑う場合は，5～10分後に12誘導心電図を再び記録する。
- ☑ 高血圧，糖尿病，脂質異常症などの危険因子を有する患者の場合は，必ず心電図検査を施行するように心掛ける。ACSを発症した際，以前の心電図が残っていれば比較することが可能であり，診断に非常に有用である。

💬 メッセージ

山本 啓二
- ● 心電図は循環器診療において基本的であり，必須の検査である。よくわからないではなく，心電図波形に慣れることが重要である。

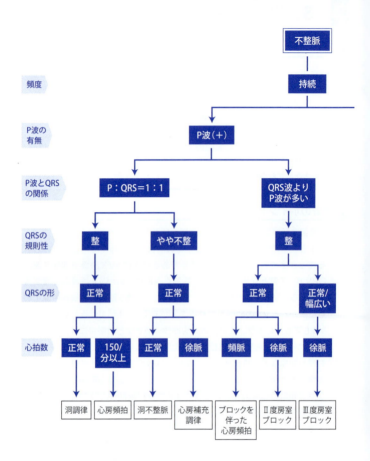

不整脈

　不整脈の診断には心電図検査が必須である。12誘導心電図が正常で，不整脈が疑われる場合はホルター心電図を施行する。ただし，失神を繰り返すなど症状が重篤な場合は入院とし，心電図モニタで監視する。系統立てて心電図を読解し，不整脈を診断するように心掛ける。

■ P波

　"Find P"という言葉があるように，P波の有無と形をみる。洞房結節は右房の上大静脈口にある。すなわち洞房結節は心房の上端，右端にあるの

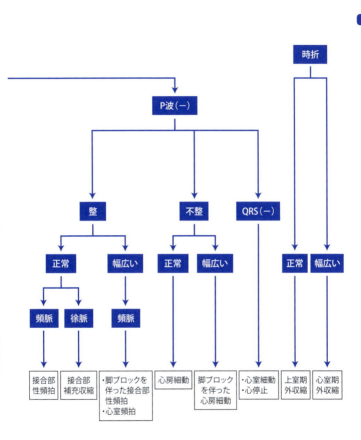

で，心筋の起電力ベクトルは必然的に左へ，下へ向かう。したがって洞調律の場合，肢誘導のⅠ（左向きベクトル），aVF（下方ベクトル），Ⅱ（ⅠとaVFの間）誘導でP波は陽性となる。

P波がなければ，心房細動，心房粗動，上室頻拍，心室性不整脈などが考えられる。RR間隔が不整で基線が細かく揺れていれば，絶対不整脈といわれる心房細動である。心房細動がみられた場合は，必ず一度は甲状腺機能を確認する。心房細動で右脚ブロック型のwide QRS（幅120msec以上）波がみられる場合は，心室期外収縮ではなく変行伝導の可能性があり，注

意が必要である。右脚は不応期が長くブロックが起こりやすいからである。単発では鑑別困難であるが，連発の場合の本質は心房細動なのでRRは不整となる。心房粗動では，鋸歯状波と呼ばれる粗動波が基線に約300/分でみられる。房室伝導比を決めるのは房室結節で，房室伝導比1：1であれば心拍数300となり意識がなくなり失神するが，極めて稀である。通常は房室結節で心室に伝導しないようにブロックが生じ，2：1，3：1，4：1などの伝導比となる。鋸歯状波がRRの間に1つなら2：1伝導，3つであれば4：1伝導である（図1）。すなわち，1つの鋸歯状波はQRS波と重なるからである。

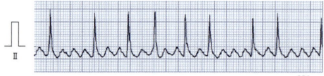

図1．2：1～4：1心房粗動

発作性上室頻拍は，房室結節リエントリー性頻拍とWPW症候群を代表とする房室リエントリー性頻拍とが大半を占め，そのほかに心房頻拍などがある。房室結節リエントリー性頻拍の場合，逆行性P波はQRS波のなかに埋没して見えないかQRS波の終末部に認められ（図2），房室リエントリー性頻拍の場合は，QRS波からST上行部にかけて逆行性P波が認められることが多い。QRSの終末からST部分にかけて"Notch（くぼみ，刻み目）"がないか注意深く確認する必要がある。心房頻拍の場合は，洞調律とは異なる形のP波がQRSに先行することが多いので，判読のためにP波の高さや紙送りのスピードを倍にする必要がある（5 mm＝1 mV，50 mm/s）。

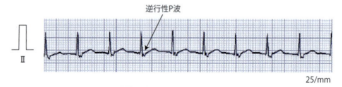

図2．発作性上室頻拍

2：1の心房粗動や心房頻拍と房室結節リエントリー性・房室リエントリー性上室頻拍とを鑑別および診断的治療を行う方法として，アデノシン三リ

ン酸二ナトリウム(ATP)10〜20mgの急速静注(生理食塩液10mLで後押し)を行う。この際,一過性の胸部不快感や吐気,数秒間の心停止,気管支喘息の誘発がみられることがあり,事前に説明する。ATPの急速静注により,ATP感受性心房頻拍などを除いて房室結節を回路に含む房室結節リエントリー性・房室リエントリー性上室頻拍は停止し,洞調律に復帰する。心房粗動ではQRSが消失し,粗動波,心房頻拍では洞調律のP波と形が異なるP波のみが残り,鑑別可能となる。

■ リズムの不整

リズムの不整がみられるのは,洞不整脈,期外収縮,心房細動などである。洞不整脈は若い人や迷走神経緊張状態で興奮の頻度が変化しやすい人にみられ,最もよくみられるのは呼吸性の洞不整脈であり病的意義はない。期外収縮は,次の洞房結節の興奮より早期に上室あるいは心室から興奮が生じる場合に起こる。期外収縮については,先行するST-T部分に"Notch"がみられる場合は異所性P波であり,上室期外収縮である。上室期外収縮は,房室ブロックを伴うと異所性P波のみでQRSが脱落する。これを非伝導性上室性期外収縮(blocked PAC)と呼ぶ(図3)。また,先行するST-T部分にNotchがあり,wide QRSの場合には変行伝導した上室期外収縮である。

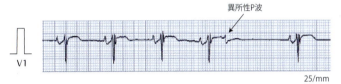

図3. blocked PAC

心房細動はRR不整で脈拍も不整となり,心拍ごとに血圧も変動するので家庭の自動血圧計でも判別可能であることが多い。先行RR間隔が長くなれば1回心拍出量は増大して血圧は高くなるうえ,RR間隔が短くなれば逆に血圧は低下する。

■ wide QRS

wide QRS(幅120msec以上)であれば,WPW症候群,上室性不整脈の変行伝導,心室期外収縮,心室頻拍などである。wide QRSに続くST部分に"Notch"があれば室房伝導と考えられ心室期外収縮,またwide QRS頻拍中に洞性Pがあれば房室解離しており心室頻拍である(図4)。心室不整脈は一般に左脚ブロック型であれば右室起源,右脚ブロック型であれば左室起源である。下向きの誘導であるⅡ,Ⅲ,aVF誘導で陽性であ

ればベクトルは下に向かい,下方軸と呼ぶ。下方軸の場合は心基部に,上方軸の場合は心尖部に起源があると推測される。女性によくみられる右室流出路起源の心室不整脈は左脚ブロック型で下方軸であり,薬剤としてはβブロッカーが有効であることが多い。

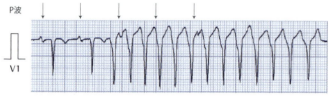

図4. 心室頻拍

■ **心拍数**

洞性頻脈の場合は,甲状腺機能亢進症,貧血,低酸素血症の有無を確認する。Narrow QRSで安静時心拍数が140〜160の場合は,発作性上室頻拍や2:1心房粗動のことが多い。心房頻拍では心拍数150以上となる。心拍数40以下の場合は,洞不全症候群,完全房室ブロック,徐脈性心房細動などで,持続する症候性徐脈はペースメーカの適応である。高齢者の心房細動で徐脈・整であれば心房細動が治ったのではなく,完全房室ブロックの合併を考える。

虚血性心疾患

ACSを強く疑う場合は,12誘導心電図を必ず5〜10分後に繰り返し記録する。また,ニトログリセリン舌下投与後に症状の経過をみるとともに心電図を再度記録し,評価する。

■ **ST-T変化**

ST変化を評価する場合は,やはり以前の心電図が非常に参考となる。糖尿病患者では胸痛が軽い,または無痛性のことがあるので定期的に心電図検査を行う。ST上昇とST低下がともにみられる場合は,ST上昇に注目する。一般に,ST上昇の誘導の数が多いほど心筋虚血・梗塞範囲は広い。ST上昇は重症心筋虚血や心筋梗塞ばかりではなく,心室瘤,急性心膜炎,急性心筋炎,たこつぼ型心筋症,脳血管障害などの病態でもみられるが,鏡面像(mirror image)を伴わないことにより鑑別可能である。R波のない異常Q波とST上昇は心室瘤を示唆することが多い。

陰性T波は,心筋虚血・梗塞,心筋炎,肥大型心筋症,心筋肥大,心室内伝導障害のほか,クモ膜下出血などの脳血管障害,自律神経の影響,

V1・V2誘導では若年者や女性の健常者でもみられることがある。

■ R波減高

ST上昇型急性心筋梗塞の場合，T波増高（超急性T波），ST上昇，異常Q波形成，陰性T波の経過となるが，注目すべきはR波の高さである。ST上昇型急性心筋梗塞では，Q波形成とともにR波が分単位で減高してくる。1時間経過してもR波が減高しないようであれば，心膜炎，心筋炎，たこつぼ型心筋症などの病態の可能性が高くなる。

■ 陰性U波

陽性U波は健常者や低カリウム血症でみられるが，稀ではあるが陰性U波を認める場合は心筋虚血の可能性が高い。

その他

■ 高カリウム血症

テント状T波が有名であるが，T波の形が文字通り線状に△の形となる（図5）。健常者にみられるV2・V3のT波増高はなだらかな丸い頂点の形となる。

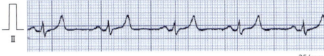

25/mm

図5. 高カリウム血症（血清K値 7.6 mEq/L ）

■ 低カリウム血症

陽性U波のほかにST低下がみられ，虚血性心疾患と間違える場合があるので注意する。

山本 啓二

Part 3 ▶ 検査

9. 呼吸機能検査

概念

呼吸機能検査の基本となるスパイロメトリーでは，肺活量(VC)，努力肺活量(FVC)，1秒量(FEV_1)などを測定し，換気機能を評価する。%VC＜80％で拘束性障害，FEV_1/FVC＜70％で閉塞性障害と判定される。気管支拡張薬吸入前後での1秒量の変化により，気道可逆性を評価する。ガス希釈法または体プレチスモグラフ法による機能的残気量(FRC)の測定により，全肺気量(TLC)，残気量(RV)が計算され，過膨張所見が評価できる。さらに肺拡散能検査によりDL_{CO}，DL_{CO}/V_Aが求められ，いずれかが80％未満の場合には肺拡散能障害と判定される。これらの指標を総合的に評価することで，慢性閉塞性肺疾患(COPD)，喘息，間質性肺炎とその合併例の呼吸機能評価が可能となるだけでなく，上気道病変，気管支拡張症，じん肺，肺結核後遺症，胸郭変形，神経筋疾患など，さまざまな疾患の鑑別と評価に役立つ。しかし，患者努力にデータが依存するため，呼吸機能検査は疾患の急性期には実施困難であり，安定期に標準化された方法で実施することが求められる。

鑑別のポイント

☑ 拘束性換気障害
☑ 閉塞性換気障害
☑ フロー・ボリューム曲線の形状
☑ 気道可逆性
☑ 過膨張所見
☑ 肺拡散能障害

> ### 💬 メッセージ
>
> 仲村 秀俊
> ● 呼吸機能検査は，さまざまな呼吸器疾患の診断，重症度評価，治療効果判定などに極めて有用である。疾患の急性増悪期には実施できないが，安定期には必ず実施すべき検査である。スパイロメトリーでは，フロー・ボリューム曲線の形状にも注意する。スパイロメトリー異常が軽微でも肺拡散能が低下し，呼吸困難の原因となる場合がある。

呼吸機能検査による疾患の鑑別

表1に示す拘束性換気障害，閉塞性換気障害，肺拡散能障害の基準は古典的であるが，簡便かつ重要である[1]。気管支拡張薬投与後の閉塞性障害の存在はCOPD診断の必要条件である。一方，拘束性障害は間質性肺炎の特徴ではあるが，診断基準とはなっていない。COPDの閉塞性換気障害による病期分類には1秒率でなく，予測1秒量に対する比率（%FEV$_1$）が用いられる。80%以上は軽度，50%以上80%未満は中等度，30%以上50%未満は高度，30%未満は極めて高度の気流閉塞と分類される。

呼吸機能指標による疾患の鑑別点を表2に示す。典型例での傾向を示したので，実際の臨床では合致しない項目もある。COPDではRV，FRC増加に伴う過膨張所見が特徴であるが，これはVC，ICの低下にも反映されるため，必ずしも毎回FRC測定が必要ということではない。気管支喘息の安定期には，呼吸機能検査では異常が検出されない場合も多い。喘息で閉塞性障害を認める場合，肺拡散能の低下の有無がCOPDと鑑別するうえで重要である。気腫合併肺線維症（CPFE）では，%VC，FEV$_1$/FVCが正常であってもDL$_{co}$が顕著に低下していることが多い。神経筋疾患や廃用などによる呼吸筋力低下では，TLCの減少とRVの増加に伴いVCが顕著に減少するが，肺と胸郭の弾性特性が変わらなければFRC位はほぼ正常に保たれる。

表1. 呼吸機能障害の基準

拘束性換気障害	%VC＜80%
閉塞性換気障害	FEV$_1$/FVC＜70%
肺拡散能障害	%DL$_{co}$＜80%または%DL$_{co}$/V$_A$＜80%

表2. 呼吸機能検査による疾患の鑑別

	VC	RV	FEV$_1$	FEV$_1$/FVC	DL$_{co}$	DL$_{co}$/V$_A$	post BD FEV$_1$	F-V curve
COPD	～↓	～↑	↓	↓	～↓	↓	～↑	下に凸
気管支喘息	～	～	～↓	～↓	～	～	↑	直線的に低下
ACO	～↓	～↑	↓	↓	～↓	↓	↑	下に凸
間質性肺炎	↓	↓	↓	～	↓	～↓	～	FVC低下
CPFE	～↓	～	～↓	～↓	↓	↓	～↑	喫煙者に近い
神経筋疾患	↓	↑	↓	～	↓	～	～	FVC低下
上気道狭窄	～	～	～↓	～	～	～	～	平坦化

BD：bronchodilator，ACO：asthma COPD overlap，
CPFE：combined pulmonary fibrosis with emphysema

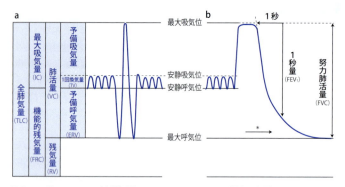

TLC：total lung capacity（全肺気量），IC：inspiratory capacity（最大吸気量），
FRC：functional residual capacity（機能的残気量），VC：vital capacity（肺活量），
RV：residual volume（残気量），IRV：inspiratory reserve volume（予備吸気量），
TV：tidal volume（1回換気量），ERV：expiratory reserve volume（予備呼気量），
FEV₁：forced expiratory volume in one second（1秒量），FVC：forced vital capacity（努力肺活量）
＊横軸は時間だが，FVC手技ではスケールを拡大している。縦軸は肺気量（volume）。

図1．スパイログラムと肺気量分画
a. Slow vital capacity（SVC）手技，b. Forced vital capacity（FVC）手技

検査法

■ スパイロメトリー

図1にスパイロメトリーで行われるslow vital capacity（SVC）手技，forced vital capacity（FVC）手技で使用される主な用語を示す。正常ではVC＝FVCとなるが，COPDなどの閉塞性障害では努力呼気時にエアトラッピングが生じ，VC＞FVCとなることが多い。呼吸機能の正常値は多くの場合，日本人の年齢，性別，身長から求めた基準値を100％として割合が表示される。一方，1秒率（％）＝（FEV₁/FVC）×100で計算され，年齢，性別，身長にかかわらず求められる利点があるが，高齢になるに従い1秒率は低下する傾向となるため，高齢者ほどCOPDと診断されやすくなる[2]。

■ フロー・ボリューム（F-V）曲線

FVC手技の際に，横軸に肺気量（volume），縦軸に気流量（flow）を描いたものをフロー・ボリューム（F-V）曲線と呼び，病態ごとに特徴的なパターンを示す（図2）。喫煙者または非喫煙高齢者で中・低肺気量位のフローが低下する。上気道狭窄ではフローがプラトーとなる。気管支喘息発作時にはピークフローが低下し，その後も全肺気量にわたってフローは直線的に低下する。重症COPDではRVが著明に増加し，FVCも低下する。ピー

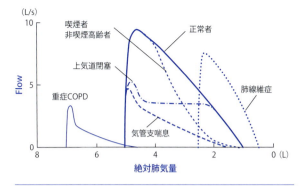

図2. 正常および肺疾患におけるフロー・ボリューム曲線

クフローは低下し，末梢気道閉塞を反映して低肺気量位のフローは顕著に低下し，カーブは下に凸となる。間質性肺炎ではピークフローの低下は軽度であるが，FVCが顕著に低下し，RVも低下する[3]。

■ 気道可逆性試験

短時間作用性気管支拡張薬(サルブタモール200μgなど)吸入前と15〜30分後のFEV₁を比較し，前値の12％以上かつ200mL以上の増加がある場合は，可逆性ありと判定する[1]。検査前に定期的に使用している気管支拡張薬を中止し，効果を消去する必要がある[4]。気道可逆性は気管支喘息の特徴の一つではあるが乏しい患者もおり，COPD患者でも陽性になることが少なくない。COPD患者の診断基準として1秒率<70％とあるが，これは気管支拡張薬投与後の値で評価すべきとされている。近年普及した長時間作用性気管支拡張薬の配合剤(抗コリン薬/β₂刺激薬)吸入下のCOPD患者は，プラセボ投与患者に比べピーク時のFEV₁が300〜400mLも増加すると報告されている[5]。全体としては，気道可逆性は気管支喘息患者でCOPD患者よりも大きい。また，スパイロメトリーは喘息の発作時には施行困難であるが，ピークフローメーターであれば急性期であっても呼吸機能の評価が可能である。

■ FRCと過膨張所見

スパイロメトリーではRV，FRC，TLCは測定できない。ガス希釈法または体プレチスモグラフ法によりFRCが測定されると，TLC = FRC + IC，RV = TLC − VCと計算され，肺気量分画が明らかとなる。ガス希釈法では囊胞などの換気低下した領域が検出されず，COPD患者などでFRCが過小評価されることがある。一方，体プレチスモグラフ法でもさまざまな

近似による誤差が含まれる。COPD患者が長時間作用性気管支拡張薬の配合剤を吸入した場合，FRC，RVが500～600mL減少する[5]。過膨張所見の改善は，運動時の動的過膨張による息切れを軽減し，COPD患者の運動耐容能を改善する。

■ 肺拡散能検査

通常指標ガスとしてCOを用い，1回呼吸法で測定される。COはO_2と拡散能力が同程度で，ヘモグロビンとの親和性が高く，毛細血管内の分圧が無視できる。DL_{CO}の単位はmL/分/Torrである。肺胞気量V_A(L)はFRC測定時に求めたRVに肺拡散能検査時の吸入気量を合計して得られる。一方で肺拡散能検査時のHe希釈率から計算したV_A'を用いる場合もあり，V_A'を用いた肺拡散能はDL_{CO}'と表記する。肺拡散能はDL_{CO}またはDL_{CO}'で示されるが，それぞれ肺胞気量あたりの拡散能として，DL_{CO}/V_A，DL_{CO}/V_A'(mL/分/Torr/L)と表記される。一連の検査から得られる点ではDL_{CO}'のほうが一般的と考えられる。COPDでは肺毛細血管床の減少などにより肺拡散能が低下するが，肺胞気量は保たれているためDL_{CO}に比べDL_{CO}/V_Aの低下がより顕著となる傾向がある。一方，間質性肺炎では間質の肥厚により肺拡散能が低下するが，肺胞気量も同時に減少するためDL_{CO}の低下のほうが顕著となる。また，肺拡散能は貧血や心拍出量の減少によっても低下することに留意すべきである。

仲村 秀俊

■ 文献 ➤ ウェブサイトに掲載

Part 4　救急診療

Part 4 ▶ 救急診療

1. ERでの注意点

概念

一般の医療と異なる救急医療の全般的特徴
- 救急患者は突然搬送されるため, どのような疾病の患者が来るのかは予測不能であり, 事前に治療計画を立てておくことは困難である。
- 緊急時には限られた時間内に診断と治療を並行して行わなければならず, 状態が不安定な患者では検査結果を待たずに(確定診断なしに)治療を進めなければならない。
- さまざまな病態の患者に対応するため, 広範囲な傷病からの診断や初期治療に関する知識が必要となる。

ERの診療における基本原則

- ☑ まずは患者の呼吸や循環などの生理学的問題を把握し, 状態の安定を図ることを優先する。原因検索はそのあとに行う。
- ☑ 常に最悪の病態を想定して診療を行い, 蓋然性の高い疾患より緊急性の高い病態から鑑別診断する。
- ☑ 緊急性の高い病態が否定できれば確定診断にこだわる必要はなく, 後日改めて一般外来を受診するよう指示することが許容される。
- ☑ 一見軽症にみえても重篤な疾患である場合もあり, 先入観にとらわれずさまざまな可能性を模索することが重要である。
- ☑ 待機中の家族や同伴者の不安・焦燥に配慮し, 途中経過でもよいのでなるべく早く病態の説明を行う。

💬 メッセージ

芳賀 佳之
- 🔴 モニタの同期音やアラーム音には常に注意し, 異常を早期に発見する。
- 🔴 「誰かがみているだろう」と思わず自分で状況を確認する。
- 🔴 測定機器やモニタの数値を過信しない。
- 🔴 患者の着衣を脱がせたら, 低体温を予防する。
- 🔴 見た目は軽症でも重症な場合があることを忘れない。
- 🔴 「何かがおかしい」という感覚を大切にする。

診療アプローチ

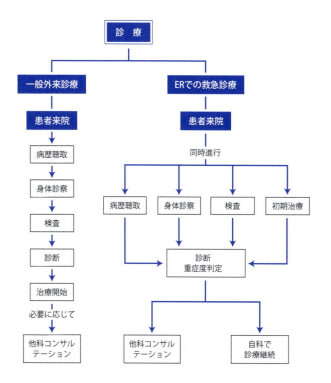

患者到着前にしておくべきこと

- 救急隊員からの情報を参考に,薬剤や超音波検査装置などの準備
- 受診歴がある場合は,カルテから既往歴や服薬歴などを確認

患者到着時の対応

■ 搬入時の所見から身体状態の把握

- 声掛けに応答すれば意識があり,気道狭窄なしと判断する。
- 末梢の冷感や発汗からショックを疑う。
- 頸動脈の拍動触知で血圧60 mmHg以上,橈骨動脈で80 mmHg以上と考える。
- 頻呼吸やKussmaul大呼吸があれば低酸素血症やアシドーシスを疑う。

■ 心電図モニタで心室細動(Vf)や無脈性心室頻脈(VT)を認めた場合は，直ちに除細動を施行
■ 緊急性の把握を念頭におき，病歴聴取，身体診察，検査，治療を同時に開始
■ 十分に換気できていれば気管挿管は急がない
■ 複数のスタッフが同時に動くため，声を掛け合い情報を共有
  ● B型肝炎，C型肝炎，HIV，結核などの感染を確認するとき。
  ● 薬剤の投与，輸液施行のとき。
  ● モニタ情報に異常を発見したとき。

病歴聴取

■ 主 訴
  ● 受診の理由なので自覚症状の訴えがなくても"主訴なし"とはならない。
■ 現病歴
  ● 発症時期・時刻，発症の状況，経過，随伴症状。
■ 既往歴，服薬歴，手術歴，人工透析の有無，海外渡航歴
■ アレルギーの有無
■ 家族歴
■ 最終の食事
  ● 手術，内視鏡などの施行時に重要なので必ず確認する。
■ その他
  ● 職歴，生活習慣，嗜好品，生活環境，動物との接触など。

バイタルサイン (受診後も随時測定し，変化に注意)

■ 意識レベル
  ● Japan Coma Scale (JCS)またはGlasgow Coma Scale (GCS)で評価し(国際的にはGCSが標準)，失見当識，健忘も確認する。
■ 血圧・脈拍
  ● 緊急の場合，動脈拍動の触知から血圧を推定(頸動脈の拍動触知で血圧60 mm Hg以上，橈骨動脈で80 mm Hg以上と考える)。
  ● Shock index (脈拍数／収縮期圧)1.0以上はショックと考える。
■ 呼吸数
  ● 頻呼吸は低酸素血症や代謝性アシドーシスの代償のほか，心因性過換気にも考慮する。
■ 体温
  ● 腋窩または鼓膜での測定が困難であれば，膀胱温や直腸温を測定(特に熱中症などの体温異常)。

Part 4 ▷ 救急診療

■ 酸素飽和度
  ● 末梢循環が悪いと正確な値が出ないので，数値の解釈に注意する。

身体診察（病態に応じて必要項目を重点的に）

■ 眼球・眼瞼結膜
  ● 貧血，充血，浮腫，変色（青色強膜など）。
  ● 散瞳，縮瞳，瞳孔径左右不同（瞳孔不同）。
■ 口腔・咽頭
  ● 口唇・舌の浮腫や乾燥，扁桃の腫脹，白苔の有無。
  ■ 胸部聴診
  ● 呼吸音（肺雑音，呼吸音の強弱，左右差に注意）。
  ● 心音・心雑音（静かな環境でないとIV音など過剰心音は聴取困難）。
■ 腹部触診，聴診
  ● 圧痛，反跳痛，筋性防御，腫瘤触知。
  ● 腸蠕動音，血管雑音。
■ 直腸診
  ● 腫瘤，圧痛，タール便・血便。
■ 皮膚所見
  ● 浮腫，変色，色素沈着，皮下血腫。
  ● 皮膚のturgor，握雪感（皮下気腫）。
  ● 褥瘡，透析用シャントなど。
■ 神経学的診察

検 査（迅速性の高い検査を優先）

■ 心電図（低侵襲・簡便で情報量が多い）
■ 血液ガス分析
■ 血液生化学検査・尿検査（病態把握，診断に必要な項目を中心に）
■ 胸部単純X線
  ● 肺野の異常（浸潤陰影，水腫像，気腫像，腫瘤陰影，気胸，胸水貯留など）。
  ● 縦隔陰影の異常（縦隔陰影拡大，縦隔気腫など）。
  ● 胸郭の異常（肋骨，脊柱の変形・損傷）。
■ 心臓・腹部超音波
  ● 心拡大，壁運動異常，心嚢液，下大静脈拡大。
  ● 腹水貯留，胆石，胆道拡張，水腎症，大動脈瘤。
  ● 腹部外傷に対しFAST (focused assessment with sonography for trauma)。

■ 腹部単純X線
- 腸管拡張，niveaux（ニボー）形成，free air，腸腰筋陰影消失。

■ 培養検査（検体は抗菌薬投与前に採取）

■ 移動中や撮影中の急変を避けるためCT検査はバイタルサインが安定してから施行

ERで遭遇しやすい症状・病態の診療上の注意点

■ ショック，循環障害
- 原因別の対応については12頁「ショック」を参照。
- 難治性ショック，循環障害に対しては早期にPCPS（v-aECMO）などの補助循環を検討する。

■ 痙攣
- 小児の痙攣の多くは熱性痙攣である。
- 5分以上続く強直間代性痙攣はてんかん重積発作と診断し，早急に治療する[1]。
- ミオクローヌスなどの不随意運動も痙攣と表現されることがある。

■ 意識障害（一過性のものも含む），失神
- 原因の推定（AIUEOTIPS）（表）。
- 失神は一過性の脳虚血による短時間の意識消失で，神経調節性失神が最も多く，起立性低血圧や心臓性失神などとの鑑別を要する[2]。
- 意識障害により転倒・負傷している可能性があるので外傷を確認する。

■ 頭痛
- ■ 一次性頭痛（片頭痛，緊張型頭痛など）は症状が強くても緊急性は低い[3]。
- ■ 二次性頭痛（頭部外傷，頭頸部血管障害，感染症，薬物使用・離脱，副鼻腔炎など）のうち，クモ膜下出血や髄膜炎などは緊急性が高く，下記のような徴候に注意する。
  - 今までに経験したことがない強さ，最悪（first, worst）の頭痛を訴え

表. AIUEOTIPS（意識障害の原因）

Alcohol：急性アルコール中毒，Wernicke脳症など
Insulin：低血糖，糖尿病性ケトアシドーシスなど
Uremia：尿毒症
Electrolytes：電解質異常，Encephalopathy：肝性脳症，高血圧性脳症
Endocrine：甲状腺機能亢進症・甲状腺機能低下症，急性副甲状腺機能亢進症，急性副腎不全
Oxygen：低酸素血症，CO_2ナルコーシスなど，Overdose：薬物中毒
Trauma：脳挫傷，急性硬膜下血腫など，Temperature：低体温，高体温
Infection：脳炎，敗血症など
Psychiatric：精神疾患
Shock：ショック，Stroke：脳卒中，Seizure：てんかん，SAH：クモ膜下出血

ている場合。

- 突発性，もしくは運動により発症。
- 頭を振ると増強する(jolt accentuation)。
- 神経症状や精神症状を伴う。
- 項部硬直(髄膜刺激症状)を伴う。
- 眼底鏡でうっ血乳頭を認める。
- 頭部外傷の既往。

■ 麻痺・構語障害

- 発症後4.5時間以内の脳梗塞はt-PA治療の適応があるのでCT検査やMRI検査で迅速に診断し，専門医と連携を図る。

■ めまい

- 末梢性めまいが全体の90％前後を占める[4,5]。
- 中枢性めまいでも病巣が限局的であるとMRI検査での確認が困難な場合があるので，眼振，小脳症状，脳幹症状を詳細に確認する。

■ 胸痛

- 急性心筋梗塞，急性大動脈解離，肺動脈血栓塞栓症，気胸などの緊急性の高い病態が含まれるため，迅速な診断と初期治療および専門医との連携が重要である。
- 前胸部に圧痛を認めても心筋梗塞は除外はできない[6]。
- 心電図では，ST-T異常だけでなく肺動脈塞栓症のSⅠQⅢTⅢパターンなどに注意する。
- 肋間神経痛，肋軟骨炎，精神疾患など，生命予後に影響しない疾患も多い。

■ 呼吸困難，過換気

- 重症度，緊急性に応じて酸素投与，非侵襲的陽圧換気(NPPV)療法，気管挿管による呼吸補助を開始する。
- 喉頭浮腫や喉頭蓋炎から気道閉塞に至ると緊急の輪状甲状靱帯切開を要する。
- 超音波検査などで速やかに心不全を鑑別する。
- 心因性過換気に対してペーパーバッグ法は推奨されていない(窒息例あり)。

■ 腹痛

- 圧痛，反跳痛，筋性防御とともに腸管蠕動音が重要な所見である。
- 女性の突然の腹痛は本人の自覚の有無に限らず子宮外妊娠による卵管破裂の可能性を考慮する。
- 拍動性腫瘤を触知した場合，動脈瘤切迫破裂が疑われるため触診を繰り返さない。
- 心窩部痛，上腹部痛では心筋梗塞の鑑別が必要である。

■ 吐血・下血

- 直腸診で黒色便(タール便)，血便の有無を確認する。
- 大量の消化管出血で輸液・輸血に反応不良の場合は，緊急内視鏡止血術の適応とする。
- 消化器疾患以外でも血性吐物を認めることがある(鼻血の嚥下後の嘔吐など)。

■ 腰痛，背部痛

- 運動器の疾患だけでなく，急性大動脈解離，腎梗塞など，内臓疾患の可能性を考慮する。

■ 不穏・せん妄

- 不必要な刺激，疼痛など，不穏の原因や増悪因子を取り除く。
- 鎮静のため，ハロペリドール(セレネース®)5mgを点滴静注する。
- ベンゾジアゼピン系はせん妄を悪化させることがあるため注意する。
- 緊急時はレボメプロマジン(ヒルナミン®)25mgを臀筋などに筋注する。

■ 心肺停止(CPA)

- アメリカ心臓協会(AHA)ガイドラインなどに準拠した心肺蘇生(ACLS，ICLS，BLS)を実施。
  ※ BLS：Basic Life Support；胸骨圧迫と人工呼吸(AED使用)による一次救命処置。
- PCPSの予後改善効果について一定の見解は得られていない[7]。
- 心拍再開を認めず，下記に該当する場合は心肺蘇生法の中止が許容される。
  - ACLSなど適切な蘇生術が奏功せず，蘇生困難と考えられる。
  - DNAR (do not attempt resuscitation)が確認されている。
  - 診療継続で蘇生可能とされる溺水，低体温，薬物中毒に該当しない。
  - 家族への情報公開と説明同意が得られている。
- 死因を確定できない場合は，遺族に死亡時画像診断(autopsy imaging：Ai)や解剖の必要性を説明し，実施に努める。
- 異状死と判断したらCPA発症場所を所轄する警察署に検視を依頼する(医師法21条)。

■ 中毒(273頁「中毒」参照)

- 胃洗浄は薬物の経口摂取後1時間以内が適応で，ルーチンには行わない[8]。
- 有毒ガス(硫化水素，サリンなど)中毒では，医療スタッフに被害が及ぶことがある。

■ 自殺未遂

- 自殺再企図予防のため早期に精神科にコンサルテーションを行い，帰宅後も患者から目を離さないように家族や関係者にも厳重な注意喚起を行う。

芳賀 佳之

📘 文献 ▷ ウェブサイトに掲載

Column

心エコーのコツ

心エコー検査は循環器疾患を診療するうえで心血管の形態および心機能を評価するために臨床で欠くことのできない検査法である。心エコー検査を積極的に数多く施行し、慣れることが重要である。

- 被検者の体位を左側臥位にすると心臓(特に心尖部)が胸壁側に近づくため、きれいな画像を描出できることが多い。
- 若年者では呼吸に関係なく良好な画像を得られることも多いが、胸骨左縁からは呼気を止めた状態のほうが記録しやすい。肋骨弓下からの断層図は息を大きく吸うと心臓が下へ降りてくるので見やすくなる。
- プローブは、拇指と人差し指、中指の間にしっかりと把持し、手のひらの小指側は、患者の胸壁上に固定する。プローブの基本操作(位置をずらす、回転させる、傾斜させる)を駆使してできるだけ綺麗な画像が得られるよう、プローブ操作の要領やコツを体で覚える。
- 胸骨左縁左室長軸断面像(図)が心エコー検査の最も代表的な断面で、大動脈の前壁と心室中隔がなるべく一線となり、胸壁と平行になるように描出する。この画像が正確に描出できるかが最大のポイントで、描出できなければMモードによる計測や短軸断面像の壁運動評価が正確に行えない。胸骨左縁左室短軸断面像は、

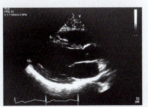

図. 胸骨左縁左室長軸断面像

長軸断面像を記録してからその位置でプローブを時計回りに90度回転させる。この際、初心者は"その位置で"回転させることができないため、断面がずれてしまうことが多い。熟練者はモニタを見ながら微妙にプローブ操作をしている。左室壁運動を正しく評価するためには、短軸像で左室が正円となっていなければならない。
- カラードプラ法では、その分散の程度に応じて緑色を加味して表示している。プローブに近づく血流を赤色に、遠ざかる血流を青色に表示する。緑が混ざった橙色となった血流(乱流)をモザイクパターンと呼び、モザイクパターンがあれば異常を疑いよく観察する必要がある。
- 心疾患の多くは、胸骨左縁左室長軸像、短軸像、カラードプラ像により、慣れれば20〜30秒で把握可能である。

山本 啓二

Part 4 ▶ 救急診療

2. 総合診療的アプローチ（迅速対応）

概念

重症患者や急変には原則としてまずバイタルサインを確認し、患者の現状を把握する。具体的には、脈拍もしくは心拍数、呼吸数、血圧、体温の4項目となるが、救急医学では意識レベルを追加した5項目を測定することが多い。緊急性があれば原因検索よりもバイタルサインの安定化が重要となる。心肺停止状態の場合はBLS（basic life support：胸骨圧迫と人工呼吸による一次救命処置、自動体外式除細動器：AEDを含む）やALS（advanced life support：気管内挿管や薬剤投与も含む二次救命処置）に基づいた蘇生行為・救命処置を行う。

鑑別・検査のポイント

- これまでは「A-B-C」として、Airway（気道確保）→Breathing（人工呼吸）→Circulation（循環：胸骨圧迫）で行われてきたが、2010年に改訂した「AHA心肺蘇生と救急心血管治療のためのガイドライン」では「C-A-B」が新たに推奨された（CはCompressionまたはChest Compressionと表現されるようになった）。この「C-A-B」手順により、胸骨圧迫から開始することになった。心停止を認識してから10秒以内に胸骨圧迫を開始し、胸骨圧迫30回と人工呼吸2回を繰り返す。
- 患者に反応がなく、呼吸を認めない場合または異常な呼吸（死戦期呼吸）を認める場合、あるいはその判断に迷う場合は、心停止すなわち心肺蘇生（CPR）の適応と判断し、直ちに胸骨圧迫を開始する。呼吸の確認には10秒以上使わないようにする。

● メッセージ

中谷 宣章

- ガイドライン変更により、CPRに熟練した医療従事者が心停止を判断する際には呼吸の確認と同時に頸動脈の脈拍を確認することもあるが、市民救助者の場合には頸動脈を確認する必要がなくなった。
- 死戦期呼吸は喘ぎ呼吸とも呼ばれ、瀕死状態で認められるほぼ完全な呼吸中枢機能消失による異常な呼吸パターンで、開口して行う深い努力呼吸である。慣れていないと「呼吸あり」と判断され、心肺停止状態なのにそのままにされてしまうことがある。判断が難しいため、迷うようであればCPRの開始が推奨されている。

Part 4 ▷ 救急診療

鑑別・診断アプローチ

■ 医療従事者用BLS

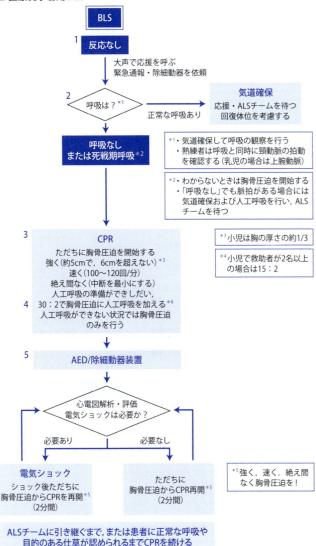

日本蘇生協議会(監修):第2章 成人の二次救命処置, JRC蘇生ガイドライン2015より引用

> **あなたはどうする？**
> 本来は，予期しない心肺停止患者においてはCPRが行われるべきであるが，患者に救命治療を望まない意思（DNARオーダー：do not attempt to resuscitation order）がある場合は治療を開始しない。

■ ALS (advanced life support)

BLSでも心拍再開が得られない場合はALSに進む。

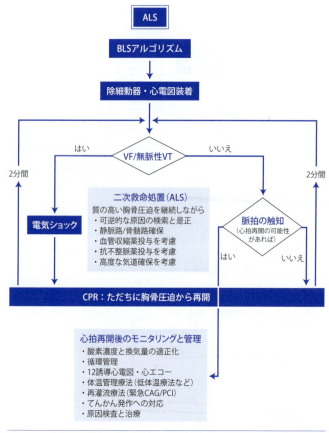

日本蘇生協議会（監）：第2章 成人の二次救命処置，JRC蘇生ガイドライン2015より引用

Part 4 ▷ 救急診療

CPRの実施・原因検索

■ 原因検索

6H6Tの頭文字をキーワードに原因検索を行い，直ちに必要な治療を開始する。

6H	6T
循環血液量減少：hypovolemia	緊張性気胸：tension pneumothorax
低酸素血症：hypoxia	心タンポナーデ：tamponade
低・高カリウム血症：hypo/hyperkalemia	毒物：toxin
アシドーシス：hydrogen ion	虚血性心疾患：thrombosis-coronary
低体温：hypothermia	肺塞栓症：thrombosis-pulmonary
低血糖：hypoglycemia	外傷：trauma

■ 静脈路確保・骨髄路確保

速やかに静脈路を確保する。蘇生のための薬物投与経路を新たに確保する場合は，中心静脈路ではなく末梢静脈路を第1選択とする。静脈路確保が難しい場合あるいは静脈路確保に時間を要する場合は，骨髄路を確保する。

■ 血管収縮薬

血管収縮薬（標準量のアドレナリン）が生存退院や神経学的転帰を改善するという根拠は乏しいが，自己心拍再開（ROSC）率と短期間の生存率を改善するというエビデンスがあるので投与を考慮する。通常，アドレナリンは1回1mgを静脈内投与し，3～5分間隔で追加投与を行う。

■ 抗不整脈薬

電気ショックで停止しない難治性の心室細動（VF）・無脈性心室頻脈（VT），もしくはVF・無脈性VTが再発する治療抵抗性のVF・無脈性VTについて，抗不整脈薬が生存退院や神経学的転帰を改善するという根拠は乏しいが，ROSC率を改善するためにアミオダロンの投与を考慮する。アミオダロンは300mgを静脈内投与するが，使用できない場合には効果は劣るがリドカインもしくはニフェカラントを使用してもよい。ニフェカラントは0.3mg/kgを静脈内投与し，リドカインは1～1.5mg/kgを静脈内投与する。

■ 気管挿管・声門上気道デバイスによる気道確保

二次救命処置では必ずしも必須の手技ではないが，確実な気道確保を行うためには有用である。気管挿管のための胸骨圧迫の中断は最小限にする。

■ 連続した胸骨圧迫

気管挿管後は，胸骨圧迫と人工呼吸は非同期とし，連続した胸骨圧迫を行う。胸骨圧迫は1分間に少なくとも100回のテンポで行い，人工呼吸は1分間に約10回として過換気を避ける。声門上気道デバイスを用いた場合は，適切な換気が可能な場合に限り連続した胸骨圧迫を行ってよい。

心拍再開後の治療（原則として集中治療管理）

- 12誘導心電図（急性冠症候群や致死的不整脈の鑑別）。
- 酸素投与と適切な呼吸管理（低酸素や高酸素の回避）。
- 循環の管理（収縮期血圧や平均血圧を参考にして組織低灌流や循環動態不安定の回避）。
- ルーチンに抗不整脈薬の予防的投与を行うことについては推奨も提案もない。
- ROSC後も昏睡状態が続く場合は体温管理療法（32～36℃の体温管理を24時間以上行う）。
- てんかん発作への対応（てんかん発作が生じたら治療するが予防はルーチンには行わない）。
- ROSC後の成人患者に対して，標準的血糖管理プロトコルを変更しない。
- 心拍再開後72時間以前に臨床所見のみで予後を評価しない。
- 原因の検索と治療。
- 患者家族へのサポート。

異状死の届け出

- 死因不明，もしくは内因か外因か不明な場合は医師法第21条により所轄の警察署に届出が必要となる。
- 診断のついた病死もしくは新規患者の院内死亡であっても病死であることが画像や心電図などで診断（ないしは推定）できる場合は異状死にあたらないため届け出の必要はない。

中谷 宣章

📘 文献 ≫ ウェブサイトに掲載

Part 4 ▶ 救急診療

3. 中毒

概念

中毒とは"毒に中(あ)たる"の意であり,化学物質を摂取することで生体に異常を生じることである。生体の機能を維持するのに必要であったり疾患の治療に有効な化学物質であっても量を誤れば毒となり得る。
小児の中毒は誤飲による単一の薬毒物の少量摂取であることが多く,重症にはなりにくい。大人の中毒は精神疾患を背景とした自殺企図によって複数の薬毒物の大量摂取であることが多く,重症になりやすい。

鑑別のポイント

- ☑ 薬物投与で原因不明の意識障害を鑑別することがある。フルマゼニル,ナロキソン塩酸塩の静注で意識障害が改善すれば,それぞれベンゾジアゼピン受容体作動薬中毒・オピオイド類中毒を考える。
- ☑ アニオンギャップ開大性の代謝性アシドーシスでは鑑別に示す中毒を疑う。
- ☑ 浸透圧ギャップの開大を認めた場合は,アルコール類中毒・グリコール類中毒やマグネシウム中毒などを疑う。
- ☑ 横紋筋融解症を認めた場合は,コカイン中毒・覚醒剤中毒,危険ドラッグ中毒,カフェイン中毒,一酸化炭素中毒などを疑う。
- ☑ 依存・乱用薬物の尿の簡易定性キット(トライエージDOAなど)はアンフェタミン類,オピオイド類,バルビツール酸類,ベンゾジアゼピン類などによる中毒の鑑別に有用なことがある。

> ### 💬 メッセージ
>
> 上條 吉人
> - ● 原因不明の意識障害の鑑別に「AIUEOTIPS」が用いられるが,"O"は"Opioids(オピオイド類)"を代表とする中枢神経抑制作用のある薬物の摂取や"Overdose(過量服薬)"である中毒に相当するため,必ず中毒を念頭において鑑別する。
>
> - ● 患者の発する臭いがヒントになることがある。たとえば,ガーリック臭であればヒ素中毒もしくは有機リン中毒,アセトン臭であればエタノール中毒もしくはイソプロパノール中毒,アーモンド臭であれば青酸化合物中毒,腐敗卵臭であれば硫化水素中毒,防虫剤臭であればナフタレン中毒もしくはパラジクロルベンゼン中毒を疑う。

鑑別

- **頻呼吸・過換気**
  - **交感神経系の亢進**
    キサンチン類(テオフィリン，カフェイン)中毒，コカイン中毒・覚醒剤中毒，危険ドラッグ中毒。
  - **代謝性アシドーシス**
    一酸化炭素中毒，硫化水素中毒，青酸化合物中毒，メタノール中毒・エチレングリコール中毒，アスピリン中毒，鉄剤中毒，キサンチン類(テオフィリン，カフェイン)中毒，イソニアジド中毒。
  - **セロトニン症候群**
    SSRI，SNRI。
  - **その他**
    アスピリン中毒。
- **徐呼吸，無呼吸**
  - **呼吸中枢抑制**
    GABA作動薬(バルビツール酸類，エタノール)中毒，ブロムワレリル尿素中毒，オピオイド類中毒，アセチルコリンエステラーゼ阻害薬(有機リン，カーバメート)中毒，グルホシネート含有除草剤中毒(遅発性)，カンフル(樟脳)中毒，炭化水素中毒・芳香族化合物中毒(吸入)。
  - **呼吸筋麻痺**
    有機リン中毒(中間症候群)，フグ中毒(テトロドトキシン)，トリカブト中毒(アコニチン類)。
- **急性呼吸窮迫症候群(ARDS)**
  - **刺激性ガスの吸入**
    二酸化硫黄(亜硫酸ガス)，塩化水素(塩酸ガス)，アンモニア，塩素，窒素酸化物，ホスゲン。
  - **その他のガスの吸入**
    炭化水素・芳香族化合物，水銀元素，硫化水素。
  - **その他**
    グリホサート界面活性剤含有除草剤中毒，アスピリン中毒。
- **高血圧・頻脈**
  - **交感神経系の亢進**
    キサンチン類(テオフィリン，カフェイン)中毒，コカイン中毒・覚醒剤中毒，危険ドラッグ中毒。
  - **副交感神経系の抑制**
    抗コリン薬中毒・抗ヒスタミン薬中毒，三環系抗うつ薬中毒・四環系抗うつ薬中毒，ニコチン中毒。

Part 4 ▷ 救急診療

■ **低血圧・徐脈，房室ブロック**

■ **交感神経系の抑制**

α遮断薬中毒・β遮断薬中毒。

■ **副交感神経系の亢進**

アセチルコリンエステラーゼ阻害薬(有機リン，カーバメート)中毒。

■ **膜興奮抑制(キニジン様)作用**

三環系抗うつ薬中毒，カルバマゼピン中毒，Ia群抗不整脈薬中毒。

■ **その他**

ジギタリス中毒，Ca拮抗薬中毒，局所麻酔薬中毒。

■ **心室性不整脈**

抗精神病薬中毒(torsade de pointesなど)，三環系抗うつ薬中毒，抗ヒスタミン薬中毒，ジギタリス中毒，Ia群抗不整脈薬中毒，キサンチン類(テオフィリン，カフェイン)中毒，コカイン中毒・覚醒剤中毒，危険ドラッグ中毒，カリウム中毒，トリカブト中毒(アコニチン類)，炭化水素中毒・芳香族化合物中毒(吸入)。

■ **不穏・興奮**

キサンチン類(テオフィリン，カフェイン)中毒，コカイン中毒・覚醒剤中毒，危険ドラッグ中毒，リチウム中毒，抗ヒスタミン中毒(特に小児)，一酸化炭素中毒。

■ **傾眠・昏睡**

■ **中枢神経抑制**

GABA作動薬(バルビツール酸類，ベンゾジアゼピン受容体作動薬，アルコール類)中毒，ブロムワレリル尿素中毒，オピオイド類中毒，抗コリン薬中毒，抗ヒスタミン薬中毒(特に大人)。

■ **組織低酸素ストレス**

一酸化炭素，硫化水素中毒，青酸化合物中毒，メトヘモグロビン血症。

■ **痙攣発作**

抗精神病薬中毒，アモキサピン中毒，四環系抗うつ薬中毒(特にマプロチリン)，リチウム中毒，カルバマゼピン中毒，フェニトイン中毒，アスピリン中毒，抗ヒスタミン薬中毒(特に小児)，キサンチン類(テオフィリン，カフェイン)中毒，リドカイン中毒，イソニアジド中毒，β遮断薬中毒，アセチルコリンエステラーゼ阻害薬(有機リン，カーバメート)中毒，グルホシネート含有除草剤中毒(遅発性)，カンフル(樟脳)中毒，フェノール中毒，メタノール中毒・エチレングリコール中毒，鉛中毒，一酸化炭素中毒，青酸化合物中毒。

■ 高体温
■ 交感神経系の亢進
キサンチン類(テオフィリン,カフェイン)中毒,コカイン中毒・覚醒
剤中毒,危険ドラッグ中毒。
■ 副交感神経系の抑制
抗コリン薬中毒・抗ヒスタミン薬中毒,三環系抗うつ薬中毒・四環系
抗うつ薬中毒。
■ その他
抗精神病薬中毒(悪性症候群),リチウム中毒,アスピリン中毒。
■ 散瞳
■ 交感神経系の亢進
コカイン中毒・覚醒剤中毒,危険ドラッグ中毒。
■ 副交感神経系の抑制
抗コリン薬中毒・抗ヒスタミン薬中毒,三環系抗うつ薬中毒・四環系
抗うつ薬中毒。
■ 縮瞳
■ 交感神経系の抑制
α遮断薬中毒。
■ 副交感神経系の亢進
アセチルコリンエステラーゼ阻害薬(有機リン,カーバメート)中毒,
ニコチン中毒。
■ その他
GABA作動薬(バルビツール酸類,ベンゾジアゼピン受容体作動薬,ア
ルコール類)中毒,オピオイド類中毒。

診断

■ ルーチン
■ 生活歴,病歴など
生活様式,職業,家族歴,精神科治療歴,服薬歴。
●重症中毒のほとんどは自殺企図による。したがって精神疾患(統合失
調症,うつ病,適応障害,境界性パーソナリティ障害など)の合併が
しばしばみられる。
■ 身体診察
視診:縮瞳もしくは散瞳,発汗もしくは乾燥,皮膚の紅潮・紅斑など。
聴診:異常呼吸音,心音。
■ バイタルサイン
パルスオキシメータ(SpO$_2$),心電図,血圧,意識レベル。

Part 4 ▷ 救急診療

■ 迅速検査

血算，血液生化学，動脈血ガス分析，胸部X線もしくはCT。

■ 依存・乱用薬物の尿の簡易定性キット

トライエージDOAなど。

■ **特殊検査**

■ 薬毒物分析

HPLC（高速液体クロマトグラフィ），GC/MS（ガスクロマトグラフィ・質量分析計），LC/MS/MS（液体クロマトグラフィ・タンデム質量分析計）など。

治療

急性中毒の治療は，全身管理，吸収の阻害，排泄の促進，解毒薬・拮抗薬の4大原則からなる。

■ **全身管理**

急性中毒に特異的なものはない。しかし，誤嚥性肺炎，非外傷性挫滅症候群・コンパートメント症候群，低体温症などの頻度が高く，生命を脅かす合併症を見逃さないよう適切に管理することが重要である。

■ **吸収の阻害**

曝露された薬毒物が生体内に吸収されるのを防ぐために，医療機関では経口摂取された薬毒物の消化管除染法が主体となる。以前は小児では催吐，大人では胃洗浄や単回の下剤投与が頻回に行われていたが，予後を改善するエビデンスがない一方で誤嚥性肺炎などの合併症が有意に増加するため，現在は推奨されていない。

■ ガスの吸入

現場からの避難および新鮮な空気もしくは酸素の吸入。

■ 皮膚・粘膜曝露

大量の水もしくは生理食塩液での洗浄。

■ 経口摂取

活性炭（中毒量の服用から1時間以内で考慮）の投与，腸洗浄（違法薬物のパッケージ，鉄剤，除放剤・腸溶剤など）。

■ **排泄の促進**

既に吸収されてしまった薬毒物を効率良く排泄する。以前は大量輸液や大量輸液と利尿薬を組み合わせた強制利尿が頻回に行われていたが，クリアランスが有意に増加しない一方で，肺水腫や電解質異常などの合併症が有意に増加するため，現在では行われない。

■ 尿のアルカリ化

血液透析の適応とならない，中等症〜重症のアスピリン中毒。

277

■ 活性炭の繰り返し投与

腸肝循環となるフェノバルビタール中毒，カルバマゼピン中毒など。

■ 血液浄化法

血液灌流法：カルバマゼピン中毒，フェノバルビタール中毒，フェニトイン中毒，キサンチン類(テオフィリン，カフェイン)中毒。

血液透析法：メタノール中毒・エチレングリコール中毒，アスピリン中毒，リチウム中毒。

- 近年では透析膜の改良で血液灌流法に適応とされていた薬毒物でも遜色なく血液透析法で除去できるようになっている。

■ 解毒薬・拮抗薬

薬毒物の毒性を減弱させる薬物であるが，適切な全身管理と合わせて投与を行うことで予後が改善する可能性があり，代表的なものを示す。

■ フルマゼニル

ベンゾジアゼピン受容体作動薬中毒。

- フルマゼニルは半減期が短く，ベンゾジアゼピン受容体作動薬中毒の予後は比較的良好であることからフルマゼニルは鑑別に用いられても，治療に用いられることはほとんどない。

■ ナロキソン塩酸塩

オピオイド類中毒。

■ アトロピン硫酸塩

アセチルコリンエステラーゼ阻害薬(有機リン，カーバメート)中毒。

- 気管支攣縮による喘鳴もしくは気道分泌過多を目安に投与する。

■ プラリドキシムヨウ化物(パム)

有機リン中毒。

- 有効性についての議論が分かれている。使用を検討する際は大量投与(初期に2g，その後1g/時間で48時間)が推奨されている。

■ アセチルシステイン

アセトアミノフェン中毒。

- 過量服用4時間後以降の血中濃度を測定し，Smilksteinらの治療線より上であれば投与する。

■ ヒドロキソコバラミン

青酸化合物中毒。

■ チオ硫酸ナトリウム

青酸化合物中毒。

■ 亜硝酸ナトリウム・亜硝酸アミル

青酸化合物中毒，硫化水素中毒。

> Part 4 ▷ 救急診療

■ ジメルカプロール(バル)
　ヒ素中毒，水銀中毒。
■ 炭酸水素ナトリウム
　三環系抗うつ薬中毒。
　● 血圧低下，心室性不整脈，QRS 時間の延長があれば投与し，血液の
　　pHを7.45〜7.55に保つ。
■ ホメピゾール
　メタノール中毒・エチレングリコール中毒。
■ メチレンブルー
　メトヘモグロビン血症。

🕐 専門医・上級医へコンサルテーションをするタイミング

🕐 アセトアミノフェン中毒，ヒ素中毒・水銀中毒，メタノール中毒・エチ
　レングリコール中毒，メトヘモグロビン血症などでは，解毒薬・拮抗薬
　を有する施設にコンサルテーションを行い，転送する。

🕐 アセトアミノフェン中毒やリチウム中毒などでは，血中濃度によって治
　療方針が決まるので，血中濃度が測定できる施設にコンサルテーション
　を行い転送する。

🕐 重症キサンチン類(テオフィリン，カフェイン)中毒，メタノール中毒・
　エチレングリコール中毒，重症アスピリン中毒，リチウム中毒では急性
　血液浄化法が施行できる施設にコンサルテーションを行い，転送する。

備考
・日本中毒情報センターでは専門知識を有する薬剤師が365日，24時間体制で電話に
　て情報提供している。
　大阪中毒110番：0990-50-2499 (ダイヤルQ2：1件315円)
　　　　　　　　 072-726-9923 (医療機関専用有料電話：1件2,000円)
　つくば中毒110番：0990-52-9899 (ダイヤルQ2：1件315円)
　　　　　　　　　 029-851-9999 (医療機関専用有料電話：1件2,000円)

上條 吉人

📘 文献 ≫ ウェブサイトに掲載

Part 4 ▶ 救急診療

4．小児科救急

概念

小児救急医療の対象は1次医療から3次医療まで，また内因性から外因性まで多岐にわたり，成長・発達という特徴からも救急の状況に陥りやすい。しかし，実際には上気道炎などの軽症患児が家族の不安により救急外来受診となることがほとんどである。このため多くの軽症疾患から緊急・重症疾患を見抜き，重症化の予知を行い，軽症で食い止めることが重要となる。これは小児二次救命処置（PALS）[1]でも重視されている。たとえば小児の非外傷性心停止では，喘息発作・先天性心疾患・不整脈・気道異物・胃腸炎・痙攣・敗血症・溺水・SIDS（乳児突然死症候群）とさまざまであり，呼吸原性の心停止が多いことも特徴である。呼吸原性の心停止では蘇生や回復の可能性は低くなるため，心停止への防止措置が極めて重要である。

鑑別のポイント

- ☑ 軽症疾患が多いため診療側に慢心が生じ，重篤な疾患を見逃しやすい。
- ☑ 解剖学的・生理学的側面から機能が未熟であるため，予備力が乏しく変化が速いため重篤化しやすい。
- ☑ 心理的・社会的側面から認知が未発達であり，危険回避能力が未熟であるため事故に遭遇しやすい。また，意思表示が未熟であるため症状を正確に伝えることができず，身体的異常の発見や対処が遅れる場合がある。

💬 メッセージ

山崎 太郎

● 過去で心配なことを聞いて，現在で今の状態を正確に把握して相手に伝え，未来で予測され得ること・今後の方針を説明する。

過去：既往歴を含む受診に至るまでの現病歴を聴取する。
現在：身体所見をとるときに一番重要なことは，保護者に伝わるよう「所見を口にすること」である。診察時は症状や所見として現れていないネガティブ所見を伝えることも重要である。
未来：その時に予測できる未来のこと（帰宅してからの水分摂取量（方法）や再受診・投薬のタイミング）を伝えてあげる。

● 当（A）たり前のことを馬鹿（B）みたいにちゃんと（C）やる。常にこのABCで診療にあたる。

鑑別

小児救急外来では緊急度の評価を優先して行うことが求められ、第一印象でパッと(pediatric assessment triangle：PAT)診て、進行を抑えることが理想である(図)。また、小児の全身評価においては年齢や体格などを考慮する必要があり、バイタルサインも年齢により正常値が異なることを把握する(表1〜表3)。救急外来で小児急性疾患として頻度の高い、喘息発作、熱性痙攣について解説する。

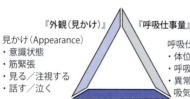

図. 小児評価トライアングル PAT (pediatric assessment triangle)
宮坂勝之(編訳)：PALSスタディガイド. 小児二次救命処置の基礎と実践：日本版, 1-59, エルゼビア・ジャパン, 2008. より引用

表1. 小児のバイタルサイン

心拍数(回/分)			呼吸数(回/分)	
年齢	覚醒時	睡眠時	年齢	呼吸数
＜3カ月	85〜205	80〜160	乳児	30〜60
3カ月〜2歳	100〜190	75〜160	幼児	24〜40
2〜10歳	60〜140	60〜90	就学前小児	22〜34
＞10歳	60〜100	50〜90	学童	18〜30
			思春期	12〜16

表2. 収縮期血圧と年齢による低血圧の定義

年齢	収縮期血圧
満期産の新生児(0〜28日)	＜60mmHg
乳児(1〜12カ月)	＜70mmHg
小児(1〜10歳)	＜70＋(年齢x 2)mmHg
小児(10歳超)	＜90mmHg

表3. 乳児の意識レベルの評価 (Japan Coma Scale)

Ⅰ. 刺激しなくても覚醒している状態
1. あやすと笑う。ただし不十分で, 声を出して笑わない。
2. あやしても笑わないが, 視線は合う。
3. 母親と視線が合わない。

Ⅱ. 刺激すると覚醒する状態(刺激をやめると眠り込む)
10. 飲み物を見せると飲もうとする。あるいは乳首を見せれば欲しがって吸う。
20. 呼びかけると, 開眼して目を向ける。
30. 呼びかけを繰り返すとかろうじて開眼する。

Ⅲ. 刺激しても覚醒しない状態
100. 痛み刺激に対し, 払いのけるような動作をする。
200. 痛み刺激で少し手足を動かしたり, 顔をしかめる。
300. 痛み刺激に反応しない。

あなたはどうする❓

「どうなされましたか?」と Opened question から入り, こどもが心配で慌ててまとまらない保護者には Closed question をうまく使い話を聞く。最後には必ず「何々が心配で来たのですね。」と, まとめてから診察に入る。言い足りない保護者はそこから付け足すこともできるよう, 話をしやすい雰囲気を作る。

気管支喘息

発作性に起こる気道狭窄により, 喘鳴や呼気延長, 呼吸困難を繰り返す疾患である。気道狭窄は, 気道平滑筋の収縮・気道粘膜浮腫・気道分泌亢進によって起こる。わが国では小児気管支喘息治療・管理ガイドライン[2]が発行されており, 2017年版に準拠して解説する(表4, 表5)。

■ 鑑別

表4. 鑑別を要する疾患

先天異常, 発達異常	大血管奇形, 先天性心疾患, 喉頭軟化症・気管軟化症など
感染	鼻炎, 喘鳴, クループ, 気管支炎, 肺炎, 気管支拡張症, 結核など
その他	過敏性肺炎, 気道異物心因性咳嗽, 腫瘍など

小児気管支喘息治療・管理ガイドライン 2017, 142-161, 2017 より引用, 一部改変

表5. 乳幼児の「強い喘息発作のサイン」			
1	咳嗽が激しい（嘔吐することがある）	8	寝ない（または，眠れない）
2	喘鳴が著明（時に減弱）	9	チアノーゼ
3	胸骨上窩，鎖骨上窩，肋骨の陥没	10	呻吟
4	頻呼吸	11	頻脈
5	鼻翼呼吸	12	機嫌が悪い
6	シーソー呼吸	13	泣き叫ぶ（興奮）
7	抱かれているほうが楽（起坐呼吸）	14	意識レベル低下

小児気管支喘息治療・管理ガイドライン2017, 142-161, 2017より引用，一部改変

■ 治療

① 経皮的酸素飽和度95％未満は酸素を投与する。

② β₂刺激薬の吸入は20〜30分ごとに1〜3回行い，吸入後に評価する。

＊乳幼児以降はプロカテロール0.3mL 1A＋クロモグリク酸ナトリウム1A

3回までは20〜30分ごとに投与可能であるが，以後は2時間以上あけて反復可能。外来で全身性ステロイド薬を投与することもあるが，β₂刺激薬吸入後も症状の強い場合は入院とする。

③ 吸入でも症状の残存が強い場合はステロイド薬を全身投与とする。

ヒドロコルチゾンなら5mg/kg/回を1日3回，メチルプレドニゾロンなら0.5〜1mg/kg/回（1mg/kg/回が多い）を1日3回。

④ 症状が強いときは，イソプロテレノール（短時間作用型β刺激薬）を持続吸入。0.5％イソプロテレノール5mL＋NS 500mLで希釈し，酸素濃度50％，ベンチュリーマスク流量10L/分で持続吸入する。

＊投与の際は不整脈に注意する必要があり，サチュレーションモニタだけでなく心電図モニタも必須となる。反応がある場合は30分以内に改善する。改善を認めず悪化する場合は，アミノフィリン投与や挿管管理も考慮する。また，感染症を合併している場合は感染症の治療も並行して開始する。

熱性痙攣

主に生後6カ月〜5歳までの乳幼児期に起こる。通常は38℃以上の発熱に伴う発作性疾患（痙攣性，非痙攣性を含む）で，髄膜炎などの中枢神経感染症，代謝異常，その他の明らかな発作の原因がみられないもので，てんかんの既往のあるものは除外される。定義や対応は2015年のガイドライン[3]に準拠して解説する。

■ 単純型熱性痙攣と複雑型熱性痙攣

熱性痙攣のうち①〜③の1つ以上にあてはまれば複雑型熱性痙攣と定義され，いずれにも該当しない場合は単純型熱性痙攣とされる。

① 焦点性発作（部分発作）の要素。

② 15分以上持続する発作。

③ 一発熱機会内の24時間以内に複数回反復する発作。

■ 検査

■ 血液生化学検査

初発の有熱時痙攣では，鑑別診断のための血液生化学検査を行う。再発であっても感染症などの併存する疾患の評価が必要な場合は，血液生化学検査を行う。血糖，電解質，アンモニア，静脈血液ガス分析など。

■ 髄液検査

複雑型であってもルーチンで行う必要はないが，髄膜刺激症状，30分以上の意識障害，大泉門膨隆などの中枢神経感染症が疑われる場合や6カ月未満の乳児に対しては躊躇せず髄液検査を施行する。インフルエンザ菌b型（Hib）ワクチン・肺炎球菌ワクチン未接種である12カ月未満の乳児に対しては髄液検査の施行を考慮する。髄液検査施行前は頭部CT検査を施行する。

■ 頭部CT検査，頭部MRI検査および脳波検査

知的発達ないし運動発達の遅延を認める場合，発作後麻痺を認める場合，焦点性発作（部分発作）や15分間以上持続する発作を認める場合，意識障害が遷延する場合は，頭部CT検査，頭部MRI検査および脳波検査を行う。

■ ジアゼパム坐薬

- 入院患者にジアゼパム坐薬を使用しない。
- 外来受診後，帰宅可能と判断した場合であってもルーチンでの使用はせず，必要と判断した場合のみ外来での処方とし，使用してもよい。ただし，失調・傾眠・呼吸抑制などの不利益性を十分説明し，保護者の同意を得る必要がある。また，ジアゼパム坐薬が意識レベルの低下や神経学的異常所見をわかりにくくしてしまう可能性を考慮し，意識状態，髄膜刺激症状，大泉門膨隆，その他の中枢神経感染症などを疑う所見がないことに留意したうえで使用する。

■ 熱性痙攣の既往がある小児への発熱時に対するジアゼパム坐薬の予防投与

下記の適応基準1）または2）を満たす場合は，ジアゼパム坐薬の予防的投与を検討する。

1) 遷延性発作(持続時間 15 分以上)

2) 次の a〜 f のうち 2 つ以上を満たす熱性痙攣が 2 回以上反復した場合

　　a．焦点性発作(部分発作)または 24 時間以内に反復する。

　　b．熱性痙攣出現前から存在する神経学的異常や発達遅滞。

　　c．熱性痙攣またはてんかんの家族歴がある。

　　d．12 カ月未満の乳児。

　　e．発熱後 1 時間未満での発作。

　　f．38℃未満での発作。

■ 痙攣遷延状態, 重積状態の対応[4)]

■ 痙攣遷延状態に対する非経静脈的治療法

ミダゾラム(ドルミカム®) : 0.5％注射液の鼻腔内投与(0.5 mg/kg 最大量 10 mg)。

筋肉内注射(0.1〜0.35 mg/kg 最大量 10 mg)。

注意:ミダゾラム 0.1％注射液(ミダフレッサ®)は上記投与方法では使用しない。

■ 痙攣遷延状態・痙攣重積状態に対する経静脈的治療法

第 1 選択

①または②を選択(適用量で止痙できなければ直ちに第 2 選択へ進む)。

① ミダゾラム, ミダフレッサ® : 0.15 mg/kg 静注[*)](速度:小児 1 mg/分)。必要に応じて 1 回につき 0.1〜0.3 mg/kg の範囲で追加投与とするが, 初回投与と追加投与の総量として 0.6 mg/kg を超えない。

　　[*)]再発が強く予測される場合は持続静注が可能。しかしその後の意識レベルの判定が困難となるため, 急性脳症の診断が不確実になることがある。

② ジアゼパム(セルシン®, ホリゾン®) : 0.3〜0.5 mg/kg 静注。

第 2 選択

①, ②, ③を選択する(副作用に注意して併用可)

① ホスフェニトイン(ホストイン®) : 22.5 mg/kg 静注(速度:3 mg/kg/分以下, 150 mg/分をいずれも超えない速度)(維持療法の場合は 5〜7.5 mg/kg/日を 1 回または分割静注, 速度 1 mg/kg/分以下)。

② フェノバルビタール(ノーベルバール®) : 15〜20 mg/kg 静注(速度:100 mg/分以下かつ 10 分以上かける)。

③ レベチラセタム(イーケプラ®) : 20〜30 mg/kg 静注(速度:15 分かけて静注)。

■ 難治性痙攣重積状態に対する経静脈的治療法（小児集中治療室
（PICU）レベルの全身管理が必要）

① ミダゾラム：0.1 mg/kg/時間から開始し最大量 0.4 mg/kg/時間ま
での範囲で，0.05〜0.1 mg/kg/時間ずつ増量する。

② チアミラール（イソゾール®）またはチオペンタール（ラボナール®）：
3〜5 mg/kg 静注投与後 3〜5 mg/kg/時間で持続静注。

🕐 専門医・上級医へコンサルテーションをするタイミング

🕐 喘息発作と診断した場合は速やかに治療を開始し，強い喘息発作のサイ
ンを認めれば小児科へコンサルテーションを行うことを念頭におく。治
療に対しての反応が不良で，強い喘息発作のサインに改善を認めない場
合は小児科での入院治療とする。

🕐 救急隊から入電の時点で痙攣が持続しているようであれば，小児科医と
一緒に救急外来で初療にあたることが望ましい。

🕐 髄液検査，頭部 CT 検査，頭部 MRI 検査，脳波検査の適応となる場合。

🕐 複雑型熱性痙攣である場合。

🕐 併存する疾患の評価や治療が必要とされる場合。

🕐 入院の適応となる場合。

・入院の適応とならない場合も経過観察が重要である。そのため院内で数
時間様子をみることや翌日の再受診を促す必要がある。

山崎 太郎

📘 文献 ▷ ウェブサイトに掲載

● Column ●

小児診療の注意点

■ **感染症（麻疹・風疹）**

　2015年3月に，わが国は麻疹の排除状態にあることがWHO（西太平洋地域事務局）で確認された。そのため，今後わが国で麻疹が発症し得る事態は修飾麻疹が想定され，典型的な皮疹やコプリック斑のない麻疹の診断を迫られる可能性がある。実際の診断には国立感染症研究所のホームページにある「麻疹の検査診断アルゴリズム（2016年改訂版）」を参照されたい。

　風疹は発熱・発疹・リンパ節腫脹の3徴候だが，3徴候が揃わない患者も多く不顕性感染も15％程度存在するため診断が困難となることがある。わが国では2013年に大流行し，年間5,000人以上が報告されたが，以降は減少しており大きな流行はない。風疹に伴う最大の問題は，妊娠20週頃までの妊婦が感染するとしばしば胎児が先天性風疹症候群を発症することである。

■ **熱性痙攣（単純・複雑）**

　たかが熱性痙攣，されど熱性痙攣である。小児科医であれば，たかが熱性痙攣と診断したことで痛い目をみた経験が1度や2度ではないだろう。具体的には，敗血症，脳出血，てんかんによる痙攣重積が，初めは熱性痙攣という触れ込みで来院されることもある。

　当科における熱性痙攣対応時に遵守している事項は次の3つである。
①初発は必ず血液検査を行い（血糖，ガス，電解質，アンモニアの確認），1時間以上は経過観察を行う。
②意識状態を観察するため，ジアゼパムなどの鎮静薬は極力使用しない。
③痙攣の反復または複雑型は入院とする。安易に初発の熱性痙攣にジアゼパム坐薬を挿入して帰宅させるのは危険である。

■ **薬剤投与**

　小児は年齢や体重に合わせて与薬量を規定する。体重を基に計算していると，時に成人量をオーバーすることがあり，注意を要する。

植田 穣

Part 4 ▶ 救急診療

5. 整形外科的処置

概念

- 骨折：何らかの原因で正常な骨組織の連続性が断たれた状態である。
- 脱臼：関節の構成体である骨頭部が本来収納されているべき関節窩から完全に逸脱した状態で，逸脱が不完全である場合は亜脱臼と呼ぶ。
- 捻挫：関節に対して生理的可動範囲を超える外力が加わることにより，関節包や靭帯などの関節支持軟部組織に生じた損傷である。
- 肉離れ・腱断裂：スポーツ活動などにより筋肉に強い張力が作用することで筋線維や筋線維束間結合組織の一部に損傷をきたした状態であり，腱に起こりその連続性が断たれた場合を腱断裂という。
- 打撲：外力によって起こる皮膚/皮下組織の損傷である。

鑑別のポイント

- ☑ 四肢の骨折では，骨折線に沿った強い圧痛や腫脹がみられ，骨に長軸方向や横軸方向から圧を加えると痛みを訴える（軸圧痛・介達痛）。転位を伴う場合は変形や骨折部での異常可動性が存在する。患肢の自動運動は不能で，下肢の場合は患側への荷重ができない。X線撮影は少なくとも正面・側面の二方向で行い，診断を確定する。腫脹，変形が強い場合は，受傷部の遠位と近位の関節（前腕の場合は手関節と肘関節）の撮影も行い，亜脱臼の有無を確認する。
- ☑ 脱臼では，その部位と脱臼方向に応じて特徴的な肢位で患肢は短縮し，関節窩付近は空虚となる。自動運動は不能で，患肢を他動的に動かすと弾力性の抵抗を示し，元の肢位に戻ろうとする（ばね様固定）。
- ☑ 肩関節前方脱臼の特徴的肢位は，肩関節軽度屈曲・外転位で健側の手で患肢を支える姿勢をとる。小児肘内障（橈骨頭の亜脱臼）では，前腕回内位で患肢を力なく下垂した肢位をとる。
- ☑ 捻挫では，罹患関節の腫脹，運動痛，損傷部の圧痛，損傷部位に負荷がかかる方向での不安定性がある。
- ☑ 肉離れでは，運動痛，損傷部位の強い圧痛と陥凹があり，損傷の程度に応じて運動が障害される。
- ☑ 腱断裂では，断裂部に陥凹を触れ，損傷腱に由来する運動ができない。
- ☑ 打撲では，皮下出血，腫脹，局所の圧痛が存在するのみで，関節運動の障害はない。

四肢外傷診断の鑑別・診断アプローチ

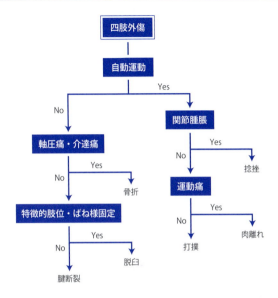

治療

RICE療法が外傷処置の基本となることを認識しておく。

- Rest（局所安静）
- Icing（氷冷24〜36時間）
- Compression（圧迫固定）
- Elevation（心臓より高く）

■ 骨折の治療

■ 整復

整復操作には十分な疼痛管理が必須である。解剖学的整復を行うには正常解剖の理解と経験が必要である。整復は受傷直後が最も容易であり，時間の経過に伴い腫脹が強くなることから，転位が著しい場合は可能な限り速やかに整形外科医に委ねるべきである。整形外科医の協力が得られない場合は，助手に近位部を把持してもらいながら遠位部を軸方向に牽引しつつなるべく正常な形に近づくように形を整える。

■ 固定

四肢ではギプス固定あるいはギプスシーネ固定を行う。腫脹が予測される場合はあらかじめギプスに割を入れておくか，ギプスシーネ固定

とするほうが安全である。固定範囲は，受傷部の遠位と近位の関節を含むことが原則であるが（下腿骨折なら膝上から足関節まで），前腕骨遠位や下腿骨遠位の骨折で転位が小さい場合は膝下あるいは肘下のギプスとすることもある。

上腕骨近位部骨折では，三角巾で患肢を懸垂した状態で幅の広い弾性包帯を用いて三角巾ごと上肢を体幹に固定する。鎖骨骨折に対して，以前は弾性包帯やストッキネットを用いた八の字包帯固定が行われたが，近年では市販の鎖骨固定用バンド（クラビクルバンド）が用いられることも多い。肋骨骨折に対しては市販のバストバンドが用いられる。手指の骨折に対しては，アルフェンスシーネ固定が行われる。

> **あなたはどうする？**
> 骨折の診断には臨床所見が最も重要であり，X線像は補助診断にすぎない。軸圧痛・介達痛の存在と患肢への荷重不可は，臨床的に骨折と診断して対処する。「X線で異常がないので骨折ではありません」は禁句である。

■ 脱臼の治療

■ 肩関節前方脱臼の整復（図1）

古典的には施術者の足を腋窩に入れて患者の腕を下方に引くHippocrates法が行われてきたが，乱暴な操作による神経・血管の損傷や高齢者では骨折する危険性があることから近年では行われなくなってきている。一般には，上腕骨軸と肩甲棘が一直線上（ゼロポジション）となるように牽引しながら骨頭を上方に押し込むMilch法や伏臥位で錘を吊り下げてしばらく放置するStimson法が行われることが多い（図1）。

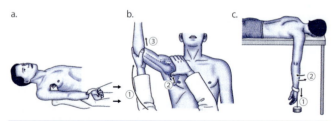

図1．肩関節前方脱臼の徒手整復法
a．Hippocrates法：患者の腋窩に足を入れて患者の腕を下方に引く。
b．Milch法：脱臼した上腕骨骨頭を押さえながら患者の腕を外転する（①）。拳上位になったときに骨頭を上方に押す（②）とともに患者の腕を上方に引き上げる（③）。
c．Stimson法：患者の腕を台の外に垂らし，8kg前後の錘を吊り下げて（①）10〜15分放置する。整復されないときは患者の腕を内・外旋させる（②）。

中村利孝,他（監）,井樋栄二,他（編）：標準整形外科学第13版．762．医学書院，2016より引用

整復後は肩関節内旋位で体幹に固定する方法が行われてきたが，近年では外旋位固定のほうが再脱臼の頻度が低いと考えられている。

■ 小児肘内障の整復

患児の肘を屈曲位とし，片方の母指を橈骨頭付近に置きながら肘を保持する。反対の手で手関節付近を持ちながら前腕を軽く牽引しつつ回外し，橈骨頭を押し込みながら肘を深屈曲する。自動的に肘の屈曲が可能となれば整復されていると判断できる。整復後の固定は必要ない。

■ 股関節後方脱臼の整復

腰椎麻酔か全身麻酔が必要で，なるべく早期に整復操作を行う。整復が遅れると大腿骨頭壊死を合併する確率が高くなる。助手に骨盤を固定してもらいながら施術者は身をかがめて膝窩部に肩を入れ患肢を担ぎ，それを一本背負いするつもりで大腿骨の軸方向に牽引力を加えて持ち上げると整復される。整復後は数週間の安静，免荷歩行が必要である。

■ 顎関節脱臼の整復

両手の親指にガーゼを巻き，両方の下顎大臼歯に親指をかけ，外れたタンスの引き出しを下に引っ張りながら前に引き出すつもりで力を加える。整復された瞬間に施術者の親指を噛まれる可能性があることを心得えておく必要がある。整復後の固定は必要ない。

■ 捻挫の治療

損傷関節の固定が原則である。損傷の程度に応じて，ギプス固定，ギプスシーネ固定，弾性包帯固定，装具のいずれかを用いる。

足関節捻挫を弾性包帯で固定する場合は受傷機序を考慮して行う。すなわち，足関節外反による捻挫では足部が内反する方向に，内反による捻挫では外反する方向に巻く必要がある。

手指関節の捻挫ではアルフェンスシーネ固定あるいはテーピングを用いる。頸椎捻挫に対しては頸椎固定装具（図2）を用いる。固定期間は通常3～4週間必要である。靱帯や関節包の損傷が完全に治癒するためには8週間ほどかかる。

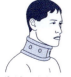 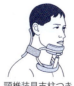 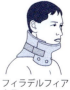

ポリネックカラー　　ソフトカラー　　頸椎装具支柱つき　　フィラデルフィア
　　　　　　　　　　　　　　　　　　（東大式）　　　　　カラー

図2. 頸椎固定装具

織田弘美（編）：整形外科外来勤務ハンドブック．p244，南江堂，2007より引用

■ 肉離れの治療

損傷の程度に応じて，ギプス固定，ギプスシーネ固定，弾性包帯固定，装具を用いる。弾性包帯固定の場合は，損傷した筋肉をなるべく広く覆うように巻くほうが除痛効果は高い。

■ 腱断裂の治療

アキレス腱断裂はギプスや装具を用いた保存療法でも治療可能である。したがって初療時は尖足位ギプス固定，松葉杖による免荷歩行とするのがよい。槌指（指伸筋腱付着部における損傷）は専用の指固定装具あるいはアルフェンスシーネを用いて遠位指節間関節過伸展位で固定する。上腕二頭筋長頭腱断裂は，受傷時に疼痛や運動痛があるものの2～3週間で症状は軽減し，筋力低下が残存することは少ないことから手術の適応となることはほとんどない。痛みが強い場合は三角巾固定とする。それ以外の腱断裂は手術の必要があるため初療時は腱が緩む肢位で固定し，速やかに整形外科医に治療を委ねる。

> **あなたはどうする？**
>
> アキレス腱断裂はThompsonのsqueeze testと呼ばれる手技で診断する（図3）。伏臥位で患肢の足部を診察台から外に出した状態で，下腿三頭筋を把握する。断裂があると足関節は動かない。つま先立ちはできないが鶏歩はできるので，"歩行ができるからアキレス腱断裂はない"とはいえない。

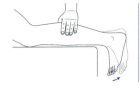

図3. Thompsonのsqueeze test
織田弘美（編）：整形外科外来勤務ハンドブック．
p136，南江堂，2007より引用，一部改変

■ 打撲の治療

局所のアイシングを行う。

専門医・上級医へコンサルテーションをするタイミング

下記の3つの病態は緊急処置を要するので可能な限り早くコンサルテーションを行うべきである。

- 開放骨折：golden period（受傷後6～8時間）以内に処置を行うことで感染のリスクが激減する。
- 脱臼：時間が経過すると腫脹や血腫形成のため徒手整復が困難となり，逸脱した骨頭部の血流障害を招く危険性がある。

- コンパートメント症候群：外傷の合併症として常に念頭におき，適切な処置を怠ると患肢が廃用肢となる危険性が高い。

織田 弘美

■ 文献 ＞ ウェブサイトに掲載

Column

高齢者の骨粗鬆症・圧迫骨折

骨粗鬆症とは「骨強度の低下を特徴とし,骨折のリスクが増大した骨格疾患」と定義されている。骨は形成と吸収が常に行われており,骨粗鬆症は骨吸収が骨形成を相対的に上回った状態である。原発性骨粗鬆症と二次性骨粗鬆症の二つに分けられるが,原発性骨粗鬆症についての多くは閉経,加齢に伴う変化が要因となる。閉経ではエストロゲン欠乏により破骨細胞の亢進が顕著となり骨吸収が骨形成を上回り,加齢では骨形成が相対的に骨吸収を下回ることで生じる。

骨粗鬆症により生じ得る影響は骨の脆弱性による骨折,とりわけ椎体の圧迫骨折である。疼痛によりADLが低下し,フレイルやサルコペニアへと陥るきっかけとなり得る。このため骨粗鬆症をいかに予防し,また骨折を起こした場合には疼痛コントロールをいかに行うかが高齢者医療で求められる一つである。

■ 骨密度測定

近年では,骨密度測定を人間ドックや簡易的であれば駅や大型ショッピングセンターのなかでも測定してもらえることがある。街中で行われる測定は,橈骨,脛骨,足踵骨での測定である。それぞれ皮質骨や海綿骨の割合での差はあるが,誤差の大きさや温度の影響を受けることなどから確定診断に用いることはできず,治療効果の評価も困難とされる。しかし,スクリーニングとしての使用で骨粗鬆症に対する関心をもってもらえることは良い。是非その後の精査へとつなげたい。

■ 骨粗鬆症に対する治療

活性型ビタミンD_3製剤,選択的エストロゲン受容体モジュレーター(SERM)製剤,ビスホスホネート製剤,カルシトニン製剤,抗RANKLモノクローナル抗体,またビタミンK製剤を使用する場合もある。どの薬剤を選択するかの基準の一つとして,罹患部位による推奨度に準拠するほかに,薬剤自体の特性である投薬方法や副作用についてがある。患者背景を理解し,服薬アドヒアランスを保つために,"回数はどうか","内服する際の注意点を守れるか","その他並存疾患に対する治療薬との相互作用はないか"という点に注意を払うことで,自ずと患者ごとに使用する薬剤が浮かんでくるであろう。

近年では次々と新しいエビデンスが報告されており,その変遷にアンテナを伸ばしながら治療を進めていくことは言うまでもない。

中山 智博

Part 5　ICU・HCU 管理 (病棟管理)

Part 5 ▶ ICU・HCU管理（病棟管理）

1. 急性呼吸管理

概念

急性呼吸不全とは，"1カ月未満の経過において，室内気呼吸時のPaO$_2$が60 Torr以下となる呼吸器系の機能障害，またはそれに相当する状態"であり，その呼吸管理は生命維持においては重要となる。

鑑別のポイント

☑ 低酸素血症の症状・身体所見（頻呼吸，呼吸困難，意識障害，チアノーゼ，血圧低下など）および高二酸化炭素血症の症状・身体所見（意識障害，頭痛，羽ばたき振戦，縮瞳など）に注意する。

☑ 呼吸不全は，高二酸化炭素血症を伴わない（PaCO$_2$ ≦ 45 Torr）Ⅰ型呼吸不全と高二酸化炭素血症を伴う（PaCO$_2$ > 45 Torr）Ⅱ型呼吸不全に分類される。Ⅰ型呼吸不全には，拡散障害，換気血流比不均等，シャントの病態があり，Ⅱ型呼吸不全には，肺胞低換気の病態の要素が加わる。その点を踏まえたうえで呼吸管理を行う必要がある。

🔵 メッセージ

野口 哲

● 頻呼吸などの分時換気量が増加した場合は多くの酸素流量が必要になるのでリザーバー付き酸素マスクやネーザルハイフローの器具が必要になる。

● 人工呼吸器の初期設定は病態に合わせることにはなるが，吸入酸素濃度（FiO$_2$）は100％から開始し，SpO$_2$ > 90％・PaO$_2$ 55〜60 Torrを目標に徐々に減量する。また，換気量・呼吸回数はpH，PaCO$_2$を確認しながら設定する。

● 人工呼吸管理上での合併症として，陽圧換気のための圧外傷（気胸や縦隔気腫，静脈還流量低下による血圧低下など）と高濃度酸素療法による酸素中毒があり，その点は注意しての管理が必要となる。

Part 5 ▷ ICU・HCU 管理（病棟管理）

酸素療法

酸素療法は，肺の酸素化能の障害により生じた低酸素血症を改善する目的で行われる。

■ 適応

呼吸不全（PaO_2＜60 Torr，SpO_2（酸素飽和度）＜90％）の場合は絶対適応であるが，準呼吸不全（80 Torr＞PaO_2＞60 Torr）や呼吸困難感がある場合などは適宜実施する。

■ 酸素投与を行うための用具の種類

■ 鼻カニューレ

長所：酸素吸入しながら飲食も可能。

短所：高流量の酸素投与で鼻粘膜の刺激や乾燥をきたすため，5〜6L/分程度が上限。鼻閉を認める場合や口呼吸が多い場合の効果は期待できない。

■ ベンチュリマスク（venturi mask）

小孔から酸素を高速で吹き出し，ベンチュリ効果で周囲の室内気を定量的に混入することで一定濃度の酸素を投与できるマスクである。指定した酸素濃度の投与ができ，Ⅱ型呼吸不全のような酸素量の調整に配慮が必要な場合の第1選択となる。

例）日本メディカルネクスト株式会社のベンチュリマスク（製品名：オキシジェンマスク アキュロックス型 6色調節管タイプ）		
色	酸素濃度（%）	酸素流量（L/分）
青色	24%	2
黄色	28%	3
白色	31%	4
緑色	35%	6
赤色	40%	8
橙色	50%	12

■ リザーバー付き酸素マスク

マスクとリザーバーバックの間に一方向弁があり，吸気時には弁が開いてリザーバーバック内の純酸素とマスクの小孔から流入する室内気との混合気が吸入される。

50％以上の高濃度酸素を投与することが可能であり，FiO_2（%）＝10×酸素流量（L/分）とされ，10L/分以上の投与で約90％の高濃度酸素投与が可能である。

■ ネーザルハイフロー（図1）

100％までの酸素濃度の吸入気を十分に加湿した状態で30〜60L/分

297

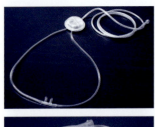
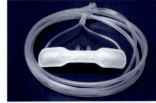
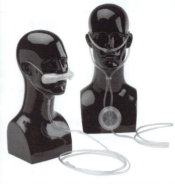

図1. ネーザルハイフロー

提供 日本ルフト(株)医療機器部

まで供給可能な専用機器を用いて鼻カニューレから酸素投与を行う新しい酸素療法である。また，加湿された高流量の酸素投与が可能であるため，鼻腔へ苦痛を与えずに肺の酸素化効率の良い酸素療法である。そのほかに鼻咽頭に貯留した呼気の洗い流し効果，鼻咽頭内の陽圧化による上気道抵抗の減少，流量に応じて2～3cmH$_2$Oの軽度呼気終末陽圧負荷，肺胞のリクルートメント効果，気道の粘膜線毛機能改善などがある。

■ 治療目標

基礎疾患のない急性呼吸不全の場合は，PaO$_2$ 70～100Torrに維持することが原則である。

■ 効果判定

自覚症状，PaO$_2$，組織低酸素血症の指標である乳酸アシドーシスの有無（乳酸＞2mmol/L）を確認し，総合的に評価する。酸素療法で効果不十分な場合は肺の酸素化能が高度に障害されているか，換気血流不均衡やシャント率が高度である場合などが考慮される。その場合は，非侵襲的人工呼吸器あるいは侵襲的人工呼吸器による陽圧換気を考慮する。呼気終末陽圧（PEEP）の負荷は，肺水腫や無気肺などによる換気血流不均衡やシャント率を改善することが期待できる。

非侵襲的人工呼吸器管理（NIPPV）

NIPPVとは，吸気気道内圧（IPAP）と呼気気道内圧（EPAP）の圧差を利用して行う換気方法である。なお，NIPPV適応の各疾患における，薬物療法，

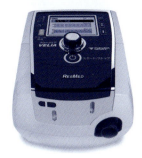

図2. NIPPV機器
提供 FUKUDA（株）

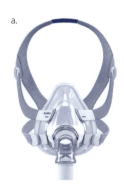
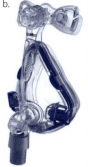

図3. マスク
a. フェイスマスク
b. フルフェイスマスク
提供 FUKUDA（株）

必要な生活指導，理学療法，栄養療法などに関しては呼吸管理とともに並行して行う必要がある。また，慢性呼吸器疾患におけるNIPPVの管理においては，アドヒアランス（決められたNIPPVの管理時間）の指導は繰り返し行うことが重要になる（図2，図3）。

■ **適応疾患・絶対的禁忌・相対的禁忌の疾患**

■ 適応疾患
- COPDの急性増悪・心原性肺水腫・免疫不全患者における呼吸不全。
- 肺結核後遺症の急性増悪。

■ 絶対的禁忌
- 自発呼吸停止。
- マスク装着不可。

■ 相対的禁忌
- 血行動態不良（ショックバイタル，活動性上部消化管出血，コントロール不良な虚血性心疾患や不整脈）・気道分泌過多・気道の非開通・嚥下障害による誤嚥のリスク。

- 非協力的，不穏・顔面外傷・顔面の術後，顔面熱傷。

■ 設定方法

初期設定の換気モードはS/T（spontaneous/timed）modeとし，IPAP/EPAP＝8cmH₂O/4cmH₂O前後に設定して換気を開始する。トリガーが頻回に感知できない（トリガーエラーの頻発）場合はT modeへ設定を切り替え，換気回数を自発呼吸の回数より多めに設定して経過を観察する。慢性期にNIPPV導入をする場合は，睡眠中に高二酸化炭素血症が生じやすいため夜間にNIPPV管理となることが多いが，NIPPVの開始は夜間から始めるのではなく，日中の30分～数時間で始めてみて継続可能か否かを確認する。

■ マスクの種類（図3）

マスクのタイプとしては，鼻マスク，フェイスマスク，フルフェイスマスク（トータルフェイスマスク）など，さまざまなタイプがある。導入時はマスクフィッティングでマスクの種類やサイズの選択を行う。

■ 治療目標

基礎疾患のない急性呼吸不全の場合は，PaO₂ 70～100Torrに維持することが原則である。一方，慢性呼吸不全がある場合はpHやaCO₂値も評価する必要がある。夜間のみで目標のpHやPaCO₂値に達しない場合は日中の使用も考慮する。

■ 効果判定

酸素化のモニタとしてはSpO₂を用いる。一方，換気のモニタとしては動脈血液ガス分析にて，特にpH，PaCO₂，HCO₃⁻を指標として必ず確認することが重要である。頻回な動脈血液ガス分析の評価が必要な場合は動脈ライン（いわゆるAライン）の確保も考慮すべきである。NIPPV介入後，換気改善が見込めない場合は侵襲的人工呼吸器管理（IPPV）への切り替えを考慮する。

■ ポイント

☑ 医師以外の医療従事者もNIPPVの回路を組み立てられるようにする。

☑ NIPPV開始時のマスクフィッティングに関しては医師や医療従事者が行い，安定したところで固定する。

☑ NIPPV開始時の設定は，IPAP，EPAPを低めの設定（IPAP/EPAP＝8/4cmH₂Oなど）から開始し，患者が初期設定の非侵襲的補助換気に慣れたところで目的の設定圧へ調整する。

☑ NIPPVの設定圧が目的の圧に調整できるまでは，随時動脈血液分析を測定する。（NIPPV開始前，NIPPV開始30分～数時間，以降は12～24時間ごとに動脈血液分析を測定する。）

☑ 睡眠中は筋肉が弛緩するため漏れが多くなるので，顎マスクを使用す

Part 5 ▷ ICU・HCU 管理（病棟管理）

ると漏れが軽減できる。

侵襲的人工呼吸器管理（IPPV）

確実な気道確保と呼吸管理を担うのが，侵襲的人工呼吸器管理である。

■ 適応基準（実臨床で迅速に人工呼吸器管理の是非を考えるうえでの基準）

換気能力・ガス交換能力・身体所見からみた適応。

a．呼吸数：5回/分以下または35回/分以上（正常値：12～20回/分）。

b．動脈血酸素分圧：酸素吸入下で70mmHg以下（正常値：室内気で75～100mmHg）。

c．A-aDO$_2$：100％酸素吸入時300mmHg以上（正常値：25～60mmHg）。

d．動脈血炭酸ガス分圧：55mmHg以上（正常値：35～45mmHg）。

e．自覚的に強い呼吸困難感がある。

f．他覚的に顕著な努力呼吸や換気パターン異常がある場合。

g．NIPPV適応外の疾患や病態がある場合。

■ 換気条件

■ 換気モード

患者の呼吸に対してどの程度の換気補助を行うかの設定が必要である。

① 器械換気（強制）主体のモード。

② 器械換気（強制）＋自発換気の共存モード。

③ 自発呼吸主体のモード。

■ 換気様式

① 従量式換気（volume controlled ventilation：VCV）。

調節/補助換気時に設定した換気量に吸気から呼気に切り替わる様式モードである。

② 従圧式換気（pressure controlled ventilation：PVC）。

調節/補助換気時に設定した気道内圧に吸気から呼気に切り替わる様式モードである。

■ 人工呼吸管理設定

換気モードと換気様式により以下の人工呼吸管理設定を行う。

① 調節・従圧式人工呼吸 / 調節・従量式人工呼吸。

基本的に吸気のタイミングで人工呼吸器による強制換気が行われるが，患者の吸気タイミングが設定より早ければそれに従う。

② 自発呼吸同期従圧式人工呼吸 / 自発呼吸同期従量式人工呼吸。

自発呼吸に同調させて強制換気を行い，そのほかは自発呼吸を行う。強制換気と自発呼吸が混在する設定なので，一般にはウィニング期に用いられるモードである。

301

③ 持続陽圧気道圧(continuous positive airway pressure：CPAP)

持続的に気道内圧を維持しながら自発呼吸を行うモードである。持続的に気道内圧を維持することで機能的残気量を増やし，吸気努力の減少を期待する。

④ Airway pressure release ventilation：APRV

高いPEEP圧と低いPEEP圧の二相性陽圧を設定することによる換気モードである。酸素化が著しく悪い場合に，肺胞リクルートメントを期待して行われる換気法である。

⑤ Pressure support：PS

患者が吸気しているときのみ一定の陽圧をかけて吸気を補助するモードである。

■ 人工呼吸器管理の離脱条件と方法

■ 離脱開始条件

- 呼吸不全の原因が改善(傾向)していること。
- PaO_2/FiO_2 150以上あるいはSpO_2 90％以上(FiO_2 0.4以下，PEEP 5cmH_2O以下)。
- pH 7.25以上。
- 循環動態安定。
- Hb 8.0以上で進行する貧血がないこと。
- 吸気努力が十分である。
- 意識清明あるいは容易に覚醒する状態。

■ 離脱への方法

- 調節(強制)換気⇒同期式間欠的強制換気⇒圧支持換気⇒自発呼吸試験(Tピースを介しての自発呼吸試験)。
- 強制換気⇒圧支持換気⇒自発呼吸試験。
- 強制換気⇒自発呼吸試験。

このように，方法はいろいろあるが最適な方法というものはなく，医師や施設ごとに方法は異なる。各施設で離脱プロトコルがあれば，それに準拠する。自発呼吸試験において，SpO_2 90％以上(PaO_2 60Torr以上)，1回換気量4mL/kg以上，呼吸回数35回/分以下，動脈血圧分析pH 7.3以上，呼吸促進徴候(呼吸困難感，顕著な呼吸補助筋肉の使用，換気パターン異常，心拍数がベースライン120％以上，発汗)がないことをARDs networkでは人工呼吸離脱プロトコルとしており，参考にされるとよい。

野口 哲　小林 威仁

■ 文献 ＞ ウェブサイトに掲載

Part 5 ▶ ICU・HCU管理（病棟管理）

2. 慢性呼吸管理

概念

慢性呼吸不全とは，"1カ月以上の経過において，室内気呼吸時のPaO_2が60 Torr以下となる呼吸器系の機能障害，またはそれに相当する状態"であり，高二酸化炭素血症を伴う（II型呼吸不全）ことが多い。その呼吸管理は日常生活を営むうえで重要となる。

鑑別のポイント

- 高二酸化炭素血症は，SpO_2では評価できないので動脈血液ガス分析検査で評価する。
- 動脈血液ガス分析の結果，室内気呼吸時でPaO_2が60 Torr以下で呼吸不全と診断し，高二酸化炭素血症（$PaCO_2 > 45$ Torr）の有無でI型またはII型を評価する。

メッセージ

野口 哲

- 低酸素血症の症状・身体所見（頻呼吸，呼吸困難，意識障害，チアノーゼ，血圧低下など）および高二酸化炭素血症の症状・身体所見（意識障害，頭痛，羽ばたき振戦，縮瞳など）に注意する。

- 安静時および労作時における呼吸状態の評価を行う。また，起床後の早朝の時間帯や運動後において，高二酸化炭素血症をきたすことや増悪することがあるので，適宜動脈血液ガス分析検査を行う。

慢性呼吸不全の急性増悪

治療目標は急性呼吸不全と同様に，PaO_2 70〜100 Torr に維持することが原則ではあるが，慢性的に二酸化炭素血症が持続している場合は酸素投与量に注意する必要がある。具体的には，微量流量計を用いて鼻カニューレ0.5 L/分あるいはベンチュリマスクの酸素濃度を24％から開始し，SpO_2モニタや動脈血液ガスを確認しながら調整する。ただし，II型呼吸不全であっても著しい低酸素血症がある場合は生命の危機的な状況が考慮され，まずは躊躇なく高濃度の酸素投与を行う。その結果，高二酸化炭素血症が増悪し，呼吸抑制・呼吸停止をきたすことが予測される場合は，バックバルブマスクなどによる補助換気，非侵襲的人工呼吸器管理，侵襲的人工呼吸器管理を行う準備をしておく必要がある。

■ 慢性II型呼吸不全の場合

低酸素血症が呼吸中枢（末梢性化学受容器：大動脈小体・頸動脈小体）の主な刺激となっており，中枢性化学受容体（延髄）が慢性経過にて機能せず二酸化炭素が貯留しても換気量は増加しない。

急性II型呼吸不全の患者より慢性II型呼吸不全の患者のほうがCO_2ナルコーシスに至る可能性が高い。その場合の鑑別として，CO_2が貯留しても動脈血液ガス分析のpHが正常値，代償性の代謝性アルカローシスをきたしている場合は，慢性II型呼吸不全と判断する。

在宅酸素療法

肺の酸素化能の障害や換気障害が4週間以上継続し，患者本人や家族（介助者）ともに在宅呼吸ケアを希望した場合は，在宅酸素療法やNIPPV（急性呼吸管理参照）の在宅用で管理していく。在宅呼吸ケアの管理に関しては，患者本人と家族（介助者）の理解のうえ，その作業を身につけることが重要である。そのためには，医師の指導だけでなく慢性呼吸器疾患看護認定看護師や専門業者による在宅酸素管理からの視線での指導も必要であり，医師が積極的に多職種へアプローチを行い，在宅呼吸ケアのマネージメントを実施することが重要である。

■ 目的

在宅酸素療法の目的は，慢性呼吸不全患者に対して自宅という住み慣れた環境で過ごしながらQOLを維持することである。在宅呼吸ケア白書2010によるわが国の在宅酸素療法導入患者は，COPD（45％），間質性肺炎（18％），肺結核後遺症（12％）が大半を占めており，そのほかに肺癌，慢性心不全，神経疾患，肺高血圧，肺血栓塞栓症などがある[1]。

- **適応基準**
  - **慢性呼吸不全**
    PaO_2が55 Torr以下でPaO_2 60 Torr以下の睡眠時または運動負荷時に著しい低酸素血症（SpO_2 88％以下）をきたした場合で，医師が在宅酸素療法の導入が必要と判断した場合。
  - **肺高血圧**
  - **慢性心不全**
    NYHA Ⅲ度以上で睡眠時のチェーンストークス呼吸であり，睡眠時ポリソムノグラフィー検査で無呼吸低呼吸指数＞20である場合。
  - **チアノーゼ型の先天性心疾患**
    チアノーゼ型の先天性心疾患（Fallot四徴症など）のうち，発作的に低酸素または無酸素状態になる場合。
    ＊SpO_2から推測したPaO_2の使用は可。
- **酸素供給装置の種類**
  - **酸素濃縮機（在宅用の設置型/携帯型）**（図1）
  - **液化酸素装置**
    液化酸素装置の場合は軽量であるため携帯性に優れているが，親容器の交換・親容器から子容器への充填が必要である。そのため，交換の作業を患者本人あるいは家族（介助者）が安全に施行できるよう修得する必要がある。この作業が困難であれば，交換の必要がない酸素濃縮機を選択すべきである。現状においても，在宅酸素療法の約90％が酸素濃縮設置および携帯用酸素ボンベを使用している。
- **在宅酸素療法の設定**
  動脈血液ガス分析でPaO_2＞60 Torr（SpO_2＞90％）を目標に酸素投与量を決定する。覚醒安静時だけでなく，運動時，睡眠時の酸素流量も決める。酸素投与量の節約のために呼吸同調装置を用いるが，酸素投与が高用量に

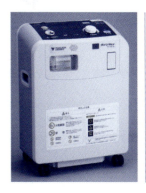

図1. 酸素濃縮機
提供 FUKUDA（株）

なる場合は呼吸同調装置が使用できないので，酸素投与は連続式になる。運動時の酸素投与量は，SpO_2をモニタしながら6分間歩行などを行って決める。また，睡眠時の酸素投与量は就寝中にSpO_2モニタを行い決定する。ここで注意が必要なのは，慢性II型呼吸不全の患者において酸素療法を開始する場合，安易な酸素投与量の増量でCO_2ナルコーシスに至るため，動脈血液ガス分析を繰り返し行い，きめ細やかな酸素投与量の調整が必要になる。$PaO_2 > 60$ Torrを目標として，過度な酸素投与に伴うCO_2ナルコーシスにならないように十分配慮する。

■ 導入時におけるアドバンス・ケア・プランニングの重要性

慢性呼吸不全の経過で在宅酸素療法を導入するということは，医療従事者にとって患者や家族（介助者）へアドバンス・ケア・プランニング※を行う時期に相当することを意味する。つまり，感染症予防と急性増悪の対応など，今後の治療や療養に関する意向などについて患者・家族などとあらかじめ話し合い，決めておくことである。なぜならば，心肺疾患などの臓器不全に至る経過は今後を見通すことが困難な病態ではあるが，呼吸不全が1つのターニングポイントだからである。アドバンス・ケア・プランニングを行うということは，医療従事者と患者家族の間での信頼関係の構築において必須であり，そのために日々の診療があると考えるべきである。また，医師が積極的に多職種との連携を図り，さまざまな情報を多職種間で共有することも忘れてはならない。

※アドバンス・ケア・プランニング：「将来の意思決定能力の低下に備えて，今後の治療や療養に関する意向，代理意思決定者などについて患者・家族など，そして医療従事者があらかじめ話し合うプロセス」と定義されている。

■ 在宅酸素療法における診療報酬算定

1. 在宅酸素療養指導管理料
2. 酸素ボンベ加算，酸素濃縮装置加算（液化酸素装置加算）

在宅における人工呼吸器管理

- 気管支切開下人工呼吸器管理の大半は，神経筋疾患である。
- 気管切開下人工呼吸器管理を在宅で導入する前に確認すべき重要なことは，患者・家族がその意義と方法を十二分に理解し，かつ自発的意欲があることが必要である。
- 医療以外である介護などの社会資源をどうように活用すべきかを医療従事者が理解し，家族（介助者）へ情報提供を行うことが重要である。
- 診療体制として，訪問診療や訪問看護などの在宅医療との連携が重要である。
- 家族（介助者）の休養のための一時的な再入院（レスパイトケア）のための受け入れ病院における病床準備の調整が必要である。

- 設定に関しては通常の人工呼吸器と同様，酸素流量・1回換気量（従量式）・吸気圧（従圧式），呼吸回数の調節が必要である。そのほかに気道の加温・加湿が重要であり，必要時は加温・加湿器を使用し，人工呼吸器を設置している室内の温度や湿度にも注意を払う必要がある。
- 在宅における人工呼吸器管理の意義は，療養を生活の場である自宅やその他の環境の場で提供することにある。
- 在宅における人工呼吸器管理の適応には，長期的に継続した人工呼吸器管理が必要であり，かつ安定した病状経過が必要である。ただし，睡眠時無呼吸症候群は対象外であることに注意する。

■ 気管切開下陽圧換気療法（TPPV）（図2）

気管内チューブに直接的に装着する軽量化された陽圧人工呼吸器管理である。外出先や旅行先でも使用できる。

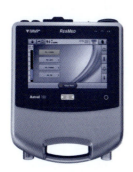

図2. TPPV機器

提供 FUKUDA（株）

野口 哲　小林 威仁

■ 文献 ▷ ウェブサイトに掲載

中心静脈ライン確保

 病棟業務で必要なスキルは多いが，静脈ライン確保はそのなかでも非常に優先度の高いスキルとなる．特に，経腸栄養ができない・同時に多種の薬剤投与が必要・細胞障害性の高い抗悪性腫瘍薬を使用するなど，中心静脈ラインが必要となる場面には頻繁に遭遇するため，注意点を意識しながら経験を重ねて技術向上に努めたい．

■ 中心静脈カテーテル（CVC）や末梢挿入式中心静脈カテーテル（PICC）の挿入における注意点

心構え：これら処置を行ううえで操作に慣れていないようであれば，開始から終了までの手順をよく予習する必要がある．手順を忘れて焦りが生じるとカテーテルを挿入できないばかりか，アクシデントを起こしかねない．また，挿入する血管の解剖学的な走行を覚えておくことが重要である．

挿入の準備：準備は挿入成功の第一歩である．ベッドの位置，自分の立ち位置，デバイスがある場合はその配置（穿刺時に血管エコーを使用する場合は自分が穿刺しながら無理なく見える位置に置くことが重要），必要な物品，患者の体位をよく確認する．また，血管エコーで血管走行の確認が可能であれば行う．

実際の挿入：血管にアプローチするが，挿入位置，角度，深さをよく確認する．これは解剖学的な血管走行や血管エコーによる実際の走行などから，穿刺前にイメージしておく必要がある．特に血管エコーガイド下で穿刺する場合でも穿刺イメージは行うべきである．穿刺後に血管エコーで穿刺針の位置を確認しながら手探りで血管を探すのは周囲の組織を傷つけるので，血管エコーはイメージ通りの位置に穿刺されているかを確認するために使用する．

 PICCの場合は主に血管エコーを使用した挿入になるが，この場合も血管エコーが描出した平面像から立体的な血管走行をイメージして穿刺することで成功率は向上する．

草野 武

Part 5 ▶ ICU・HCU管理（病棟管理）

3. 循環管理

概念

- 総合診療医においても循環管理を必要とする病態がある。特にショック（Part 1 全身性症候のショック参照）は，短時間のうちに多臓器不全に陥り致命的となるため，病態を迅速に診断したうえで対応する必要がある。簡易鑑別シートを用いて，初期の治療選択・開始を短縮することでバイタルサインを安定させる。専門医にコンサルテーションを行う前に，血行動態の安定化を図ることが非常に重要である。
- 集中治療室で使用頻度の高い薬剤をリストアップし，それぞれの薬剤の規格，希釈法，濃度，投与量，投与速度，投与量の目安，投与方法を記載した薬剤投与換算表を使用する。
- 薬剤投与換算表を使用することで薬剤使用準備を短縮でき，薬剤師・看護師と相互理解を図りやすいことから迅速な治療が可能となる。

鑑別のポイント

☑ 循環管理を必要とするショックは主に3つの病態分類があり，診断後直ちに簡易鑑別シートを使用して治療を開始する。簡易鑑別シートを使用してバイタルサインを維持しながら，原因疾患の精査・加療を行う。

☑ 集中治療が必要と判断した場合は，直ちに集中治療室へ移動する

☑ 薬剤投与換算表により，治療に奏功しない（特に原因疾患のコントロール不良）場合は，直ちに専門医・上級医へコンサルテーションを行う。

💬 メッセージ

矢島 雄介

- 集中治療を必要とした場合は積極的にモニタリングを行い，病態評価をしながら治療を行う。

- 流速を見て即座に投与量がわかるためには，"濃度"は一定で"速度"のみが変動するのが理解しやすい。特別な理由がない限り，"濃度"の統一化のために組成（希釈方法）も統一化することが理想的である。

- ICUの患者は何かしらの痛みを感じていると言われている。特に人工呼吸器で管理中の"十分な鎮痛"と"適度な鎮静"のためには適切な薬剤の選択が必要である。ベンゾジアゼピン系を用いた鎮静管理はせん妄のリスクとなることに注意する。

薬剤投与換算表

持続投与薬剤早見表

薬剤名(商品名)	一般名	製品規格	処方時の組成・希釈
ノルアドリナリン注1mg	ノルアドレナリン	1mg/1mL/1A	5A＋NS45mL
ドブポン注0.3%シリンジ	ドブタミン	150mg/50mL/筒	希釈不要
ピトレシン注射液20	バソプレシン	20単位/1mL/1A	1A＋NS19mL
イノバン注0.3%シリンジ	ドパミン	150mg/50mL/筒	希釈不要
ニカルジピン塩酸塩注射液10mg	ニカルジピン	10mg/10mL/1A	希釈不要
ニコランジル点滴静注用12mg	ニコランジル	12mg/瓶	4V＋NS48mL
オノアクト点滴静注用50mg	ランジオロール	50mg/1V	3V＋NS50mL
塩酸ジルチアゼム注射用50	ジルチアゼム	50mg/1V	3V＋NS50mL
プロタノールL注0.2mg	イソプレナリン	0.2mg/mL/1A	5A＋NS45mL
フロセミド注20mg	フロセミド	20mg/2mL/1A	10A
ミオコール静注5mg	ニトログリセリン	5mg/10mL/1A	希釈不要
ハンプ注射用1000	カルペリチド	1,000μg/瓶	4V＋DW20mL＋NS20mL(1VをDW5mLで溶解)
ノボリンR注100単位/mL	生合成ヒト中性インスリン	100単位/mL	50単位/0.5mL＋NS49.5mL
ヘパリンNa注5千単位/5mL	ヘパリンナトリウム	5,000単位/5mL	原液
アミオダロン塩酸塩静注150mg	アミオダロン	150mg/3mL/1A	5A＋5%TZ500mL
シンビット静注用50mg	ニフェカラント	50mg/1V	5V＋5%TZ250mL
プロポフォール注	プロポフォール	200mg/20mL/1A	希釈不要
プレセデックス静注液シリンジ	デクスメデトミジン	200μg/50mL/筒	希釈不要
ミダゾラム注10mg	ミダゾラム	1mg/2mL/1A	5A＋NS40mL
フェンタニル注射液	フェンタニル	0.5mg/10mL/1A 0.1mg/2mL/1A	希釈不要

NS：生理食塩液，DW：蒸留水，TZ：ブドウ糖液

溶解後の濃度	投与量の目安	投与速度（50kg換算）	用途	その他
0.1mg/mL	0.03〜0.5 γ	1〜15mL/時間	昇圧	状況に応じて組成を考慮 10A＋NS40mL
3mg/mL	1〜20 γ	1〜20mL/時間	昇圧（心機能低下を伴う場合）	
1単位/mL	0.5〜2単位/時間	0.5〜2mL/時間	昇圧	
3mg/mL	1〜20 γ	1〜20mL/時間	昇圧	
1mg/mL	2〜30mg/時間	0.2〜30mL/時間	降圧	血管痛対策として2倍希釈も考慮 2A＋NS20mL
1mg/mL	2〜10mg/時間	2〜10mL/時間	冠血管拡張	
3mg/mL	1〜20 γ	1〜20mL/時間	頻脈	
3mg/mL	1〜15 γ	1〜15mL/時間	頻脈	
20μg/mL	0.02〜0.2 γ	3〜30mL/時間	徐脈	
10mg/mL		0.8mL/時間	うっ血の解除	
0.5mg/mL	0.5〜10mg/時間	1〜20mL/時間	うっ血の解除	
100μg/mL	0.025〜0.2 γ	0.75〜6mL/時間	心不全	
1単位/mL			血糖コントロール	詳細はDKAの項を参照
1000単位/mL		0.8mL/時間から開始	抗凝固	詳細は血栓症の項を参照
	急速飽和投与に続いて①33mL/時間で6時間，続いて17mL/時間で18時間投与②同組成で17mL/時間24時間		心室細動心室頻拍	計48時間の投与後に継続が必要な場合は②を継続する。（最長7日間）
1mg/mL	0.1〜0.4mg/kg/時間	5〜20mL/時間	心室細動心室頻拍	
10mg/mL	0.5〜3.0mg/kg/時間	2.5〜15mL/時間	人工呼吸中の鎮静	
4μg/mL	0.2〜0.7μg/kg/時間	2.5〜8.75mL/時間	鎮静	
1mg/mL	0.03〜0.18mg/kg/時間	1.5〜9mL/時間	人工呼吸中の鎮静	
50μg/mL	0.4〜2μg/kg/時間	0.4〜2mL/時間	鎮痛	

参考：日本呼吸療法医学会　人工呼吸中の鎮静のためのガイドライン

静脈注射薬換算表

薬剤名（商品名）	一般名	規格	投与方法	用途	その他
カンレノ酸カリウム	カンレノ酸カリウム	100mg/1V	1Vまたは2V＋NS20mL 12時間から24時間おきに静注	利尿	最大600mgまで高カリウム血症に注意。配合変化が多いため投与の際は注意。
アミオダロン塩酸塩静注150mg	アミオダロン	150mg/3mL/1A	2.5mL＋5%TZ100mL 10分(600mL/時間)で点滴静注	心室細動 心室頻拍	初期急速投与法
アトロピン注0.05%シリンジ	硫酸アトロピン	0.5mg/1mL/筒	1筒を静注	徐脈	
アデホスLコーワ注40mg	アデノシン三リン酸ニナトリウム	40mg/2mL/1A	10〜20mgを急速静注	上室性頻拍	適応外使用
ワソラン静注5mg	ベラパミル塩酸塩	5mg/2mL/1A	5mg(1A)＋NS20mL 緩徐に静注	上室性頻拍	

NS：生理食塩液、TZ：ブドウ糖液

鑑別・診断アプローチ（簡易鑑別シート）

■ 主目的

バイタルサインを維持するための初期治療である。簡易鑑別シートを用いて直ちに初期治療を選択・開始する。

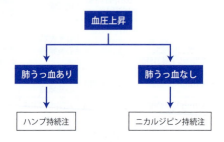

肺うっ血がある場合、ミオコール吸入後持続注あるいはニコランジル持続注併用が望ましい。
肺うっ血がなくかつ頻脈あればジルチアゼムが望ましい。

Part 5 ▷ ICU・HCU 管理(病棟管理)

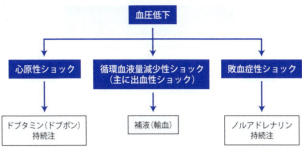

ドブタミンあるいはノルアドレナリンで血圧上昇がなければ
ピトレッシンあるいはドパミンを併用する。

<低用量ドパミン製剤について>
①急性腎障害の予防または治療目的では低用量ドパミンを使用しないことを推奨する(Class Ia)
"急性腎障害(AKI)診療ガイドライン2016"
②敗血症急性腎障害の予防および治療を目的としたドパミン投与は行わないことを推奨する(Class Ia)
"日本版敗血症診療ガイドライン2016"

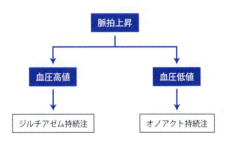

気管支喘息活動期にオノアクト持続注の使用は避けたほうが望ましい。

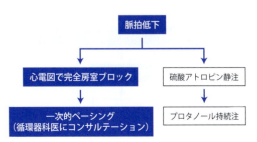

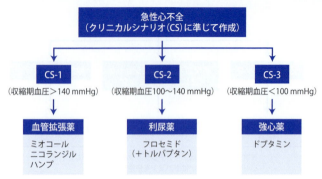

急性・慢性心不全診療ガイドライン2017年改訂版から改変

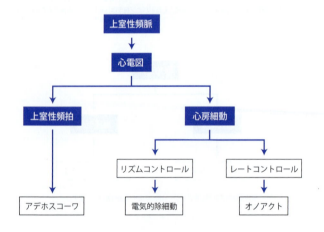

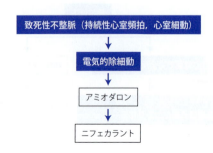

Part 5 ▷ ICU・HCU 管理（病棟管理）

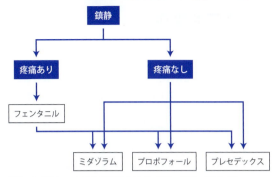

副作用を考慮して，薬剤を選択する（血圧，脈拍，呼吸，代謝など）。
ベンゾジアゼピン系を用いた鎮静管理はせん妄のリスクとなることに注意する。
analgesia-first sedationを心掛ける。

専門医・上級医へコンサルテーションをするタイミング

- 簡易鑑別シートを用いて初期治療を選択・開始した後に上級医にコンサルテーションを行う。
- バイタルサインが安定しない場合は，速やかに専門医にコンサルテーションを行う。

矢島 雄介　飯田 慎一郎

Part 5 ▶ ICU・HCU 管理（病棟管理）

4. 重症感染症

概念

重症感染症はその名の通り感染症に罹患した際の臨床症状が重症の場合であるが，線引きは非常に難しい。一般には感染に伴って過剰に産生された炎症性サイトカインがサイトカインストームを引き起こし，全身に影響が及んだ状態であり，敗血症性ショック，播種性血管内凝固症候群（DIC），急性呼吸窮迫症候群（ARDS），多臓器障害（MODS）など，生命予後にかかわる重篤な病態を伴う患者である。感染症治療の大原則は，早期発見・早期治療である。感染に対する適切な抗菌薬の使用であることは言うまでもないが，重症感染症の場合は病態への支持療法が必要になる。

鑑別のポイント

☑ 重症感染症か否かを判断する最大のポイントは，バイタルサインの乱れがあるかどうかである。体温だけでなく，血圧，脈拍，呼吸数，意識のいずれかに異常がある場合には，重症感染症を念頭におき診療にあたる。

☑ 重症感染症を疑った場合は早期に抗菌薬を投与する必要がある。特に敗血症と診断した場合は，1 時間以内での抗菌薬投与が推奨されており[1]，抗菌薬投与が1 時間遅れると死亡率が約 7 % 増加するとの報告もある[2]。

☑ 経時的変化を追い，病態の変化を早期発見できるよう努める。

☑ 培養検査を忘れてはならない。必ず抗菌薬投与前に血液培養を含む各種培養を提出する。

☑ 循環管理，呼吸管理，DIC 治療に加えて，血糖管理，栄養管理，電解質管理にも気を配る。

💬 メッセージ

草野 武

● 重症感染症の病態改善は感染症をいかに早く制御できるかにかかっている。適切な支持療法をどんなに行っても，感染症の制御ができなければ病態改善は難しい。適切な抗菌薬選択に加え，膿瘍形成などの感染制御に時間がかかることが予想される場合は，外科的処置の必要性を検討したい。

鑑別・診断アプローチ

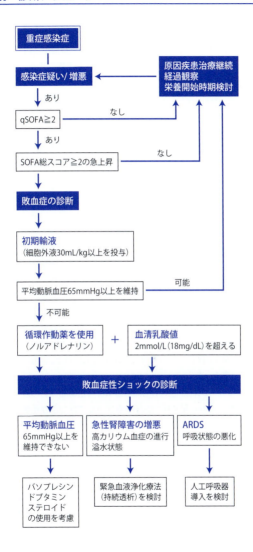

治療戦略

■ 原因疾患の治療

できるだけ早く感染制御ができるよう，早期の抗菌薬治療と感染巣の除去が望ましい。目標としては，1時間以内の抗菌薬投与が推奨される[1, 3, 4]。さらに，膿瘍形成であればドレナージができないかを検討する。たとえば結石性腎盂腎炎であれば，ステント留置か腎瘻による水腎症の解除が不可欠である。深部膿瘍の場合も外科的処置やCTガイド下ドレナージを検討したい。一般に，重症感染症では抗菌薬の選択ミスが命取りになりかねないので広域抗菌薬を使用する。菌種が判明次第，de-escalationしていくことが望ましいが，病勢が強く全身状態が悪い場合や複合感染の可能性が否定できない場合などは，de-escalationを行うか否かを患者ごとに検討する必要がある。

■ 敗血症/敗血症性ショック

感染症により炎症性サイトカインが過剰産生されるとさまざまな臓器で障害を引き起こし，さらに血圧低下や意識障害といったショック状態を呈する。この敗血症の診断には必ずしも血液培養による菌の証明やエンドトキシン値上昇は必要ないことに留意する。現在のJ-SSCG 2016（日本版敗血症診療ガイドライン2016）においては，敗血症診断基準としてICU患者とそれ以外で区分し，非ICU患者ではquick SOFA 2点以上で敗血症を疑い，最終判断はICU患者と同等にSOFA総スコア2点以上の急上昇として診断される。敗血症性ショックの定義は，適切な輸液を行ったにもかかわらず平均血圧65 mmHg以上を保つために循環作動薬を必要とし，かつ血清乳酸値の上昇（2 mmol/Lまたは18 mg/dL以上）を認める場合に診断とする[1]（表1，表2）。

敗血症性ショックであれば相対的組織虚血による各臓器障害の波及を最小限に抑えるため，いかに早く平均血圧を安定させて保つかが重要である。一般には末梢血管が拡張することで分布異常[5]が起こり，血圧低下（warm shock）に至るので，血管収縮作用のあるノルアドレナリン投与が血圧増加に寄与する[6, 7]。しかし，補液が十分でない場合には末梢循環が悪化するため，十分な補液を先行したうえで循環作動薬を使用する。ノルアドレナリンの効果が十分得られない場合は，バソプレシンを追加することでノルアドレナリンの使用量が減るといわれているが[8, 9]，十分なエビデンスに乏しい。また，心機能が低下している患者では感染により一層心機能が低下することがあり[10]，その際にはドブタミンの投与も検討される[1, 7]。このような循環作動薬を使用しても循環が維持できない患者では，副腎皮質ステロイド投与も検討される。敗血症性ショックの患者では，コルチゾールの相対的な分泌不全に加えて，糖質コルチコイド受容体の減少や組織反

Part 5 ▷ ICU・HCU 管理（病棟管理）

表1. quick SOFA

| 収縮期血圧＜100mmHg |
| 呼吸回数＞22回/分 |
| Glasgow Coma Scale（GCS）＜15 |

表2. SOFA総スコア

項目	0点	1点	2点	3点	4点
PaO$_2$/FiO$_2$	≧400	＜400	＜300	＜200＋呼吸補助	＜100＋呼吸補助
Plt（×10^3/μL）	≧150	＜150	＜100	＜50	＜20
T-Bil（mg/dL）	＜1.2	1.2〜1.9	2.0〜5.9	6.0〜11.9	＞12
低血圧		平均動脈圧＜70	ドパミン≦5γ ドブタミン（投与量不問）	ドパミン＞5γ or アドレナリン≦0.1γ or ノルアドレナリン≦0.1γ	ドパミン＞15γ or アドレナリン＞0.1γ or ノルアドレナリン＞0.1γ
GCS	15	14〜13	12〜10	9〜6	5〜
Cr（mg/dL）	＜1.2	1.2〜1.9	2.0〜3.4	3.5〜4.9 or ＜500mL/日	＞5.0 or ＜200mL/日

応性の低下による相対的副腎不全を呈するため[11]，これを是正するために副腎皮質ステロイドの少量投与が行われる。しかし，高血糖など合併症が起こるリスクもあり，十分注意しながらの使用が推奨されている[1, 12]。

■ 急性腎障害

重症感染症では急性腎障害を起こしていることが多い。要因としては脱水や敗血症性ショックによる臓器循環障害があるので，補液や循環作動薬により循環動態を保つことが優先される。血液浄化療法は，急性腎障害に対する腎代替療法とサイトカインやエンドトキシンなどの有害物質を除去する目的の治療（non-renal indication）であるが，早期の血液浄化療法の導入は敗血症による死亡率を下げるエビデンスに乏しい[1, 13, 14]。生命を脅かす高カリウム血症・アシドーシス・溢水の状態であればもちろん血液浄化療法を緊急導入する必要があり，循環動態が不安定な患者には持続的血液濾過透析（CHDF）が選択されることが多い[1]。

■ DIC

敗血症が重症化すると凝固・線溶異常が現れ，多臓器において著しい凝固活性化状態に陥ると，血管内凝固による微小循環障害が起こり臓器障害を

誘発すると考えられている。この状態をDICと呼ぶが，DICに対する治療は欧米とわが国では温度差があり，SSCG (survival sepsis campaign guideline) ではDICの項目すらないのが現状である。わが国ではDICに対して治療されることが多いが，J-SSCG 2016ではリコンビナント・トロンボモジュリンやアンチトロンビン製剤の使用について弱い推奨とされる程度である[1]。ヘパリンの使用は出血性合併症やヘパリン起因性血小板減少症(HIT)の発症という副作用の観点から積極的な推奨はされない。出血傾向がある場合，これら抗DIC療法は出血リスクをさらに増加させるため注意する必要がある。蛋白分解酵素阻害薬の使用も行われてきたが，エビデンスに乏しく推奨もされていない[1, 15]。

■ 血糖管理

高血糖は免疫に影響を与え感染が増悪する可能性があり，低血糖は予後を悪化させるため，血糖管理は非常に重要である。J-SSCG 2016では目標血糖値に関して144〜180mg/dLに設定することが弱く推奨されている[1]。しかし，糖尿病が基礎にありもともと血糖コントロールが難しく，低血糖発作を繰り返していたような患者では目標値を高く設定することもあり得る。血糖コントロールにはインスリンを使用する。簡易血糖測定器では誤差が生じやすいため，可能であれば誤差が生じにくい血液ガス分析器での血糖コントロールがよい。測定間隔に決まりはないが，筆者は少なくとも4時間ごとの測定を行っている。インスリンの経静脈的持続投与を用いれば投与量の増量や中止が容易であり，HCU病棟などでは頻用している。

■ 栄養管理

敗血症では代謝変動により異化が亢進する。これにより栄養障害が進行すると易感染性や生体機能の低下をきたし，予後が悪化するため適切な栄養管理が求められる。

数日のうちに経口摂取できる場合は問題ないが，できないことも多くその場合は早期の経腸栄養が望まれる。開始時期については48時間以内が推奨されている。経腸栄養は，腸管機能，腸内細菌叢の保持，免疫防御機構の改善が見込まれるため経静脈栄養よりも推奨されるが，何らかの要因で経腸栄養ができない場合は経静脈栄養を行うことになる。この際も，1週間以内の経静脈栄養は血流感染リスクを増加させるため推奨はされていない。さらに，経口摂取が長くできていない状態が続いていた場合には，リフィーディング症候群にも注意する必要がある[1]。

投与エネルギーに関して明確なものはないが，1週間以内に必要エネルギーを100%充足させる投与は必要ないとされている[1, 16]。実際の臨床現場では経腸栄養を行う機会を伺い，可能なら少ないエネルギーから徐々に増加させて投与していく手法がとられる。1週間近く経腸栄養が実施で

きない場合には経静脈栄養を開始する。その際も少ないエネルギー投与から始め，漸増していく[16]。

■ 人工呼吸器管理

敗血症においてARDSを呈し，人工呼吸器が必要な場面もある。基本的には肺の虚脱を防ぐために適切な呼気終末陽圧（PEEP）をかけつつ，1回換気量6〜8mL/kgの低用量換気とし，吸気プラトー圧30cmH$_2$O以下とする肺保護戦略を行う[1, 17]。また，過度の持続鎮静は人工呼吸器関連肺炎の発生や不必要な人工呼吸期間を延長するため，十分な鎮痛のもと毎日鎮静を中断するあるいは浅い鎮静深度を目標にする鎮静法が患者予後を改善するとされ，推奨される。しかし，不穏患者では医療事故が起きる可能性もあり，十分に注意を払う必要がある。

草野 武

📖 文献 ≫ ウェブサイトに掲載

Part 5 ▶ ICU・HCU 管理（病棟管理）

5. 抗菌薬

概念

総合診療内科の病棟管理を行うためには，感染症診療に関する知識は必須であり，特に抗菌薬の適切な使用法を身につけておくことが重要である。本項では抗菌薬の使用方法およびその背景となる感染症診療の一般原則論について解説する。

感染症診療のポイント

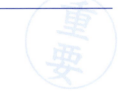

- ☑ 患者背景
- ☑ 病原微生物
- ☑ 臓器
- ☑ 抗微生物薬
- ☑ 適切な経過観察

> 💬 メッセージ
>
> 佐々木 秀悟
> ● 治療が必要な感染症を疑ったら，培養に必要な検体を採取後，直ちに empiric therapy を開始する。次の定時の点滴時間まで待ってはならない。
>
> ● バイタルサインが安定し，経過良好と判断した場合は抗微生物薬の静注から内服への変更は可能である。ただし，膿瘍病変，骨髄炎，心内膜炎，髄膜炎など，一定期間以上の静注抗菌薬投与が推奨されている感染症もあるため，患者に応じた検討が必要である。

鑑別・診断アプローチ

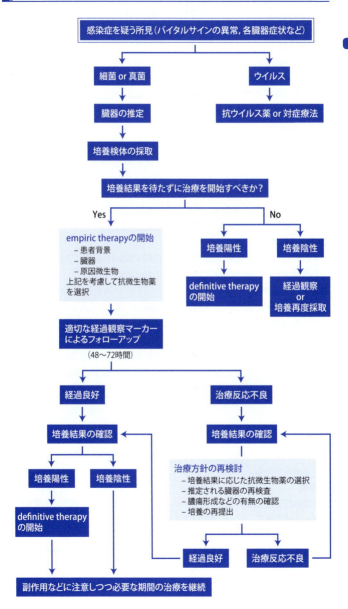

感染症診療の原則

　下記の項目が一つでも欠けていたら，適切な感染症診療を行うことはできない。

■ 患者背景

年齢・基礎疾患などの患者背景は，感染臓器や病原微生物の推定に重要である。たとえば免疫不全の要素があればそれに応じた対応が必要となる。また市中発症と院内発症の感染では，同じ臓器でも原因として疑う病原微生物が異なるため注意を要する。

■ 病原微生物

感染症は，病原微生物によって引き起こされる疾患である。したがって，感染症診療では病原微生物を特定するアプローチが必須である。

■ 臓器

臓器ごとに感染症を起こしやすい病原微生物の傾向があるため，培養検査の評価やempiric therapyにおける抗菌薬の選択において感染臓器の特定は重要である。

■ 抗微生物薬

それぞれの抗微生物薬（抗菌薬）が，どの病原微生物（細菌）に対して有効であるか，そして有効でないかを把握しておく必要がある。

■ 適切な経過観察

治療の効果判定において，適切な経過観察マーカーを選択することが重要である。臓器特異的なマーカー（肺炎であれば呼吸数や血液ガス分析など，蜂窩織炎であれば病変部位の発赤や腫脹など）に注目しながら，意識状態やバイタルサインなどを含め患者の状態を全体的に評価する。血液検査や画像所見はあくまでも参考とすべきマーカーの一つでしかなく，CRPなどの炎症マーカーのみで治療効果を判定してはならない。

培養検査

　培養検体は必ず抗菌薬投与開始前に採取する。下記に主な培養検体をあげるが，そのほかにも髄液や関節穿刺液など，感染を疑った臓器から検体を採取する必要がある。

■ 喀痰

呼吸器感染症を疑う場合に採取する。結核が鑑別にあがる場合は抗酸菌検査も必要である。グラム染色による原因微生物の推定が可能である。

■ 尿

尿路感染症を疑う場合に採取する。グラム染色による原因微生物の推定が可能である。

Part 5 ▷ ICU・HCU 管理（病棟管理）

■ 血液

血流感染を疑う場合に採取する。検査感度の上昇およびコンタミネーションの除外目的で2セット採取する。

■ 便

市中感染の腸炎を疑った場合に採取する。入院から72時間以上経過した後に発症した下痢は*Clostridium difficile* (*C. difficile*)以外の細菌による腸炎の可能性は低く，*C. difficile*以外の菌を目的とした便培養を提出すべきではない。

培養結果の評価

検出された菌＝起炎菌ではない。コンタミネーションや定着菌の可能性がある。本当に感染症を引き起こしているかどうかを判断するためには，各臓器において感染を起こしやすい病原体を把握しておかなければならない。

■ 薬剤感受性

培養検査結果での薬剤感受性はあくまで*in vitro*での結果であり，感受性がS (susceptible)の薬剤全てを治療に用いることが可能というわけではない。それぞれの病原微生物に対して推奨される抗菌薬は決まっており，推奨されている抗菌薬の感受性を確認するために薬剤感受性の表を利用する。また，異なる抗菌薬同士の最小発育阻止濃度(minimum inhibitory concentration：MIC)の数値を比較してはならない。治療効果判定のカットオフ値であるブレイクポイントは抗菌薬によって異なり，この数値の大きさは治療効果と関係はない。

■ アンチバイオグラム

アンチバイオグラムとは，各施設で作成している微生物ごとの抗菌薬に対する感受性の表である。empiric therapyを行う際の抗菌薬選択に有用である。たとえば緑膿菌感染症に対するempiric therapyを行う際，より感受性の高い抗菌薬を選択することで，治療失敗のリスクを減らすことができる。

治療，マネージメント

■ empiric therapy (経験的治療)

病原微生物を特定する前に開始する治療である。可能性のある病原微生物をカバーする必要があるため，比較的広域スペクトラムの抗菌薬を使用することが多い。

■ definitive therapy (原因限定治療)

病原微生物判明後に，最適な抗菌薬を選択して行う治療である。より狭いスペクトラムの抗菌薬を使用することが多い。empiric therapyにおける

325

広域スペクトラムの抗菌薬から，definitive therapyとしての抗菌薬に変更することをde-escalationと呼ぶ。

■ 治療期間

必要とされる治療期間は臓器や病原微生物によって決まっている。患者背景によっては一般に推奨される治療期間では不十分な場合もあり，患者ごとに判断する。

■ 治療経過が不良の場合

治療経過が思わしくない場合，現状の再評価が必要である。診断が間違っていないか，標的とすべき病原微生物を間違えていないか，別の疾患が合併していないかなどを検討する。比較的頻度の高いケースとしては，病変が膿瘍化したために抗菌薬による治療反応性が不良となっていることである。この場合はドレナージが必要になる。また，C. difficile腸炎や深部静脈血栓症（DVT）などの合併もしばしば見受けられる。

■ 膿瘍に対するドレナージ

膿瘍に対する治療の原則はドレナージである。抗菌薬による治療の反応をみてからではなく，速やかにドレナージを検討する。外科的ドレナージなど他科へのコンサルトが必要な場合も同様である。

抗微生物薬

■ 抗菌薬の投与量，投与回数

抗菌薬の効果を最大限に発揮するためには，十分な量を適切な間隔で投与する必要がある。特に静注抗菌薬の場合は投与間隔を必ず一定にすべきであり，1日2回であれば12時間ごと，1日4回であれば6時間ごとに投与する。感染症の重症度によって抗菌薬の投与量を変更することは原則的にないが，髄膜炎の場合は通常よりも高用量の投与が必要になる。

■ 腎機能による投与量の調整

腎排泄型の抗菌薬では，腎機能に応じて投与量を調節する。原則としてCCrを指標とする。Cockcroft-Gaultの式を用いたCCrの計算が一般的である。

■ 臓器移行性

静注抗菌薬の場合は，臓器移行性を意識しすぎないでよい。例外として，髄膜炎に対しては必ず髄液移行性のよい抗菌薬を選択する。内服抗菌薬の場合は，骨や前立腺など抗菌薬の種類によっては移行性の低い臓器もあるため，推奨される治療薬を確認する必要がある。

■ bioavailability（生物学的利用能）

内服抗菌薬における腸管からの吸収率をbioavailabilityと呼ぶ。汎用されている第3世代セフェム系の内服抗菌薬は総じてbioavailabilityが低

Part 5 ▷ ICU・HCU 管理（病棟管理）

く，臨床的に使用する意義は高くない。

■ 治療薬物モニタリング（therapeutic drug monitoring：TDM）

グリコペプチド系やアミノグリコシド系抗菌薬などを使用する際は，薬物血中濃度測定によるモニタリングが必要となる。可能であれば，薬剤部と相談してトラフ値やピーク値に基づいた薬物血中濃度予測のシミュレーションを行う。

■ 副作用

抗菌薬による薬疹は比較的出現しやすい。投与開始の数日～数週間経過してから出現することが多い。下痢も出現しやすく，抗菌薬による下痢なのか C. difficile 腸炎による下痢なのかを鑑別する必要がある。そのほかに肝障害や腎障害，血球減少なども起こり得る。

> **あなたはどうする？**
>
> ペニシリン系薬剤による薬疹を認めた場合，アナフィラキシーや Stevens-Johnson 症候群などの重症薬疹でなければ，セフェム系薬剤への変更は可能である。また，筆者は肝障害を理由に抗菌薬投与を中止した経験はあまりない（例外としてイソニアジド，ボリコナゾールなど）。

主要な細菌感染症

内科領域で遭遇する頻度が高いと思われる感染症を表1に示す。代表的な起炎菌および empiric therapy，治療期間に関する1例も示すが，患者の状態に応じて適切な判断を行うことが必要である。

表1．主要な細菌感染症

感染症	代表的な起炎菌	Empiric therapy	治療期間	備考
菌血症	Focus による	Focus による	10～14日	
髄膜炎	Streptococcus pneumoniae, Haemophilus influenzae, Listeria monocytogenes, Neisseria meningitidis, Streptococcus agalactiae (group B)	CTRX ＋ VCM 追加で以下を考慮 AMPC（50歳以上または免疫不全） ACV（ヘルペス脳炎を考慮する場合）	S. pneumoniae 10～14日 H. influenzae, N. meningitidis 7日 L. monocytogenes, S. agalactiae 21日	

327

感染症	代表的な起炎菌	Empiric therapy	治療期間	備考
副鼻腔炎	*Streptococcus pneumoniae, Haemophilus influenzae, Moraxella catarrhalis*	細菌感染が疑われる場合 AMPC/CVA	7〜10日	
咽頭炎	*Streptococcus pyogenes* (group A), *Fusobacterium necrophorum*	AMPC or CEX	10日	
扁桃周囲膿瘍	*Streptococcus pyogenes* (group A), 口腔内嫌気性菌	ABPC/SBT	ドレナージ＋10〜14日	ドレナージを検討
肺炎 (市中)	*Streptococcus pneumoniae, Haemophilus influenzae, Moraxella catarrhalis, Mycoplasma pneumoniae, Legionella species*	CTRX ± AZM	7〜10日	
肺炎 (院内)	(市中の起炎菌に加え)、*Klebsiella pneumoniae, Pseudomonas aeruginosa, Acinetobacter baumannii, Enterobacter species, Serratia marcescens, Staphylococcus aureus,* 口腔内嫌気性菌	嚥下性肺炎を疑う場合 ABPC/SBT, PIPC/TAZ *P. aeruginosa* を疑う場合 CFPM, PIPC/TAZ *S. aureus* を疑う場合 VCM	嚥下性肺炎 7〜14日 *P. aeruginosa* 含むグラム陰性桿菌 14〜21日 *S. aureus* 21〜28日	
膿胸	*Staphylococcus aureus, Streptococcus species, Klebsiella pneumoniae,* 口腔内嫌気性菌	ABPC/SBT PIPC/TAZ	4〜6週間	

Part 5 ▷ ICU・HCU 管理（病棟管理）

5
抗菌薬

感染症	代表的な起炎菌	Empiric therapy	治療期間	備考
腎盂腎炎（市中）	*Escherichia coli, Klebsiella pneumoniae, Proteus mirabilis*	CMZ or CTRX	10〜14日	
腎盂腎炎（院内）	（市中の起炎菌に加え），*Pseudomonas aeruginosa, Enterobacter species, Citrobacter species, Serratia marcescens, Enterococcus species*	CTRX or CFPM ESBL産生菌を疑う場合 MEPM	10〜14日 カテーテル関連尿路感染症の場合 5〜14日	
前立腺炎	*Escherichia coli, Pseudomonas aeruginosa, Neisseria gonorrhoeae, Chlamydia trachomatis*	CTRX or LVFX 性感染症を疑う場合 CTRX ＋ AZM	4〜6週間 性感染症を疑う場合　CTRX 1g単回投与＋AZM 1g単回投与	内服は移行性を考慮し，ニューキノロンかST合剤を選択
胆嚢炎/胆管炎	*Escherichia coli, Klebsiella pneumoniae, Enterobacter species, Enterococcus species*	CMZ or CTRX ＋ MNZ or PIPC/TAZ	（ドレナージ良好の場合） 胆嚢炎　4〜7日 胆管炎　7〜10日	
腹腔内膿瘍/腹膜炎（下部消化管）	*Escherichia coli, Klebsiella pneumoniae, Enterobacter species, Bacteroides fragilis, Enterococcus species, Candida species*	CMZ or ABPC/SBT or CTRX ＋ MNZ or PIPC/TAZ	（ドレナージ良好の場合） 4〜7日 （ドレナージ困難な場合） 4〜8週間程度	

329

感染症	代表的な起炎菌	Empiric therapy	治療期間	備考
腸炎(市中感染)	Viruses (*Norovirus, Adenovirus, Rotavirus*など), *Campylobacter jejuni, Salmonella enterica species, Shigella species,* 病原性 *Escherichia coli*(ETECなど), *Clostridium difficile*	AZM *C. difficile* を疑う場合 MNZ or VCM	3日間	*Salmonella* 感染では, 抗菌薬投与により排菌期間が延長する可能性あり
蜂窩織炎	*Streptococcus species* (group A, B, G), *Staphylococcus aureus, Pseudomonas aeruginosa* (糖尿病患者)	CEZ MRSA を強く疑う場合 VCM 糖尿病患者で重症の場合 PIPC/TAZ＋VCM or MEPM＋VCM	10〜14日	
壊死性筋膜炎	*Streptococcus species* (group A, B), *Staphylococcus aureus, Clostridium perfringens*	MEPM＋VCM＋CLDM	病変部位の状態による	緊急の外科的デブリードマンが必須
関節炎	*Staphylococcus aureus, Streptococcus species, Neisseria gonorrhoeae*	CEZ MRSA を強く疑う場合 VCM *N. gonorrhoeae* を疑う場合 CTRX＋AZM	21〜28日	関節穿刺による培養提出が必要
骨髄炎 / 椎体炎	*Staphylococcus aureus, Streptococcus species, Enterococcus, Escherichia coli, Serratia marcescens, Mycobacterium tuberculosis*	VCM＋CTRX or VCM＋LVFX	4〜6週間	慢性骨髄炎の場合はより長期の治療を考慮

感染症	代表的な起炎菌	Empiric therapy	治療期間	備考
感染性心内膜炎	*α-haemolytic Streptococcus species, Staphylococcus aureus, Enterococcus species*	自然弁 VCM＋CTRX 人工弁 VCM＋GM＋CTRX	4〜6週間	状態次第で外科的介入を考慮
カテーテル関連血流感染	*Coagulase negative Staphylococcus, Staphylococcus aureus, Pseudomonas aeruginosa, Candida species*	VCM±CTRX or CFPM	（カテーテル抜去のうえで） CNS 5〜7日間 *S. aureus* 14〜28日 *Candida species* 血培陰性化から14日 Other species 7〜14日	
発熱性好中球減少症	Focusによる	CFPM, PIPC/TAZ, MEPM±VCM, MCFG	好中球数＞500となるまで or 診断に応じた治療期間	

主要な病原微生物に対する推奨薬

表2に記載のない抗菌薬でも治療に使用可能なものはあるが，薬剤感受性がSであれば必ず有効であるわけではないことを留意する。

表2．主要な病原微生物に対する推奨薬

主要な病原微生物	第1選択薬	ほかの選択肢
グラム陽性球菌		
Streptococcus pneumoniae	PCG	ABPC, AMPC, CTRX, LVFX, VCM
Streptococcus species	PCG	ABPC, AMPC, CLDM, VCM
Enterococcus faecalis	ABPC	VCM, DAP, TEIC
Enterococcus faecium	VCM	DAP, TEIC, LZD
Staphylococcus aureus（MSSA）	CEZ	VCM, ABPC/SBT, ST
Staphylococcus aureus（MRSA）	VCM	DAP, TEIC, LZD
Coagulase-negative *Staphylococci*（CNS）	VCM	DAP, TEIC, LZD

主要な病原微生物	第1選択薬	ほかの選択肢
グラム陽性桿菌		
Listeria monocytogenes	ABPC	ST, MEPM, VCM
Corynebacterium species	VCM	DAP, TEIC, LZD
Bacillus cereus	VCM	CLDM, DAP, TEIC
Nocardia species	ST	IPM/CS, AMK, CPFX
グラム陰性球菌		
Neisseria gonorrhoea	CTRX	AZM, DOXY
Neisseria meningitidis	PCG	ABPC, CTRX
Moraxella catarrhalis	AMPC/CVA	CTRX, AZM, DOXY
グラム陰性桿菌		
Escherichia coli (non-ESBL)	ABPC (if susceptible)	CEZ, CTRX, ST, CPFX
Escherichia coli (ESBL)	MEPM	CMZ, PIPC/TAZ, TGC, AMK
Klebsiella pneumoniae	CTRX	CPFX, PIPC/TAZ, CEZ
Proteus mirabilis	ABPC	CTRX, CPFX, CEZ
Serratia marcescens	CFPM	CPFX, PIPC/TAZ, AMK
Citrobacter freundii	CFPM	CPFX, PIPC/TAZ, ST
Enterobacter cloacae	CFPM	CPFX, PIPC/TAZ, MEPM
Morganella morganii	CFPM	CPFX, PIPC, GM
Pseudomonas aeruginosa	CAZ	CFPM, PIPC, CPFX, AMK
Acinetobacter baumannii	MEPM	ABPC/SBT, AMK, MINO
嫌気性菌		
Bacteroides fragilis	MNZ	ABPC/SBT, PIPC/TAZ
Clostridium difficile	MNZ	VCM
その他の細菌		
Mycoplasma pneumoniae	AZM	DOXY, LVFX
Legionella species	LVFX	AZM, DOXY
Chlamydia trachomatis	AZM	DOXY
真菌		
Candida albicans	FLCZ	MCFG, L-AMB
Candida spp. (non-albicans)	MCFG	FLCZ, L-AMB
Asperguillus fumigatus	VRCZ	L-AMB, ITCZ
Cryptococcus neoformans	L-AMB+5-FC	FLCZ

主要な病原微生物	第1選択薬	ほかの選択肢
ウイルス		
Herpes virus simplex	ACV	ホスカルネット, VACV
Cytomegalovirus	GCV	ホスカルネット

佐々木 秀悟　椿本 憲人

■ 文献 ≫ ウェブサイトに掲載

Column

感染対策（好中球減少時）

■ 医療従事者

- 標準予防策，病原体別隔離予防策は通常通り施行する[1, 2]。
- 好中球減少時は食材をよく加熱する。刺身や寿司などの生ものは食べさせない[2]。ただし，よく洗浄した野菜や果物は可とする。
- 患者の個室隔離や患者接触時の医療従事者のガウン・マスク・手袋着用は必須ではない[1, 2]。ただし，病原体別隔離予防策が適応される場合は施設における院内感染対策マニュアルに準じた対応を行う。
- 急性白血病で好中球減少が2週間を超えて遷延する場合は，アスペルギルス感染症予防のためラミナエアフロー（HEPAフィルターを用いた空気清浄機）を病室内に設置することを検討する[2]。もしくは，イトラコナゾールまたはボリコナゾールなどの抗真菌薬投与を行う。
- 感染徴候のある医療スタッフは患者との接触を避ける[1]。
- 患者家族には季節性インフルエンザなどのワクチン接種を推奨する[1]。

■ 患者

- 化学療法開始前に歯科を受診し，齲歯や歯周病があれば治療を行う。
- シャワーまたは入浴で皮膚を清潔にし，口腔内も清潔を保つ[1, 2]。
- 呼吸器感染の予防目的で，好中球減少時に離室する際はマスク着用・手洗い・手指消毒を徹底してもらう[3]。
- 病室に植物・生け花・ドライフラワーは置かない[1, 2]。感染徴候のある面会者との接触を避ける[1]。
- （好中球が減少し得る状況下で）ペットとの同居は推奨されないが[1, 2]，やむを得ない場合は感染リスクの高い期間はなるべくペットとの接触を避けるなどの対応を行う。

■ 抗微生物薬の予防投与

腎機能障害のある患者では，薬剤投与量の減量を考慮する場合がある。

【抗菌薬】

- 好中球数100/μL以下が7日以上持続する場合は予防的抗菌薬投与が推奨される[1, 2]。
- 好中球数100/μL以下となる期間が7日未満である場合は，投与を推奨しない[1, 2]。

投薬例
レボフロキサシン500mg 分1またはシプロフロキサシン400mg 分2

【抗真菌薬[4)]】

● 予防的抗真菌薬投与は原則として好中球減少期（好中球数 500 / μL 以下）に行う。

● 好中球数 500 / μL 以下となる期間が 7 日未満である場合は投与を推奨しない。

● 疾患によって推奨する抗真菌薬が異なることに注意する。アスペルギルス感染症のリスクが高い疾患ではイトラコナゾール，それ以外の疾患ではカンジダ感染症の予防を目的としてフルコナゾールが推奨される。

フルコナゾール推奨
リンパ球性白血病（急性および慢性），悪性リンパ腫，多発性骨髄腫。

イトラコナゾール（またはボリコナゾール）推奨
急性骨髄性白血病，骨髄異形成症候群。

投薬例
フルコナゾール 200mg 分 1 またはイトラコナゾール内容液（カプセルではない）20mL 分 1

【抗ヘルペスウイルス薬（水痘・帯状疱疹ウイルスおよび単純ヘルペスウイルス）[4)]】

● ボルテゾミブ投与を受ける患者および特定の条件下でプリン拮抗薬（フルダラビン，クラドリビン）投与を受ける患者においては，予防的に抗ウイルス薬の投与が推奨される（※条件：second line 以降の使用，副腎皮質ステロイドの併用，グレード 3 以上の好中球減少，CD4 陽性リンパ球数が 50 μL 以下，66 歳以上，のいずれかを満たす場合）。

● 化学療法中は好中球減少の有無にかかわらず投与を継続する。

投薬例
バラシクロビル 500mg 分 1

【抗 B 型肝炎ウイルス薬[4〜7)]】

● リツキシマブ，アントラサイクリン系抗悪性腫瘍薬，中等量以上の副腎皮質ステロイド（プレドニゾロン換算で 10mg/日を超える投与量）使用例を対象とする。

● HBs 抗原，HBs 抗体，HBc 抗体を測定する。検査結果により以下の対応を行う。

1. HBs抗原陽性（ほかの2抗体の検査結果によらない）の場合：HBV-DNA，HBe抗原，HBe抗体を測定し，専門科にコンサルテーションを行う。
2. HBs抗原陰性，HBc抗体陽性（HBs抗体の検査結果によらない）の場合：HBV-DNAを測定する。治療開始前のHBV-DNAが陽性であれば専門科にコンサルテーションを行う。陰性であれば治療中は毎月HBV-DNAを確認し，陽性となった場合は消化器肝臓内科にコンサルテーションを行う。

【ニューモシスチス肺炎予防薬[4]】

下記の患者に対して予防的抗微生物薬投与が推奨される。

- 急性リンパ性白血病治療中の患者。
- プリン拮抗薬または抗胸腺細胞グロブリンを使用する患者。
- 副腎皮質ステロイド（プレドニゾロン換算で> 20 mg/日）を4週間以上投与，もしくはそれに準ずる量を投与する患者。
- リツキシマブ投与を受ける患者[8]。

投薬例

ST合剤1錠 分1またはアトバコン1,500 mg 分1（消化器症状が強い場合は分2も可）

■ ワクチン[4]

不活化ワクチン接種は原則的に推奨される。生ワクチンを化学療法中に使用してはならない。ワクチン接種は抗癌化学療法開始の2週間以上前までに終了していることが望ましいが，現実的には難しいことが多いため，抗悪性腫瘍薬投与から少なくとも2週間あけてワクチン接種を行う[4]。成人に対するワクチン接種は保険適用外となる場合が多く，感染した際の重症化リスクなどを考慮すると患者に対する積極的な推奨が望まれる。下記に推奨される不活化ワクチンを示す。

・肺炎球菌ワクチン（PPSV23＝ニューモバックス®NP，PCV13＝プレベナー13®）[1,2,4,9]

特異的な免疫を獲得する可能性をより高くするために，複数回の接種が推奨されている。

PPSV23接種歴あり：最終のPPSV23接種から1年以上あけてPCV13を接種する。

PPSV23未接種：PCV13を接種し，その後8週あけてPPSV23（保

険適用外）を接種する。

※日本の添付文書ではPCV13の適応が小児および高齢者のみとなっているため，非高齢者に対するPCV13の適応は患者ごとに検討する。

・季節性インフルエンザワクチン[1,2,4,9]（保険適用外）
・B型肝炎ワクチン[4,9]（保険適用外）
・ヒトパピローマウイルスワクチン（若年の女性）[4]（定期接種は高校1年生まで）

佐々木 秀悟

📖文献 ≫ ウェブサイトに掲載

6. 高血圧（高血圧緊急症）

概念

高血圧の診断は，日本高血圧学会のガイドラインに準じて判断する。わが国を含めた高血圧診療ガイドラインにおいて，診察室血圧140/90mmHg以上を高血圧とするのは一致した概念である。病棟で高血圧患者を診療する場合は，血圧を下げるべき状態なのかを直ちに判断する。直ちに血圧を下げるべき高血圧は，進行性の臓器障害を伴う高血圧（180/120mmHg以上）であり，高血圧緊急症と判断して入院のうえ静脈内投与の降圧薬で速やかに降圧を図る。高度高血圧であっても進行する臓器障害がない場合には，内服薬で数日以内に血圧の管理を行う。

高血圧診療のポイント

- ☑ 高血圧緊急症は，血圧の高度な上昇（180/120mmHg以上）によって，脳，心臓，腎臓，大血管などの標的臓器に急性の障害が生じ，進行する病態である。この場合は入院とし，注射薬（降圧薬）で速やかに降圧を行う。
- ☑ 急性の臓器障害の進行がないまたは進行の可能性が低い持続する顕著な高血圧（通常180/120mmHg以上）では，高血圧切迫症として内服による降圧を行う。
- ☑ 脳，心臓，腎臓，大血管などの標的臓器に障害のある高血圧では，その病態の悪化を防ぐために適切な血圧の管理を行う。
- ☑ 家族歴のない若年性高血圧，ある時期からの急激な血圧の上昇，治療抵抗性の高血圧，その他の特異的な症状を有する高血圧患者などでは，二次性高血圧を鑑別して適切な治療を行う必要がある。

💬 メッセージ

中元 秀友

● 標的臓器に障害が生じている高血圧緊急症を見逃さず，適切な治療を行う。高血圧緊急症では，入院のうえ注射薬で血圧の適切なコントロールが必要である。過度な降圧で標的臓器の虚血から障害の進展をもたらす場合もあり，慎重な血圧管理が重要である。

● 速やかに降圧を図り，経口降圧薬への変更を行った次の段階で高血圧の原因を鑑別することが重要である。二次性高血圧の患者では，いくつかの治療に抵抗性を示す治療抵抗性高血圧の場合があり，適切な診断をすることがその後の血圧管理にも必須となる。

(Part 5) ▷ (ICU・HCU 管理(病棟管理))

高血圧緊急症

■ 定義

高血圧緊急症とは，血圧の著しい上昇（180／120 mmHg 以上）によってももたらされ，脳，心臓，腎臓，大血管などに急性の臓器障害が進行する状態であり，降圧薬で速やかな血圧の降下が必要とされる状態である。高度の高血圧レベルで臓器障害の急速な進行がない場合には高血圧切迫症として取り扱うが，高血圧切迫症では降圧による予後改善のエビデンスはない。

分類と鑑別

表1. 高血圧緊急症の分類

乳頭浮腫を伴う加速型―悪性高血圧

高血圧性脳症

急性の臓器障害を伴う重症高血圧
　　アテローム血栓性脳梗塞
　　脳出血
　　クモ膜下出血
　　頭部外傷
　　急性大動脈解離
　　急性左心不全
　　急性心筋梗塞および急性冠症候群
　　急性または進行性の腎不全

脳梗塞血栓溶解療法後の重症高血圧

カテコラミンの過剰
　　褐色細胞腫クリーゼ
　　モノアミン酸化酵素阻害薬と食品・薬物との相互作用
　　交感神経作動薬の使用
　　降圧薬中断による反跳性高血圧
　　脊髄損傷後の自動性反射冗進

収縮期血圧≧180 mmHg あるいは拡張期血圧≧120 mmHg の妊婦

子癇

手術に関連したもの
　　緊急手術が必要な患者の重症高血圧
　　術後の高血圧
　　血管縫合部からの出血

冠動脈バイパス術後高血圧

重症火傷

重症鼻出血

加速型‐悪性高血圧，周術期高血圧，反跳性高血圧，火傷，鼻出血などは重症でなければ切迫症の範疇に入り得る。
ここでの「重症高血圧」はJSH 2014 の血圧レベル分類に一致したものではない。各病態に応じて緊急降圧が必要な血圧レベルが考慮される。

表1に高血圧緊急症の分類を示す。高血圧緊急症が疑われた場合は、速やかに問診で患者の病歴と症状を把握し、さらに身体診察と緊急検査から高血圧緊急症の診断を確定する。治療の遅れは予後を悪化させる危険性があるため、診断に過剰な時間をかけてはならない。

身体診察では、神経症状、眼底所見、心不全徴候、血管雑音の有無、浮腫、心雑音などが臓器合併症を見分けるポイントになる。また、尿所見、腎機能検査、胸部X線、心電図などはルーチン検査として行う。解離性動脈瘤、急性冠症候群、腎血管性高血圧などを疑う場合には、胸腹部のCT、心臓超音波検査などを行う必要がある。

高血圧緊急症の治療戦略

高度な高血圧でも臓器障害の合併や進行がない場合には、高血圧切迫症として経口薬による降圧を行う。臓器障害の進行を伴う高血圧緊急症では、入

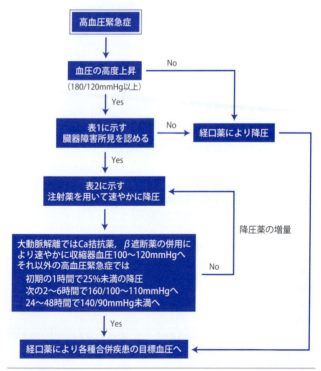

図. 高血圧緊急症の治療指針

Part 5 ▷ ICU・HCU 管理(病棟管理)

院治療が原則となる。集中治療室かそれに準ずる環境下で頸静脈から降圧薬を投与して降圧を行う。図に高血圧緊急症の治療指針を示す。また，表2には現在一般的に使用されている高血圧緊急症に用いられる注射薬(降圧薬)の一覧を示す。高血圧緊急症ではCa拮抗薬を中心とした血管拡張薬を使用する。初期の降圧目標値に達した時点で内服薬を開始し，注射薬は漸減して中止する。経口の降圧薬の使い方に関しては，Ca拮抗薬を中心に開始し，RA

表2. 高血圧緊急症に用いられる注射薬(降圧薬)

	薬剤	用法・用量	効果発現	作用持続	副作用・注意点	主な適応
血管拡張薬	ニカルジピン	持続静注0.5〜6μg/kg/分	5〜10分	60分	頻脈，頭痛，顔面紅潮，局所の静脈炎など	ほとんどの緊急症。頭蓋内圧亢進や急性心症候群では要注意
	ジルチアゼム	持続注入5〜15μg/kg/分	5分以内	30分	徐脈，房室ブロック，洞停止など。不安定狭心症では低用量	急性心不全を除くほとんどの緊急症
	ニトログリセリン	持続静注5〜100μg/分	2〜5分	5〜10分	頭痛，嘔吐，頻脈，メトヘモグロビン血症，耐性が生じやすいなど。遮光が必要。	急性冠症候群
	ニトロプルシド・ナトリウム	持続静注0.25〜2μg/kg/分	瞬時	1〜2分	悪心，嘔吐，頻脈，高濃度・長時間でシアン中毒など。遮光が必要	ほとんどの緊急症。頭蓋内圧亢進や腎障害例では要注意
	ヒドララジン	静注10〜20mg	10〜20分	3〜6時間	頻脈，顔面紅潮，頭痛，狭心症の増悪，持続性の低血圧など	子癇(第一選択薬ではない)
交感神経抑制薬	フェントラミン	持続静注1〜10mg初回静注後0.5〜2mg/分で持続投与してもよい	1〜2分	3〜10分	頻脈，頭痛など	褐色細胞腫，カテコラミン過剰
	プロプラノロール	静注2〜10mg(1mg/分)→2〜4mg/4〜6時間ごと			徐脈，房室ブロック，心不全など	他薬による頻脈抑制

肺水腫，心不全や体液の貯留がある場合にはフロセミドやカルペリチドを併用する。
日本高血圧学会高血圧治療ガイドライン作成委員会(編)：高血圧治療ガイドライン2014より引用

表3. 高血圧患者の合併症による降圧目標値

	診察室血圧	家庭血圧
若年，中年，75歳未満の高齢者	130/80 mmHg 未満	125/75 mmHg 未満
CKD患者（蛋白尿陽性）		
糖尿病患者		
75歳以上の高齢者	140/90 mmHg 未満	135/85 mmHg 未満
脳血管障害患者		
CKD患者（蛋白尿陰性）		

系阻害薬，β遮断薬，αβ遮断薬，さらにサイアザイド系利尿薬を併用する場合が多い。臓器障害の進行を考慮しながら降圧薬の併用を行う。

　高血圧緊急症では臓器障害を合併しているため，急激な降圧は虚血性病変の進行による臓器障害の進展を引き起こす可能性がある。そのため，最初の1時間は25%以内の降圧にとどめ，その後緩徐に降圧を図り，注意しながら24〜48時間で140/90mmHg未満への降圧を行う（図）。そして，最終的に臓器合併症を考慮した血圧管理目標値まで降圧を行う（表3）。

　一方，大動脈解離，急性冠症候群，脳出血急性期などでは血圧を速やかに下げることが重要である（図）。特に，大動脈解離の急性期では速やかに収縮期血圧を100〜120mmHgに，慢性期では130mmHg未満に下げる。また，血圧が高度に上昇した妊娠高血圧（180/120mmHg以上）では，1時間以内に収縮期血圧を140mmHg未満に下げる（図）。

二次性高血圧の鑑別

　高血圧緊急症を認めた場合には速やかに降圧を図り，臓器障害の進展を抑制することが重要である。速やかな降圧を図って経口降圧薬への変更を行った次の段階で，高血圧の原因を鑑別することが重要となる。二次性高血圧の患者ではいくつかの治療に抵抗性を示す治療抵抗性高血圧の場合があり，適切な診断を行うことが必須となる。表4に二次性高血圧を示唆する所見と，鑑別に必要な検査の一覧を示す。二次性高血圧の頻度は以前考えられていたよりもはるかに多く，10%以上の高血圧患者に二次性高血圧が認められる。二次性高血圧を見逃さないためには，まずその所見から高血圧の原因疾患を疑うことが重要であり，そのうえで診断計画を立てる。本態性高血圧では家族歴が認められ，加齢に伴って血圧が上昇する。一方，家族歴がない若者に高血圧を認めた場合は，二次性高血圧の合併を疑う。さらに，ある時期からの急激な血圧の上昇，治療抵抗性高血圧，その他の特異的な症状を有する高血圧患者などでは，二次性高血圧を疑う。これらの患者では原因疾患を鑑別

Part 5 ▷ ICU・HCU 管理（病棟管理）

表4. 二次性高血圧を示唆する所見と鑑別に必要な検査

原因疾患	示唆する所見	鑑別に必要な検査
二次性高血圧一般	重症高血圧，治療抵抗性高血圧，急激な高血圧発症，若年発症の高血圧	
腎血管性高血圧	RA系阻害薬投与後の急激な腎機能悪化，腎サイズの左右差，低K血症，腹部血管雑音	腎動脈超音波，腹部CTA，腹部MRA，レノグラム，PRA，PAC
腎実質性高血圧	血清Cr上昇．蛋白尿，血尿，腎疾患の既往	血清免疫学的検査，腹部CT，超音波，腎生検
原発性アルドステロン症	低K血症，副腎偶発腫瘍	PRA，PAC，負荷試験，副腎CT，副腎静脈採血
睡眠時無呼吸症候群	いびき，肥満，昼間の眠気，早朝・夜間高血圧	睡眠ポリグラフ
褐色細胞腫	発作性・動揺性高血圧，動悸，頭痛，発汗	血液・尿カテコラミンおよびカテコラミン代謝産物，腹部超音波・CT，MIBGシンチグラフィ
クッシング症候群	中心性肥満，満月様顔貌，皮膚線条，高血糖	コルチゾール，ACTH，腹部CT，頭部MRI，デキサメタゾン抑制試験
サブクリニカルクッシング症候群	副腎偶発腫瘍	コルチゾール，ACTH，腹部CT，デキサメタゾン抑制試験
薬物誘発性高血圧	薬物使用歴，低K血症	薬物使用歴の確認
大動脈縮窄症	血圧上下肢差，血管雑音	胸腹部CT，MRI・MRA，血管造影
甲状腺機能低下症	徐脈，浮腫，活動性減少，脂質，CPK，LDH高値	甲状腺ホルモン，TSH，自己抗体，甲状腺超音波
甲状腺機能亢進症	頻脈，発汗，体重減少，コレステロール低値	甲状腺ホルモン，TSH，自己抗体，甲状腺超音波
副甲状腺機能亢進症	高Ca血症	副甲状腺ホルモン
脳幹部血管圧迫	顔面痙攣，三叉神経痛	頭部MRI・MRA

日本高血圧学会高血圧治療ガイドライン作成委員会（編）：高血圧治療ガイドライン2014より引用

6
高血圧（高血圧緊急症）

し，適切な治療を行うことが重要である。

中元 秀友

📘文献 ≫ ウェブサイトに掲載

Part 5 ▶ ICU・HCU管理（病棟管理）

7. 副腎皮質ステロイド

概念

副腎皮質ステロイドは，抗炎症作用や抗免疫作用などが期待できることからさまざまな疾患の治療に用いられ，適応疾患も多岐にわたる。しかし，副作用も多いため，使用には注意が必要である。
ここでは特に，急性呼吸窮迫症候群（ARDS），膠原病，気管支喘息発作，慢性閉塞性肺疾患（COPD）の急性増悪，これらに使用する副腎皮質ステロイド療法について解説する。

メッセージ

芳澤 朋大

- 副腎皮質ステロイドは適切に使えば非常に効果的な薬剤である。疾患によっては治療において最も重要な薬剤に位置する場合もある。その反面，多様な副作用症状をきたすことも考慮し，適切な用法・用量で副作用モニタリングを怠らずに使用すべきである。

- 副腎皮質ステロイドの適切な使用法は，疾患の種類，重症度，治療経過など，患者個々の条件によって多様である。

Part 5 ▷ ICU・HCU 管理（病棟管理）

副腎皮質ステロイドの副作用

① 特に注意すべき副作用（高頻度かつ重症化）
・感染症（全身性および局所）の誘発・増悪
・骨粗鬆症・骨折，幼児・小児の発育抑制，骨頭無菌性壊死
・動脈硬化病変（心筋梗塞，脳梗塞，動脈瘤，血栓症）
・副腎不全，ステロイド離脱症候群
・消化管障害（食道・胃・腸管からの出血，潰瘍，穿孔，閉塞）
・糖尿病の誘発・増悪
・精神神経障害（精神変調，うつ状態，痙攣）

② ほかの注意すべき副作用
・生ワクチン＊による発症
・不活化ワクチンの効果減弱
・白内障，緑内障，視力障害，失明
・中心性漿液性網脈絡膜症，多発性後極部網膜色素上皮症
・高血圧，浮腫，うっ血性心不全，不整脈，循環性虚脱
・脂質異常症
・低カリウム血症
・尿路結石，尿中カルシウム排泄増加
・ミオパチー，腱断裂，ムチランス関節症
・膵炎，肝機能障害

③ 高頻度の軽症副作用
・異常脂肪沈着（中心性肥満，満月様顔貌，野牛肩，眼球突出）
・痤瘡，多毛，皮膚線条，皮膚菲薄化，皮下出血，発汗異常
・月経異常（周期異常，無月経，過多・過少月経）
・白血球増加

④ 稀な報告例・因果関係不詳の副作用
・アナフィラキシー様反応，過敏症
・Kaposi肉腫
・気管支喘息，喘息発作
・ショック，心破裂，心停止
・頭蓋内圧亢進，硬膜外脂肪腫

＊麻疹・風疹・ムンプス・水痘・ロタ・BCG

浦部晶夫，他（編）：今日の治療薬2015．p251，南江堂，2015より引用

急性呼吸窮迫症候群（ARDS）

　ARDSは，先行する原因疾患・外傷があり急性に発症した低酸素血症で，胸部X線画像では両側性の肺浸潤影を認めかつその原因が心不全・腎不全・血管内水分過剰のみでは説明できない病態の総称である。

ARDSの本態は肺微小血管の透過性亢進型肺水腫であり，その原因として肺胞領域の好中球主体の非特異的な過剰炎症反応およびこれらによってもたらされる広範な肺損傷が指摘されている。

　わが国のARDS診療ガイドライン2016[1]によると，ARDS患者の生存率改善に寄与できる確立した薬物療法はないとされているが，一部の病態で

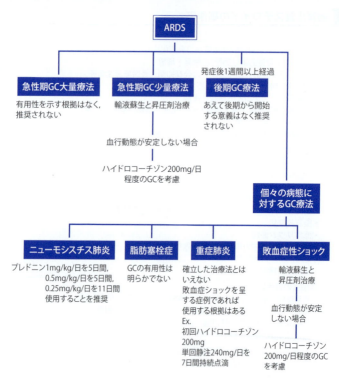

GC：グルココルチコイド

図1. ステロイド薬による治療の位置づけ

日本呼吸器学会, 他（編）：ARDS診療ガイドライン2016より引用, 一部改変

はARDSの予後が不良であることから, 酸素化能改善や人工呼吸器装着期間の短縮などの有用性が期待できる薬剤は使用を考慮してもよいとされている[1]。それは, 急性期ARDSにおける少量GC（グルココルチコイド）療法や個々の病態に対するGC療法のうち, ニューモシスチス肺炎および敗血症性ショックであり（図1）, 全てのARDSを一律に捉えて治療を論じるのは危険である。さらに, ARDSの治療反応性は原因疾患によっても異なるため, 患者ごとの医療を模索する必要がある[1]。

膠原病

膠原病は慢性に経過する全身性炎症性疾患である。ほとんどの疾患は未だ

Part 5 ▷ ICU・HCU 管理（病棟管理）

表1. 膠原病における副腎皮質ステロイドの使い方

関節リウマチ（RA）

低用量ステロイド療法	プレドニゾロン換算で10 mg／日以下
高用量ステロイド療法	プレドニゾロン換算で30〜60 mg／日
関節腔内注入療法	トリアムシノロンアセトニドでは小関節には1 〜 2 mg，大関節には10〜20 mg

関節リウマチ診療診療ガイドライン2014（日本リウマチ学会）

全身性強皮症

初期量	プレドニゾロン20〜30 mg／日2〜4週継続し，その後2週〜数カ月ごとに約10%ごと減量
維持量	プレドニゾロン5 mg／日程度

全身性強皮症診断基準・重症度分類・診療ガイドライン（日本皮膚科学会）

皮膚筋炎

高用量ステロイド療法	プレドニゾロン換算で1 mg／kg／日

日本皮膚科学会ホームページ（日本皮膚科学会）

膠原病による間質性肺炎

ステロイド漸減法	プレドニゾロン0.5 mg／kg／日で4週間，次いで再燃に注意しつつ4週ごとに2.5 mgないし5 mg減量し，10 mg／日または20 mg／隔日投与
ステロイド隔日法	プレドニゾロン20 mg／隔日を免疫抑制薬と併用し，減量せず使用
ステロイドパルス療法	メチルプレドニゾロン1,000 mg／日，3日間を1週ごとに病態に応じて繰り返し行う
ステロイド連日静注法	メチルプレドニゾロン2 mg／kg／日を2週間次いで1 mg／kg／日を1週間，0.5 mg／kg／日を1週間投与

特発性間質性肺炎の診断・治療ガイドライン（日本呼吸器学会）

病因不明であるが，その背景には免疫異常が存在するとされている。また，原因療法が開発されていない疾患が多いため，膠原病の薬物療法の主な目的は免疫異常および慢性炎症の制御にあり，副腎皮質ステロイドや免疫抑制薬が頻用されている。ステロイド薬の使い方として，低用量ステロイド療法，高用量ステロイド療法，ステロイドパルス療法が広く用いられている（表1）。

■ 低用量ステロイド療法

　低用量ステロイドが使われる代表的な疾患に関節リウマチがあげられる[2]。低用量ステロイド療法は，プレドニゾロン（PSL）換算で5〜15 mg/日程度の治療であり，この用量でステロイドを長期間使用することは骨粗鬆症や感染症のリスクがあるため，ビスホスホネート製剤（アレンドロン酸35 mg／週）やST合剤（スルファメトキサゾール・トリメトプリム合剤1錠／日）と併用する。消化管障害についても治療，再発予防，発症予防に

347

7
副腎皮質ステロイド

関して信頼できるデータは存在せず，特に潰瘍などの既往がある患者に対しては，予防的にプロスタグランジン製剤，プロトンポンプ阻害薬，高用量のH_2受容体拮抗薬の投与を検討する。また，副腎皮質ステロイド投与による糖尿病の誘発・増悪には2型糖尿病の治療に準じてインスリン療法を行う。近年ではインクレチン関連薬（DPP-4阻害薬，GLP-1受容体作動薬）の有効性も注目されている[3]。これらの理由から，高用量ステロイド療法後に維持投与が必要な場合も長期の副作用を考慮し，PSL換算で5mg/日未満を目指すのがよいと考えられる。

■ 高用量ステロイド療法

関節リウマチをはじめに，皮膚筋炎やその他の膠原病で高用量ステロイド療法が治療法としてあげられる[2, 4]。高用量ステロイド療法は，PSL換算で0.5～1mg/kg/日程度の使用法である。初期治療として用いられることが多く，投与期間は2～4週間であり，その後ステロイドを漸減することが多い。

■ 漸減例

① 3週を目安に10％ずつ減量し，5～10mg/日を維持量とする。
② 再燃に注意しながら2.5～5mg/週ごとに減量し，5～10mg/日を維持量とする。

関節リウマチや全身性エリテマトーデス（SLE）では，ほかの免疫抑制薬（シクロスポリン，アザチオプリン）などとの併用で用いられることもある[2]。治療薬の選択や必要性については，専門医にコンサルテーションを行うことも総合診療医にとって重要である。

■ ステロイドパルス療法

高用量ステロイドによる治療法として，ステロイドパルス療法がある。一般には，メチルプレドニゾロン1,000mg/日の点滴静注を3日間継続し，その後は後療法として高用量ステロイド療法に引き継ぐ治療法である。多くの膠原病に対してステロイドパルス療法が有効か否かは根拠に乏しいが，たとえば膠原病に併発して発症する間質性肺炎などではガイドラインでもステロイドパルス療法が推奨されている[5]。

気管支喘息発作

日本アレルギー学会「喘息予防・管理ガイドライン2015」[6]における喘息の定義は，「気道の慢性炎症を本態とし，臨床症状として変動性を持った起動狭窄（喘鳴，呼吸困難）や咳で特徴付けられる疾患」とされている。

副腎皮質ステロイドは現在の喘息治療における最も効果的な抗炎症薬である。喘息治療に用いられる副腎皮質ステロイドには，経口薬，吸入薬，静注薬の3種類の剤形があり，喘息の長期管理薬として用いるステロイドは吸入

薬が基本である。

■ 経口ステロイド薬

急性喘息発作には中〜高用量ステロイド（PSL 0.5 mg/kg前後）を短期投与（通常1週間以内）することによって，急性増悪の予防となる。経口ステロイド薬の投与は，外来患者から入院患者まで幅広く用いられる。

■ 吸入ステロイド薬

全ての喘息患者に対する長期管理薬の第1選択薬と位置付けられる。その理由として，全身に作用する経口ステロイド薬と異なり局所での直接作用を期待できるため，全身性の副作用を回避できるうえに効率よく即効性に気管支で作用させることが可能であるという点にある。また，副腎皮質ステロイドの吸入を行うためのデバイス（吸入器）も製薬メーカーによりさまざまなものが開発されており，年齢・病態・生活状況などを考慮した選択が可能である。製剤により吸入器の扱いやすさや吸入回数が異なるため，患者にとって適切な吸入器を処方することが求められる。

これらの理由からも，喘息治療では患者本人の吸入コンプライアンスが非常に重要となる。誤った理解や手技・操作による吸入の継続は効果の減弱だけでなく，副作用や有害事象の発生にもつながるため，特に医師，看護

表2. 吸入ステロイド薬の種類（含む配合剤）

	pMDI （加圧式定量吸入器）	DPI （ドライパウダー定量吸入器）
BDP（ベクロメダゾンプロピオン酸エステル）	BDP-HFA（キュバール®）	なし
FP（フルチカゾンプロピオン酸エステル）	FP-HFA（フルタイド®エアゾール）	FD-DPI（フルタイド®ディスカス，フルタイド®ディスクヘラー）
FPとSM（サルメテロールキシナホ酸塩）との配合剤	FP/SM HFA（アドエア®エアゾール）	FP/SM DPI（アドエア®ディスカス）
BUD（ブデソニド）*	なし	BUD-DPI（パルミコート®タービュヘイラー）
FM（ホルモテロール　フマル酸塩水和物）との配合剤	FP/FM-HFA（フルティフォーム®エアゾール）	BUD/FM（シムビコート®タービュヘイラー）
CIC（シクレソニド）	CIC-HFA（オルベスコ®）	なし
MF（モメタゾンフランカルボン酸エステル）	なし	MF-DPI（アズマネックス®ツイストヘラー）
FFとVI（ビランテロールトリフェニル酢酸塩）との配合剤	なし	FF/VI（レルベア®エリプタ）

*BUDには吸入懸濁液（BIS）がある。

日本アレルギー学会 喘息ガイドライン専門部会（監）：喘息予防・管理ガイドライン2015より引用

表3. 各吸入ステロイド薬の投与用量の目安

薬剤名	低用量	中用量	高用量
BDP-HFA	100〜200 µg/日	400 µg/日	800 µg/日
FP-HFA	100〜200 µg/日	400 µg/日	800 µg/日
CIC-HFA	100〜200 µg/日	400 µg/日	800 µg/日
FP-DPI	100〜200 µg/日	400 µg/日	800 µg/日
MF-DPI	100〜200 µg/日	400 µg/日	800 µg/日
BUD-DPI	200〜400 µg/日	800 µg/日	1,600 µg/日
BIS	0.5 mg/日	1.0 mg/日	2.0 mg/日

日本アレルギー学会 喘息ガイドライン専門部会(監)：喘息予防・管理ガイドライン2015より引用

師，薬剤師による吸入指導が極めて重要である。

また，吸入ステロイド薬は充填した薬剤と噴射剤を同時に噴霧し，エアゾール化して吸入する定量噴霧式吸入器(MDI)と，粉末となった薬剤を専用の吸入器を用いて患者自身の吸気で吸入するドライパウダー式吸入器(DPI)に大別される。肺内沈着率を高めるために粒子径を小さくした吸入ステロイド薬も発売されているが，粒子径による治療効果の差異について明確な報告はない。現在，わが国で臨床使用可能な吸入ステロイド薬を**表2，表3**に示す[6]。

■ 静注ステロイド薬

主に入院患者や救急患者の発作時の治療に用いられる。初回量はヒドロコルチゾン200〜500 mgまたはメチルプレドニゾロン40〜125 mgとする。以後，ヒドロコルチゾン100〜200 mgまたはメチルプレドニゾロン40〜80 mgを必要に応じて4〜6時間ごとに静注する。プレドニゾロン0.5 mg/kgの経口または点滴静注でもよい。初回投与では約1時間を目安にした点滴速度を推奨する。

注意)アスピリン喘息患者の40〜60％にコハク酸エステル型製剤による発作誘発の可能性があるので，リン酸エステル型製剤であるデキサメタゾンあるいはベタメタゾン4〜8 mgを必要に応じて6時間ごとに点滴静注する。

喘息患者では周術期に気道収縮や圧外傷などの呼吸器合併症が生じやすいと報告されている[7]。頻度は低いものの，周術期の気管支攣縮は生命を脅かす危険があるため注意を要する[8]。術前管理，麻酔，術中の発作対応，術後管理について，わが国の「喘息予防・管理ガイドライン」に準じて行う[6]。手術前6カ月以内に全身性ステロイドを2週間以上投与した患者に対しては，副腎不全のリスクも考慮したうえで術前・術中に副腎皮質ステロイドの点滴静注を行う[9]。投与量は，術前にヒドロコルチゾン100 mg，術中にヒドロコルチゾン100 mgを8時間ごととすることが一つの目安とされている。

また、喘息は妊娠・出産可能な年齢の女性において増加傾向にあり、妊婦に合併する最も頻度の高い呼吸器疾患である。副腎皮質ステロイドは胎盤をほとんど通過せず、また胎児は代謝が成人と異なり副腎抑制が起こりにくいことから、妊娠中であっても重症の喘息コントロールに副腎皮質ステロイドの投与を躊躇すべきではないが、投与期間と投与量は必要最低限とすべきである。吸入ステロイド薬は胎児に対しても母体に対しても安全性が高い。米国食品医薬品局(FDA)は薬剤の危険度を5つのカテゴリーに分類しているが、吸入ステロイドのなかではブデソニド(DPI)が安全性の高いカテゴリーBに、ほかの吸入ステロイドはカテゴリーCとされ、特に区別せず治療ステップ2以上の第1選択薬として推奨される[6]。

COPD急性増悪(図2、図3)

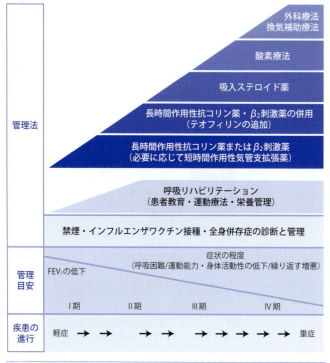

図2. COPD安定期の管理
日本呼吸器学会COPDガイドライン第4版作成委員会(編):COPD(慢性閉塞性肺疾患)診断と治療のためのガイドライン第4版. メディカルレビュー社, 2013より引用

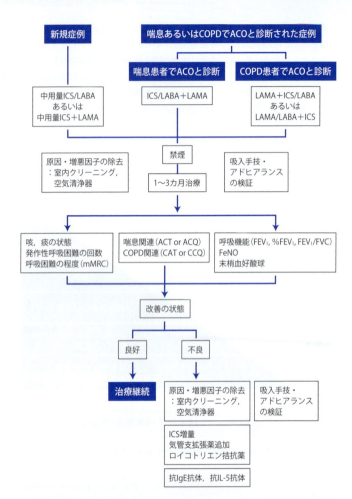

通常は中用量のICS/LABAあるいは中用量のICS+LAMAで治療を開始し、1～3カ月後に評価する。十分に改善が得られない場合にはLAMAあるいはLABAを追加する。ただし、喘息の病態に応じて低用量ICSから治療を開始することもある。

図3. 喘息とCOPDのオーバーラップ(ACO)の治療方針と治療評価

日本呼吸器学会COPDガイドライン第4版作成委員会(編):COPD(慢性閉塞性肺疾患)診断と治療のためのガイドライン第4版. メディカルレビュー社, 2013より引用

　COPDは、タバコ煙を主とする有害物質を長期に吸入曝露することで生じた肺の炎症性疾患である。呼吸機能検査で正常に復すことのない気流閉塞

を示す。臨床的には徐々に生じる労作時の呼吸困難や慢性の咳・痰を特徴とするが，これらの症状に乏しいこともある[10]。

気管支喘息発作治療とは異なり，慢性期のCOPD患者に経口ステロイド薬を投与することの有用性は低いとされ，多くの副作用があることから推奨されていない。経口ステロイド薬の短期使用による気管支拡張効果も吸入ステロイド薬の長期効果とは相関しないため行うべきではないとされている。また，ステロイド単剤の吸入治療においても気道炎症や全身性炎症を抑制するか否かについては多くの議論があり，今後の課題とされている。現在，COPDに適応のあるステロイド治療薬はβ刺激薬との配合剤であるサルメテロール・フルチカゾンおよびブデソニド・ホルモテロールである。配合薬は患者にとって利便性が高く，アドヒアランスの向上にも期待できる。大規模臨床研究においてもCOPDの増悪頻度の減少や気道閉塞の進行を抑制するといった報告がある。

さらに，上記の配合薬に加え，チオトロピウム(抗コリン薬)との3剤併用療法において呼吸機能やQOLがさらに改善し，増悪頻度が減少する可能性が高いとされているが，未だデータの蓄積が必要と思われる。

芳澤 朋大　鈴木 善樹

📖 文献 ▷ ウェブサイトに掲載

Part 5 ▶ ICU・HCU管理（病棟管理）

8. 糖尿病緊急症の初期対応

概念

高血糖緊急症は，糖尿病ケトアシドーシスと高浸透圧高血糖状態に分類される。糖尿病ケトアシドーシスは高度なインスリン分泌不全と過剰なケトン体生成ならびにインスリン拮抗ホルモンの増加が病態の形成にかかわっており，高浸透圧高血糖状態は顕著な高血糖に伴う高度な脱水とインスリン需要の増大が病態の形成にかかわっている。

診断・鑑別のポイント

① 糖尿病ケトアシドーシス（DKA）
- ☑ 血糖値が300～1,000mg/dLであることが多いが，300mg/dL以下であってもDKAのことがある。近年，SGLT-2阻害薬の関与が疑われる正常血糖のDKA例も報告されており[1]，注意する必要がある。
- ☑ 尿ケトン体は通常（＋）～（2＋）以上を呈する。
- ☑ 腹部症状（腹痛，悪心・嘔吐）を訴える患者が50％以上にみられる。重篤なDKAではKussmaul大呼吸を認め，呼気はケトン臭を伴う。
- ☑ DKAではHCO_3^-とpHの低下が認められるとともに，ケトン体の過剰産生を反映してアニオンギャップの増加がみられる。

② 高浸透圧高血糖状態（HHS）
- ☑ 一般に著しい高血糖（600～1,500 mg/dL）を呈する。
- ☑ 尿ケトン体は通常（－）～（＋）程度にとどまる。
- ☑ 片麻痺や片側視野欠損，痙攣などの中枢神経症状を認めることがある。
- ☑ 通常，HCO_3^-の低下は軽度にとどまり，アシドーシスは認められない。
- ☑ 高血漿浸透圧や高ナトリウム血症を認める。

💬 メッセージ

及川洋一
- ● DKAはインスリンの絶対的欠乏が主病態であり，高血糖とケトーシスの是正に大量のインスリン投与を要するが，HHSでは脱水の補正だけで高血糖の速やかな改善を認めることも多い。HHSに対してDKAに準じたインスリン投与を行うと急激な血糖低下や浸透圧低下を招き，脳浮腫のリスクが高まる。DKAとHHSでは，急性代謝失調を是正するためのインスリン必要量が異なることに注意してほしい。

Part 5 ▷ ICU・HCU 管理（病棟管理）

糖尿病ケトアシドーシス（DKA）

■ 病態

- 絶対的なインスリン欠乏とインスリン拮抗ホルモンの過剰産生に起因する高血糖緊急症であり，高浸透圧利尿に伴う脱水も加わり高血糖状態を呈する。
- インスリン欠乏によって脂肪分解が亢進し，肝臓におけるケトン体の産生が過剰となる結果，ケトアシドーシスとなる。

■ DKA の誘因

- インスリンの打ち忘れ，シックデイ[注]時のインスリン注射の中断（特に1型糖尿病の場合）。

[注] 糖尿病患者が発熱，下痢，嘔吐をきたし，または食欲不振のため食事ができない状態。

- 急性発症あるいは劇症1型糖尿病の発症時。
- 重症感染症，心身ストレス，清涼飲料水の多飲など。
- 急性膵炎の発症時。
- 薬剤性：ステロイド薬，利尿薬（サイアザイド），交感神経作動薬（ドブタミン，テルブタリン，リトドリンなど），ホルモン薬（クロルマジノンなど），第2世代抗精神病薬（オランザピン，クエチアピンなど），SGLT-2阻害薬など。
- 清涼飲料水の過剰摂取によるソフトドリンク・ケトーシス（またはケトアシドーシス）。

■ 治療のポイント

脱水や電解質を補正しながら十分量のインスリンを経静脈的に投与し，血糖値は緩やかに，ケトーシスは速やかに是正することである。血糖値が200mg/dL程度まで低下したところでインスリン投与と並行してブドウ糖溶液を投与し，ケトーシスの速やかな改善を目指す。

高浸透圧高血糖状態（HHS）

■ 病態

- 通常HHSでは，脂肪分解をきたさない程度の相対的なインスリン欠乏状態にあるため，ケトーシスは認めないか軽度にとどまる。
- さまざまな誘因によってインスリン需要が増大し，顕著な高血糖状態に陥る。その結果，浸透圧利尿により顕著な脱水状態となり，血糖値はさらに上昇する。
- 高度の脱水と著明な血漿高浸透圧によって血圧低下や循環虚脱などの循環不全や意識障害，昏睡に至るケースもみられる。
- 一般に高齢の2型糖尿病患者に多い。

8
糖尿病緊急症の初期対応

355

■ HHSの誘因

- 急性感染症，脳血管障害，心血管障害，手術。
- 高カロリー輸液。
- 薬剤性：利尿薬やステロイド薬など。

■ 治療のポイント

脱水の改善と誘因の除去である。高血糖の是正に要するインスリン必要量は糖尿病ケトアシドーシスよりも少ないのが一般的であり，補液のみで血糖値の改善がみられる場合もある。

DKAとHHSの鑑別（表）

表．糖尿病ケトアシドーシスと高浸透圧高血糖状態の鑑別

	糖尿病ケトアシドーシス[*]	高浸透圧高血糖状態
糖尿病の病態	インスリン依存状態	インスリン非依存状態，発症以前には糖尿病と診断されていないこともある
発症前の既往，誘因	インスリン注射の中止または減量，インスリン抵抗性の増大，感染，心身ストレス，清涼飲料水の多飲，SGLT-2阻害薬の投与	感染症，脱水，手術，脳血管障害，薬剤（副腎皮質ステロイド，利尿薬，高カロリー輸液，SGLT-2阻害薬），内分泌疾患（クッシング症候群，バセドウ病），心疾患
発症年齢	若年者（30歳以下）が多い	高齢者が多い
前駆症状	激しい口渇，多飲，多尿，体重減少，はなはだしい全身倦怠感，消化器症状（悪心，嘔吐，腹痛）	明確かつ特異的なものに乏しい，倦怠感，頭痛，消化器症状
身体所見	脱水（＋＋＋），発汗（－），アセトン臭（＋），Kussmaul大呼吸，血圧低下，循環虚脱，脈拍頻かつ浅，神経学的所見に乏しい	脱水（＋＋＋），アセトン臭（－），血圧低下，循環虚脱，神経学的所見に富む（痙攣，振戦）
検査所見 　血糖 　ケトン体 　HCO_3^- 　pH 　有効浸透圧 　Na 　K 　Cl 　FFA 　BUN/Cr 　乳酸	300〜1,000mg/dL[**] 尿中（＋）〜（＋＋＋）， 血清総ケトン体3mM以上 8mEq/L以下 7.3以下 正常〜300mOsm/L 正常〜軽度低下 軽度上昇，治療後低下 95mEq/L未満のことが多い 高値 増加 約20％の症例で＞5mM	600〜1,500mg/dL 尿中（－）〜（＋）， 血清総ケトン体0.5〜2mM 16mEq/L以上 7.3〜7.4 320mOsm/L以上 ＞150mEq/L 軽度上昇，治療後低下 正常範囲が多い 時に低値 著明増加 しばしば＞5mM，血液pH低下に注意

鑑別を要する疾患	脳血管障害，低血糖，ほかの代謝性アシドーシス，急性胃腸障害，肝膵疾患，急性呼吸障害	脳血管障害，低血糖，痙攣を伴う疾患
注意すべき合併症 （治療経過中に起こり得るもの）	脳浮腫，腎不全，急性胃拡張，低K血症，急性感染症	脳浮腫，脳梗塞，心筋梗塞，心不全，急性胃拡張，横紋筋融解症，腎不全，動静脈血栓，低血圧

* 症状発現後1週間前後でケトーシスあるいはケトアシドーシスに陥る劇症1型糖尿病があるので注意を要する。

** SGLT-2阻害薬投与によって正常血糖でもケトアシドーシスを発症することもある。

日本糖尿病学会（編著）：糖尿病治療ガイド2018〜2019. p83, 文光堂，2018より引用

	輸液 （脱水の補正）	速効型インスリン(R)投与	血清カリウム(K)濃度の補正	酸塩基平衡の是正
第1ステップ （初期治療） （血糖値が200mg/dL程度まで低下したら）	0.9%生理食塩液 最初の1時間： 　500〜1,000mL 次の2時間： 　500〜1,000mL #：血清Na（補正） 　濃度≧135mEq/L時： 　ショック状態でなければ，0.45%食塩液 　250〜500mLの投与を考慮 以降，0.9%生理食塩液または0.45%食塩液を継続投与し，24時間かけて推定水分欠乏量を補う （心不全・腎不全，高齢者では過剰輸液に注意）	0.9%生理食塩液 　49.5mL＋R 50U 0.1（〜0.14）U/kg/時間で持続静注開始 　（1mL＝1U） （50〜75mg/dL/時間程度の血糖降下速度を目標とし，注入速度を1〜3時間ごとに調整）	K＞5.2mEq/mL： 　K補正不要 3.3≦K≦5.2mEq/mL： 　KCl10mEq　　｝＊ K＜3.3mEq/mL： 　KCl20mEq ＊：輸液（生理食塩液など）500mL以上に混注し，1時間以上かけて投与（原則として投与濃度は40mEq/Lを，投与速度は20mEq/時間を超えない） 以降，血清K濃度を1〜3時間ごとに測定し，適宜補正を行う	pH≧6.9： 　補正不要 pH＜6.9： 　メイロン®（7%） 　60〜120mL 　（50〜100mEq） 1時間以上かけて緩徐に投与（血清K濃度の低下に注意）
第2ステップ （ケトーシスが十分改善または消失したら）	維持輸液へ変更 　①フィジオ35*500mL 　　＋R 10U混注 　　　6時間で点滴投与 　②＝① 　③＝① 　④＝① 　　（1日2,000mLのペース） 　（R：1.7U/時間相当） 適宜側管から生理食塩液などで脱水補正	インスリン持続静注速度を減速（−1.7U/時間程度）し，調整継続 スライディングスケール併用 （6時間ごとの皮下注） | 血糖値 (mg/dL)	R | |---|---|
〜200	0単位
201〜250	2単位
251〜300	4単位
301〜	6単位		血清K濃度を適宜測定し，補正を続ける	
第3ステップ	食事開始 強化インスリン療法を開始 （状態により，スライディングスケールを併用）			

図1．糖尿病ケトアシドーシス（DKA）の治療例

DKAの治療の基本は，脱水の補正，インスリン少量持続投与，電解質（カリウム，リンなど），酸塩基平衡の是正，誘因除去を並行して行うことである。高血糖の是正は緩徐に（50〜75 mg/dL/時間），ケトーシスの是正は速やかに行う。

Kitabchi AE et al：Hyperglycemic crises in adult patients with diabetes. Diabetes Care 32: 1335-1343, 2009など参考に著者作成

DKAの治療（図1）

■ 第1ステップ

① 輸液（脱水の改善）

最初の1時間で0.9％生理食塩液を500〜1,000mL投与し，その後は循環動態や血清Na濃度を確認しながら0.9％生理食塩液または0.45％食塩液を250〜500mL/時間の速度で投与する[2]。治療開始後24時間かけて推定水分欠乏量を補うよう輸液計画を立てる。なお，0.9％生理食塩液の大量投与は輸液中に含まれるクロールを起因とする高クロール性代謝性アシドーシスを引き起こし，DKAにおけるHCO$_3^-$の回復の妨げとなる可能性があるので注意する。高齢者や心不全・腎不全患者では輸液の過剰投与とならないよう循環動態をモニタリングしながら輸液量を調整する。血清Na（補正）値が150mEq/L以上のときは，0.9％生理食塩液ではなく0.45％食塩液の投与（250〜500mL/時間）を考慮する[2]。ただし，ショック状態のときは0.9％生理食塩液などによる循環動態の改善を優先する。

補正血清Na濃度＝血清Na濃度実測値＋1.6×{（血糖値−100）÷100}

② 速効型インスリンの投与

0.9％生理食塩液に溶いた速効型インスリン溶液の持続静注を0.1（〜0.14）単位/kg/時間で開始する。その後1時間ごとに血糖値を測定し，50〜75mg/dL/時間程度の血糖降下速度を目標に静注速度の調整を行う[2]。

③ 酸塩基平衡の是正

一般にpH6.9以上であり，かつショック状態でなければメイロン®（重炭酸塩）の投与は不要である[2]。一方，pH＜6.9の場合はメイロン®50〜100mEqを1時間以上かけて静脈内投与とする。その際，投与量が過剰とならないように注意しながら1〜3時間ごとにpHや重炭酸を測定する。また，血清カリウム濃度が低下する可能性があるため，1〜3時間ごとに血清カリウム値を測定し，適宜カリウムの補正を考慮する。

④ 電解質異常の補正

インスリン使用によって細胞内へブドウ糖が取り込まれるのと同時にカリウムやリンが細胞内に移行するため，DKAの治療中に血清カリウムや血清リンの低下が生じる。低カリウム血症は，重篤な不整脈や筋力低下，横紋筋融解症などを招くため，カリウムの補充を適切に行う。一般に血清カリウム値が5mEq/L以下の場合は10mEq/時間程度，3.5mEq/L未満の場合は20mEq/時間程度で補充を行う（腎障害がある場合は補充量を減じる）。低リン血症は溶血性貧血や筋力低下，横紋筋融解症の原因となるため血清リン値が1.0mg/dL未満ではリンの補充を考慮する。

Part 5 ▷ ICU・HCU 管理（病棟管理）

⑤ 誘因への対処

感染症に対しては適切な抗菌薬の投与を，脳血管障害や虚血性心疾患については病態にあった適切な処置を併せて行う。

■ 第2ステップ

血糖値が200mg/dL程度まで改善したらブドウ糖入りの維持輸液に変更する。一般にケトーシスの速やかな改善には十分量のインスリン投与が必要であるため，（5〜）10％ブドウ糖入りの維持（3号）輸液を2,000mL/日程度で投与するとともに，速効型インスリンをブドウ糖5gにつき1単位の割合で混注しておく。インスリン持続静注の微調整は継続して行い，必要に応じて6時間ごとの速効型インスリン皮下注射によるスライディングスケールも併用しながら，200mg/dL程度に血糖値を維持する。また，引き続き脱水ならびに電解質の補正を継続する。

■ 第3ステップ

ケトーシス（尿ケトン体）の十分な改善が確認できたら食事を開始するとともに，強化インスリン療法を導入する。適宜スライディングスケールを併用する。

HHSの治療（図2）

HHSの主病態は脱水と顕著なインスリン抵抗性である。DKAと比べてインスリン分泌はある程度保たれているため，インスリン持続静注の開始速度はDKAの場合よりも少なめで開始する。

■ 第1ステップ

① 輸液（脱水の改善）

基本的にDKAの治療に準じる。HHSの多くは顕著な脱水による循環不全の状態にあることが多いため，心血管系の異常を認めなければ最初の1時間で0.9％生理食塩液を500〜1,000mL投与し，その後血清ナトリウム（補正）濃度が正常あるいは高値であれば0.45％食塩液を投与（250〜500mL/時間）する[2]。

② 速効型インスリンの少量持続静注

0.9％生理食塩液に速効型インスリンを混注した溶液（1単位/mLで作製）の持続静注を0.05（〜0.1）単位/kg/時間で開始する。その後1時間ごとに血糖値を測定し，50〜75mg/dL/時間程度の血糖降下速度を目標に静注速度の調整を行う[2]。

③ 電解質異常の補正

DKAに準じる。

④ 誘因への対処

DKAに準じる。

359

	輸液 （脱水の補正）	速効型インスリン（R） 投与	血清カリウム（K） 濃度の補正	酸塩基平衡 の是正
第1ステップ （初期治療） （血糖値が 300mg/dL 程度まで 低下したら）	0.9%生理食塩液 　最初の1時間で 　500〜1,000mL 上記輸液後，血清Na（補 正）濃度≧135mEq/mL， かつショック状態でなけ れば， 0.45%食塩液： 　250〜500mL/時間 以降，0.45%食塩液（あ るいは0.9%生理食塩液） を基本として投与を継続 し，24時間かけて推定 水分欠乏量を補う （心不全・腎不全，高齢者 では過剰輸液に注意）	0.9%生理食塩液 49.5mL＋R 50U 0.05（〜0.1）U/kg/時間 で持続静注開始 （1mL＝1U） （50〜75mg/dL/時間 程度の血糖降下速度 を目標とし，注入速度 を1〜3時間ごとに調整）	K＞5.2Eq/mL： 　K補正不要 3.3≦K≦5.2Eq/mL： 　KCl 10mEq ⎫ K＜3.3mEq/mL：⎬＊ 　KCl 20mEq ⎭ ＊：輸液（生理食塩液など） 500mL以上に混注し， 1時間以上かけて投与 （原則として投与濃度 は40mEq/Lで，投与速 度は20mEq/時間を超 えない） 以降，血清K濃度を2〜3 時間ごとに測定し，適宜 補正を行う	該当なし
第2ステップ （全身状態 の改善をみ たら）	維持輸液へ変更 ①ハルトマンG3＊500mL 　＋R 4U混注 　　6時間で点滴投与 ②＝① ③＝① ④＝① 　（1日2,000mLのペース） 　（R：0.6U/時間相当） 適宜側管から生理食塩液 などで脱水補正	インスリン持続注入速度 を減速（−0.6U/時間程度） し，調整継続 スライディングスケール併用 （6時間ごとの皮下注） 	血糖値 (mg/dL)	R
---	---
〜200	0単位
201〜250	2単位
251〜300	4単位
301〜	6単位		血清濃度を適宜測定し， 補正を続ける	
第3ステップ	食事開始 強化インスリン療法などを開始 （状態により，スライディングスケールを併用）			

図2．高浸透圧高血糖状態（HHS）の治療例

HHSの治療の基本は，脱水の補正，インスリン少量持続投与，電解質，誘因除去を並行して行うことである．DKAとは異なり，脱水の是正によって比較的速やかに高血糖の是正を認めることがあるため，インスリンの過剰投与によって血糖値が急激に低下しないように注意する．

Kitabchi AE, et al：Hyperglycemic crises in adult patients with diabetes. Diabetes Care 32：1335-1343, 2009など参考に著者作成

■ 第2ステップ

血糖値が300mg/dL程度まで改善したら，4.3〜5%ブドウ糖加維持（3号）輸液に切り替えて2,000mL/日程度で投与するとともに，ブドウ糖5〜10gにつき速効型インスリンを1単位の割合で混注する．インスリン持続静注の微調整は継続して行い，必要に応じて6時間ごとの速効型インスリン皮下注射によるスライディングスケールも併用しながら，250〜300mg/dL程度の血糖値を目指す．側管を用いて脱水ならびに電解質の補正を継続する．

■ 第3ステップ：

全身状態の改善を認めたら食事の開始に合わせて強化インスリン療法などの導入を考慮する．

及川 洋一　島田 朗

Part 5 ▶ ICU・HCU管理（病棟管理）

9. 深部静脈血栓症の予防

概念

入院患者は入院というイベント自体がリスクであり，深部静脈血栓症（VTE）を代表とする併発症をきたす危険がある。VTEを発症すれば致死的な肺血栓塞栓症に至る危険があり，実際に米国では入院患者の予防可能な最多の死亡原因が肺血栓塞栓症であったと報告されている[1]。VTEのリスクを入院時から認識し，適切な予防策を講じることが重要である。

リスク評価のポイント

☑ 血栓リスクと出血リスクを評価し，それらを天秤にかけて予防策を決定する。

💬 メッセージ

山田 悠史
● 入院診療では，主病態の検査や治療に頭が行きがちであるが，患者を不要な入院合併症から守るため，入院時からVTE予防についても考える習慣をつけることが大切である。また，入院後にも患者の状態が変化するたびに，リスクの見直し，予防法の見直しを行う。

血栓リスクの評価

血栓リスクの評価として，当院では表1に示すリスクスコアを使用している。

表1. 血栓リスクスコア表

基本リスク	急性期リスク	スコア	点数
基本リスクを選択してください	急性期リスクを選択してください	スコア	点数
□肥満（BMI＞25を目安） □脱水　□喫煙歴 □下肢静脈瘤 □ホルモン補充療法 □経口避妊薬服用 □向精神薬服用	□COPDの急性増悪	各1点	0点
□70歳以上　□進行ガン □中心静脈カテーテル留置中 □妊娠　□身体拘束 □ネフローゼ症候群 □炎症性腸疾患 □骨髄増殖性腫瘍	□感染症 □人工呼吸器要のCOPD □敗血症 □うっ血性心不全 （NYHA分類Ⅲ，Ⅳ度）	各2点	0点
□下肢麻痺，麻痺性脳卒中	□昏迷・意識障害	各3点	0点
□静脈血栓塞栓症の既往 □血栓性素因 （先天性素因：アンチトロンビン欠損症，プロテインC or S欠損症など） （後天性素因：抗リン脂質抗体症候群など）		各7点	0点

	合計	0点

リスク評価

0点：リスクなし　1点：低リスク　2～4点：中リスク　5～6点：高リスク
7点以上：最高リスク

次の最終リスクレベルと推奨予防法を参考にして，予防法を決定してください。

□	リスクなし	（48時間以上の安静を必要としない非手術症例）
□	低リスク	早期離床および積極的な運動（リスクを有する全症例に，早期離床と積極的運動を勧めること）
□	中リスク	間欠的空気圧迫法あるいは弾性ストッキング（膝下）（これら理学的予防法は併用可）
□	高リスク	抗凝固療法あるいは間欠的空気圧迫法（弾性ストッキングとの併用可）（出血リスクが高い場合は，理学的予防法を選択）
□	最高リスク	抗凝固療法および間欠的空気圧迫法（弾性ストッキングとの併用可）（出血のリスクが高い場合は，理学的予防法を選択）

Part 5 ▷ ICU・HCU 管理（病棟管理）

表2. Padua Prediction Score

Points	Risk Factor
3	担癌患者，VTEの既往，活動性の低下，既存の血栓症
2	1カ月以内の手術/外傷
1	70歳以上，心不全/呼吸不全，急性心筋梗塞/脳梗塞，感染症急性期/リウマチ疾患，肥満（BMI 30以上），ホルモン治療中

Caprini JA：Risk assessment as a guide for the prevention of the many faces of venous thromboembolism. Am J Surg 199：S3–10, 2010より引用，一部改変

そのほか，たとえば米国のガイドラインでは表2に示すPadua Prediction Score[2]を使用している。4点以上で高リスク，3点以下が低リスクに分類される。このスコアの低リスクに分類された患者で予防を行わなかった場合のVTE発症率は0.3％に対し，高リスクで予防を行わなかった場合のVTE発症率は11％に上ると報告されている。また，予防を行った場合は11％の発症率が2.2％まで低下することも報告されている[2]。

出血リスクの評価

一般内科入院患者の出血リスクを評価するための確立されたスコアリングはないが，①活動性の出血，②頭蓋内出血，③治療中の消化性潰瘍，④3カ月以内の出血事象，⑤6～12時間以内に外科的処置が計画されている，⑥5万/μL以下の血小板減少，⑦凝固障害（INR＞1.5またはPTT＞正常値の2倍）などがあれば，出血リスクが高い患者として抗凝固薬を避ける[3]。

予防のポイント

■ 血栓リスクと出血リスクを評価した後のVTE予防

	低出血リスク	高出血リスク・活動性出血
低DVTリスク	歩行の奨励（±機械的予防）	
高DVTリスク	抗凝固療法	機械的予防

入院後，VTEリスクや出血リスクは変化し得るため，治療や患者の変化に伴い，評価を見直す。

■ 抗凝固療法適応の場合

既に抗凝固療法中の患者においては，禁忌がなければ同薬剤を継続する。
処方例：未分画ヘパリン皮下注射 5,000単位 8～12時間ごと。

■ 機械的予防適応の場合

処方例：間欠的空気圧迫法，弾性ストッキング。
間欠的空気圧迫法は，VTEリスクを減らす可能性があるが，弾性ストッキングの有効性は明らかでない[4]。

山田 悠史

📖 文献 ▷ ウェブサイトに掲載

● Column ●

高齢者の投薬注意点

　高齢者の薬物治療は若年者に比べて薬物有害事象の発生が多く，精神神経系，循環器系，血液系など多臓器に出現することから重症患者が多いことが大きな問題となる。これは，薬物動態の加齢変化（臓器予備能の低下）に基づく薬剤感受性の増大と服用薬剤数の増加が二大要因とされる。加えて，認知・身体的機能の低下によるアドヒアランス低下，誤服用，症状発現の遅れなども要因となる。

　加齢による薬物吸収は鉄やビタミンを除きさほど影響しないとされるが，薬物分布は細胞内水分減少によって水溶性薬剤の血中濃度は上昇し，脂肪組織増加によって脂肪性薬剤は脂肪組織に蓄積しやすい。肝代謝能・腎排泄能の低下からも血中濃度の上昇を招きやすい。急性病態を除く高齢者では少量から投与を開始し，効果と有害事象を確認しながら増量する心構えが重要である。多病ゆえの多剤併用（polypharmacy）による薬物間相互作用や飲み忘れ・飲み間違いも散見されるため，治療や薬剤の優先順位づけによる減薬も検討すべきである。その際は，国内外のガイドラインなど[1, 2]が参考となる。

■ 汎用される薬剤の注意点

● ベンゾジアゼピン系睡眠薬・抗不安薬：認知機能低下，転倒・骨折のリスクなどがあるので可能な限り使用は避け，特に長時間作用型は使用すべきでない。

● 抗コリン系作用を有する薬剤（フェノチアジン系などの抗精神病薬，三環系抗うつ薬，Parkinson病治療薬，第一世代H_1受容体拮抗薬，H_2受容体拮抗薬，頻尿治療薬など）：認知機能低下，せん妄リスク，嚥下機能低下，口腔内乾燥，便秘などがあるため，減量・中止，他剤への変更を検討する。

● ループ利尿薬：高用量の使用は腎機能悪化や起立性低血圧，電解質異常のリスクが高く，使用は必要最小限にとどめる。

● 刺激性下剤：下痢による電解質異常や脱水，長期連用による耐性および習慣性に注意する。用量を工夫し，頓用で使用すべきである。

土谷 真幹

■ 文献 ＞ ウェブサイトに掲載

Part 6　腎不全と急性血液浄化

Part 6 ▶ 腎不全と急性血液浄化

1. 慢性腎不全患者の診療

概念

腎不全は"代償不能な腎機能低下の状態"を表す用語と理解され，血清 Cr ≧ 2.0 mg/dL または糸球体濾過量（GFR）≦ 30 mL/分/1.73 m^2 と概ね同義として使用されている。しかしその程度はさまざまであり，機能ネフロンの残存率により状況は大きく異なる。腎不全という定義のみで画一的な対応（診療，指導）を行うべきではない。

- 腎不全は，主として糸球体濾過能の残存度に着目した用語であるが，蛋白尿の有無も腎不全進行度や全身状態に大きな影響を与える因子である。近年の慢性腎臓病（CKD）がGFRと蛋白尿の程度の組み合わせから重症度を決定しているのは，この点を考慮したものである。
- 腎疾患が明確で特異性のある症状を呈することは稀である。特に，腎障害の進行速度を左右するとされる貧血やカルシウム，リン異常への対応は症状の有無にかかわらず早期から行うことが望ましい。

ポイント

☑ 腎不全診療は画一的なものであってはならず，残存腎機能の程度に応じて柔軟に対応すべきである。
☑ 蛋白尿の有無や程度は腎障害進行速度を左右する因子であり，蛋白摂取制限の有効性に影響するため，診療方針策定にあたって常に考慮すべきである。

Part 6 ▷ 腎不全と急性血液浄化

鑑別・診断アプローチ

■腎不全の症状，合併症

腎不全診療では表1に示す多岐にわたる腎不全症状の出現や程度に広く目を配ることが重要である。

■ 腎不全診療での確認事項
- eGFR
- 心不全を示唆する症状や画像所見，低酸素血症の有無
- 体液量の推定
- 貧血の有無と程度
- 酸塩基平衡異常の有無と程度
- 栄養状態

主要な項目

■血圧管理

高血圧は腎障害の進展増悪因子であり，コントロールが必要である。しかし，腎不全では腎血管抵抗増大に伴う血圧上昇（腎実質性高血圧）の要素が残存ネフロン数の減少に従い加わるため，薬剤抵抗性を示すことが多い。

■ 糖尿病性腎症，慢性腎炎由来の腎不全における血圧管理

腎不全の原因疾患として頻度の高い糖尿病性腎症や慢性腎炎由来の腎不全では，RA系抑制薬（ACE阻害薬，ARBなど）が使用されることが多い。十分な降圧が腎障害進展遅延に有効である一方，糸球体虚脱を招きGFR低下に促進的に作用する場合があることに注意する。

■ 細動脈硬化，腎動脈粥状硬化に起因する腎不全での血圧管理

細動脈硬化，腎動脈粥状硬化に起因する慢性虚血性腎障害などでは，Ca拮抗薬が主として用いられる。過度の降圧は糸球体虚脱を促進する危険性がある点に注意する。

表1. 腎不全の症状

全身症状	倦怠感
神経症状	中枢神経症状（頭痛，意識障害，認知症，痙攣），末梢神経症状（知覚異常）
呼吸器症状	Kussmaul大呼吸，尿毒症性肺，胸水貯留，肺水腫
循環器症状	高血圧，心膜炎，うっ血性心不全，虚血性心疾患
血液症状	貧血，易出血，高尿酸血症
消化器症状	異常口臭（アンモニア臭，尿臭），悪心・嘔吐，食欲不振
皮膚症状	瘙痒症，出血斑，色素沈着，脱毛
その他	二次性副甲状腺機能亢進症，代謝性アシドーシス，電解質異常など

1
慢性腎不全患者の診療

■ 進行期腎不全での血圧管理

　残存ネフロンが著しく減少した進行期腎不全（ESRD，CKDステージG5に相当）では，体液や塩分貯留が血圧上昇の原因として重要となる。ループ利尿薬などによる体液量の適正化が血圧管理上重要となる。

　治療抵抗性を呈しやすい腎不全患者は多剤併用となりやすいが，特に高齢者へのα遮断薬，メチルドパ使用に際しては有害事象が発生しやすい点を考慮する。

■体液・電解質管理

■ 軽症腎不全（CKD ステージG4に概ね相当）での体液管理

　ネフロン数の減少に対応し，残存ネフロンでの塩分・水分再吸収が著しく抑制されている場合が多い。飲水減少，発汗過多，発熱，下痢などを契機に脱水状態に陥りやすい点を考慮し，不必要な利尿薬の漫然投与，過度の塩分制限などに注意する。また，過度のカリウム摂取制限は体内カリウム欠乏から低ナトリウム血症を招きやすくなる点にも注意する。

■ 進行期腎不全（ESRD，CKDステージG5に概ね相当）での体液管理

　ネフロン数が高度に減少した状態では塩分や水分の貯留傾向が強いため，ループ利尿薬の適正使用，腎血流を維持するためのトルバプタンの併用，適切な塩分摂取制限指導などが重要となる。高カリウム対策も重要となってくる。

■ 高カリウム血症

　腎不全の主要かつ重要な治療ターゲットである。しかし，進行期であっても便からのカリウム排泄増加により，相当程度の代償が期待できる。GFRに不釣り合いな高カリウム血症に遭遇した場合，治療管理目標を5.5mEq/L以下とし，①～④に注意を払う。

① 便通管理の適正化。

② アシデミア，アシドーシス管理の適正化。

③ スピロノラクトンやRA系阻害薬などの影響の排除。

④ β遮断薬使用の有無の確認。

■ 利尿薬抵抗性体液過剰

　機能ネフロンが減少した腎不全では，利尿薬への反応性が低下している患者にしばしば遭遇する。この場合，①～③を考慮する。

① NSAIDsの使用や塩分摂取制限の不徹底などはループ利尿薬抵抗性を惹起するため，適正化を図る。

② ループ利尿薬作用部位より下流での代償や塩分再吸収が亢進している場合，進行期であってもサイアザイド系利尿薬の併用が有効である。

③ 蛋白尿が強い患者には，膠質浸透圧低下による血管内容量の減少や糸球体から漏出したある種の蛋白による遠位側での塩分再吸収活性

化などがループ利尿薬の効果を相殺している可能性を考慮し，血清カリウム濃度に十分注意しながらスピロノラクトンの併用を考慮する。

■酸塩基平衡異常管理

■ 進行期腎不全

機能ネフロン数の減少により酸排泄が不十分となり，HCO_3^- が消費される。アニオンギャップ(AG)は増加を呈することが多い。逆に AG 増加型の代謝性アシドーシスを呈している場合，ネフロン数減少が高度に進んでいることが推定される。

■ 初期腎不全

HCO_3^- 再吸収低下，尿酸性化障害，レニン産生低下に伴う低アルドステロン症(水素イオン分泌低下)などによる HCO_3^- 低下が主体となる。AG は正常範囲にとどまり，高クロール型代謝性アシドーシスを呈している場合も多くみられる。

■ 正常酸塩基平衡またはアルカローシスを呈している腎不全

食事(たんぱく質)摂取低下，尿毒症性消化器症状による嘔吐などの際にしばしば認められる。ループ利尿薬の過剰投与でも同様の状態を呈する。

■慢性腎不全の急性増悪への対応

安定した経過をとっていた慢性腎不全が比較的急速に増悪を示す場合がある。臨床的にしばしば経験される要因を①〜③に示す。

① 腎前性の要因(発熱・下痢・脱水などに伴う腎血流の低下，糸球体血流の低下，NSAIDs に代表される糸球体輸入細動脈の攣縮など)。

② 腎性の要因(感染など)。

③ 腎後性の要因(尿路結石，前立腺肥大など)。

要因の除去とともに，①が疑われる場合は積極的な細胞外液類似液の補液などを考慮する。

■糖尿病性腎症の管理

糖尿病患者には血糖管理が合併症予防のみならず腎症進展の遅延においても重要である。HbA1c 7.0未満とすることが日本糖尿病学会によって推奨されている。

■ 腎不全時の HbA1c 評価の注意点

腎不全では腎性貧血のため Hb 濃度が低下し，見かけ上 HbA1c が低値を示す。また，腎機能低下とともにインスリンや薬剤の半減期が低下するため，低血糖のリスクや薬物有害事象発生の可能性が増加する。糖尿病治療薬・インスリンの減量もしくは変更が必要となる場合がある。

■ 体液管理の留意点

糖尿病患者では冠動脈病変などにより心機能低下を合併していることがしばしばあり，わずかな体液増加で心不全を呈しやすい。一方，進

行期腎不全でも比較的多量の蛋白尿が持続していることが多いため，膠質浸透圧低下に伴う血管内容量低下，腎血流低下によりわずかな体液量減少でも腎障害が急速に低下する場合も少なくない。体液管理が重要かつ困難となる場合が多く，体液量調節と血管内容量確保を両立させるため，ループ利尿薬に加え，サイアザイド，トルバプタン，スピロノラクトンなど，多種の利尿薬の併用が必要になる場合もある。

■高尿酸血症管理

高尿酸血症は腎不全の増悪危険因子であり，また尿酸排泄が低下するため高尿酸血症の頻度も高まる。

■ 生活習慣の是正

過食，高プリン食，高脂肪食，高蛋白食や習慣性飲酒，運動不足なども高尿酸血症の原因となるため，食事療法を中心とした生活習慣の是正が必要である。

■ 治療管理目標

無症候性の治療適応に関するエビデンスは不十分であるが，わが国のガイドラインではCKDステージG3b〜5の患者の腎機能悪化，死亡リスク抑制の観点から，無症候性であっても血清尿酸値が7.0mg/dLを超えたら食事療法を行い，8.0mg/dL以上から薬物療法の開始が推奨されている。また，治療開始後は6.0mg/dL以下を維持することが望ましいとされている。

■脂質代謝異常管理

脂質異常症はCKDの発症・進展およびCVD発症に関与するとされ，脂質低下療法によりCKD患者の心血管病変発症および死亡リスク低下や蛋白尿減少などの効果が明らかにされている。スタチンは腎機能低下時にも内服可能であるが，頻度は低いものの横紋筋融解症の報告もあり，クレアチニンキナーゼ値の定期的な測定が望ましい。また，フィブラート系薬はCKDステージG4以上では禁忌であるため注意が必要である（クリノフィブラートは慎重投与）。HMG-CoA還元酵素阻害薬の内服で改善しない場合は，小腸コレステロールトランスポーター阻害薬の投与を検討する。

■食事・栄養管理

腎不全患者の食事・栄養面では，塩分管理，蛋白・リン管理，カロリー管理，カリウム管理が重要となる。

■ 塩分制限

CKD診療ガイドラインでは全てのCKD患者に対し，6g/日未満の塩分摂取が推奨され，腎不全患者（CKDステージG4，5）についても同様である。しかし，患者によっては激しい塩分制限（4g/日以下）となっていることもあり，このような場合は種々のきっかけで塩分脱水を呈し

やすく注意する必要がある。特に，糸球体虚脱傾向や腎虚血傾向が比較的強い細動脈硬化性や粥状動脈硬化性腎障害の患者には，適切な塩分摂取を指導することも必要である。

■ たんぱく質制限

たんぱく質摂取については腎不全に相当するCKDステージG4（eGFR 30〜15 mL/分/1.73 m²），G5（eGFR 15 mL/分/1.73 m²未満）患者において0.6〜0.8 g/kg/日が推奨されている。たんぱく質制限による尿毒症の改善と透析導入の遅延効果を期待しての措置であるが，たんぱく質制限によりCr値が低下するのは飢餓状態同様当然であり，腎障害の"改善"を意味するものではない。また，腎障害進展遅延についても非蛋白尿腎障害患者での有効性は必ずしも明確にされていない。

腎不全患者が高齢化している現在，長期にわたる強いたんぱく質制限はサルコペニアやフレイルの要因ともなることから，特に非蛋白尿腎不全患者に対する強いたんぱく質摂取制限の是非が議論されている。一方，たんぱく質摂取が増加することにほぼ比例してリン摂取も増加するため，進行性腎障害の進展に促進的に作用する可能性がある。今後はたんぱく質摂取制限の緩和と早期からのリン吸着薬使用などが考慮されるものと思われる。

腎不全における管理（表2）

表2．保存期腎不全の管理のまとめ

食事療法（塩分制限，たんぱく質制限，高カロリー）	・蛋白： CKDステージG4,5 0.6〜0.8 g/標準体重(kg)/日 CKDステージG3a,b 0.8〜1.0 g/標準体重(kg)/日 ・塩分：3〜6 g/日 ・熱量：25〜35 kcal/標準体重(kg)/日
悪化因子の除去	・高血圧 ・糖尿病 ・脂質異常症 ・脱水 ・感染症 ・腎毒性薬物 ・喫煙など
薬物による対処療法	・高尿酸血症→尿酸合成阻害薬 ・高カリウム血症→イオン交換樹脂 ・高リン血症→リン吸着薬 ・アシドーシス→アルカリ化薬 ・体液過剰→利尿薬 ・腎性貧血→ヒトエリスロポエチン製剤 ・二次性副甲状腺機能亢進症→活性化ビタミンD製剤

寺尾 政昭　塩田 裕也　原 宏明　長谷川 元

Part 6 ▶ 腎不全と急性血液浄化

2. 緊急透析適応

概念

- 腎前性・腎後性の急性腎障害が否定的で，乏尿・無尿の状態と判断した場合は緊急での腎代替療法が考慮される。血清Crや血中尿素窒素の値は主要な導入基準とはならない。
- 上記のように腎補助を目的とする以外にも特定の物質の除去や補充を目的として緊急の血液浄化療法が行われている(non-renal indication)。
- 十分な浄化効率を得るためにはスムーズな送脱血が必要であり，短期型バスキュラーカテーテルを留置する必要がある。
- 療法の基本は間歇的血液浄化療法(intermittent blood purification therapy)であるが，必要に応じて持続的血液浄化療法(continuous blood purification therapy)が選択される。
- 血液浄化療法への対応は施設によってさまざまである。夜間や緊急での対応が不可能な場合は転院が必要となる。自施設の状況を事前に確認しておく。

適応のポイント

緊急での血液浄化療法が考慮される状態を以下に示す[1]。
- ☑ 利尿薬に反応しない体液過剰に起因する循環呼吸不全。
- ☑ 高度の代謝性アシドーシス・アシデミア(概ね動脈血液ガスpH 7.2未満)。
- ☑ 心電図異常を伴う高カリウム血症(概ね6.0mEq/L以上)。
- ☑ 尿毒症が原因の徴候を認める場合(意識障害，心外膜炎など)。
- ☑ 輸液や利尿薬に反応しない(腎性腎障害による)乏尿・無尿。
- ☑ その他致命的な電解質異常，代謝異常や急性中毒(例：メトホルミンによる乳酸アシドーシス，高マグネシウム血症，肝性脳症，リチウム中毒，カフェイン中毒など)。

Part 6 ▷ 腎不全と急性血液浄化

急性腎障害（AKI）の診断基準と病期分類

KDIGO 診療ガイドラインによる急性腎障害（AKI）の診断基準と病期分類を表に示す[2]。定義を一つ以上満たせば急性腎障害（AKI）と診断する。血清Cr 基準と尿量基準で重症度の高いほうを病期とする。0.3 mg/dL 程度のわずかな血清 Cr の上昇が生命予後に影響を与えることが報告されている。

AKI では早急な原因検索とともに必要に応じて専門科へのコンサルテーションを考慮する。治療の基本は腎循環の維持，つまり十分な輸液と血圧の維持（中心静脈圧 10 mmHg 以上，平均動脈血圧 65 mmHg 以上）および薬物（RA 系阻害薬，腎毒性のある抗菌薬・抗悪性腫瘍薬，NSAIDs など）の中止である。

■（大量）輸液療法

血液分布異常性ショックによる腎前性要因を是正する目的であり，全てのAKI 患者に必須の治療ではない。体液過剰は厳禁と心得る必要がある。人工呼吸器管理下や心疾患合併患者では中心静脈圧は体液量の指標とはならない。動的指標での評価を考慮する。

血液浄化療法の選択，開始基準

- 血液浄化療法のなかで腎機能補助を目的とする場合を腎代替療法（RRT）と呼ぶ。24 時間行う場合を持続的腎代替療法（CRRT；377 頁参照），それ以外を間歇的腎代替療法（IRRT）と呼ぶ。
- 腎機能が廃絶した患者に IRRT では 3〜5 時間/回，週 3 回実施することを前提とした透析条件が設定される。

表．急性腎障害（AKI）の診断基準と病期分類

定義	1. 血清Crの0.3 mg/dL以上の増加（48時間以内）	
	2. 血清Crの基礎値から1.5倍上昇（7日以内）	
	3. 尿量0.5 mL/kg/時以下が6時間以上持続	
	血清Cr基準	尿量基準
ステージ1	0.3 mg/dL以上あるいは1.5〜1.9倍上昇	0.5 mL/kg/時未満6時間以上
ステージ2	2.0〜2.9倍上昇	0.5 mL/kg/時未満12時間以上
ステージ3	3.0倍以上あるいは4.0 mg/dLまでの上昇あるいは腎代替療法開始	0.3 mL/kg/時未満24時間以上あるいは12時間以上の無尿

注）定義1〜3の1つを満たせばAKIと診断する。sCrと尿量による重症度分類では，重症度の高いほうを採用する。
AKI（急性腎障害）診療ガイドライン作成委員会（編）：AKI（急性腎障害）診療ガイドライン2016. 日腎会誌 59：445, 2017より引用，一部改変

373

- IRRT は CRRT よりも溶質除去効率に優れる。高カリウム血症をはじめとする電解質異常の補正や中毒物質の除去を目的とする場合に選択される。CRRT は長時間施行が前提のため1時間当たりの除水量を少なくすることができる。低血圧や頻脈が原因で IRRT では必要な除水量が確保できない場合に選択される。溶質除去を行わずもっぱら緩徐な除水のみを目的とした限外濾過療法（SCUF）も選択可能である。

- 溶質除去量：IRRT では血液流量（QB），CRRT では透析液流量（QD）と濾液流量（QF）の合計で規定される。IRRT，CRRT とも血液透析（HD），血液濾過（HF），血液濾過透析（HDF）が選択可能である。治療効果の差違については必ずしも明確でない。わが国では CRRT として持続的血液濾過透析（CHDF）が選択されることが多く，透析液流量と置換液流量の合計が 0.5〜0.7 L／時間程度で開始される。

- 開始可能な血圧：明確な基準はないが，収縮期血圧90mmHg以上で極端な頻脈ではないことを目安とする。IRRT では200〜300 mL のプライミング容量分が短時間に脱血され生理食塩液に置換されるため，開始時から最初の30分程度は循環動態に顕著な影響が生じると考えるべきである。有効循環血漿量が極端に減少している場合（消化管出血の直後など）は特に注意を要する。

- 尿量が減少した時点で開始するか，上記（適応のポイント）を満たすまで待って開始するかで生命予後に差はない。利尿薬の腎保護効果には否定的な見解が多いが，治療に必要な輸液スペースをつくる目的で機械による限外濾過を行う前に試みられるべき治療であることに異論はない。尿量増加を目的としたアルブミン製剤の投与は行わない。漫然とした輸液負荷による肺水腫の合併に注意する。状況が悪化すると CRRT さえ開始不可能になる場合（重症感染症の際など）もあり，介入機会を逸しないようにする必要がある。

腎代替療法の必要性を判断するために必要な検査

■病歴

平時の腎機能や尿所見（腎機能正常，慢性腎臓病，HD，腹膜透析，腎移植後，可能なら血清 Cr 値・尿所見），現病の経過（極急性期は実際の糸球体濾過量がゼロでも血清 Cr の上昇や体液過剰は顕著ではない），先行する疾患・徴候（発熱，嘔吐，下痢，何らかの感染症，外傷など），発症時の状況（低温，高温，運動），併存病態・合併症（糖代謝異常，脂質代謝異常，血圧異常，心疾患，脳血管疾患，閉塞性動脈硬化症，自己免疫疾患，悪性腫瘍など），家族歴，既往歴，常用・常備薬（NSAIDs，抗菌薬，利尿薬，降圧薬など），漢方薬などの補完代替医療，薬物・食物アレルギー歴。

Part 6 ▷ 腎不全と急性血液浄化

■身体診察
意識状態，血圧，脈拍，体温，末梢血酸素飽和度，眼球の陥凹，口腔粘膜・舌・腋窩の状況，経静脈怒張，皮膚のツルゴール，毛細血管再充満時間，浮腫，胸腹部診察。

■尿検査
尿量，肉眼所見，浸透圧(比重)，pH，蛋白尿，血尿，沈渣，Cr，尿素窒素，ナトリウム，カリウム，クロール。

■血液検査
動脈(静脈)血液ガス分析，血算，Cr，尿素窒素，ナトリウム，カリウム，クロール，カルシウム，リン，血糖，浸透圧，尿酸，総蛋白，アルブミン。

■画像検査
胸部X線，腹部超音波(膀胱留置カテーテル挿入前に両腎のみではなく膀胱と前立腺も確認)，必要に応じて腹部骨盤X線CT，心臓超音波。

■その他
心電図。

血液浄化療法用ブラッドアクセス

■ブラッドアクセスがある患者(維持HD患者など)
短時間(6時間以内)の治療予定でかつ治療中の患者の安静が保てる場合は，通常のHDで使用している自己血管や人工血管，表在化動脈を穿刺して緊急血液浄化療法を行うことも可能である。治療が長時間に及ぶ場合は短期型バスキュラーカテーテルを留置する必要がある。

■カフ付き(皮下トンネル型)カテーテル
IRRT/CRRTいずれの場合もブラッドアクセスとして利用可能である。

■短期型バスキュラーカテーテルを留置する際の注意点
- 留置は処置室など特定の場所で行うことが望ましい。
- 術者はマスクだけでなく，帽子，滅菌ガウン，滅菌手袋を使用し，大型の滅菌ドレープを用いて(マキシマルバリアプリコーション)，患者の心電図，末梢血酸素飽和度をモニタリングしながら実施する。
- 留置は右内頸静脈アプローチが第1選択となる。次に大腿静脈アプローチが選択される。左内頸静脈アプローチは留置後の機械的合併症が多く，避けられる傾向にある。鎖骨下静脈への留置は，透析用ブラッドアクセスを作製する際の支障となる可能性があり避けられる(留置部位で静脈狭窄が生じる可能性があるため)。
- 超音波診断装置を用いる。穿刺前の血管走行の確認だけではなく，リアルタイムエコーガイド下に穿刺を行う。ガイドワイヤーの挿入状態の確認，留置後の皮下血腫の確認など，留置手技の各段階で適宜超音波診断

装置を用いる。

- 留置後は脱血がスムーズであることを確認する（5〜10 mLのシリンジを用いて抵抗なく血液が引けることが大切。60〜120 mL/分の血流速度は1〜2 mL/秒に相当することを意識する）。

- 留置後は使用前にX線撮影を行いカテーテル留置状態を確認する。

- 固定は定められた方法で行う。一般にはキット内に専用の固定具が同梱されている。

- 出口部は透明な滅菌テープで密閉するのが標準である。観察はテープを通して毎日行う。

- 非透析時はカテーテルをヘパリンで満たすことが標準である。カテーテル内血栓防止の観点からは非透析日にもヘパリンロックを行うことが望ましいが，頻度が増えると感染率が増加すると考えられている。

- 上記の理由で，透析用カテーテル（の透析用ルーメン）を輸液，採血ラインとして使用することは望ましくない。トリプルルーメンの場合は中心静脈ラインとして使用可能であるが，透析施行中は投与輸液の一部は透析回路に引き込まれることを意識する。

- カテーテル感染時には抜去することが標準である。抜去後も解熱するまで適切な抗菌薬を投与する。カテーテルを留置したまま抗菌薬で治療すると，治癒率が低いだけでなく治療期間も長期となる。再留置は必要となる直前に別ルートから行う。ガイドワイヤーを用いた一期的なカテーテルのみの交換は行わない。

- カテーテルは静脈内に留置されており，患者の体位・呼吸状態（特に頸部留置の場合）・体液量によってはカテーテルから大量の空気が引き込まれ得る。カテーテル操作の際や抜去時は仰臥位またはトレンデレンブルグ位とする。抜去の際は息止めとし，抜去部は十分に圧迫止血したうえで密閉性の高いドレッシング材で覆う。

- 単回のIRRTでは大腿部や上腕部の動脈・静脈を穿刺してブラッドアクセスとする場合がある。上腕動脈は，穿刺時や止血不良で神経障害が生じる可能性があり，将来の透析用ブラッドアクセス作製も考慮して避けられる傾向にある。十分な血流が確保可能で予期しないカニューラの脱落も考慮し，大腿静脈穿刺からの脱血が第1選択となる。この場合も血管内に十分な長さで留置可能なカニューラキットを用い，十分に固定（患者／カニューラ／透析回路）し，治療中の安静（患者の協力も必要）が確保できることが絶対条件である。専用の器具で縫合して固定する短期型バスキュラーカテーテルとは安全性が異なると考え，治療中も観察を頻回に行う。

井上 勉　岡田 浩一

📘 文献 ▷ ウェブサイトに掲載

Part 6 ▶ 腎不全と急性血液浄化

3. 急性血液浄化

概念

血液浄化療法(BP)は，患者体内に貯留した病因物質を除去することにより病態の改善を図る治療法である。腎機能を代替する目的で施行するBPを腎代替療法(RRT)と呼び，治療時間と用いる浄化法の種類によって図1のように分類される。RRTには腹膜透析も含まれるが，本項では体外循環技術を利用したRRT，特に持続的腎代替療法(CRRT)について解説する。

鑑別のポイント

- ☑ RRT開始の絶対適応は高カリウム血症，体液量過剰，代謝性アシドーシスである。
- ☑ 循環動態が不安定な重症患者の腎障害に対してはCRRTを選択する。
- ☑ 治療モード(CHD，CHF，CHDF，SCUF)は，各モードの特性を理解したうえで決定することが重要である。
- ☑ RRTからの離脱時期は尿量，体液量，血清Cr値の推移から総合的に判断する。

💬 メッセージ

友利 浩司

● 総合診療内科医にとってRRTの原理，適応を理解しておくことは，腎不全を合併した重症患者の管理に役立つ。しかし，RRTは専門性の高い治療といえるので，患者に腎不全が発症した場合は腎不全診療およびRRT施行に経験の深い専門医へ早期にコンサルテーションを行うことが重要である。

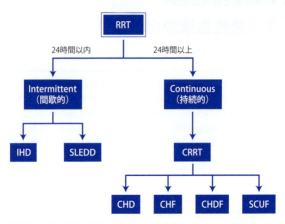

RRT：腎代替療法，IHD：間歇的血液透析，SLEDD：持続低効率血液透析，CRRT：持続的腎代替療法，CHD：持続的血液透析，CHF：持続的血液濾過，CHDF：持続的血液透析濾過，SCUF：持続緩徐式限外濾過

図1. 腎代替療法の分類（腹膜透析を除く）

RRTの分類

■治療時間による分類

24時間持続的に行うRRTをCRRTと呼び，持続的でない場合は全て間歇的血液浄化療法（IRRT）と呼ぶ。

■CRRTの分類[1]

■ 持続的血液濾過（CHF）

濾過ポンプで陰圧をかけることにより，濾過の原理で血液中の水分と溶質を濾液として除去する。溶質除去に伴い喪失した体液を補充液（血液濾過用補充液）で補う。小分子量溶質（分子量500以下）から分子量2〜3万程度の中分子量溶質まで除去できる。

■ 持続的血液透析（CHD）

透析液を流すことにより，拡散の原理で溶質を除去する。小分子量溶質の溶質除去率はCHFと同程度であるが，中分子量溶質の除去はCHFに劣る。

■ 持続的血液透析濾過（CHDF）

透析液と補充液を用いることにより，拡散と濾過の両方の原理で水分と溶質を除去するCRRTの基本モードである。

■ 緩徐持続的限外濾過（SCUF）

透析液および補充液を用いず，限外濾過の原理により除水を行う。電解質などの小分子量溶質も水分とともに除去される。

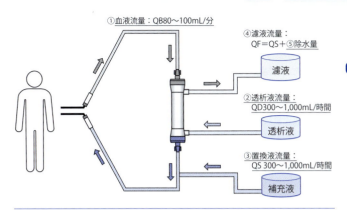

図2. CRRT（CHDF後希釈）の回路図

RRTの適応および開始基準

RRTは，腎機能の廃絶した腎不全患者に対し，尿毒素や過剰な水・電解質を除去する目的で施行される。保存的治療に反応しない高カリウム血症（血清カリウム値＞6.5 mEq/Lなど），体液量過剰，代謝性アシドーシス（pH＜7.15など），尿毒症症状（BUN＞100 mg/dLなど）が出現した場合は，救命のために直ちにRRTを開始する（絶対的適応）。絶対的な適応がない場合は，臨床症状や病態，施設の診療体制を広く考慮し開始時期を決定する。

- **RRT絶対適応のAIUEO**[2]

  Acidosis（アシドーシス），Intoxication（中毒），Uremia（尿毒症），Electrolyte（高カリウム血症），Overload（溢水）

CRRTかIRRTか

循環動態の安定した患者に対してはどちらを選択しても構わないが，不安定な患者にはCRRTを選択する[2]。ただし高カリウム血症の患者に対してはCRRTでは除去効率が低いため，循環動態が許す限り高血液流量（200 mL/分以上）のIRRTを選択する。

■ CRRTの実際（図2）
  ■ 血液流量，透析液流量，補充液流量の設定
  ① 血液流量（blood flow rate：QB）
    患者から脱血する流量であり，血液ポンプで設定する。80～100 mL/分が一般的。

② 透析液流量（dialysate flow rate：QD）

透析液の流量。透析液ポンプで設定する。一般には300〜1,000mL/時間程度。

③ 補充液（置換液）流量（substitution（replacement）flow rate：QS）

補充液の流量。補充液ポンプで設定する。300〜1,000mL/時間程度が一般的。

④ 濾液流量（濾過流量）（filtration flow rate：QF）

浄化膜から血液を濾過する流量。濾過ポンプで設定する。QF＝QS＋除水量となる。

■除水速度（除水量）の設定

患者の全身状態を考慮したうえで過剰体液量と輸液量から現実的な1日の総除水量を設定し，RRT施行時間（数時間〜24時間）で除することにより時間あたりの除水速度を決定する[4]。

■浄化量の設定

浄化量は，QD＋QFで表され，20〜25mL/kg/時間が世界標準である（わが国で使用できる補充液は10〜15mL/kg/時間までである）。たとえば，50kgの患者を20mL/kg/時間に設定した場合の浄化量は1,000mL/時間となる。この浄化量を病態に合わせてQDとQFに振り分ける（カリウムなどの小分子量溶質の早急な除去が必要であればQDを高く設定し，敗血症に対してサイトカインの除去を積極的に行う場合にはQFを高く設定するなど）[注1]。

[注1] 血液濃縮や浄化膜の劣化を防ぐため，QFは血漿流量の25％以下が望ましい。

■アクセスの選択

バスキュラーカテーテルをエコーガイド下で挿入する。挿入部位は右内頸静脈または大腿静脈を選択し，鎖骨下静脈は中心静脈狭窄をきたすことがあるので避ける。既に内シャントを有している維持患者の場合もCRRTを施行する際は長時間安定した血流を確保する必要があるため，バスキュラーカテーテルを挿入する。

■浄化膜（表1）

優れた透水性，溶質除去特性を有するポリスルホン（PS）膜やポリエーテルスルホン（PES）膜が多く使用される。また，病態に合わせて抗血栓性に優れたセルローストリアセテート（CTA）膜やサイトカイン吸着能の高いポリメチルメタクリレート（PMMA）膜，AN69ST膜[注2]が選択されることもある。

[注2] 腎不全を伴わない重症敗血症および敗血症性ショック患者に対しても保険適用されている。

Part 6 ▷ 腎不全と急性血液浄化

表1. CRRTで使用される浄化膜

品名	メーカ	膜素材	膜面積 (m²)	充填量 (mL)	内径 (μm)	膜厚 (μm)	限界濾過速度	尿素	ミオグロビン	アルブミン
FS	JMS	PES	0.8	45	200	30	2,130		0.37	<0.01
			1.5	88	200	30	2,630		0.37	<0.01
AEF	旭化成	PS	0.7	47	225	45	2,770	1.00	0.85	<0.01
			1.3	97	225	45	3,330	1.00	0.85	<0.01
SHG	東レ	PS	0.8	53	200	40	570			0.1〜4.0
			1.3	85	200	40	810			0.1〜4.0
CH	東レ	PMMA	1.0	58	200	30	38			0.7
			1.8	130	240	30	78			0.7
UT	ニプロ	CTA	0.7	45	200	15	1,860			
			1.5	90	200	15	3,230			
sepxiris	バクスター	AN69	1.0	69	240	50	4,500	1.00	0.58	<0.01
			1.5	105	240	50	5,200	1.00	0.58	<0.01

PES：polyetersulfone, PS：polysulfone, CTA：cellulose triacetete, PMMA：polymethylmethacrylate

■抗凝固薬（表2）

ナファモスタットメシル酸塩（NM），低分子ヘパリン（LMWH），未分画ヘパリン（UFH），アルガトロバンが使用可能である。このなかで，アルガトロバンはAT Ⅲ欠乏患者またはヘパリン依存性血小板減少症患者のみの適応となっていることから，通常はUFHとNM，LMWHを出血のリスクに応じて使い分けることになる。一般に，出血リスクの低い安定した患者にはUFHを使用し，出血のリスクが高い患者にはNMを選択とする。したがって，CRRTを施行するような重症患者ではNMを第1選択とすることが多い。なお，LMWHはaPTTやACTでモニタリングできず半減期が長いことから，CRRTの抗凝固薬として選択されることは少ない。また，活動性出血が生じている患者に対しては抗凝固薬を使用しない血液浄化療法も検討される。

CRRTの条件例

当院における急性腎障害に対するCRRT開始時の設定を示す。

透析膜：エクセルフローAEF 07

QB：100mL/分

QD：500mL/時間

表2. RRTで使用される抗凝固薬

	ヘパリン	低分子ヘパリン	ナファモスタットメシル酸塩	アルガトロバン
分子量半減期	3,000〜30,000 60〜90分	4,000〜6,000 120〜180分	500 約8分	500 約15分
作用部位	抗トロンビン作用 （ATⅢを活性）	抗Xa活性	広範囲な酵素系活性阻害	選択的抗トロンビン作用
適応	普段使用	軽い出血	出血時や侵襲的手術	ATⅢ欠乏症およびHIT患者
投与量	10〜20 IU/kg/時間	5〜10 IU/kg/時間	20〜50 mg/時間	5〜40 mg/時間
モニタ管理	aPTT，ACT	Xa活性化凝固時間 ※わが国では一般的ではない	aPTT，ACT	aPTT，ACT
目標値	ACT150〜200秒，aPTTで治療前値の1.4倍以下，45秒以下程度		ACT2倍前後となるように調節	aPTT1〜1.4倍となるように調節
注意点	出血増悪，ATⅢ欠乏症での効果減弱，HIT，脂質代謝異常，骨粗鬆症増悪	10IU/kg/時間を超えると出血性合併症の発現の可能性がある。モニタリングが一般的ではない	アナフィラキシー，高カリウム血症，顆粒球減少症	出血増悪，肝機能障害時には減量する

QS：300mL/時間

抗凝固薬：ナファモスタットメシル酸塩 30mg/時間

RRTの離脱基準

　RRTからの離脱について確立された基準はなく，尿量，体液量，血清Cr値の推移などから総合的に判断する[3]。尿量については，利尿薬を使用しない状態で24時間尿量＞400mL（利尿薬投与下では＞2,300mL）を離脱基準の目安として推奨した報告もある[5]。

友利 浩司

■文献 ➢ ウェブサイトに掲載

Part 6 ▶ 腎不全と急性血液浄化

4. 急性期透析管理

概念

急性腎障害(AKI)の患者や慢性腎臓病(CKD)から末期腎不全(ESKD)に至り既に維持透析療法を受けている患者に対して，集中治療室(ICU)で血液浄化療法(急性血液浄化)を行う場合がある。全身状態が不良で血行動態も不安定なことが多く，各種生体情報のモニタリングを行い，その情報をもとに全身管理を行う必要がある。

鑑別のポイント

- ☑ 腎代替療法としての急性血液浄化療法には，間歇的血液透析(IHD)，長時間低効率血液透析(SLEDD)，持続的腎代替療法(CRRT)がある。
- ☑ 急性血液浄化療法を施行する際の全身管理として，体液量，In-outバランス，呼吸，循環，電解質についてのモニタリングは必須である。
- ☑ 急性血液浄化療法の合併症としては，治療中の血圧低下，抗凝固薬使用による出血傾向，過剰な溶質除去，薬剤の除去などがあげられる。
- ☑ 透析用カテーテルを挿入する場合は，挿入に伴う機械的合併症やカテーテル関連血流感染症(CRBSI)にも注意が必要である。

💬 メッセージ

渡辺 裕輔
- ● 急性血液浄化療法は重症患者の救命に極めて有用な治療法であるが，治療に伴う電解質異常や必要な薬剤の喪失も生じ得る。合併症を極力回避するための対応が求められる。

383

考え方，鑑別・検査，治療

■急性血液浄化療法の方法と選択

腎代替療法としての急性血液浄化療法には，間歇的血液透析（IHD），長時間低効率血液透析（SLEDD），持続的腎代替療法（CRRT）がある[1]。各治療法の特徴を表1に示す。SLEDDはIHD用の装置を用い，IHDより透析効率を抑え治療時間を延長したCRRTとIHDの中間的な治療法であり，CRRTとIHDそれぞれの欠点を減らして利点をいかすことができると考えられている。どの血液浄化療法を選択するかについては，患者の循環動態（血圧，脈拍，心機能，体液量など）や治療の主たる目的をもとに判断する。早急な血清カリウム値の低下や除水が必要で血圧が維持されている場合などはIHDが選択され，心血管イベント合併時などの循環動態が不安定な場合はCRRTが選択されることが多い。まずCRRTで血液浄化療法を開始し，全身状態改善後にSLEDDやIHDへ移行することもある。

表1．急性血液浄化の治療法

方法と 治療頻度・時間	適応患者	利点	欠点
間歇的血液透析 （IHD） 週3回各4時間	循環動態 安定	低分子物質の急速除去が可能。 抗凝固薬 への 曝露が少ない。 離床して検査・治療やリハビリテーションが可能。低コスト。	急速な除水による低血圧。 不均衡症候群による脳浮腫。 電解質・酸塩基平衡の変動が大きい。
持続的腎代替療法 （CRRT） 24時間連続	循環動態 不安定 頭蓋内圧 亢進のリスクがある場合	持続的・緩徐に除水溶質除去が可能。 血行動態への影響が少ない。 体液量管理が容易。 不均衡症候群のリスクが小さい。	溶質（毒素）の除去が遅い。 抗凝固薬への曝露が多い。 離床が必要な検査・治療が施行しにくい。 中断があると，除水や浄化量が不足しやすい。 高コスト・マンパワー。
長時間低効率 血液透析 （SLEDD） 連日 もしくは隔日 6〜12時間	循環動態 不安定	IHDと比べると緩徐に除水・溶質除去が可能で血行動態への影響が少ない。 抗凝固薬への曝露が少ない。 ベッドから離れて診断治療が可能。低コスト。	なし

Part 6 ▷ 腎不全と急性血液浄化

■全身管理の注意点

急性血液浄化療法を施行する際の全身管理の注意点について，体液量，呼吸，循環などを中心に概説する。

血液浄化療法の主たる目的の一つは体液量の管理であり，可能な限り正確に体液量および有効循環血漿量を把握する必要がある。表2に現在臨床で主に用いられている体液量関連指標を示すが，各指標は絶対的なものではなくそれぞれ利点・欠点があるため複数の指標を参考に総合的に評価する。まず，血液浄化療法を開始する前に体重の測定が必要である。維持透析患者の場合は，ドライウエイトもしくは最終透析終了時からの体重変化量を把握する。CRRTを施行するような重症患者の場合は，連日の体重測定が望ましい。

緊急で血液浄化療法を行う状況には体液過剰による肺水腫がある。肺水腫に対しては陽圧換気による呼吸管理が有用であり，最重症の場合は気管挿管および人工呼吸器管理が行われ，状況によって非侵襲的陽圧換気療法（NPPV）やネーザルハイフロー，酸素投与で対応する。体液過剰のまま陽圧換気を中止すると再度肺水腫をきたす可能性があり，注意が必要である。敗血症性ショックなどで血液浄化療法を開始する必要がある場合は，ノル

表2. 体液量関連指標

体液量関連指標	特徴
血圧・脈拍・身体所見	皮膚粘膜の乾燥・浮腫・頸静脈怒張・毛細血管再充満。
体重	経時的変化が重要。測定ミスに注意。
BUN/Cr比	消化管出血や異化亢進の影響を受ける。
胸部X線	撮影条件（臥位・座位）に注意。
下大静脈径・心腔径	経時的変化が重要。心疾患の影響を受ける。
中心静脈圧（CVP）	右心系圧の指標，PEEPの影響を受ける。
肺動脈楔入圧	Swan-Ganzカテーテル挿入が必要。
乳酸値	組織の酸素需給の指標，肝機能や敗血症の影響を受ける。
中心静脈血酸素飽和度（ScvO$_2$） 混合静脈血酸素飽和度（SvO$_2$）	直接体液量の指標にはならないが，組織の酸素需給の指標になる。
輸液負荷試験（FCT）	脱水であった場合に治療を兼ねる。溢水のリスクがある。
受動的下肢挙上テスト（PLR）	心拍出量変化測定のデバイスが必要。
低侵襲心拍出量モニタ	動脈圧波形から心拍出量や末梢血管抵抗を推算する。
インピーダンス測定（ECW/TBW）	血管内容量の評価は困難。

アドレナリンなどのカテコラミン製剤を投与し，循環動態の改善を図る。心原性ショックの場合は，大動脈内バルーンパンピング(IABP)などの補助循環下において血液浄化療法が行われることもある。

血液浄化療法施行時の輸液および栄養管理は，量と質(組成)の両方に注意する必要がある。体液量関連指標やin-outバランスの推移をみながら量の調整を行い，血中尿素窒素(BUN)や血清カリウム値などをみて組成を調整する。いずれも血液浄化療法による除去，喪失を考慮する必要がある。血液浄化療法施行中は，腎不全用の低アミノ酸，低蛋白の特殊輸液，経腸栄養剤の使用は不適切となる場合が多い。

■モニタリングのポイント

ICUで急性血液浄化療法を行う重症患者は状態の変化が生じやすく，呼吸循環やin-outバランスのモニタリングなどが必須である。

血液浄化療法施行中は除水による血圧低下や電解質異常による不整脈など循環動態の変化が生じやすいため，心電図モニタやパルスオキシメータによる経皮的動脈血酸素飽和度のモニタリングおよび頻回の血圧測定が必須である。循環動態が不安定な場合や血清カリウム値・pH・重炭酸イオン濃度・Base Excessなどの評価のため頻回に動脈血液ガス分析を行う必要がある場合は，観血的動脈圧測定ラインの挿入が必要となる。

また，IHDやSLEDDを行う場合は，除水による血液量の変化が経時的に把握できるBlood Volume (BV)計が使用できると便利である。

AKIやESKDでも残存腎機能がある場合は，尿量を正確に評価するために尿道カテーテルの留置が望ましい。ただし，カテーテル関連尿路感染症(CAUTI)のリスクがあるため，厳密な管理が不要となった場合は直ちに抜去する。

急性血液浄化療法の合併症

急性血液浄化療法の合併症としては，①治療中の血圧低下，②抗凝固薬使用による出血性合併症，③過剰な溶質除去(低カリウム血症，低リン血症，低マグネシウム血症，アミノ酸・たんぱく質の喪失，抗菌薬など薬物の除去)があげられる。また，急激な代謝性アシドーシスの補正による呼吸抑制，不均衡症候群，過代償による代謝性アルカローシスなども生じ得る。さらに透析用カテーテルを挿入する場合は，挿入に伴う機械的合併症やカテーテル関連血流感染症(CRBSI)にも注意が必要である。

①治療中の血圧低下

血液浄化療法中の血圧低下は，治療時間が短く時間除水量が多いIHDで生じやすい。循環動態が安定した維持透析患者では，15mL/kg/時間(体重60kgで900mL/時間)程度の速度で除水が可能である。血行動態が不

安定な場合は，時間除水量を下げて治療時間を延長する(SLEDDへの変更)など，透析中の血圧低下を回避するよう調整を行う。緩徐な除水が必要な場合はCRRTが望ましい。体液過剰の是正による酸素化の改善状況やドライウエイトからの増加分，血圧やBVの推移などを確認しながら総除水量を設定する。過剰な除水は低血圧を招き，著しい血圧低下は心筋虚血・脳梗塞・腸管壊死などを惹起する可能性があるため避けなければならない。

② 抗凝固薬使用による出血性合併症

抗凝固薬は，出血性合併症がある場合は無抗凝固もしくはナファモスタットメシル酸か低分子ヘパリン，出血性合併症がない場合は未分画ヘパリンが用いられることが多い。治療中に出血性合併症が生じた場合は抗凝固薬の減量か変更または中止とし，状況によってはいったん治療を中断し止血処置などを行う。

③ 過剰な溶質除去

血液浄化療法で尿毒症性物質の除去が可能であるが，CRRTなどで治療を継続していると血漿の組成は透析液および補充液の組成に近づいていく。一般に用いられる透析液や補充液はカリウム濃度2.0 mEq/Lに調整されており，リンは含まれておらず適切な補正が実施されないと低カリウム血症や低リン血症に陥るため，透析中の電解質モニタリングや適切な補正が必要である。また，透析による薬剤の除去にも注意する。急性期治療において，血液浄化療法による薬剤除去が最も問題となるのは抗菌薬と考えられる。透析性がある抗菌薬を投与する場合は，血液浄化療法のスケジュールをもとに投与時間を調整する(IHD，SLEDDの場合は終了後投与など)。CRRTの場合は血液浄化量を考慮したうえで投与量を決める[2]。

渡辺 裕輔

📖 文献 ▷ ウェブサイトに掲載

Part 6 ▶ 腎不全と急性血液浄化

5. 維持透析への移行

概念

- 末期腎不全は，腎機能の低下からさまざまな症状が出現し，QOLの低下，さらには生命の維持にも支障をきたす状態で，腎代替療法が必要となる。
- 腎代替療法には，血液透析，腹膜透析，腎移植があり，それぞれの特性を知ったうえで，適切な方法を判断する必要がある。

鑑別のポイント

- ☑ 透析方法（血液透析または腹膜透析）を判断する際は，残存腎機能，心機能，血管の状態などに加え，患者の性格や認知症の有無，生活スタイル，家族背景なども考慮する必要がある。
- ☑ 透析導入前後で，食事や内服薬などに変更の必要性がないかを確認する。特に，たんぱく質の摂取量が変わる点を見落としてはならない。
- ☑ 維持透析患者は，健常者に比べて合併症の発症率が高い。定期的に，採血，画像検査（X線，CT，エコー），心電図などを行い，心血管系疾患，悪性腫瘍，感染症の有無などを確認することが重要である。

💬 メッセージ

廣瀬 賢人

- 腎代替療法には，血液透析，腹膜透析，腎移植の3つがあることを明示し，患者に十分な情報提供をしたうえで治療方針を決定する。選択肢を明示せずに治療方法を決定することは避けなければならない。

- "維持透析導入"を宣告されることは，患者にとってはショックが大きい。維持透析導入が予想される場合は，時間をかけて説明を繰り返し，突然の宣告とならないように配慮する必要がある。

- 維持透析患者は，原因疾患，既往症，家族背景など，それぞれで抱えている問題点が異なる。維持透析導入後は，他職種と連携を図りながら一人ひとりに合った透析方法を考えていくことが大切である。

Part 6 ▷ 腎不全と急性血液浄化

維持透析導入

腎機能低下により透析導入が必要となるのは，大きく分けて下記2つがある。

①慢性腎臓病（CKD）が増悪する。

②急性腎障害（AKI）から離脱できない。

それぞれ導入までの経緯が異なるため，違った対応が必要になる。

① 慢性腎臓病（CKD）の増悪

糖尿病性腎症や，高血圧を原因とする腎硬化症などから徐々に腎機能が低下し，透析導入となる。下記のポイントに留意しながら，徐々に導入を進めていく必要がある。

■ 維持透析の説明

eGFRが30〜40mL/分/1.73m^{2}以下（CKDステージG3b〜4）となる頃から維持透析への移行を考慮し，徐々に透析についての説明を始める。本人・家族へ必要性を説明し，透析導入に対する受容を進める必要がある。医療スタッフの協力（透析導入後の生活のイメージを説明してもらうなど）も必要である。

■ シャント作製を行う血管の選択

シャント肢（予定）で採血や血圧測定を行わないなど，シャント肢の保護を行う。シャント肢を判断する簡便な方法として，駆血帯を巻いた時に静脈の走行が確認できればシャント造設可能な場合が多い。一般に自己血管内シャント（AVF）を選択することが多いが，作製困難が予想される場合は動脈表在化術なども検討する（手術担当医と事前に相談しておくことが重要）。

■ 心機能の確認

静脈還流量が増加するため，LVEFや弁膜症の有無などを評価する。低心機能の場合，腹膜透析や動脈表在化術を検討する。

■ 原因疾患の推定

原因疾患によって透析導入後の合併症管理が異なる。顕微鏡的多発血管炎，全身性エリテマトーデス（SLE）などの自己免疫性疾患が原因疾患の場合は，副腎皮質ステロイドや免疫抑制薬の管理も必要となるため，導入前の尿所見や血液検査から原因疾患を推定しておく必要がある。

② 急性腎障害（AKI）から離脱できない

感染症を原因とする敗血症，薬剤性腎障害などからAKIを発症し，急性血液浄化療法を用いても離脱が困難な場合は維持透析を考慮する必要がある。この場合，AKIを発症した時点で維持透析へ移行する可能性があることをあらかじめ患者・家族に説明しておくことが重要である。

389

■ 離脱の判断

AKIで急性血液浄化療法が必要となった場合，尿量，Cr，BUN，電解質異常，酸塩基平衡などの推移を確認しながら離脱の判断を行うことになる。AKIはCKDと異なりバイタルサインの異常を伴うことが多く，検査値のみで離脱を判断するのではなく全身状態（バイタルサインや感染症の状態など）を考慮して離脱の可否を判断する。離脱を試みても状態が悪化し，再導入となる場合は維持透析への移行を考慮すべきである。

※透析離脱後はPCPSなど別の体外循環を離脱した直後から腎機能が再増悪する場合もあるため，離脱後の状態をしばらくフォローアップする必要がある。

■ バスキュラーアクセス（VA）の確保

一般に急性血液浄化療法を施行する際はカテーテルを用いる。維持透析へ移行する場合は半永久的なVAの確保が必要となるため，適切な時期にAVF作製を行う必要がある。AVF作製が間に合わない場合は，長期留置型カテーテルを挿入するなどの選択肢もある。

透析療法の選択

■ 血液透析・腹膜透析の選択

残腎機能，本人の理解度，家族の協力が得られるかなどを考慮し，透析療法を選択する。

	血液透析	腹膜透析	
		APD	CAPD
場所	クリニック	自宅など	自宅，職場など
主に治療する人	医療スタッフ	本人や家族	
通院	週3回	月1〜2回	
治療時間	1回4時間程度	就寝中	1日約3〜4回交換
		8〜10時間/日	1回の交換に約30分
手術	シャント造設術	カテーテル挿入術	
残腎機能	早期に低下	ある程度保たれる	
心負担	大きい	小さい	
食事指導（制限）	塩分，水分，カリウム，リン	塩分，水分，リン	
治療継続可能期間	半永久的	5〜10年程度	
導入困難例	心機能低下例 血管が細い場合など	認知症例 家族の協力が得られない場合など	

Part 6 ▷ 腎不全と急性血液浄化

血液透析

■ シャント作製入院

- 手術当日朝から食事・飲水の中止，ライン確保など。
- 術後，シャント音の確認（必要に応じてヘパリンやダルテパリンの持続投与）。
- 心拡大の有無，術後合併症（感染，出血など）の確認。
- シャント作製後，7〜14日以降で穿刺可能か否かの判断。

■ 維持透析移行時の注意

- 食事内容（慢性腎不全期と透析導入後は必要な蛋白量などが変化するため，栄養変更が必要な点に注意）。
- 維持透析施設の選択（通院透析が可能または施設入所が必要，さらに家族の協力が得られるかなどを確認）。
- 透析導入時に起きる合併症。

■ 不均衡症候群

透析での急激な溶質除去により脳内の細胞内外で浸透圧格差が生じ，頭痛や嘔気・嘔吐が症状として現れる。そのため対策として，あえて低効率な透析の実施やグリセオールなどの浸透圧物質を透析時に投与し，予防する。

■ 血圧低下

心機能低下患者などでは，透析開始直後や除水操作によって血圧が低下することがあるため，注意が必要である。

■ 維持透析導入後の管理

■ volume

飲水制限の指導（15mL/kg/日以内を目標），可能な限り輸液を減量，透析間体重増加が3%以内，自尿がみられる患者もいるためドライウエイトでの絞りすぎに注意する。下腿浮腫の有無，血圧（特に自宅血圧），心胸比（男性：50%以下，女性：55%以下を目標），HANPなどで評価する。

■ 血圧

適切なドライウエイトを達成していると判断されても，明らかな高血圧が認められる場合は降圧薬投与を検討する。

■ 貧血

網赤血球，トランスフェリン飽和度（TSAT），フェリチンなどを月1回は確認し，赤血球造血刺激因子製剤（ESA）の増減や鉄剤の投与を判断する。消化管出血などを合併することも多いが，鉄剤を内服している患者の場合は判断が難しく，疑われる場合は内視鏡精査も必要となる。

■ CKD-MBD

食事指導でリン制限を行い，それでも高値が持続する場合はリン吸着薬を使用する。副甲状腺ホルモン(PTH)を適宜測定し，ビタミンD製剤やカルシウム受容体作動薬の必要性を検討する。

■ 透析効率

β_2-MG除去率やKt/Vなどを数カ月〜半年に1回評価し，低効率になっていないか確認する。

■ 栄養管理

カリウムやリンの制限も必要であるが，逆に低栄養となる場合もあるので注意する。

■ シャント管理（シャント狭窄，感染）

狭窄音，スリルの触知，止血時間の延長，発赤・腫脹の有無などを常に診察する。

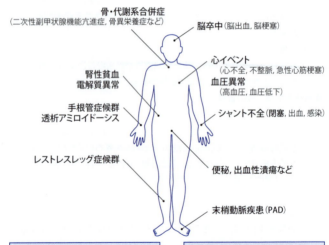

図. 透析患者の主な合併症

Part 6 ▷ 腎不全と急性血液浄化

■ メンタルケア

特に導入期で気分の落ち込みや活気の低下などが見られる場合は，心療内科へのコンサルトや臨床心理士の介入が必要である。

■ 家族とのコミュニケーション

患者教育が思うように進まないことも多く，家族から協力を得やすい環境をつくっておくことが大切である。

■ 合併症の管理

透析患者は健常者と異なり合併症の発症確率が高い。疑わしい徴候があった場合は積極的に検査し，合併症評価を行うことが大切である。主な合併症について図に示す。

■ ルーチンの検査項目の目安

- 月2回：採血。
- 1カ月ごと：X線。
- 2〜3カ月ごと：心電図や便潜血検査の提出。
- 半年ごと：PAD評価(脈波，SPP)，透析効率の算出。
- 年1回：心臓超音波，CT。

これらをモニタリングし，必要に応じて専門科へコンサルテーションを行う。

腹膜透析

■ テンコフカテーテル挿入の入院

- 手術前日夜に下剤の内服，21時以降の食事禁止。
- 手術当日朝から飲水の中止，ライン確保など。
- 術後翌日から食事再開。
- カテーテル位置確認(腹部正面，側面のX線を確認し，Douglas窩に挿入されていることを確認)。
- カテーテル挿入後，5〜7日頃からコンディショニング(腹膜透析液の注入)。
- 患者指導(バッグ交換手技，出口部のケアなど)→実際には看護師などの医療スタッフが介入して指導する。

■ 腹膜透析導入後の管理

■ 効率

腹膜透析患者の透析効率の評価方法としてKt/Vがある。小分子物質がどの程度除去されているかを評価する指標であり，1週間でどの程度の老廃物が除去されているかを表す。

- 具体的には
  - ・24時間蓄尿 ：全尿量，UN濃度。
  - ・24時間貯留後の排液検査：排液量，UN濃度。
  - ・血液検査：BUN。

上記３つの検査を行い，腹膜透析 Kt/V，残腎 Kt/V を算出する。両方の Kt/V の合計が1.7以上を目標とし，透析効率が低下している場合は腹膜透析液量の増量を検討する。ただし，腹膜透析液量を変更する場合（特に注液量を増加させる場合）は体格や生活状況などを鑑みたうえで，患者のライフスタイルに合わせることが必須となる。

■ 感染の予防と対応

腹膜透析患者の感染性合併症で多いのは，カテーテル感染とそれに伴う腹膜炎（腹膜透析カテーテル関連性腹膜炎：PD腹膜炎）である。テンコフカテーテル出口部の局所感染→トンネル感染→腹膜炎と徐々に進行するため，出口部やトンネル内に感染を思わせる徴候がないかを常に診察する必要がある。

● 出口部に発赤や排膿がみられた場合

- ・疼痛の確認：出口部のみなのか，トンネル内にも疼痛があるのか，腹痛もきたしているのかを診察で判断する。
- ・排液検査：腹腔内に貯留した透析液中の白血球数を確認する。排液中の白血球数が100個/μL以上，好中球が50％以上の場合はPD腹膜炎である可能性が高い。
- ・排膿の培養検査を提出

腹痛を認め排液中の白血球数の増加を認めた場合は，PD腹膜炎として抗菌薬加療が必要になる。PD腹膜炎の場合，高熱などの感染徴候が出にくいため注意が必要である。

■ 腹膜透析離脱時期を判断

腹膜透析が長期間に及ぶと残腎機能低下や腹膜劣化に伴う透析効率の低下により，次第に除水量不足や溶質除去不足などをきたす。利尿薬の併用や透析液量変更でも対応困難で，尿毒症症状や体液貯留徴候がみられるようになった場合は，腹膜透析＋血液透析併用療法（週５～６日の腹膜透析＋週１回の血液透析）への移行や週３回血液透析への完全移行を検討する。

■ 被嚢性腹膜硬化症（EPS）

腹膜透析患者の合併症のなかで最も重篤な合併症が，被嚢性腹膜硬化症（EPS）である。ブドウ糖などを多く含む腹膜透析液を腹腔内に貯留するため，腹腔内全体あるいは腸管に癒着を生じ，腸閉塞をきたす。腹膜透析の期間が長ければ長いほど発症率は高くなり，長期腹膜透析患者では特に注意する必要がある。患者の排便状況や腹部症状などを確認し，腸閉塞様の症状があった場合は鑑別診断にあげ，その他の疾患が否定的な場合は腎臓内科へコンサルテーションを行う。

廣瀬 賢人　小川 智也

Part 7　その他

Part 7 ▶ その他

1. 高齢者診療の注意点（誤嚥性肺炎）

概念

高齢者の診察において注意すべき点は，身体機能が低下していることである。本項では嚥下機能低下に伴う誤嚥性肺炎（主に細菌性肺炎）について解説する。壮年期までの患者と同様の病状であっても，基礎疾患や認知機能の低下から痛みや症状を感じにくく，訴えられないことや免疫機能の低下によって臨床症状が軽微にみえることもあるため，より一層の注意が必要となる。

鑑別のポイント

- ☑ 日常生活において嚥下機能低下を示唆する"食物摂取時・非摂取時のむせ込み"の有無を確認する。
- ☑ むせ込みがないときは，咽頭感覚の低下による不顕性誤嚥の可能性があることを念頭におく。
- ☑ 口腔内の衛生管理について確認する。
- ☑ 画像評価においては右下葉を中心に好発しており，多くは両側性肺炎像である。

> 💬 **メッセージ**
>
> 中山 智博
>
> ● 高齢者に対して投薬を行う場合，多くの医師は高齢（加齢に伴う各臓器代謝機能低下）であることを理由に減量を検討するであろう。しかし，高齢者については現在日本老年医学会より，准高齢者，高齢者，超高齢者といった新たな定義の提唱もあり，各層と機能低下の相関は明らかでないことも多い。このため，非高齢者と同様に腎機能を目安とすることも多く，推算CCrやeGFRが指標とされる。しかし，いずれの指標においても高齢者では体重や筋肉量を考慮すると過小もしくは過大評価となる可能性もあり，特に早期の腎機能障害に対しては精度が劣ることも指摘されている。このような場合に使用する指標の一つとしてシスタチンCクリアランスによる評価も検討できるが，保険適用としての測定に制限があるため，早期の腎機能評価を精度高く行いたいと考えた場合にのみ実施することが望ましい。

Part 7 ▷ その他

検査

　誤嚥性肺炎は，細菌性肺炎と化学性肺炎(胃液誤嚥によるMendelson症候群)の二つに大きく分類される(その他，嚥下性疾患としては人工呼吸器関連肺炎，びまん性嚥下性細気管支炎があげられる)。

■ 問診

■ 病歴

むせ込みの有無，食事形態の確認，嘔吐の有無，発症時間・時期の特定，既往歴，内服薬。

■ 血液学的検査

■ 血液検査

血液像，赤血球沈降速度，凝固機能。

■ 生化学検査

炎症反応(白血球数，CRP，プロカルシトニン，赤沈など)，腎機能，肝胆道系酵素。

■ 画像検査

胸部X線，CT。

■ 追加で検討する検査

- 改訂長谷川式簡易知能評価スケール(HDS-R)もしくはミニメンタルステート検査(MMSE)。
- 血清甲状腺ホルモン，ビタミンB₁濃度測定(treatable dementiaを除外)。
- 反復唾液嚥下テスト(RSST)。
- 改訂水飲みテスト(MWST)：冷水を3mL口腔前庭に投与し，嚥下してもらう。

判定基準

プロフィール	嚥下	
1	−	むせ込みあるいは呼吸切迫
2	+	呼吸切迫
3	+	むせ込みあるいは湿性嗄声
4	+	むせなし
5	+	プロフィール4＋反復嚥下が30秒以内に2回可能

・プロフィール3をカットオフ値とする。
・不顕性誤嚥の場合には評価困難。

- 簡易嚥下誘発試験(SSPT)。
- クエン酸吸入試験。
- 嚥下内視鏡(VE)。

- 嚥下造影検査(VF)。

治療

　誤嚥に伴う細菌性肺炎については基本的に医療・介護関連肺炎(NHCAP)に準ずる形となるが，口腔内常在菌や嫌気性菌が原因菌となることが多い。代表的なものとして，*Streptococcus anginosus* group，*Peptostreptococcus spesies*，*Prevotella species*，*Fusobacterium species* があげられる。これらに対する有効な薬剤を選択する必要がある。入院の場合，アンピシリン・スルバクタム(ABPC/SBT)が選択されることが多いが，メチシリン耐性黄色ブドウ球菌(MRSA)をはじめとした耐性菌リスクがあるときには，それにあわせて抗菌薬を選択する。特に近年ではBLNARの出現も報告されており，ABPC/SBTが奏功しない例も考えられる。

- 必要に応じてバンコマイシンを追加とする。
- ピペラシリン・タゾバクタム(PIPC/TAZ)およびカルバペネム系薬は乱用される傾向があるため，代替可能な場合は使用を避ける。

■ 注意が必要なその他の治療

- 抗菌薬投与前には，原因菌を同定するために極力培養検査を行う。
  - →菌が同定されれば，de-escalation を行う。
- 嚥下機能チェックを行ったうえで言語聴覚士・看護師介入のもと，嚥下リハビリテーションを行う。
- 口腔ケアを行う。

予防

- 口腔ケアの継続。
- アイスマッサージ。
- 嚥下機能にあわせた食事形態の選択(水分については適切なトロミをつける)。
- 経鼻胃管の挿入，胃瘻・腸瘻，経皮経食道胃管挿入術の造設。

胃瘻の種類(図)

　各入院施設および在宅施設環境により造設・管理可能な器具は異なる。高齢者の場合は医学的に妥当な選択が患者・家族にとって妥当とは限らず，希望とリスクの間で納得のいく形を探すことが重要である。

■ 胃瘻・経管栄養使用者における経腸栄養剤の選択

　胃瘻造設患者においては，逆流しにくい半固形タイプの栄養剤や粘度調整食品を使用する。

- ・ほかに，カゼイン含有栄養剤は胃内で胃酸と反応して粘性が増強する。

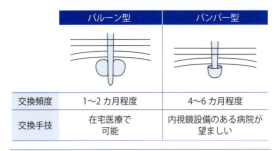

図. 胃瘻の種類

嚥下障害単独では保険適用外となること

　いずれも副作用や耐性菌の発現に注意する必要があり，大規模臨床試験によるエビデンスは確立されていない。

- 認知症での脳内移行性のあるACE阻害薬（ペリンドプリルなど）の投与。
- シロスタゾールの少量投与。
- モサプリドクエン酸で胃排泄を促進する。
- 消化性潰瘍治療薬（胃粘膜防御因子増強薬）の使用。
  ・プロトンポンプ阻害薬や制酸薬では肺炎再発リスクが増大することが報告されている。一方，胃潰瘍の予防に関しては制酸薬が有意に効果的であると報告されている。
- 23価肺炎球菌莢膜ポリサッカライドワクチン（PPV23）による予防。
- マクロライド系薬の少量投与。
- アマンタジンの投与。
- 漢方薬（半夏厚朴湯など），黒胡椒アロマの使用。

中山 智博

● Column ●

好酸球増多症

■ 好酸球の主な特徴

好酸球は通常2〜3核に分葉した核をもち，エオジン染色性の特異顆粒を有している。骨髄造血幹細胞よりGM-CSF，IL-5，IL-3の刺激によって分化・増殖し，末梢血中を循環し，最終的に標的臓器に集積して機能を発揮する。また，好酸球細胞膜表面上にはα4 integrin，β2 integrin，αM integrinを中心に各種の接着分子，サイトカイン・ケモカイン，化学伝達物質，免疫グロブリンなどに対する受容体が発現し，これらがICAMやVCAMなどの血管内皮細胞への接着と引き続く遊走，さらにペリオスチン，フィブロネクチン，ラミニンなどの細胞外マトリックス蛋白との相互作用でその機能が活性化される。その他，好酸球の重要な機能として，活性化した好酸球は貯蔵性分子（特異顆粒蛋白）[※1]を放出し，新規合成性のメディエーター[※2]ならびに多彩なサイトカイン・ケモカイン[※3]を産生する。好酸球はtransforming growth factor (TGF)-βの供給源であり，臓器におけるリモデリングに寄与している。また，好酸球からの新規合成性メディエーターであるLeukotriene(LT)C4は血管透過性を亢進させ，急激な血圧低下・ショックバイタルのリスクに寄与するため，その場合は早期に副腎皮質ステロイドの投与が望まれる。

■ 好酸球増多症の評価と鑑別

好酸球増多症とは，末梢血好酸球絶対数>500/μLと定義されている。好酸球増多症の原因を評価する場合は，まず自覚症状・現病歴（病歴の経過）・既往歴・アレルギー疾患の有無・食生活（健康食品や生もの摂取状況など）・季節性，住居環境，海外渡航歴，人種などを問診する。次に，頻度として薬剤性が多いので薬剤服薬歴を確認する。さらに，身体診察（バイタル，皮膚の視診，聴診，浮腫や把握痛の有無）を行ったうえで，血液検査や画像検査（X線検査，CT検査，MRI検査，ガリウムシンチグラフィ検査など）を選択していく。問診・身体診察・画像所見を繰り返し評価しながら，必要性の高い侵襲的な検査・処置（上部・下部内視鏡検査，気管支鏡検査，生検，負荷試験など）を行う。

これらを踏まえて表に示す鑑別を行っていくが，併せて好酸球の臓器浸潤に伴う臓器障害とその重症度を評価し，治療開始を常に留意しながら診療にあたることを忘れてはならない。

表. 鑑別にあげるべき疾患
・感染症：寄生虫，真菌，抗酸菌
・アレルギー性疾患：気管支喘息，アレルギー性鼻炎，アレルギー性 　　　　　　　　気管支肺真菌症
・膠原病関連疾患：血管炎，IgG4関連疾患，木村病
・血液疾患：慢性好酸球性白血病(FIPL1-PDGF-RA異常など)，特発 　　　　　性好酸球増加症候群(HES)
・悪性腫瘍：二次性腫瘍性好酸球性増多症
・内分泌疾患：副腎不全
・急性好酸球性肺炎，慢性好酸球性肺炎，好酸球性胃腸炎
・好酸球性血管性浮腫，好酸球性筋膜炎
・薬剤性

[1] 特異顆粒蛋白のmajor basic protein(MBP), eosinophil peroxidase (EPO), eosinophil cationic protein (ECP), eosinophil derived neurotoxin (EDN), eosinophil protein X (EPX)とも呼ばれる。

[2] Leukotriene(LT)C₄とPlatelet activating factor (PAF)を主体とする脂質メディエーター，また活性酸素種など。

[3] granulocyte macrophage (GM)-colony-stimulating factor (CSF), Interleukin (IL)-3, IL-4, IL-8, IL-10, TGF-β, RANTESなど。

野口 哲

📖 文献 ≫ ウェブサイトに掲載

Part 7 ▶ その他

2. 認知症

概念

認知症とは，一度正常に獲得された認知機能が後天的な脳の障害により進行性・不可逆的に低下し，記憶・思考・見当識など複数の高次脳機能障害をきたし，日常生活や社会生活に支障をきたすようになった状態である。認知症は特定の疾患ではなく，認知機能低下と生活上の支障を中核とする症候群であり，それに含まれる疾患は多岐にわたる。

- わが国における高齢者の認知症有病率は約15％と推定され，今後さらに増えることが見込まれる。認知症は総合診療医が日常的に遭遇する(common disease)といえる。
- 認知症に伴う行動・心理症状(BPSD)は，認知機能障害を基盤に，身体的要因，環境的要因，心理的要因などの影響により出現し，多彩な症状を呈する。

鑑別のポイント

認知機能低下をきたす疾患・病態は多岐にわたるが，わが国ではアルツハイマー型認知症が最も多く，次いで血管性認知症，Lewy小体型認知症の頻度が高い。

☑ 認知症診療では，病歴の聴取を中心に身体診察や神経学的所見から，神経心理学的検査・血液検査・画像検査を行い，原因疾患を鑑別する。

☑ 認知症を診断するうえで重要なポイントは，意識障害の有無を確認することである。

☑ 認知機能低下をきたす疾患の多くは根本的な治療法が確立されておらず，発症すれば進行性の経過をたどることが多い。しかし一部に治療可能な認知症があり，treatable dementia(治療できる認知症)と呼ばれている。具体的には慢性硬膜下血腫や正常圧水頭症などである。それらを適切に鑑別し，治療することが重要である。

Part 7 ▷ その他

鑑別・診断アプローチ

現病歴，既往歴，薬剤服用歴について本人・家族から聴衆

↓

身体所見，神経学的所見

↓

神経心理検査（HDS-R, MMSE, ADAS-Jcog など）

↓

血液検査，画像検査（頭部CT/MRI, 脳血流SPECT, ドパミントランスポーターシンチグラフィ），脳脊髄液検査

HDS-R：改訂 長谷川式簡易知能評価スケール，MMSE：Mini Mentai State Examination
ADAS-Jcog：Alzheimer's Disease Assessment Scale-cognitive component-Japanese version
SPECT：Single photon emission CT

認知症診断の手順

認知症の疑い

　除外 → 加齢に伴う健忘（正常範囲内），軽度認知機能障害，薬剤誘発性，意識障害（せん妄など），うつ病，特殊なてんかんなど

　鑑別 → 内科的疾患：代謝性疾患，内分泌系疾患，中毒性疾患，感染症，アルコール性など
　　　　　外科的疾患：特発性正常圧水頭症，慢性硬膜下血腫，脳腫瘍など

↓

認知症（変性性・血管性）の疑い

　鑑別 → 頭部CT/MRIで脳血管障害の存在
　　　　　脳血管病変の部位に一致した認知機能障害・神経症状 → 血管性認知症
　　　　　神経症状/認知機能障害の段階的進行

変性性認知症を臨床症状，画像，検査所見により鑑別

　鑑別 → アルツハイマー型認知症：
　　　　　　近時記憶障害，エピソード記憶障害，見当識障害（特に時間と場所），取り繕い，物盗られ妄想
　　　　　　明らかな局所神経症候を認めない
　　　　　　頭部CT/MRIで側頭葉内側の萎縮

　鑑別 → Lewy小体型認知症/認知症を伴うParkinson病：
　　　　　　認知機能の動揺，具体的な幻視，レム睡眠行動障害，Parkinson症状，顕著な抗精神病薬に対する過敏性，嗅覚低下
　　　　　　ドパミントランスポーターシンチグラフィで基底核の集積低下

　鑑別 → 前頭側頭葉変性症：
　　　　　　早期の脱抑制行動（反道徳的行為，無関心・無気力），性格変化
　　　　　　頭部CT/MRIで前頭側頭葉の限局脳萎縮

　鑑別 → 他の神経変性疾患（進行性核上性麻痺，大脳皮質基底核変性症，ハンチントン病など），プリオン病（クロイツフェルト・ヤコブ病など）

認知症診断のアルゴリズム（フローチャート）

日本神経学会（監）：認知症疾患 診療ガイドライン2017，37，医学書院，2017 より引用，一部改変

認知機能障害をきたす主な疾患・病態

1. 中枢神経変性疾患
アルツハイマー型認知症
Lewy 小体型認知症／認知症を伴う Parkinson 病
前頭側頭型認知症
進行性核上性麻痺
大脳皮質基底核変性症
ハンチントン病
嗜銀顆粒性認知症，その他

2. 血管性認知症 (VaD)
多発梗塞性認知症
戦略的な部位の単一病変による VaD
脳出血性 VaD
慢性硬膜下出血，その他

3. 脳腫瘍
原発性脳腫瘍，転移性脳腫瘍

4. 髄液循環障害
正常圧水頭症

5. 神経感染症
急性ウイルス性脳炎（単純ヘルペス脳炎など）
急性化膿性髄膜炎
結核性髄膜炎
真菌性髄膜炎
脳腫瘍
HIV 感染症 (AIDS)
プリオン病（クロイツフェルト・ヤコブ病など）
神経梅毒，その他

6. 臓器不全および関連疾患
腎疾患（尿毒症，透析脳症）
肝疾患（肝性脳症）
慢性心不全
慢性呼吸不全，その他

7. 内分泌機能異常および関連疾患
甲状腺機能低下症
下垂体機能低下症
副腎皮質機能低下症
副甲状腺機能冗進症／低下症
Cushing 症候群
反復性低血糖，その他

Part 7 ▷ その他

8. 欠乏性疾患, 中毒性疾患, 代謝性疾患
アルコール依存症
一酸化炭素中毒
ビタミンB_1欠乏症(Wernicke -Korsakoff症候群)
ビタミンB_{12}欠乏症
ナイアシン欠乏症(ペラグラ)
薬物中毒
 A)抗癌薬(5-FU, メトトレキサートなど)
 B)向精神薬(ベンゾジアゼピン系抗うつ薬, 抗精神病薬など)
 C)抗菌薬(セフェピムなど)
 D)抗てんかん薬
 金属中毒(水銀, マンガン, 鉛など)

9. 脱髄疾患などの自己免疫性疾患
多発性硬化症
急性散在性脳脊髄炎, その他

10. その他
頭部外傷
低(無)酸素性脳症
ミトコンドリア脳筋症, その他

VaD：血管性認知症, AIDS：後天性免疫不全症候群

日本神経学会(監)：認知症疾患 診療ガイドライン2017, p7, 医学書院, 2017 より引用, 一部改変

診断・検査

■ 病歴
発症年齢, 発症様式(急性・慢性, 症状変動の有無など), 基礎疾患, 薬剤服用歴, 生活歴(飲酒歴, 食生活), 家族歴, 頭部打撲の有無。

■ 身体診察
バイタルサイン, 甲状腺腫大, 肝腫大, 羽ばたき振戦, 下腿浮腫, 難聴の有無。

■ 神経学的所見
意識レベル(japan coma scale：JCS, glasgow coma scale：GCS), 脳神経系, 運動系, 感覚系, 反射(腱反射, 病的反射), 錐体外路系(筋強剛, 運動緩慢および無動, 姿勢保持障害など), 前頭葉徴候(把握反射, 吸引反射など), 不随意運動(静止時の振戦,ミオクローヌス), 高次脳機能障害(失行, 失語など), 髄膜刺激徴候。

■ 検査
■ 神経心理検査
改訂 長谷川式簡易知能評価スケール(HDS-R), ミニメンタルステート検査(MMSE), 日本語版アルツハイマー病評価尺度(ADAS-Jcog), 前頭葉機能検査(FAB)。

- **血液検査**

  末梢血，電解質，肝機能，腎機能，血糖，甲状腺ホルモン，ビタミンB₁，ビタミンB₁₂，ナイアシン，アンモニア，梅毒血清反応，HIV-PCR。
- **画像検査**

  頭部CT/MRI，脳血流SPECT，ドパミントランスポーターシンチグラフィ，^{123}I-メタヨードベンジルグアニジン(MIBG)，心筋シンチグラフィ。
- **脳波**
- **脳脊髄液検査**

鑑別疾患

- **アルツハイマー型認知症**

  近時記憶障害で発症することが多く，続いて見当識障害や遂行機能障害が出現する。病識はない。局所神経症候を欠く。アルツハイマー型認知症では，てんかん発症のリスクが対照群と比べて高いため，適切な診断・治療が求められる[1]。
- **血管性認知症**

  認知機能障害(記憶障害は軽度で，遂行機能障害が目立つ)は動揺性もしくは階段状に進行する。局所神経症候(歩行障害，嚥下機能障害，排尿障害など)を認める。
- **Lewy小体型認知症**

  動揺性の認知機能低下(記憶障害よりも遂行機能障害や注意機能障害が主体)に加えて，幻視やParkinson症状がみられる。レム睡眠行動障害や抗精神病薬に対する顕著な過敏性が特徴的である。
- **前頭側頭葉変性症**

  早期の脱抑制行動(反道徳的行為，無関心・無気力)や性格変化が主体であり，初期は記銘力障害が維持される。
- **せん妄**

  意識障害を伴う急性の一過性精神症候群である。急性に発症し，症状経過に日内変動がみられ，記憶障害よりも興奮，幻覚，睡眠障害が目立ち，一般に可逆性である点が認知症との鑑別のポイントである。
- **慢性硬膜下血腫**

  最も代表的なtreatable dementiaであり，記銘力低下，歩行障害，頭痛などの症状を呈する。軽微な頭部打撲や外傷でも発症するが，約20%は外傷歴を聴取できない。飲酒をする人に多くみられる。
- **正常圧水頭症**

  認知機能障害(注意障害や思考緩慢などの前頭葉機能障害が主体で，記憶障害は目立たない)，歩行障害(小刻み歩行，すり足歩行，開脚歩行)，排

Part 7 ▷ その他

尿障害（尿失禁）を3徴とする疾患である。頭部MRI検査で高位円蓋部の脳
溝・クモ膜下腔の狭小化を伴う脳室拡大を認める。髄液シャント術で症状
の改善が見込める。

■ てんかん

高齢発症のてんかんは痙攣を伴わないことが多く，重積の頻度も高く，発
作後の朦朧状態が遷延しやすいため，認知症と間違われやすい。アルツハ
イマー型認知症や血管性認知症とのオーバーラップが多いことに注意する
必要がある。少量の抗てんかん薬で発作が抑制されるため，鑑別疾患とし
て重要である。

■ 軽度認知機能障害（mild cognitive impairment：MCI）

健常とも認知症とも判断ができない状態である。MCIと診断された後に，
認知症へ進行する群としない群がある。

■ 加齢に伴う生理的健忘

記憶は，記銘，保持，想起の3つの過程からなるが，高齢者は生理的に想
起段階の障害によって一般的な知識や体験の一部を忘却するのに対し，ア
ルツハイマー型認知症は記銘力障害が主体となり経験したエピソードの全
てを忘却する。加齢に伴う生理的健忘は，病識や見当識が保たれ日常生活
に支障をきたすことは少ない。

予防・治療

■ 予防

修正可能な危険因子として，高血圧，糖尿病，肥満，脂質異常症，喫煙，
身体活動などがある[2]。

■ 薬物療法

高齢者は若年者に比べ，薬物有害作用の発生頻度が高い。BPSDは非薬物
療法を前提とし，それでも対応困難な場合に薬物療法を考慮する。認知症
患者に対する抗精神病薬は保険適用外であり，副作用（過鎮静，誤嚥性肺
炎，転倒など）に留意し，少量から使用する。

■ アルツハイマー型認知症

認知機能障害に対してコリンエステラーゼ阻害薬である，ドネペジル，
ガランタミン，リバスチグミンやNMDA受容体アンタゴニストである
メマンチンを投与する。これらの薬剤により一時的な認知機能の改善
や数年間にわたる進行抑制が認められており，治療効果は特に病初期
に期待される。

■ 血管性認知症

血管性認知症は危険因子の管理が重要であるが，認知症の一次予防に
対する抗血栓薬のエビデンスは乏しい[3]。脳梗塞の後遺症によって起こ

2
認知症

る意欲低下に対してはニセルゴリンやアマンタジン，精神興奮に対しTEHチアプリド，眩暈に対してはイフェンプロジルが保険適用である。

■ Lewy 小体型認知症
認知機能障害に対してコリンエステラーゼ阻害薬であるドネペジルが保険適用である。Parkinson症状に対してはレボドパ，レム睡眠行動障害に対してはクロナゼパムを投与する。抗精神病薬に対する顕著な過敏性には注意を要する。幻覚や妄想に対しては抑肝散の効果が示されている。

■ 前頭側頭葉変性症
疾患特異性のある治療薬は存在しないが，行動障害に対して選択的セロトニン再取込み阻害薬(SSRI)の使用が推奨される(保険適用外)[3]。

■ 原因不明の意識障害
低血糖やWernicke脳症の可能性を考慮し，チアミン100mg静注後に5%ブドウ糖50mLを静注する。

■ 非薬物療法
認知刺激療法，音楽療法，運動療法，回想法などは，日常生活動作やBPSDに対する一定の効果がある[4]。

■ BPSDに対する薬物治療

1. 不安
   リスペリドン，オランザピン，クエチアピン

2. 焦燥性興奮
   リスペリドン，アリピプラゾール，抑肝散，チアプリド，カルバマゼピン，セルトラリン，エスシタロプラム，トラゾドン

3. 幻覚・妄想
   リスペリドン，オランザピン，クエチアピン，アリピプラゾール，抑肝散

4. うつ症状
   選択的セロトニン再取込み阻害薬(SSRI)，セロトニン・ノルエピネフリン再取込み阻害薬(SNRI)

5. (1)徘徊
   リスペリドン，チアプリド
   (2)性的逸脱行動
   選択的セロトニン再取込み阻害薬(SSRI)
   (3)暴力，不穏
   リスペリドン，アリピプラゾール，抑肝散，チアプリド，カルバマゼピン，セルトラリン，エスシタロプラム，トラゾドン

日本神経学会：認知症疾患 診療ガイドライン2017，71〜84，2017 より引用，一部改変

古谷 友嗣　高橋 一司

■ 文献 ➢ ウェブサイトに掲載

Part 7 ▶ その他

3. リハビリテーション導入

概念

総合診療内科では，何らかの疾患または外傷によって生じた症状や徴候のある患者が受診する。しかし，この症状や徴候によって別の問題が同時に生じており，世界保健機関(WHO，1980)によって下記①～③に分類された。
① 機能形態障害(impairment)：②の能力障害や③の社会的不利に影響する症状や徴候。
② 能力障害(disability)：日常生活を行ううえで必要な動作を行うことができない。
③ 社会的不利(handicap)：能力障害によって社会的活動が制約された状態。
わが国ではこれらを"障害"と総称しているが，障害は①～③の3つのレベルから成り立っており，この関係を図に示す。リハビリテーションの目標は，"3つのレベルの障害の軽減・回復を通して，最終的には障害をもった人が，何らかの役割を担った一社会人として社会参加すること"である。したがって，リハビリテーションとはリハビリテーションが掲げる最終目標を達成するために行われる全ての過程を包含しているのである。

💬 メッセージ

間嶋 満

- 患者の症状・徴候をもとに入院となり，確定診断が行われる前にリハビリテーションの依頼が出されることもある。しかし，積極的な理学療法・作業療法の行われるべきではない疾患や病態がガイドラインで定められている。

- 理学療法士・作業療法士で動かすことが可能であっても，それによって生じる有害事象の予測が困難な場合もある。特に，ベッドから両下肢を垂らして背もたれを用いずに座位を保持すること(端坐位という)の可否，端座位から車いすへ移ること(移乗)の可否については，リハビリテーション科医または担当医からの適切な指示が必要となる。

- 廃用症候群の場合，入院後1週間での理学療法・作業療法は認められていない。しかし，廃用症候群の患者の多くは高齢患者であり，医学的リハビリテーションの絶対禁忌に該当する患者以外では，入院後早期での離床が必要不可欠である。このため，可能であれば担当医は看護師にこの間の離床を指示していただきたい。

リハビリテーションにかかわる領域[1]

リハビリテーションの最終目標を達成するためには、4つの領域がかかわっている(図)。

■ **医学的リハビリテーション**

医療の一環として医師の処方のもと、主に機能形態障害と能力障害の改善を図る。

■ **教育的リハビリテーション**

教育の一環として、心身障害児の全ての面での発達を促進し、進学・就労にもかかわる。

■ **職業的リハビリテーション**

障害者の職業復帰を目標として行われる。社会的不利の改善を図る。

■ **社会的リハビリテーション**

医学的リハビリテーション・教育的リハビリテーション・職業的リハビリテーションが円滑に進行し、障害者が社会参加に至る過程に設けられた種々の福祉的サービスである。

医学的リハビリテーションに関わる専門職種(図)

■ **リハビリテーション科医**

医学的リハビリテーションの適応有無の決定、リハビリテーション処方(障害の軽減に必要とされる職種の決定)、リハビリテーション関連職種とのカンファレンスに基づく治療方針の決定を行う。

■ **リハビリテーション看護師**

医学的リハビリテーションの対象となる患者において病棟という生活の場

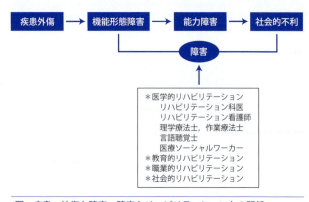

図. 疾患・外傷と障害、障害とリハビリテーションとの関係

Part 7 ▷ その他

でのADL評価をもとに，理学療法・作業療法・言語療法によって可能となった動作を病棟でも行い，病棟での日常生活動作の自立を促す。

■ 理学療法士

日常生活を送るうえで土台となる背臥位から，起き上がり，立ち上がり，歩く動作の再獲得を目標に，それらを阻害する筋力低下，拘縮などの機能形態障害の改善も図る。

表1. 疾患別リハビリテーションの区分，対象疾患

区分	対象疾患
心大血管疾患 （150日）	・急性心筋梗塞，狭心症発作その他の急性発症した心大血管疾患またはその手術後 ・慢性心不全，末梢動脈閉塞性疾患その他の慢性の心大血管疾患
脳血管疾患など （160日）	・脳梗塞，脳出血，クモ膜下出血その他の急性発症した脳血管疾患またはその手術後 ・脳腫瘍，脳膿瘍，脊髄損傷，脊髄腫瘍その他の急性発症した中枢神経疾患またはその手術後 ・多発性神経炎，多発性硬化症，末梢神経障害その他の神経疾患 ・Parkinson病，脊髄小脳変性症その他の慢性の神経疾患 ・失語症，失認および失行症ならびに高次脳機能障害 ・難聴や人工内耳植込手術などに伴う聴覚・言語機能の障害 ・顎・口腔の先天異常に伴う構音障害 ・舌悪性腫瘍などの手術による構音障害
廃用症候群 （120日）	急性疾患などに伴う安静による廃用症候群の患者であって，一定程度以上の基本動作能力，応用動作能力，言語聴覚能力および日常生活能力の低下をきたしているもの
運動器 （150日）	・上・下肢の複合損傷，脊椎損傷による四肢麻痺その他の急性発症した運動器疾患またはその手術後 ・関節の変性疾患，関節の炎症性疾患，その他の慢性の運動器疾患
呼吸器 （90日）	・肺炎，無気肺，その他の急性発症した呼吸器疾患 ・肺腫瘍，胸部外傷，その他の呼吸器疾患またはその手術後 ・慢性閉塞性肺疾患（COPD），気管支喘息，その他の慢性呼吸器疾患 ・食道癌，胃癌，肝臓癌，咽・喉頭癌などの手術前後の呼吸機能訓練を要する

1. 表中の（ ）内は標準的算定日数
2. 上記の疾患区分以外に，リハビリテーション料が算定可能なもの
   ・摂食機能療法
   ・視能訓練
   ・難病患者リハビリテーション
   ・障害児（者）リハビリテーション
   ・がん患者リハビリテーション
   ・認知症患者リハビリテーション
   ・リンパ浮腫複合的治療料
   ・集団コミュニケーション療法料

医学通信社（編）：Hリハビリテーション：診療点数早見表，542-588，2018より引用，一部改変

■ **作業療法士**

さまざまな作業を用いて上肢機能の改善を図り，日常生活動作の再獲得を図る。また高次脳機能障害の評価・練習も行う。

■ **言語聴覚士**

話す・聴く・食べることの障害の評価と練習を行う。

■ **医療ソーシャルワーカー**

保健医療機関において，社会福祉の立場から患者やその家族が抱える経済的・心理的・社会的問題の解決，調整を援助し，社会復帰の促進を図る業務を行う[2]。

医学的リハビリテーションの対象となる疾患

医学的リハビリテーションの対象となる疾患は，心大血管疾患，脳血管疾患など，廃用症候群，運動器，呼吸器の5つに区分され，各々に含まれる疾患を**表1**に示す[3]。

■ **確定診断前のリハビリテーション依頼**

患者の症状・徴候をもとに入院となり，確定診断が行われる前にリハビリテーションの依頼が出されることもある。しかし，積極的な理学療法・作業療法開始がされるべきではない疾患や病態(**表2**)がガイドラインで定められている[4]。

表2. 医学的リハビリテーションの安全管理

1. 積極的なリハビリテーションを実施しない場合

① 安静時脈拍40/分以下または120/分以上
② 安静時収縮期血圧70 mmHg以下または200 mmHg以上
③ 安静時拡張期血圧120 mmHg以上
④ 労作性狭心症の方
⑤ 心房細動のある方で著しい徐脈または頻脈がある場合
⑥ 心筋梗塞発症直後で循環動態が不良な場合
⑦ 著しい不整脈がある場合
⑧ 安静時胸痛がある場合
⑨ リハビリテーション実施前に既に動悸・息切れ・胸痛のある場合
⑩ 座位でめまい，冷や汗，嘔気などがある場合
⑪ 安静時体温が38℃以上
⑫ 安静時酸素飽和度(SpO$_2$)90%以下

前田真治：リハビリテーション医療における安全管理・推進のためのガイドライン. Jpn J Rehabil Med 44：384-390, 2007より引用. 一部改変

医学的リハビリテーションの流れ

　①ほかの診療科からの依頼→②リハビリテーション科医師（または専任医）による診察→③処方→④担当職種による評価，治療開始→⑤担当職種によるカンファレンスと方針決定→⑥評価・治療カンファレンス，方針変更を繰り返す。方針決定には，依頼科の担当医や医療ソーシャルワーカーが加わることもある。また，方針決定後にはリハビリテーション科としての方針を患者家族に説明することもある。

間嶋 満

■ 文献 ≫ ウェブサイトに掲載

Part 7 ▶ その他

4. 精神疾患，不眠

概念

"Mental disorder"とは，精神や行動における特定の症状を呈することによって，機能的な障害を伴っている状態のことを意味し，国際疾病分類第10版(ICD-10)の「精神および行動の障害」[1]において，F0〜F9の10群に網羅的に分類されている。
ICD-10において，この"Mental disorder"という語は"調子の乱れ"という意味合いで使用されており，恐怖症(高所)や適応障害(不登校)などまで包含している。しかし，訳語としては"精神障害"とされたことから"障碍/障がい(disability)"を連想させることとなり，本来の意味が伝わりにくくなっている。米国精神医学会による精神疾患の分類と診断の手引(DSM-IV)[2]の訳語では"精神疾患"とされており，ここでは誤解を招かぬよう"Mental disorder"の訳語としては"精神疾患"を用いる(ICD-10における「〜障害」という訳語は，ICD-11以降「〜症」という訳語に置き換えられる予定である)。

メッセージ

松岡 孝裕

- 不眠≠不眠症：精神疾患の多くで"不眠"が出現するため，患者はまずかかりつけ医などを受診することがある。患者が不眠を訴えて来院した場合，単なる不眠症とは限らないため精神疾患による不眠を考慮する必要がある。総合診療医は精神疾患の患者のゲートキーパーとしての役割も期待されており，精神疾患を鑑別するにあたり概略を把握しておく。

- 精神症状≠内因性精神疾患：抑うつや幻覚・妄想を呈しているからと，うつ病や統合失調症などの内因性精神疾患とは限らない。当然ながら身体的諸要因によって精神症状が引き起こされることもあり(甲状腺機能亢進症における軽躁状態など)，その場合の主な治療は原因疾患に対するもので，治療の主体は身体科の医師である。精神症状を疑った場合，身体因性の要因をスクリーニングする流れを(自身の医療機関で可能な範囲)普段から整えておく。

Part 7 ▷ その他

鑑別

不眠を主訴に来院した患者に精神疾患が存在する可能性をも考慮し，鑑別を進める。

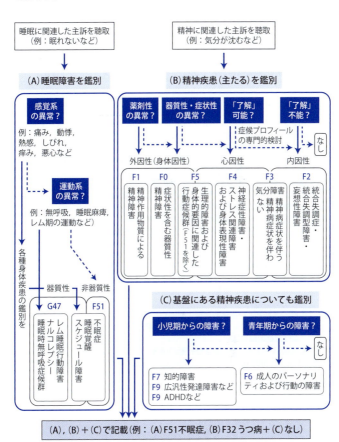

診断分類

1. 睡眠障害の分類

ICD-10におけるF51およびG47の分類カテゴリーとともに，各カテゴリーにおける代表的な障害を合わせて示す。

F51　非器質性睡眠障害
　　例：F51.0　非器質性不眠症，F51.2　非器質性睡眠覚醒スケジュール障害ほか。

G47　睡眠障害（器質性）
　　例：G47.0　不眠症，G47.2　睡眠覚醒スケジュール障害，G47.3　睡眠時無呼吸症候群，G47.4　ナルコレプシーおよびカタプレキシーほか。

2. 精神疾患の分類

ICD-10におけるF0～F9の分類カテゴリーとともに，各カテゴリーにおける代表的な障害を合わせて示す。

F0　症状性を含む器質性精神障害
　　例：F00　アルツハイマー型認知症，F01　血管性認知症，F05　せん妄，F06.3　器質性気分障害ほか。

F1　精神作用物質による精神および行動の障害
　　例：F10.3　アルコール使用による精神および行動の障害，離脱状態，F15.5　覚醒剤使用による精神病性障害ほか。

F2　統合失調症，統合失調型障害および妄想性障害
　　例：F20.0　妄想型統合失調症，F22.0　妄想性障害ほか。

F3　気分障害
　　例：F31　双極性気分障害（躁うつ病），F32.1　中等症うつ病エピソード，F32.3　精神病症状を伴い重症うつ病エピソードほか。

F4　神経症性障害，ストレス関連障害および身体表現性障害
　　例：F41.0　パニック障害，F42　強迫障害，F43　適応障害，F45　身体表現性障害ほか。

F5　生理的障害および身体的要因に関連した行動症候群
　　例：F50　摂食障害，F51　非器質性睡眠障害，F53　産褥に関連した精神および行動の障害ほか。

F6　成人のパーソナリティおよび行動の障害
　　例：F60.2　非社会性パーソナリティ障害，F60.3　情緒不安定性パーソナリティ障害。

F7　精神遅滞（知的障害）
　　例：F70　軽度精神遅滞。

F8　心理的発達の障害
　　例：F84　広汎性発達障害ほか。

F9　小児期および青年期に発症する行動および情緒の障害
　　例：F90　多動性障害，F95　チック障害ほか。

睡眠障害・精神疾患 ～鑑別の実際～

■ 睡眠障害の鑑別

睡眠に関連する主訴を疑った場合，睡眠障害の鑑別を行う。

① 感覚系の異常に注目したうえで内科診療において一般的な原因検索とともに各種身体疾患の鑑別を行う。

Part 7 ▷ その他

② 運動系の異常に注目する。

●睡眠中の無呼吸・低呼吸があれば睡眠時無呼吸症候群。

●睡眠麻痺(金縛り)が目立つようであれば，ナルコレプシー。

●レム期の寝言や粗大な体動などがあればレム睡眠行動障害をそれぞれ疑い，さらに症状を聴取し(可能な検査があれば施行したうえで)，専門医にコンサルテーションを行う。

これらに該当しない場合は睡眠・覚醒スケジュール障害の有無を確認し(睡眠表をつけてもらうなどで)，該当しなければ不眠症となる(ただし，不眠症，睡眠・覚醒スケジュール障害とも，非器質性とは限らず器質性の場合もあり得る)。

■ 精神疾患(主たる)の鑑別

精神に関連する主訴を捉えたなら，①身体因性，②内因性，③心因性の鑑別を図る。

身体因性を内因性および心因性から鑑別するには，身体的な各種検査が重要である。意識障害を認めれば鑑別は比較的容易となるが，意識障害を呈さない場合やその程度が軽微な場合，面接や理学・神経学的所見だけで鑑別するのは困難である。

①身体因性の鑑別

理学的・神経学的検査を行ったうえで1～3に分類される。

1. **器質性の鑑別**：画像・脳波・髄液検査など。
2. **症状性の鑑別**：各種血液(尿)検査など。
3. **薬剤性の鑑別**：尿中薬物スクリーニング検査など。

【例】主訴：気分が沈む。

1. **器質性**：クモ膜下出血後遺症としての器質性うつ病性障害など。
2. **症状性**：甲状腺機能低下症による症状性うつ病性障害など。

【例】主訴：何者かに追われている。

3. **薬剤性**：覚醒剤使用による精神病性障害など。

②内因性，③心因性の鑑別

内因性を心因性と鑑別する過程はとても複雑であり，思考，感情，行動などの各領域における精神症状に，睡眠や食欲などの身体症状も加えた症候全体のいわば"プロフィール"を専門的に検討することとなる。そのため身体因性についてある程度否定できたなら，精神科専門医に委ねてよいであろう。

精神科専門医が内因性と心因性を鑑別する際に重視する"了解"という概念のみ紹介する。"了解"のなかでも"発生的了解"は，Karl Jaspersによって精神医学特有の認識方法として導入された概念であり，心的現象とほかの心的なものとの間に心理学的因果関係を認めることであり，

4

精神疾患，不眠

現在でも重視されている(例：愛の対象の喪失という体験からうつ状態が発生したことを発生的に"了解")[3]。内因性の精神疾患においては,患者の訴えがしばしば"発生的了解"の範囲を超えているので, ③心因性との鑑別にあたり一つの指標になる。ただし, 内因性でもたとえば軽症〜中等症うつ病の場合はこの限りではない。症候全体の"プロフィール"の専門的な検討が必要とした所以である。なお, ①〜③は常に排他的とは限らず併存があり得る。

■ 基盤にある精神疾患についての鑑別

精神疾患の鑑別を行い, 基盤にアルゴリズム(C)のような疾患がないかも確かめておくことが望ましい。ほかの疾患(F3気分障害やF4神経症性障害など)の基盤に, このような持続的な疾患が存在するか否かは, 治療法の選択や予後予測にもかかわってくるため重要である。ただし, 小児期・青年期の過去の情報を集める作業が必要なため, 家族の協力が不可欠であり内科日常臨床のなかでは必ずしも容易ではない。

睡眠障害・精神疾患 〜治療の実際〜

総合診療医の立場で遭遇しやすい2つのパターンの治療の実際を記述する。

■ 精神生理性不眠：(A)F51不眠症(非器質性), (B)なし + (C)なし

薬剤分類名	利点	問題点	利点が活きる適応例
①ベンゾジアゼピン系睡眠薬	催眠作用のみならず, 抗不安・筋弛緩作用も示す。超短・短時間型のみならず中・長時間型もあり。	耐性・依存性のリスク, 転倒リスクあり。	不安・緊張の高まっている若年者の不眠など。
②非ベンゾジアゼピン系睡眠薬	筋弛緩作用が抑えられ転倒リスクは軽減されている。薬剤によっては依存性も軽減されている(エスゾピクロンなど)。	超短時間型のみ。薬剤によっては口中に苦みが出現(ゾピクロン, エスゾピクロン)。	入眠困難例。転倒リスクがある高齢者など。
③メラトニン受容体作動薬	メラトニン受容体刺激により催眠効果を発現。筋弛緩作用, 依存性ともなく安全性は高い。	作用はあくまで穏やか。効果発現に週単位で時間がかかる。	高齢者, 児童・青年期における睡眠位相のずれなど。
④オレキシン受容体拮抗薬	覚醒経路の抑制により催眠作用を発現。耐性・依存性リスクは軽減されている。	悪夢がみられることがある。	入眠困難, 中途覚醒例。ベンゾジアゼピン系剤に耐性が形成された事例など。

Part 7 ▷ その他

非器質性の不眠症(別称：精神生理性不眠)の場合は，睡眠衛生指導を行ったうえで必要に応じて薬物療法を行う。睡眠衛生指導の詳細については厚生労働省の指針[4]を参照されたい。体内時計の調整に関与するメラトニンの分泌や，深部体温の変動を適正化する取り組みを欠いたまま，薬物を増量・追加していくことは避けねばならない。薬物療法については睡眠導入剤が主体となるが，現在では①ベンゾジアゼピン系睡眠薬，②非ベンゾジアゼピン系睡眠薬，③メラトニン受容体作動薬，④オレキシン受容体拮抗薬が使用可能である。患者の背景や不眠の性状をよく聴取し，適切な薬物を選択することが重要である。

■ うつ病： (A)F 51 不眠症(非器質性)，(B)F 32 軽症うつ病エピソード＋(C)なし

不眠症の背景に精神疾患としてうつ病が存在する場合(別称：精神疾患による不眠)，総合診療医にまず期待されるのはゲートキーパーとしてこれを見逃さずにとらえることである。実際，うつ病・うつ状態の専門的な診断や治療法の選択はかなり複雑で難しく，総合診療医にその役割を課すのは適正とはいえないため，精神科専門医へのコンサルテーションを基本形とすべきである。しかし，"精神科にかかってまで治療を受けたくはない"と考える患者もなかには存在する。その場合，初動の治療を総合診療医が行うことで未治療のままうつ病が重症化するのを防ぐことができる。

うつ病の治療には薬物療法と心理・社会的治療(精神療法，環境調整など)を組み合わせて行うが，心理・社会的治療は専門的であるため総合診療医では薬物療法を行うことになるであろう。抗うつ薬について現在では，①SSRI (選択的セロトニン再取込み阻害薬)，②SNRI (セロトニン・ノルアドレナリン再取込み阻害薬)，③NaSSA (ノルアドレナリン作動性・特異的セロトニン作動性抗うつ薬)，④三環系抗うつ薬が使用可能である。いずれの薬剤も十分に抗うつ効果を発揮する可能性を有しているが，それぞれの作用をよく考慮して薬剤を選択する。

① SSRI (選択的セロトニン再取込み阻害薬)
導入初期に消化器症状(悪心・嘔気など)が出現しやすい。

② SNRI (セロトニン・ノルアドレナリン再取込み阻害薬)
導入初期に消化器症状(悪心・嘔気など)が出現しやすい。

③ NaSSA (ノルアドレナリン作動性・特異的セロトニン作動性抗うつ薬)
眠気が出現しやすい。

④ 三環系抗うつ薬
抗コリン作用(口渇・便秘)が出現しやすく，過量服用時に致死的となり得る。

また，いずれの薬剤も効果発現には週単位で時間がかかるため，一時的にベンゾジアゼピン系の抗不安薬や睡眠導入剤を併用することが容認されている。総合診療医が"うつ病・うつ状態をみつけ出し，治療の初動を担う"と考えた場合，抗うつ薬を十分量使用しても改善しないようであれば，精神科専門医へ紹介するのも一つの考え方といえよう。これは，うつ病と思われたが実は双極性気分障害のうつ病相であったり，基盤にパーソナリティ障害や発達障害などが存在していたりすると治療法が変わってくるためである。

松岡 孝裕

📘文献 ＞ ウェブサイトに掲載

Part 7 ▶ その他

5. 緩和医療

概念

緩和医療や緩和ケアの目的は，医師・看護師・薬剤師・理学療法士・作業療法士・栄養士・臨床心理士・医療ソーシャルワーカーなどの多職種で，病歴(主訴，現病歴，既往歴)，身体所見，検査・画像所見，身体機能，予後予測を把握し，身体的苦痛・精神的苦痛・社会的苦痛・スピリチュアルペインといった全人的苦痛を系統立てて評価したうえで，患者や家族の目標や希望を具体的に協議していくことである。これを達成するためのアプローチの基本原則に，1. 良好なQOLの重視，2. 全人的アプローチ，3. 患者と家族を包含するケア，4. 患者の自立と選択を尊重する態度，5. 率直かつ思いやりのあるコミュニケーションがある。

緩和医療や緩和ケアといってもその概念は多岐にわたるため，主要な症状の評価と管理，がんに合併するさまざまな緊急疾患，看取ることを含めた家族・遺族へのケア，医学生・研修医・専門医育成のための教育など，緩和医療や緩和ケアの概説と看取ることを含めた家族・遺族へのケア，症状管理として多く直面する疼痛管理・呼吸困難を中心に解説する。

💬 メッセージ

野口 哲

● さらなる高齢化への突入によって多臓器にわたる悪性疾患や慢性疾患が増え，苦痛を伴う患者も増えていくであろう。また，医療分野にも人工知能など通信媒体の変革がもたらされ，その変革が参入してくることが予想される。しかし，緩和ケアの分野で医療スタッフと患者との対面診察はなくてはならない。患者・家族へ寄り添う医療とは，常に原点に立ち返り，患者・家族が何を求めているのかを考え，傾聴することである。患者・家族のための医療であり続けるために，総合内科医・総合診療内科医として緩和ケアを行い，もし自分が患者ならどのような医療スタッフに診てもらいたいかを考える必要がある。

疼痛管理

■ 疼痛の評価

疼痛とは本人の自覚症状であり，主観的なものである。疼痛の評価を行う場合は患者からの聴取(問診)と身体診察を行い，痛み部位・痛みの経過，強さ，パターン，性状(鋭い痛み，鈍痛，針を刺すような痛みなど)，増悪因子・軽快因子を確認する。問診と身体診察での評価と画像検査での評価を照合し，合致するかを確認する。鎮痛薬で治療を行っている場合は，その効果と副作用，満足度も確認する必要がある。

■ 問診と身体診察

■ 痛みの経過

- 急性の経過なのか慢性の経過なのか。
- 発症した時，契機はあったか。
- 痛み以外に自覚する症状はあるか。
- 痛みを伴う(痛みが増強する)時間帯や動作があるか。
- 時間経過に伴い，強度に変化はあるか。

■ 痛みの強さ

認知機能に問題のない患者

痛みの強さを0(痛みはなし)～10(考えられる痛みのなかで最悪な痛み)までの11段階で数値化して口頭で伝えてもらい評価するNRS(numerical rating scale)を用いて，1日を平均した場合の痛みの強さ，1日のうちの最小・最大の痛みの強さを評価する。

認知機能に問題のある患者

痛みの強さを言語や数値で表現するのではなく，患者の顔の表情で医療従事者側が確認するFPS (faces pain scale)で評価する。

■ 痛みのパターン

- 持続痛(1日を通して続く痛み)。
- 突発痛(1日に数回ある強い痛み)。

■ 痛みの性状

侵害受容性疼痛－内臓痛：局在があいまいで鈍痛を伴う。

例)腹腔内腫瘍→オピオイドの効果が期待できる痛み。

侵害受容性疼痛－体性痛：局在が明確で鋭い痛みを伴う。

例)骨転移→痛みのパターンとして突発痛であることが多く，レスキュー薬の使用が重要である。

神経障害性疼痛：体性感覚の神経や神経叢への浸潤によって電気的な(ビリビリするような，あるいはしびれるような)痛みを伴う。→一部のオピオイド，ならびに鎮痛補助薬が必要になる場合が多い。

Part 7 ▷ その他

■ 痛みの増悪因子・軽快因子

増悪因子：夜間，体動時，食事，排便・排尿，定期薬内服前。

軽快因子：安静，保温，冷却，鍼灸マッサージ。

■ 画像検査での評価

CT検査，MRI検査，骨シンチグラフィ検査，PET-CT検査，頭部CT検査，頭部MRI検査を撮影し，問診と身体診察での痛みの評価と画像での評価が合致するかを確認する。

疼痛治療の目標

第1目標：夜間の睡眠ができること。

第2目標：安静時に痛みがない状態。

第3目標：体動時に痛みがない状態。

■ 治療目標

除痛（鎮痛）ができ，患者本人が現在の治療に満足していることを目標とする（第1目標→第3目標を順次クリアする）。1〜3日で治療効果を判定し，鎮痛不十分であればWHO方式がん疼痛治療法に沿って鎮痛薬を加えていく。

疼痛治療

■ 鎮痛薬の選択

疼痛管理に関してはWHO方式がん疼痛治療法に準じて行う。具体的には除痛（鎮痛）の状況を診ながら1段階目から徐々に鎮痛薬を加え，必要に応じて3段階目までの加療を行う。

1段階：NSAIDsやアセトアミノフェンの定期投与±鎮痛補助薬。

2段階：＋弱オピオイド鎮痛薬。

3段階：＋強オピオイド鎮痛薬。

■ 疼痛管理を行ううえでの5原則

① 確実で簡便な経口投与。

② 定期処方で時刻を決めた規則正しい服用。

③ WHO方式がん治療法に沿って除痛の状況を診ながら順次，鎮痛薬を加える。

④ 患者ごとの個別的な用量での服用。

⑤ 鎮痛薬による副作用対策や鎮痛薬の使用における患者指導を行うなど，細やかな配慮の実施。

WHO方式がん疼痛治療法

■ 1段階：NSAIDsやアセトアミノフェンの定期投与±鎮痛補助薬

● NSAIDsは炎症を伴うような痛みに効果がある。NSAIDsを選択する場

合は副作用としても認める,胃十二指腸潰瘍,腎機能障害,出血傾向の既往を確認のうえ,投与を行う。鎮痛効果と副作用のバランスを考慮し,NSAIDsを選択する。副作用予防のためにプロトンポンプ阻害薬(PPI)やH$_2$受容体拮抗薬を処方する。NSAIDsを定期処方する場合は,添付文書で認められている最大用量の範囲内で使用する。NSAIDsを定期処方し,用量が最大用量で除痛が十分でない場合にはアセトアミノフェンまたはオピオイドを導入する。

- アセトアミノフェンは副作用として肝機能障害を起こす可能性があるので,肝機能障害の患者やアルコール多飲者に投与する場合は注意する。小児においては,1回15mg/kg,1日3〜4回の用量を超えないように注意する。成人においては1日最大投与量4,000mg/日とされているが,年齢・体重・肝機能を考慮したうえで投与量を設定する。成人においても小児における1回15mg/kg,1日3〜4回を目安に投与量を決定することも1つの目安である。同様にアセトアミノフェン単独投与で除痛されない場合は,NSAIDsやオピオイドを導入する。
- 疼痛時のレスキュー薬の指示も忘れずに行う。

処方例

■ 経口投与できる場合

ロキソプロフェンナトリウム(60mg) 3錠 分3

セレコキシブ(100mg) 2錠 分2

ナプロキセン(100mg) 2錠 分2〜3錠 分3

アセトアミノフェン 2,000〜4,000mg 分4

■ 経口投与できない場合

アセトアミノフェン(アセリオ®)(点滴) 2,000〜4,000mg 分4

フルルビプロフェンアキセチル(ロピオン®) 1回50mg 1日3〜4回

・NSAIDsやアセトアミノフェン坐薬は頓用として使用可能であるが,定期薬としては投与上,一般には適さない。

■ 2段階:1段階+弱オピオイド鎮痛薬

■ 3段階:1段階+強いオピオイド鎮痛薬

- オピオイド鎮痛薬は定期投与で行い,副作用対策として悪心・便秘の予防薬の投与,レスキュー薬の指示は併せて行う。
- オピオイド鎮痛薬の使用開始にあたり,制吐薬は錐体外路症状や鎮静効果もあるため,耐性ができる2週間の時点で消化器症状を認めなければ中止する。
- NSAIDs±アセトアミノフェンは中止せずに原則として併用する。
- オピオイド鎮痛薬は,体重,年齢,全身状態を考慮し,少量からの開始を検討する。

Part 7 ▷ その他

- 基本的にレスキュー薬は徐放性製剤と同じ種類の速放性オピオイドを使用する。
- 速放性オピオイドの1回量は，徐放性製剤1日量の約1/6（10〜20%）を目安に使用する。
- 腎機能障害の患者にトラマドールまたはモルヒネは可能な限り投与しない。
- 眠気が生じない範囲で除痛効果をもたらすまでオピオイドを増量する。オピオイドの投与量に原則的な上限はない。
- 増量幅は，経口モルヒネ換算120 mg/日以下の場合は50%（1.5倍），120 mg/日以上で高齢者や全状態不良・低体重の場合は30%（1.3倍）を原則とする。
- ラピッドタイドレーション（急速に進行する強い痛みで，短期間で除痛を図ること）や内服困難な場合には持続静注・持続皮下注を用いる。増量する場合やレスキュー薬でのフラッシュ投与（早送り投与）を行う場合は，呼吸数が10回以上/分であることを確認する。評価は1〜3日（フェンタニル貼付剤は3日）とする。タイトレーションを急がないときは，持続静注・持続皮下注の場合でも24時間間隔で増量したほうが安全である。増量する目安の1つは24時間でのレスキュー薬の投与回数が4回以上である。
- 定期薬の徐放性製剤を増量する際は必ずレスキュー薬の投与量を見直す。
- フェンタニル貼付剤は，必ずほかのオピオイド鎮痛薬からスイッチングする。

処方例

■ 経口投与できる場合

- **弱オピオイド**

  トラマドール：トラマドール®（25 mg）4錠 分4（6時間ごと）
  ・レスキュー薬：トラマドール®（25 mg）1錠/回 1時間あけて何回でも内服可能。上限用量は400 mg/日まで。腎機能障害がある場合は投与用量に注意。高齢者への上限用量は300 mg/日まで。

  オキシコドン：オキシコンチン®（5 mg）2錠 分2（12時間ごと）
  ・レスキュー薬：オキノーム®（2.5 mg）1包/回 1時間あけて何回でも内服可能（オキシコドンは強オピオイドであるが，オキシコドン10 mg/日までは弱オピオイドとして使用可能）。

- **強オピオイド**

  モルヒネ：
  ① MSコンチン®（10 mg）2錠 分2（12時間ごと）
  ・レスキュー薬：オプソ®（5 mg）1包/回 1時間あけて何回でも内服可能。
  ② モルペス細粒®10 mg・20 mg 分2（12時間ごと）

・レスキュー薬：オプソ®(5mg) 1包/回 1時間あけて何回でも内服可能(8Fr以上のチューブから経管投与が可能。飲料水やアイスクリームなどにかけて服用可能)。

タペンタドール：タペンタ®(25mg) 2錠 分2。

・レスキュー薬：オキノーム®(2.5mg) 1包/回 1時間あけて何回でも内服可能。

■ 経口できない場合

モルヒネ：

① 塩酸モルヒネ坐薬：アンペック®坐薬(10mg) 1回0.5個 1日3回

・レスキュー薬：アンペック®坐薬(10mg) 1回0.5個 1時間あけて何回でも内服可能。

② モルヒネ塩酸塩注射液(10mg/mL/A) 10mg/日持続静注あるいは持続皮下注 1〜2時間分早送り15分あけて繰り返し投与可能。

オキシコドン：オキファスト®(10mg/mL/A) 10mg/日 持続静注あるいは持続皮下注 1〜2時間分早送り15分あけて繰り返し投与可能，フェンタニル®注(0.1mg/2mL/A) 0.2mg/日 持続静注あるいは持続皮下注 1〜2時間分早送り15分あけて繰り返し投与可能。

表1. オピオイドスイッチングを行う場合の換算表

経口ならびに貼付剤の場合

徐放性製剤			速放性製剤		
モルヒネ (mg/日)	オキシコドン (mg/日)	フェンタニル貼付剤 (mg/日)	モルヒネ(オプソ®)		オキシコドン散 (オキノーム®)
			経口	坐薬	
	10				2.5
20	15		5	5	2.5
30	20	0.3	5	5	2.5
40	30		5	5	5
60	40	0.6	10	5	5
90	60	0.9	15	10	10
120	80	1.2	20	10	15
180	120	1.8	30	20	20
240	180	2.4	40	30	30

・フェンタニル貼付剤の投与量は1日当たりの吸収量で検討する。
　吸収量0.3mg/日のフェンタニル貼付剤＝フェントス®テープ1mg＝ワンデュロ®パッチ0.84mg＝デュロテップ®MTパッチ2.1mg。
・持続静注ならびに持続皮下注
　モルヒネ塩酸塩注15mg/日＝オキファスト注15mg/日＝フェンタニル0.3mg/日
　　日本医師会(監修)：がん緩和ケアガイドブック. 青海社, 2010より引用, 一部改変

Part 7 ▷ その他

■ **オピオイドスイッチング（オピオイドローテション）**

適応：除痛が不十分あるいは副作用ためほかのオピオイドに変更する場合。

方法：換算表（表1）を用いて，現在のオピオイドと新たなオピオイドの等力価になるように投与量を調整する。スイッチング後，疼痛が増強した場合は20〜30％増量し，眠気が出現した場合は20〜30％減量する。経口モルヒネ換算で60mg/日以上の場合は，スイッチングによって疼痛・副作用が増強する可能性があるので，一度に全てを変更せず30〜50％ずつスイッチングする。変更する過程で，変更の目的が達成された場合は2つのオピオイドを併用しても構わない。必要に応じてレスキュー薬も変更する。

■ **突発痛時のレスキューについて**

突発痛に対して，オプソ®やオキノーム®のような経口速放製剤で短時間作用型オピオイドと呼ばれる（short-acting opioid：SAO）の使用以外に，アブストラル®舌下錠やイーフェン®バッカル錠のようなフェンタニル製剤で，即効性オピオイド（rapid-onset opioid：ROO）と呼ばれるより突発痛に適した除痛管理が達成できる薬剤が登場した。原則としてROOを使用する場合は，持続痛の疼痛コントロールをタイトレーションしたうえでのレスキュー薬として位置づけることに注意する（表2）。

表2. ROO製剤の特徴

	イーフェン®バッカル錠	アブストラル®舌下錠
開始用量	50μgまたは100μg：経口モルヒネ30mg/日以上〜60mg/日未満：50μg/日，経口モルヒネ60mg/日以上：100μg	100μg：経口モルヒネ60mg/日以上
最高用量	800μg	800μg
投与間隔	4時間	2時間
1日に使用可能な回数	4時間あけて1日4回まで	2時間あけて1日4回まで
タイトレーションの順番	（50μg→）100μg→200μg→400μg→600μg→800μg（全ての用量の剤形が発売されている。）	100μg→200μg→300μg→400μg→600μg→800μg（100μg，200μg，400μg錠しか発売されていないので，300μg，600μg，800μgでは複数錠を使用する）

イーフェン®バッカル錠は経口モルヒネ30mg/日以上換算の患者に使用すること，アブストラル®舌下錠では経口モルヒネ60mg/日以上換算の患者に使用すること。

余宮きのみ：がん疼痛緩和の薬がわかる本．医学書院，2013より引用，一部改変

■ 2017年に新規承認された医療用麻薬ヒドロモルフォン（ナルサス®）について

ヒドロモルフォンは，WHOガイドライン，欧州緩和ケア学会（EAPC），欧州臨床腫瘍学会（ESMO）などの各ガイドラインにおいて，モルヒネやオキシコドンと同様に癌疼痛治療の標準薬として位置づけられており，わが国においても2017年3月に新規承認された薬剤である。

ヒドロモルフォンの特徴

下記特徴を理解のうえ，臨床現場でヒドロモルフォンを使用していくと患者やその介護者にとってより良い疼痛管理ができるのではないかと思われる。

- 剤型として経口と注射製剤がある。経口製剤には，除法製剤であるナルサス，速放製剤であるナルラピドがある。注射製剤にはナルベインがある。
- モルヒネ，オキシコドンと同等の鎮痛効果を示し，副作用の程度も大差はないので，今までの医療用麻薬と同様に使用できる。
- 肝臓でグロクロン酸と抱合されるため薬物相互作用が少なく，ほかの薬剤と併用しやすい。
- 尿中未変化体の排泄が少なく代謝物の活性がないので，腎機能障害患者にも使用しやすい（オキシコドンと同様な扱い）。
- 除法製剤であるナルサスは1日1回の製剤であり，環境要因などでアドヒアランスが難しい患者においても使用しやすい。また，わが国で発売されている速放製剤で初の錠剤である。注射製剤は，（モルヒネ換算として）高用量の投与が可能である。
- 換算比：経口モルヒネ30mg/日＝オキシコンチン20mg/日＝ナルサス6mg/日。ナルサスの1/4〜1/5の用量が，ナルベインとの等価量としている。

▌副作用対策

■ 悪心

- オピオイド開始・増量との時間経過を確認する。
- 消化管閉塞，電解質異常，その他薬剤性などの原因を検索する。

■ 治療

- オピオイド以外の原因があれば，その原因治療を行う。
- オピオイドが原因であれば，その減量やオピオイドスイッチング（モルヒネ→オキシコドンあるいはフェンタニル，オキシコドン→フェンタニル）を検討する。また，制吐薬の投与を検討する。1種類の制吐薬で効果を認めないようであれば，別の作用機序の制吐薬の併用や変更を検討する。

Part 7 ▷ その他

- オピオイドによる悪心は2週間程度で耐性が生じるため，2週間を目安に制吐薬を中止する。

処方例

体動時の悪心：トラベルミン® 3錠 分3

食後の悪心：プリンペラン® 3〜6錠 分3

持続性の悪心：ノバミン® 15mg 分3，セレネース® 0.75〜1mg 分1，
　　　　　　　ジプレキサ® 2.5mg 分1

■ 便秘

- オピオイドによる便秘は耐性が生じないため，下剤の継続的な併用が必要である。
- 消化管閉塞，電解質異常，その他薬剤性などの原因を検索する。
- 便の回数や便の硬さ，腸蠕動音を評価する。
- 腸管の状況を腹部X線で確認する。
- オピオイド以外の原因があれば，その原因治療を行う。

処方例

浸透圧性下剤：

①酸化マグネシウム 1.5〜3g 分3

②リナクロチド(リンゼス®)0.25〜0.5mg 食前 分1

③アミティーザ®(24μg) 1cp 分1から2cp 分2

大腸刺激性下剤：

①センノシド 1〜4錠/日

②ラキソベロン® 3〜30滴/日

■ オピオイド誘発性便秘症に対する薬剤の登場

2017年3月に日本初の末梢性μオピオイド受容体結合薬であるナルデメジン(スインプロイク®錠)の製造販売が承認された。この新薬は，消化管の末梢μオピオイド受容体に結合してオピオイド鎮痛薬と拮抗することにより，オピオイド誘発性便秘症を改善する薬剤である。血液脳関門の透過性は低いため，中枢μオピオイド受容体には結合しないことが特徴である。脳転移の患者には使用を控える。

図．オピオイドの用量と鎮痛効果
　ならびに副作用のイメージ
　余宮きのみ：がん疼痛緩和の薬が
　　　　　　わかる本．
医学書院，2013より引用，一部改変

鎮痛補助薬

■ 適応

問診・身体診察・画像検査により末梢神経浸潤や脊髄浸潤を認める場合や，ビリビリと電気が走るような痛み・しびれ・ジンジンするような神経痛を伴う場合は，神経障害性疼痛と判断し，鎮痛補助薬を考慮する。また，オピオイド抵抗性疼痛の場合にも試みる。

■ 効果判定

1週間程度を目安に，効果を認めれば副作用に注意しながら増量する。

■ 鎮痛補助薬の特徴と具体的な投与例

- プレガバリン(リリカ®): 25 mg 分1就寝前で開始し，150 mg 分2で効果があればさらに増量(600 mgまで)を検討する。

  注意：眠気，腎機能障害時には投与量は注意

■ 抗てんかん薬

- バルプロ酸ナトリウム(デパケン®): 400～600 mg 分2～3，900 mg 分2～3まで増量し，効果があればさらに増量(1,200 mgまで)を検討する。

  注意：眠気

- クロナゼパム(ランドセン®，リボトリール®): 0.5 mg 分1就寝前で開始，1 mg 分1で効果があればさらに増量(3 mgまで)を検討する。

  注意：眠気，肝機能障害

- カルバマゼピン(テグレトール®): 200 mg/日就寝前で開始，400 mg/日で効果あればさらに増量(800 mgまで)を検討する。

  注意：眠気，骨髄抑制，心伝導系障害

- その他：ミダゾラムの少量持続点滴静注も鎮痛効果を認める。はっきりした作用機序はわかっていない。

■ 抗うつ薬

- ノルトリプチリン(ノリトレン®): 10 mg/日(眠前)～75 mg (150 mg 増量可)。

- アミトリプチリン(トリプタノール®): 10 mg/日(眠前)～75 mg (150 mg増量可)。

- クロミプラミン(アナフラニール®): 12.5 mg/日(眠前点滴静注)～25 mg (75 mg増量可)。

上記3剤は眠気，抗コリン作用(口渇，便秘，排尿障害，せん妄，心伝導系障害)の副作用があるため，緑内障・心疾患・排尿障害がある患者には使用を控えること。

- デュロキセチン(サインバルタ®): 20～40 mg 分1朝食後(～60 mg 増量可)。

・保険適用としては気分障害と糖尿病性神経障害性疼痛がある。副作用としては，消化器症状（悪心症状）があるので，予防的に制吐薬（プリンペラン®）を検討する。

■ NMDA受容体拮抗薬

- ケタミン（ケタラール®）：12〜48mg/日。150mg増量し，効果があれば300mgまで増量可。

  注意：眠気・悪夢

- イフェンプロジル（セロクラール®）：60〜120mg 分3。120mgで効果があれば300mg増量可。

  注意：起立性低血圧，高血圧，脳圧亢進，痙攣発作の既往がある患者には使用を控えること。

■ 抗不整脈薬

- メキシレチン（メキシチール®）：150mg 分3開始。300mgまで増量し，効果があれば450mg増量可。

  注意：悪心・食欲低下

- リドカイン（キシロカイン®，オリベス®）：240mg/日開始。720mgまで増量し，効果があれば1,000mg増量可。

  注意：心臓の刺激伝導系障害，心疾患の既往，歯科治療でアレルギーがある患者には使用を控えること。

■ 副腎皮質ステロイド

- 緩和の現場では，鎮痛補助薬として使用する。強い炎症や神経圧迫による痛みに対して有用。原則，ベタメタゾン（リンデロン®）あるいはデキサメタゾン（デカドロン®）を使用する。

斬減法：4〜8mg/日を3〜5日継続投与し，有効であれば効果のある最少量まで減量を行う。3カ月以上の生命予後がある場合は，3日ごとに減量を行い，0.5〜2mg/日以下まで減量して継続していく。

漸増法：0.5〜2mg/日程度で開始し，数日（2〜3日）ごとに増量を行う。8〜12mg/日程度まで増量可能。

副作用：耐糖能異常，感染（口腔内カンジダ症など），身体的変化（満月様顔貌），ステロイドミオパチーなど

■ 鎮痛補助薬を使用するときの注意点

がん性疼痛において，神経障害性疼痛の用いる薬剤は"がん性疼痛"では保険病名が通らない場合があり，抗うつ薬，抗てんかん薬，抗不整脈薬などの適した保険病名の入力が必要になる場合がある。患者へ十分な説明は当然であるが，(訪問)看護師，(訪問)薬剤師との情報共有を図り，患者の理解の妨げにならないようにすることが重要である。

疼痛管理のまとめ

例）痛みの性質・原因と治療（鎮痛補助薬を含む）

痛み	原因	治療
神経障害性疼痛	神経浸潤・圧迫痛（術後慢性痛，放射線による神経障害，化学療法による神経障害）	・鎮痛補助薬，副腎皮質ステロイド ・神経ブロック ・放射線治療
体性痛による体動時痛	骨転移・皮膚転移による体動時痛	・非オピオイド鎮痛薬，副腎皮質ステロイド ・鎮痛補助薬 ・骨転移では，リハビリテーション，放射線療法，ビスホスホネート製剤
筋攣縮による痛み		鎮痛補助薬（筋弛緩薬）
頭蓋内圧亢進による頭痛	脳転移	副腎皮質ステロイド 利尿薬
消化管の蠕動運動による痛み	消化管閉塞	ブチルスコポラミン オクトレオチド，副腎皮質ステロイド 緩和的手術療法

余宮きのみ：ここが知りたかった緩和ケア．南江堂，2011，一部改変

呼吸困難に対する緩和ケア

● 呼吸困難とは，呼吸時の不快な感覚という主観的な症状である。呼吸困難と呼吸不全は必ずしも一致しないことに留意する必要がある。

● 呼吸困難の原因の評価として，聴診，胸部X線検査，血液検査，胸部CT検査，心エコー検査などを行う。

■ 治療方針

1. 呼吸困難感に加え低酸素血症がある場合，酸素療法を開始する。

2. 治療可能な原因疾患に対し，患者の全身状態の評価・予後予測を行いながら，また患者や家族の希望に添うように積極的な治療介入を実施する。

3. 生命予後が1カ月以内と考えられる場合（終末期の場合），体液貯留に伴う呼吸困難感の増悪とならないよう，輸液量は500～1,000mL/日以下へ減量する。

4. 原因疾患の治療を行っても呼吸困難感の改善が見込めない場合，モルヒネを使用する。腎機能障害がある場合にはオキシコドン（ヒドロモルフォン）を使用する。

5. モルヒネの定期投与の開始量としては，経口10～20mg/日とする。

増量間隔としては，呼吸数10回/分以上と眠気の状況を確認し，苦痛が緩和されるまで20%ずつ増量する。

6. フェンタニルが投与されている場合，腎機能障害を認めなければモルヒネ製剤への変更や併用を考慮する。腎機能がある場合はオキシコドン（ヒドロモルフォン）を使用する。

7. オピオイドの効果が不十分であればアルプラゾラム（コンスタン®，ソラナックス®）・ロラゼパム（ワイパックス®）・ミダゾラム（ドルミカム®）持続注射など併用を検討する。

■ 呼吸困難において治療可能な原因疾患

疾患	治療
気管支喘息（増悪） 慢性閉塞性肺疾患（急性）増悪	気管支拡張薬・副腎皮質ステロイド治療など
間質性肺炎（急性）増悪	副腎皮質ステロイド治療・免疫抑制薬など
感染に伴う肺炎	抗菌薬治療
肺血栓塞栓症	抗凝固療法など
胸水貯留・心囊液貯留	ドレナージ
心不全	血管拡張薬，強心薬，利尿薬，二相式気道陽圧医療機器（adaptive servo-ventilation：ASV）など
貧血	赤血球輸血，止血処置など
気道狭窄・上大静脈症候群	放射線治療・ステント留置
過換気症候群・パニック障害	抗不安薬

■ 呼吸困難の症状緩和に対する処方例

- モルヒネ徐放性製剤：10～20mg 分2
- 塩酸モルヒネ注：5～10mg/日 持続静注・皮下注（モルヒネが使用できない場合）
- オキシコドン徐放性製剤：10mg 分2
- オキシコドン注：5～10mg/日持続静注・皮下注（オピオイドの効果が不十分な場合）
- アルプラゾラム（0.4mg）：1錠 分1から3錠 分3
- ロラゼパム（0.5mg）：1錠 分1から3錠 分3
- ミダゾラム：2.5mg/日持続静注・皮下注から開始。眠気が許容される範囲内で10mg/日まで増量可能。

■ レスキュー薬：

- 塩酸モルヒネ内容液（オプソ®）5mg 0.5～1包/回
- オキシコドン（オキノーム®酸）2.5mg 1包/回

1時間ごとに反復可。注射剤は1時間分の早送り（効果がなければ2時間の早送り可）30分あけて反復可。

臨死期における看取り

- 臨死期とは，死の前の不可逆的な機能低下をきたした時期のことをいい，予後数日以内であることが多い。
- 臨死期は疾患にかかわらず，呼吸困難感，痛み，せん妄，消化器症状のいずれかを認める場合が多い。
- 患者・家族の訴えに耳を傾けながら，その都度対応していく必要がある。患者本人が症状をはっきり訴えられない場合は，それ以前の苦痛の表現を参考に，家族・医療チームで症状を評価する。
- 看取りを希望する療養場所は事前に本人と家族を交えながら話し合う必要がある。
- 臨死期においても，患者・家族に寄り添うケアが重要であることに常に立ち戻って考える必要がある。

専門医・上級医へコンサルテーションをするタイミング

- 疼痛の原因がわからない，オピオイドスイッチングの方法がわからない，大量のオピオイドを変更する場合や鎮痛薬による副作用の対応に難渋する場合。
- 呼吸困難の原因が特定できない場合。
- モルヒネを投与すべき時期なのか判断に迷う場合。
- モルヒネあるいは鎮静薬で呼吸困難感が緩和されない場合。

野口 哲　小林 威仁

■文献 ＞ ウェブサイトに掲載

Part 7 ▶ その他

6. 漢方医学

概念

わが国では1885年(明治18年)第8回帝国議会で漢方の存続が否決され、漢方医学は息をひそめることを余儀なくされた。しかし、現在の日本では既に80%以上の臨床医が漢方薬を処方した経験をもつ。高度に発達した現代医療のなかにおいても伝統医学である漢方の存在価値を裏付けている証拠であろう。

💬 メッセージ

大野 修嗣

- 漢方は証に従って治療方法を選択する。西洋医学的疾患に対して1対1で対応する漢方薬があるわけではない。"証"とは漢方医学的病態把握の基準となるものであり、漢方薬選択のよりどころである。高度に発達した現代医学の病態認識を付帯させ、東西の医学を駆使して総合的に病態を把握することが漢方治療においても重要である。

- 一般に漢方治療は慢性疾患に有用であると思われているが、実際には熱性疾患や感染性胃腸炎などのむしろ急性のcommon diseaseに極めて有用性が高い。したがって、一般臨床での応用範囲はことのほか広い。

現代医療のなかでの漢方薬の選択

漢方薬の選択においては，一つひとつの漢方薬が何をどのように改善させているのかを把握することが望ましい。

漢方薬が役立つ場面としては，①効果に優位性がある場合，②西洋医学では診断不明な病態，③西洋医学では治療方法が完結しない場合などである。現代医療のなかでの漢方医学の適応の流れを図1に示す。

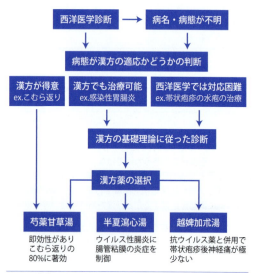

図1．漢方医学の適応

漢方医学の特質

漢方医学の実臨床では，その特質を考慮した治療を心掛けることが重要である。

■ 病態に対し，西洋医学とは別の治療視点で対応する

たとえば西洋医学では帯状疱疹に対して抗ウイルス薬で対処しようとするが，抗ウイルス薬には水疱を処理する効果をもたない。一方，越婢加朮湯は水疱を極めて早期に改善させ，帯状疱疹後神経痛の発症を抑える。したがって，ウイルスを制御する西洋医学，皮膚・末梢神経の病態を治す漢方医学となるため，治療対象の病態に対するアプローチが異なっている。

Part 7 ▷ その他

■ 心身一如の治療学

西洋医学は器質的病態と精神的病態を切り離そうとする。漢方医学で"病"とは，器質的病態に連動した精神的状態も含めた病態，また逆に精神的病態によって生じる器質的状態も含めた病態として総合的に治療する。

■ 漢方の基礎理論

わが国で現在流布している漢方系の伝統医学には，後世派，古方派，中医学，和漢診療学，経方医学など，さまざまな流派が存在する。おおよその共通項を示す。

■ 陰陽

総括的な病態分類であり，病位（病の主座）を表証（陽）と裏証（陰）に，病勢（体質・体力の状態・病の激しさ）を実証（陽）と虚証（陰）に，また病性（寒熱の状態）を熱証（陽）と寒証（陰）に分別して病態を把握する。

■ 虚実

虚実の判定は，体質的側面，体力的側面，闘病反応の強弱の3方向の視点で捉える。虚証とは，虚弱体質，食が細い，消極的性格，消耗状態，弱毒性の病因による穏やかな病態などをいう。実証とは，頑丈な体質，大食傾向，積極的性格，体力に余裕がある，強毒性の病因による激しい病態などをいう。

■ 寒熱

寒証とは，自覚的な冷えや外界の寒冷によって出現した病状を表現した概念である。熱証とは，自覚的な熱感（患部あるいは全身），精神的興奮・緊張状態をいう。熱証の多くの部分は西洋医学の炎症として捉えることができる。

■ 六病位（六経理論）

傷寒論の理論である。本来は急性熱性疾患を太陽・陽明・少陽・太陰・少陰・厥陰の6つの病期に分けた治療戦略である。急性熱性疾患の治療において時間軸を考慮した病態の推移に沿った治療学である。

陽病期：太陽・陽明・少陽の各病期を総称して陽病期という。たとえばインフルエンザの初期（太陽病期）には麻黄湯（悪寒・無汗・ふしぶしの痛み）が適応，稽留熱・弛張熱による病態（陽明病期）には清熱剤（≒抗炎症作用）である白虎加人参湯（熱感・発汗・口渇）が適応，発熱数日後の微熱・疲弊状態・食欲不振の出現（少陽病期）には小柴胡湯を代表とする柴胡剤が適応となる。

陰病期：太陰・少陰・厥陰病期をまとめて陰病期という。熱感が過ぎた悪寒の時期が主体であり，体力消耗状態や胃腸系の疲弊が出現する時期である。その重症度・胃腸症状によって太陰・少陰・厥陰に分けられる。少陰病期（全身倦怠感・強い悪寒）

には麻黄附子細辛湯が適応である。

■ 気血水

漢方医学では，人体の恒常性維持機能を気血水のバランスで捉えようとする。

気：精神神経活動および生体の生理活動の活性化にかかわり，その異常状態を気逆・気うつ・気虚に分別する。上半身ののぼせ・ほてり，精神的イライラが出現すると気逆と捉えて黄連解毒湯などが適応となる。不安感・憂うつ感は気うつと捉えて半夏厚朴湯などが適応となる。全身倦怠感や無気力は"気"の絶対量の不足から生じ，気虚と捉える。補中益気湯が代表的漢方薬である。

血：血の異常として瘀血と血虚がある。瘀血とは月経にまつわる異常，循環障害(≒静脈系の血流障害)，血管とその機能の異常の3つが主な病態である。代表的漢方薬には桂枝茯苓丸がある。血虚とは瘀血の一つのvariantと考えてよく，瘀血との相違点は末梢動脈の循環不全が惹起される病態と捉えることができる。十全大補湯などの四物湯関連漢方薬が適応する病態である。

水：体液のimbalance, また水様性鼻汁, third spaceに貯留した滲出液・漏出液などの非生理的水分の存在を水毒と総括する。脱水などの体液成分の不足も水毒の概念に加えている。基本処方である五苓散は近年その作用機序の一端が明らかとなった。細胞膜に存在するたんぱく質であるアクアポリンを制御し，水の恒常的な輸送の異常を改善する。

■ 漢方薬服用後の不都合な症状発現に考慮すべき3点

■ 現代薬理学的副作用（投薬中止を考慮すべき）

- 甘草＝偽アルドステロン症(低カリウム血症に注意する)
- 黄芩＝肝障害(ときに)・間質性肺炎(希)
- 麻黄＝交感神経刺激による頻脈・不眠・食欲不振・排尿障害
- 賦形剤＝乳糖不耐症による下痢

■ 本来の薬能（減量で対応可能）

- 防已黄耆湯で多尿＝防已黄耆湯の利水効果(過剰の水分を排出≠利尿)
- 麦門冬湯で軟便＝麦門冬湯の慈潤作用(腺分泌の亢進)

■ 瞑眩（治療の終了が可能）

病態の改善以前に薬理作用や本来の薬能からは想定できない症状の発現。

漢方が得意とする病態とその適応漢方薬

呼吸器疾患
（主に上気道炎，気管支炎を中心に）

急性期
- 桔梗湯
  咽頭痛・咽頭炎
- 葛根湯
  悪寒・項のこり
- 麻黄湯
  悪寒・ふしぶしの痛み
- 参蘇飲
  感冒症状＋胃弱（麻黄不可）
- 小青竜湯
  水様性の鼻汁・喀痰
- 麻黄附子細辛湯
  悪寒・倦怠感・咽頭痛

亜急性期
- 小柴胡湯加桔梗石膏
  微熱・扁桃炎・食欲不振
- 柴胡桂枝湯
  微熱・頭痛・食欲不振
- 麻杏甘石湯
  熱感・咳嗽・少痰
- 清肺湯
  喀痰・咳嗽（肺炎）
- 麦門冬湯
  乾性・発作的咳嗽
- 竹茹温胆湯
  微熱・喀痰・不眠

慢性期
- 補中益気湯
  微熱・倦怠感・食欲不振
- 人参養栄湯
  咳嗽・胃腸虚弱・不眠
- 滋陰降火湯
  熱感・乾性咳嗽
- 滋陰至宝湯
  体力気力の消耗・喀痰

便秘・下痢

- 便秘ばかりでなく全身の病状を治そうとする。
- 漢方薬は止痢剤ではなく，腸管粘膜・蠕動運動を正常化する。

便秘
- 麻子仁丸
  気うつ（基本処方）
- 桃核承気湯
  瘀血・気逆（最強の下剤）
- 通導散
  瘀血・気うつ
- 潤腸湯
  血虚（穏やか・乾燥症状）
- 大建中湯
  痙攣性便秘・腹部の冷え

下痢
- 半夏瀉心湯
  嘔吐・胃腸粘膜の炎症状態
- 人参湯
  心窩部不快感・冷え
- 真武湯
  腹痛・下腹部中心の冷え
- 啓脾湯
  慢性的下痢・食欲不振
- 茯苓四逆湯
  倦怠感・下痢精穀*

*下痢精穀：食物がそのまま排出される状態

機能性ディスペプシア(FD)

- 心理的要因は重要な論点で認知行動療法や弛緩療法が役立つことがある。
- 心身一如という漢方の理念がFDの治療には格好の治療学となる。

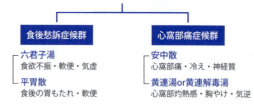

食後愁訴症候群

- 六君子湯
  食欲不振・軟便・気虚
- 平胃散
  食後の胃もたれ・軟便

心窩部痛症候群

- 安中散
  心窩部痛・冷え・神経質
- 黄連湯or黄連解毒湯
  心窩部灼熱感・胸やけ・気逆

花粉症

- 発症前の予防投与は第2世代の抗ヒスタミン薬が優れる。
- 漢方治療の特徴:即効性に優れ,眠気がなく,粘膜の乾燥がない。
- 漢方薬と西洋薬の併用には何の問題もない。

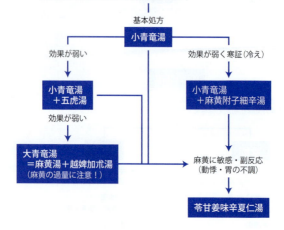

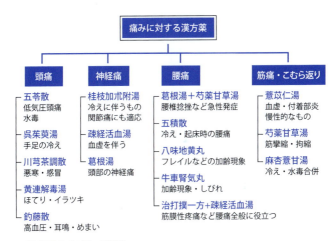

最後に

　漢方医学を習熟するコツの一つは実際の臨床での豊富な使用経験である。漢方薬も薬物である以上，副反応も当然ながら付随する。しかし筆者は不可逆的な副反応の経験はほとんどなく，漢方薬治療にあたっては恐れることなく馴染んでいただきたい。漢方医学に限らず，臨床医学の修得にはある種ダイナミズムと鮮度が必要である。

大野 修嗣

● Column ●

漢方医学の沿革

　中国発祥の伝統医学として，①中国の周時代末期から漢代の医学をまとめたとされている"黄帝内経"，②後漢代に成ったとされている"神農本草経"，③1800年前に出現した"傷寒論"が3大古典である。これらは現在に至るまで中国では中医学として，韓国では韓医学として継承され，それぞれ独自の発展を遂げてはいるが，その3大古典が理論的支柱となっている。

　中国伝統医学のわが国への伝播は6世紀までは主に朝鮮経由であったが，7世紀以後は遣隋使，遣唐使により直接輸入された。平安時代には渡来医書を参考に丹波康頼の手によって医学全書「医心方」30巻が編纂された。室町時代には明国に13年留学した田代三喜により金元医学がもたらされた。彼に学び室町後期から安土桃山時代に活躍したことで時代の寵児となった曲直瀬道三の医学を"後世方派"と称し，現代まで受け継がれている。一方，江戸時代には前述の"傷寒論"に帰ろうとの運動が広がり，吉益東洞，永富獨嘯庵といった傑出した名医が誕生した。腹診の診断技術を生み出したのもこの時期である。

　1967年に医療用漢方エキス製剤の4処方が薬価基準に収載されたが，漢方という分類ではなかった。1976年に初めて漢方という分類で43処方が薬価基準に収載された。これを契機にわが国の日常保険診療の一端を漢方医学が担うこととなり，漢方医学が格好の治療手段となる患者に貢献できるようになった。

大野 修嗣

Part 7 ▶ その他

7. 人生の最終段階の医療とDNAR

概念

総合診療医は，病棟での診療の際に患者本人やその家族との話し合いをもとにdo not attempt resuscitation (DNAR)の指示を出すことも多い。また，一般外来や在宅診療の場面で人生の最終段階を見越して，患者とリビングウイルについて話し合いを行うこともある。DNARと人生最終段階（終末期）の緩和ケアを混同せず，正しくDNARの指示を出すことが重要である。

鑑別のポイント

- 人生の最終段階とは，①予後数日から長くとも2〜3カ月と予測できる場合，②慢性疾患の急性増悪を繰り返し，予後不良に至る場合，③脳血管障害の後遺症や老衰などにより数カ月〜数年にかけて死を迎える場合である[1]。
- 緩和ケアとは，生命を脅かす疾患に直面している患者とその家族に対して疾患の早期から，痛み・身体的問題・心理社会的問題・スピリチュアルな問題に関してきちんとした評価を行い，問題が障害とならないように予防や対処を行うことでQOLを改善するためのアプローチである。
- DNARとは心肺停止時に心肺蘇生を行わない指示であり，通常の診療内容は本指示の影響を受けない概念である[2]。

💬 メッセージ

廣岡 伸隆

- 人生の最終段階における医療の実践には，多方面から時間をかけて議論された歴史があり，近年それに基づく概念と実践アプローチの合意形成が得られつつある。これらを理解したうえで実践する。

- 特に，DNARの指示によって必要な診療行為が差し控えられたり，中止されたりすることがないように注意する。

- DNARにおいても人生の最終段階の医療においても，合意形成の過程には患者本人や家族と時間をかけたコミュニケーションが重要である。病棟のみならず，さまざまな場面で主治医として診療する総合診療医は，普段からの話題としておくことが，患者・患者家族の利益につながり，診療にも役立つことを覚えておきたい。

診療でのアプローチ

病棟,外来,在宅,いずれの場面でも総合診療医が関係する人生の最終段階における医療とDNARについての考え方,またそのアプローチで重要なことを解説する。

■ 人生の最終段階における医療

人生の最終段階とは,①予後が数日から長くとも2〜3カ月と予測できる場合,②慢性疾患の急性増悪を繰り返し,予後不良に至る場合,③脳血管障害の後遺症や老衰などにより数カ月〜数年にかけて死を迎える場合である[1]。この時期の医療のあり方は,患者が意思表示できる限り医師が適切な情報と説明を患者本人に行い,それに基づいて患者が医師と話し合い,患者本人の決定を原則とする[1,3]。また,この時期においては可能な限り疼痛を含めた不快な症状を十分緩和し,患者・家族の精神的・社会的な援助も含めて行うことを心掛ける。

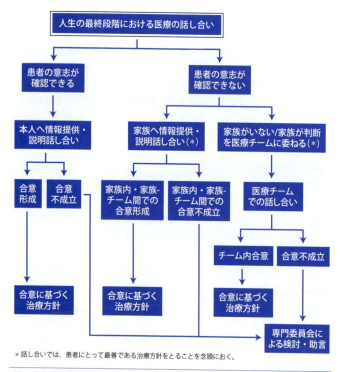

*話し合いでは,患者にとって最善である治療方針をとることを念頭におく。

図. 人生の最終段階における方針決定プロセス

Part 7 ▷ その他

■ Do Not Attempt Resuscitation（DNAR）

DNARとは，心肺停止時に心肺蘇生を行わない指示である。そのため，心肺停止時に心肺蘇生の処置は行わないが，人生の最終段階における医療を含め継続して行われている疾病の治療や急性疾患の治療に対する治療導入は全て実施される可能性がある。したがって，心肺停止時のみの指示であるDNARと，緩和医療や人生の最終段階における医療を混同してはならない[2]。

■ 病棟でDNAR指示を決定する際のアプローチに対する注意点

- DNARの指示を出す前に，医師は原則として患者と話し合いを行う。
- 患者の意思を尊重する。
- 患者が意思表示できない場合，人生の最終段階における医療の方針決定プロセスと同様に家族と患者にとっての最善を念頭に話し合いを行う。
- DNAR指示に至るプロセスや話し合いの内容は，書面で意志を確認したという署名とともに診療録に記載する。

廣岡 伸隆

📖 文献 ≫ ウェブサイトに掲載

● Column ●

在宅看取り

　厚生労働省「人口動態統計」によると，わが国の死亡場所の構成割合の推移は，1951年の時点では自宅が82.5％を占めていたが，2010年には病院が77.9％を占め，自宅は12.6％にまで低下している．しかし，2040年には年間約168万人が死亡し，病院・施設の病床数を考慮すると年間40万人以上の「死に場所」がなくなると試算されている．そのため，国は"在宅医療"ひいては"在宅看取り"を推進しているのである．

　我々は，今まで経験したことのない超高齢・多死社会を迎えるにあたり，医療のあり方を考えねばならない．人には死が必ず訪れ，死は医療の敗北ではない．ましてや急性期医療は人の死への一連のプロセスの一部にすぎず，必ずしも病院だけで医療が完結するわけではない．そして医療従事者にとって正しい医療が，患者にとって正しい医療とは限らないのである．我々は"できる医療"と"すべき医療"をしっかりと吟味する必要がある．"在宅看取り"において大切なことは，医学の力をいかに発揮するのかではなく，その人の生活や人生にいかに想いを馳せ，寄り添えるかである．医療ファーストではなく，医療とは人として生活を全うするための手段の一つにすぎないのである．

　病院から在宅への切れ目ない移行を実施するためには，病院・在宅の医療者同士が顔の見える関係を築くよう歩み寄る必要がある．そして，在宅医療の現場において医師は決して主役ではなく，むしろ訪問看護師や介護職など"ケア"を担う多職種であることのほうが多い．こうした多職種と同じ目線で連携して患者の在宅生活を支え，さらには多職種も不安なく働ける環境を逃げずに守ることが医師には求められる．

　世界に1つだけの特別病室で，その人の生活と人生に寄り添う幸せ．臨終の際にも，時に笑顔さえある医の原点を感じる現場が在宅にはある．在宅看取りは"幸せのお手伝い"なのである．

齋木 実

Part 8　入院管理とチーム医療

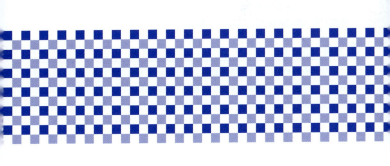

Part 8 ▶ 入院管理とチーム医療

1. 総合診療内科の看護ケア体制

総合診療内科の特殊性

　埼玉医科大学病院の総合診療内科は，同じフロアに総合診療内科35床と高度治療室（HCU）8床が配置されている。その利点から，患者の状態に応じて受け入れ先を決定する。また，入院中の患者の変化に応じて急変時に迅速な対応ができる。総合診療内科のコンセプトは"入院患者を断らない"ことであり，常に60名以上の入院患者がいるため，患者支援センターで入院病床を調整している。

看護ケア体制

　総合診療内科とHCUはそれぞれ別の看護単位になっているが，二つを一人の所属長が管理し，一つの看護チームとして構成している。朝と夕の看護ミーティングを一緒に行うことでお互いの患者の情報を共有し，患者の変化に応じた協力を図っている。HCUには看護経験が3年以上である一定の看護技術を習得した看護師を配置している。

総合診療内科としての看護技術習得

　総合診療内科に入院する患者の疾患，症状，背景は多岐にわたる。看護師としては基本的な知識と幅広い技術，またさまざまな患者への対応が重要になる。熟練の看護師も多数在籍しており，内科・外科・救急科・精神科などの経験者がその経験を共有し，看護ケアにあたっている。そのため，総合診療内科では多くの看護技術を習得することとなる。また，HCUでの勤務経験は急性期や重症患者の看護技術を習得することにつながる。新人看護師は，病院の新人看護師研修と現場の看護技術習得で大きく成長することとなる。

看護の注意点

　総合診療内科には，不明熱，痛み，貧血など，多彩な症状を呈する患者が多い。一見穏やかな表情で元気に振る舞う患者もいるが，突如急変することを常に念頭におく必要がある。症状や各種のモニタリング検査から，異常の早期発見と観察，医師へのタイミングの良い報告が看護師の役割である。

ICU・HCUの連携

　院内のICU・HCUと後方病棟の連携を図っている。合同勉強会や医療安全の事例検討，研修を積極的に行っている。

早期の退院調整

"入院患者を断らない"というコンセプトを実現するためには，入院時からの退院調整が必要である。院内には総合診療内科の入院患者を担当する退院調整看護師を1名配置している。総合診療内科で担当する疾患や高齢者の独り暮らしなど，生活背景を考慮しながら早期に取り組みを実施している。

多職種連携

総合診療内科では，患者・家族を中心に対象者の求める必要な支援を実現すべく，多くの職種がチームとなり連携を図っている。栄養サポートチームによるラウンド，呼吸サポートチームによるラウンド，褥瘡回診など，さまざまな視点から総合的に医療を提供している。また，医療安全チームによるラウンド，感染対策チームによるラウンド，医療機器点検チームによるラウンドで院内の環境を担保し，質の向上を図っている。

佐竹 実千子

Part 8 ▶ 入院管理とチーム医療

2．総合診療内科の病棟看護

総合診療内科の特性

病棟看護師の役割 = 看護の経験を最大限にいかす総合診療内科のマルチタスク		

時期	入院時（予定・緊急）	治療開始から安定期	退院決定時
病棟看護師の役割	**症状により入院病床を検討** ● 一般床か個室かHCUか **緊急の対応が必要か** ● 緊急検査・輸血・処置などを確認 ● 急変の予測と対応準備 **治療・退院支援の方向性** ● 血液・循環器・消化器 ● 呼吸器疾患など高度で複雑な治療へのサポート ● 緩和ケアチームとの協働 ● 退院支援スクリーニング **患者・家族へのサポート** ● 自己決定への傾聴・相談・受容 ● 信頼関係の構築 ● インフォームド・コンセントの調整 ● 家族の介護負担の状況 ● 入所施設との情報共有 ● 看取りの場とケアの準備	**フィジカルアセスメント** ● 症状やバイタルサインの評価を行い，迅速に医師へ報告 ● 日常生活動作（ADL），手段的日常生活動作（IADL）の観察評価 ● 褥瘡，廃用症候群予防 **治療・退院支援の方向性** ● 治療方針・今後の方向性を相談，確認 ● リハビリテーションの検討 ● ターミナルケアの対応と準備 **日常生活援助** ● 住環境に沿った個別性を考慮した援助の実践 ● 栄養指導，在宅酸素指導など ● 感染予防，医療安全対策 **患者・家族へのサポート** ● 退院支援計画書作成 ● 退院支援カンファレンス ● 入所施設との情報共有 ● 患者・家族の思い，希望の確認 ● 看取りの場とケアの調整	**患者・家族へのサポート** ● 患者・家族の思い，希望への支援 ● 次回外来の説明 ● 看護，介護技術の指導 **関連機関との連携** ● 入所施設へ情報提供（サマリー作成など） ● 訪問看護との連携

図．入院フローチャート

Part 8 ▷ 入院管理とチーム医療

マルチタスク

　さまざまな疾患や症状の患者に対し、優先順位をつけて業務を行う必要がある。看護師のほか、糖尿病療養指導士や呼吸療法士など、学会認定の有資格者も指導的役割を果たしている。専門診療科で熟練した知識を合同ケアカンファレンスなどで共有し、協力を図ったうえでケアにあたっている。

重症患者・要観察患者への対応

　一般床のうち8床にはベッドサイドモニタが設置してあり、HCUから転床となった要観察患者はモニタリングを行いながら観察できる体制となっている。また、モニタ送信機が8台あるため最大16名のモニタリングが可能であり、要観察患者に対しても十分な観察が行える体制である。患者の疾患や症状も多岐にわたるため、さまざまな知識・技術・能力を身につける必要がある。

フィジカルアセスメント

　さまざまな既往歴に加え、新たな要因によってショック状態となり重症化する患者もいる。ショックは急性全身性の循環不全によって組織低酸素症をきたし、生体の細胞・組織が正常に機能するために必要な酸素が供給できなくなった状態である。急変と重症化を防ぐためにも、ショックの5徴候（顔面蒼白、虚脱、冷汗、脈拍触知せず、呼吸不全）を観察し、疑いのある患者に対しては症状やバイタルサインの評価を行い、迅速に医師へ報告する。また、必要に応じて酸素投与、静脈路確保、モニタ監視などの準備・開始を行うとともに、医師による身体診察、検査、病歴などから原因を鑑別し、早急に治療が行えるよう連携を図っている。また、日頃から医師による勉強会やスキルスラボを活用した急変対応のトレーニングを開催している。

感染管理と医療安全

　個室を7床設けており、感染症や易感染状態の患者に対しては個室で迅速な感染管理を行っている。また、感染管理経験の豊富な医療スタッフが実践指導を行っている。それぞれの個室にはビデオモニタを設置し、同意が得られた場合は看護室から患者の安全確認を行っている。インシデントに対しては、P（plan：計画）、D（do：実行）、C（check：評価）、A（action：改善）を活用し、医療安全対策を実践している。

退院支援，地域連携

　退院支援や地域連携にも取り組んでいる。1例として、慢性心不全の増悪があった95歳の男性が呼吸困難を訴え救急外来を受診し、心不全と診断さ

れた。加療目的で入院となったが，入院時から労作時呼吸苦があったため酸素投与開始となった。呼吸苦は軽減され，塩分制限と利尿薬で病状は改善した。退院前にケアマネージャー・訪問看護師・病棟看護師・医師で退院前カンファレンスを行った。施設選定・介護サービス・在宅酸素については患者本人の意思を尊重し，自宅での療養生活を継続できるよう連携を図ることになった。入院前と同様に訪問看護師が週に一度の配薬で内服確認を行い，介護サービスとしてはボランティアやヘルパーの活用をケアマネージャーが調整することになった。本人と家族が望む自宅療養を長期間継続できるよう話し合われ，今後も病院・訪問看護・ケアマネージャーが連携を図っていく。

高齢者や認知症患者へのかかわり

人工透析中の患者や糖尿病の患者，また認知症や高齢の患者が入院しているため，これらの患者への看護ケア経験は，ほかの多くの臨床現場で応用できる。また，一般床は4人部屋となっており各部屋に洗面台とトイレが設置されている。利便性が良いことが患者の離床意欲向上につながり，退院して自宅へ戻る目標の一つとなっている。

重症心身障がい児（者）への対応と連携

関連施設と連携し，重症心身障がい児（者）の入院受け入れも積極的に取り組んでいる。入院中は，呼吸・循環などの観察，摂食・呼吸・排泄を助け，感染予防などを心掛けている。また，寮生活での生活情報を聞き生活リズムを整え，対人関係を保ち，コミュニケーションを図っている。

終末期ケア

さまざまな問題に直面している患者とその家族に対し，痛み・身体的問題・心理社会的問題・スピリチュアルな問題を早期に同定し，適切な評価と治療によって苦痛の予防と緩和を行うように取り組んでいる。具体的には，病棟内緩和ケアチームで症例カンファレンスを行い，分析や提案などを行っている。また，患者と家族の希望を尊重し，積極的に外泊や在宅ケアに向けた支援を行っている。

設備面の特徴

スタッフステーションはオープンカウンターであるため，スタッフの顔が見え気軽に声を掛けやすい雰囲気である。日中離床が必要な患者も開放感あるスタッフステーションで過ごすことができる。

総合診療内科での目標

　状態の安定した患者については近隣の医療機関と連携を図り，今後の診療と継続看護を依頼している。このような"病院の窓口"の役割を担う"総合診療内科"の医療スタッフは，患者と家族に安心・安全な医療と看護を提供できるよう，常に"笑顔で挨拶，優しい対応"を目標としている。

佐藤 真塩

Part 8 ▶ 入院管理とチーム医療

3．HCUの看護

HCUとは

　HCU（high care unit＝高度治療室）はICU（intensive care unit＝集中治療室）と一般病棟の中間に位置する。ICU退出後も継続して集中治療が必要な患者，重症度の高い患者，医療・看護の必要度が高い患者に対し，一般病棟より手厚い体制で急性期の治療や看護が行われる場である。

HCUでの基準

■ HCU入室基準

　ハイケアユニット入院医療管理料の算定対象者は，下記の状態に準じて医師が必要と認めた患者である。

① 意識障害または昏睡。

② 急性呼吸不全または慢性呼吸不全の急性増悪。

③ 急性心不全（心筋梗塞を含む）。

④ 急性薬物中毒。

⑤ ショック。

⑥ 重篤な代謝障害（肝不全，腎不全，重症糖尿病など）。

⑦ 広範囲熱傷（熱傷体表面積15～20％）。

⑧ 大手術後（開腹，開胸，開頭，全身麻酔，90分以上の長時間手術）。

⑨ 救急蘇生後。

⑩ その他外傷，破傷風などで重篤な状態。

■ ハイケアユニット用の重症度，医療・看護の必要度

　厚生労働省が定める診療の評価である「ハイケアユニット用重症度，医療・看護必要度評価票」を用いて毎日測定を行う（表）。A得点3点以上かつB得点4点以上を満たした患者が80％以上いることでハイケアユニット入院医療管理料1の条件を満たし，60％以上いることでハイケアユニット入院医療管理料2の条件を満たすことができる。

■ ハイケアユニット入院医療管理料1の施設基準（6,584点／日）

① 病院の一般病棟の治療室を単位として行うものであること。

② 当該治療室の病床数は30床以下であること。

③ ハイケアユニット入院医療管理を行うにつき必要な医師が常時配置されていること。

④ 当該治療室における看護師の数は，常時当該治療室の入院患者の数が4またはその端数を増すごとに1以上であること。

⑤ ハイケアユニット用の重症度，医療・看護必要度の基準を満たす患

Part 8 ▷ 入院管理とチーム医療

表. 重症度, 医療・看護必要度の基準

A 項目		B 項目	
❶ 4創傷処置	1点	❶ 寝返り	1～2点
❷ 蘇生術の施行	1点	❷ 移動	1～2点
❸ 呼吸ケア	1点	❸ 口腔清潔	1点
❹ 点滴ライン同時3本以上の管理	1点	❹ 食事摂取	1～2点
❺ 心電図モニタの管理	1点	❺ 衣服の着脱	1～2点
❻ 輸液ポンプの管理	1点	❻ 診察・診療上の指示が通じる	1点
❼ 動脈圧測定	1点		
❽ シリンジポンプの管理	1点	❼ 危険行動	2点
❾ 中心静脈圧測定	1点		
❿ 人工呼吸器の装着	1点		
⓫ 輸血や血液製剤の管理	1点		
⓬ 肺動脈圧測定	1点		
⓭ 特殊な治療法など	1点		

厚生労働省の定める施設基準より引用

者を80％以上入院させる治療室であること。

⑥ 当該病院の一般病棟の入院患者の平均在院日数が19日以内であること。

⑦ 診療録管理体制加算にかかわる届出を行った保険医療機関であること。

⑧ ハイケアユニット入院医療管理を行うにつき十分な専用施設を有していること。

■ **ハイケアユニット入院医療管理料2の施設基準（4,084点/日）**

① ハイケアユニット入院医療管理料1の施設基準の①～③および⑥～⑧を満たすこと。

② 当該治療室における看護師の数は，常時当該治療室の入院患者の数またはその端数を増すごとに1以上であること。

③ ハイケアユニット用の重症度，医療・看護必要度の基準を満たす患者を60％以上入院させる治療室であること。

■ **入室可能期間**

21日間を限度としている。

HCUの看護体制

ハイケアユニット入院医療管理料1の施設基準を満たすためには4：1の看護配置が必要である。ハイケアユニット入院医療管理料2の施設基準を満たすためには5：1の看護配置が必要である。入院患者は全ての診療科が対象であり，幅広い総合的な知識が必要となる。

看護の役割

- 異常の早期発見に努め，きめ細やかな観察・ケアを提供する。
- 入院に対する身体的・精神的ストレスに対し，家族も含めた看護を提供する。
- 重症患者のアセスメントを行い，一般病床に向けたサポートを行う。
- 急性期病床の機能を果たすため，医師や医療スタッフと緊密な連携を図る。

HCUにおける医療・看護の質を担保する試み

- チェックリストを作成し，HCUで必要な知識・技術を明確化している。
- 看護師全員が一定の水準で働けるようにマニュアルを作成している。
- 医療事故防止対策として，酸素投与量・輸液速度・呼吸器の設定などをベッドサイドで実際に確認しながら引き継ぎを行っている。
- 患者が昼夜の認識ができることと精神的ストレスの軽減を目的に，日中は音楽を流している。
- 患者の身体的・精神的安静が保てるよう面会時間を制限している（3回／日，1回30分）。
- 異常が早期に発見できるよう横一線にベッドを配置した構造としている。
- 感染患者および易感染状態の患者を受け入れるため，個室を3床設けている。
- 透析可能な病床を2床設けている。
- 定期的にケースカンファレンスを行い，看護の見直しを行っている。
- 病状や治療方針，患者・家族の意向に関して，医師・看護師・その他の医療スタッフと情報交換を行っている。

足藤 広巳

Part 8 ▶ 入院管理とチーム医療

4. がん患者の看護とケア

近年わが国では高齢化が加速し，国民の2人に1人が悪性新生物（がん）に罹患するといわれている。がん医療の進歩は目覚ましく，薬物治療においても次々に新しい治療法が開発されているが，がん患者はがんと診断された時から治療中・治療を終えた後もさまざまな苦痛や問題に直面している。医療従事者が，患者の意思決定，がん化学療法後の骨髄抑制，悪心・嘔吐，便秘などの適切な情報提供やサポートを行うことで，患者のQOLの改善が見込める。また，医療従事者のなかでも看護師は患者の一番近くに寄り添い，先を見据えたサポートを行うため，患者と他職種の架け橋となる看護師の視点からがん患者のケアについて考える必要がある。

がんと診断されたときの意思決定支援（図）

がんと診断された時点から患者と家族は治療法やこれからのことなど，意思決定をしなければならないことがいくつかある。悩みや迷いながらも考える時間をつくり，自己決定できた実感をもって治療に臨み，また経過中のさまざまな出来事に対処した実感をもつことが苦痛の感じ方を和らげることもある。

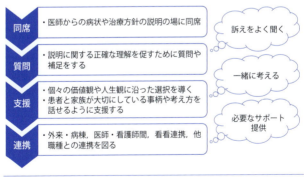

図．意思決定支援における看護師の役割

がんの治療方法

■ 手術療法
がんが存在する部位からがんを物理的に除去する局所療法[1]。

■ 放射線療法
機能温存による治療が可能という特徴がある局所療法。

■ 化学療法

化学物質によってがん細胞の増殖を抑制または破壊する殺細胞効果により抗がん薬の効果を高める全身療法。

■ 免疫療法

免疫を活性化する物質を利用してがん細胞に対する免疫力を高める治療。

がん薬物療法の基本概念

がん薬物療法とは，殺細胞性悪性腫瘍薬，分子標的治療薬，ホルモン療法薬などを用いた治療の総称である。がん細胞の浸潤，増殖，転移などにかかわる分子に加え，免疫チェックポイント阻害薬が使用されている[2]。

がん薬物療法の副作用と看護ケア

■ 骨髄抑制

骨髄機能の抑制により血中の白血球・赤血球・血小板の数が減少すること[3]。

■ 白血球減少に伴う危険因子

- **治療関連**

  骨髄抑制が強いレジメンや薬剤の容量が多いもの：シタラビン(キロサイド)＋アクラルビシン(アクラシノン)＋G-CSF併用療法(CAG療法)。治療強度が強いレジメンを用いる疾患：白血病，悪性リンパ腫，乳がんなど。

- **患者因子**

- ・高齢者。
- ・パフォーマンスステータス(PS)や栄養状態不良。
- ・過去の化学療法，放射線療法歴など。

- **白血球減少時のケアのポイント**

- ・感染予防が最も重要である。
- ・患者，家族だけでなく，医療従事者も感染予防行動を徹底する。

- **白血球減少時のアドバイス**

- ・支援で重要なことは，感染予防と早期対応である。骨髄抑制の発現時期を予測し，患者に適切な感染予防行動の説明を行う。
- ・患者の生活習慣や感染予防に対する習慣，セルフケア能力についてアセスメントする。患者個々の生活スタイルや感染予防行動を把握することで，ケアの方向性が見出せる。

■ 赤血球減少に伴う危険因子

- **治療関連**

- ・各種抗悪性腫瘍薬，多剤併用療法。
- ・メトトレキサートなどの高用量投与。

Part 8 ▷ 入院管理とチーム医療

4
がん患者の看護とケア

- ● 患者因子
- ・高齢者。
- ・PSや栄養状態不良。
- ・過去の化学療法，放射線療法歴。
- ・造血器腫瘍。
- ● 赤血球減少時のポイント
- ・貧血の自覚症状には個人差がある。赤血球の寿命は約120日であり，赤血球数やHb値など客観的データからアセスメントし，症状を観察する。
- ・貧血症状をモニタリングし，対処できるように支援する。Hb値によって出現する症状が異なるため，長期的な観察を行う。
- ● 赤血球減少時のアドバイス
- ・貧血はADLやQOLを低下させる要因である。そのため，体調に合わせた日常生活の過ごし方を説明する。疲れやすくなるため，休息をとりながら行動するように説明する。
- ・貧血により転倒のリスクが高まるため，転倒予防の必要性と対処について指導する。

■ 血小板減少に伴う危険因子

- ● 治療関連
- ・各種抗悪性腫瘍薬，多剤併用療法。
- ・用量制限毒性（カルボプラチン，タキサン）。
- ● 患者因子
- ・高齢者。
- ・PSや栄養状態不良。
- ・過去の化学療法，放射線療法歴。
- ・造血器腫瘍。
- ● 血小板減少時のポイント
- ・出血予防が重要である。血小板の寿命は7〜10日であり，個々の患者のリスク要因をアセスメントし，モニタリングする。
- ● 血小板減少時のアドバイス
- ・口腔粘膜出血，皮下出血，尿や便の状態，出血傾向の有無を把握する。患者の全身状態に注意して観察を行う。
- ・出血予防の必要性と対処について指導する。

  避けること：強く鼻をかまない，トイレでいきまない。

  実施すること：採血後は確実な圧迫止血を行う，軟らかい歯ブラシを使用する。

■ 悪心・嘔吐

抗悪性腫瘍薬に含まれる化学物質が体内に入り，嘔吐中枢が刺激されるこ

とによって起こる。

■ 悪心・嘔吐の危険因子（表1，表2）

● 治療関連（催吐リスク）[4]

・抗悪性腫瘍薬の高度リスク薬剤（シスプラチン，アントラサイクリン系）。

・中等度リスク薬剤（カルボプラチン，メトトレキサートなど）。

● 患者因子

・女性，悪阻や嘔吐が強い妊娠の既往。

・車に酔いやすい。

・若年者など。

● 悪心・嘔吐に対するケアのポイント

・がん患者のQOLにおける身体的・精神的・社会的・スピリチュアルな側面など，問題がさまざまに及ぶといわれている。原因によって

表1．悪心・嘔吐時期

分類	発生機序	時期
急性	・抗悪性腫瘍薬が血管を介して第四の右室の化学物質受容体に到達すると，その刺激が嘔吐中枢に伝達される ・セロトニンが関与している	24時間以内に出現するもの
予期性	実際に嘔吐した時の不安や恐怖などの情動が記憶され，それを想起するだけで大脳を介して嘔吐中枢を刺激する	悪心・嘔吐を経験した患者が，次回の化学療法を受ける前から生じるもの
遅発性	発生機序は不明だがセロトニンの関与は少ない	24時間以降に出現し，1週間程度まで認めるもの

表2．制吐薬の種類

	薬剤名
NK₁（ニューロキニン1）受容体拮抗薬：サブスタンスPを介する刺激を阻害　急性・遅発性悪心・嘔吐を予防	・イメンド（アプレピタント） ・プロイメンド（ホスアプレピタント）
5HT₃（セロトニン）受容体拮抗薬：消化管やCTZに存在するセロトニン受容体に拮抗，急性悪心・嘔吐を予防	・アロキシ（パロノセトロン） ・カイトリル（グラニセトロン）
副腎皮質ステロイド：急性・遅発性悪心・嘔吐を予防	・デキサート，デカドロン（デキサメタゾン）
ドパミン受容体拮抗薬：消化管やCTZに存在するドパミンD2受容体に拮抗	・ノバミン（プロクロルペラジン） ・プリンペラン（メトクロプラミド）
ベンゾジアゼピン系：予期性悪心・嘔吐	・ワイパックス（ロラゼパム） ・ソラナックス（アルプラゾラム）

> Part 8 ▷ 入院管理とチーム医療

対処が異なるため，適切なアセスメントが悪心・嘔吐のマネジメントにつながる。VAS[※1] やNRS[※2] などの評価ツールを使用する[5]。

[※1] VAS (visual analogue scale)：痛みを0〜10の11段階に分け，痛みが全くないのを0，考えられるなかで最悪の痛みを10として，痛みの点数を問う。

[※2] NRS (numerical rating scale)：100mmの線の左端を「痛みなし」，右端を「最悪の痛み」とし，患者に痛みの程度を表すところに印を付けてもらう。

● 悪心・嘔吐に対するアドバイス

食事指導：食べ方の工夫，水分摂取量のアセスメント。

環境調整：換気，快適な室温，視覚的刺激を避ける（五感や不快な感覚による大脳皮質への刺激を介した嘔吐中枢の刺激を抑制する）。

不安の軽減：薬物療法，気分転換。

便秘対策：下剤による排便のマネジメント（便秘による消化管伸展による迷走神経を介した嘔吐中枢への刺激を抑制する）。

悪心軽減のためのセルフケア指導：悪心は主観的な症状であり，症状について医療従事者と共有することにより悪心の原因の適切なアセスメントにつながり，適切な対処方法の検討ができる[5]。

■ 便秘

主に大腸の蠕動運動の低下により，一般に数日間以上排便がない状態である。

■ 便秘の危険因子

● 治療関連

抗悪性腫瘍薬：タキサン（パクリタキセル），ビンカアルカロイド（ビンクリスチン）。

5-HT$_3$受容体拮抗制吐薬：パロノセトロン，グラニセトロン。

● 患者因子

・高齢者。

・食事摂取，水分摂取量低下。

・運動不足，筋力低下。

● 便秘に対するケアのポイント

・予防的対策が重要である。治療開始前に患者に日常の排便状況や生活について確認する。

● 便秘に対するケアのアドバイス

・排便状況をアセスメントする。使用する薬剤，便秘に対する対処法などを確認する。

・患者の訴えを助ける。便秘は主観的な症状であるため，便秘の対処ができるように意図的にかかわり，予防的・継続的なケアを行う。

・排便を促進する工夫をする。腹部マッサージ，温罨法，適度な運動など提案・指導する。

柿沼 望江

📘 文献 ≫ ウェブサイトに掲載

Part 8 ▶ 入院管理とチーム医療

5. 栄養管理

　不適切な栄養管理ではあらゆる疾患で栄養障害が発生し得るものであり，疾患の治癒が遅れてしまう可能性がある。栄養障害のスクリーニングとアセスメント，また適切な栄養管理を実施することが栄養障害の予防となる。

栄養障害のスクリーニング

　栄養スクリーニングとは栄養障害の有無を診断することで，誰もが理解できるような指標を用いることが理想である。評価ツールは各国で作成されており，BMI基準での評価や対象の属性の違いなど，それぞれ特有のツールが存在している。一般に用いられているものとして，入院時に患者から聞き取った情報で評価する主観的包括的評価（SGA）がある[1]。SGAに用いられる情報は表1に示すような項目であり，問診や身長・体重測定などの簡単な身体計測によって得られる。SGAの項目に一つでも問題がある場合は，低栄養状態のリスクがあると考える。

表1. SGAで使用する項目

A. 病歴：体重の変化（％理想体重，％通常時体重），食物摂取の変化，消化器症状，
　　身体機能性，疾患と栄養必要量の関係

B. 理学的所見：皮下脂肪の喪失（％TSF，％AMC），浮腫，腹水

TSF：上腕三頭筋皮下脂肪厚，AMC：上腕筋周囲長

表2. 経腸栄養法と静脈栄養法

1. 経腸栄養法
　1）経口投与
　2）経管栄養
　　①経鼻経管栄養：4〜6週を超える場合は，②③④へ移行
　　②消化管瘻：食道瘻，胃瘻，空腸瘻
　　③内視鏡的チューブ留置：経皮内視鏡的胃瘻造設術，経皮内視鏡的空腸瘻
　　　造設術
　　④経皮経食道胃管挿入術

2. 静脈栄養法
　　①末梢静脈栄養：短期間
　　②中心静脈栄養：長期間
　　③補完的中心静脈栄養

小山諭：低栄養患者に対するルート選択とプランニング．
臨床栄養130（臨時増刊号）：746，2017より転載

Part 8 ▷ 入院管理とチーム医療

SGAが主観的に栄養評価を行う方法であるのに対し，臨床検査値などの客観的なデータに基づいた評価を客観的栄養評価（ODA）と呼ぶ[2, 3]。検査値から栄養状態を評価するときは，単独でなく複数の検査結果を組み合わせる必要がある。

栄養補給ルートの決定

栄養投与経路は経腸栄養法と静脈栄養法に大別される（表2）。

日本静脈経腸栄養学会のガイドラインでは，消化管機能が保たれて利用できる場合は食物などの経口摂取や経腸栄養法を第1選択としている[4, 5]。経腸栄養法が行えない，あるいは経腸栄養法で栄養必要量を満たすことができない場合に静脈栄養を行うことが推奨されている。

プランニング

■ エネルギー必要量の決定

総エネルギー投与量は，間接熱量計で安静時エネルギー消費量（REE）を実測する場合とHarris-Benedictの式から基礎エネルギー消費量（BEE）を算出する場合に分かれる[6]。これらに活動係数と障害係数を乗じ活動量や病態による代謝の変化を考慮して算出する方法[7]や，体重あたり25〜35kcal/kg/日として計算する方法がある。ただし，Harris-Benedictの式は1919年に発表されたもので欧米人のデータを基に作られているため，日本人に全て当てはまるかは不明である。また，活動係数，障害係数，いずれも十分なエビデンスがないので，体重変動や採血変動を加味しながら注意して使用する必要がある。

■ 栄養素別投与量設定上の注意

■ 炭水化物

一般にエネルギーの50〜60%を炭水化物で供給することが標準となる。補給量としては，ケトーシス発生予防のため1日100g以上を炭水化物で補給することが望ましいとされている。静脈栄養法（PN）の投与速度に関しては，侵襲が加わっていない成人において安全に投与できるグルコース量は7g/kg/日とされており，これはほぼ5mg/kg/分に相当する[8]。しかし，侵襲が加わった状態においては耐糖能が低下することが多いため，グルコースの投与速度が4mg/kg/分を超えないように配慮する[7]。

■ 脂質

一般に総エネルギーの20〜30%が供給量となる[9]。ただし，膵炎やCrohn病などにおいては脂質供給制限を行う必要があり，脂質の割合については病態によって異なる[10, 11]。静脈栄養施行時には必須脂肪酸

463

欠乏症に注意する。重症外傷患者に脂肪を投与しない中心静脈栄養を1週間続けると血液生化学的に欠乏が認められるため[12]，長くとも2週間経過した時点で必須脂肪酸補充を念頭においた栄養管理を心掛けるべきである[13]。脂肪乳剤の静脈内投与に関しては，加水分解能を考慮すると0.1 g/kg/時間以下の速度で投与すべきである[14]。静脈栄養施行時に非たんぱくカロリーを糖質のみにすると，糖質過剰となり脂肪肝や中心静脈栄養関連肝障害の原因となる。したがって，必須脂肪酸欠乏症予防や投与エネルギーを補う目的だけでなく，静脈栄養時の脂肪肝や中心静脈栄養関連肝障害発生予防のためにも脂肪乳剤を投与することは有用である[15]。

■ たんぱく質

静脈栄養法ではアミノ酸として投与されるが，経腸栄養法ではアミノ酸，ペプチド，たんぱく質として投与される。エネルギー投与量の決定後，たんぱく質量を算出する。一般に健常者の1日当たりのたんぱく質必要量は0.8～1.0 g/kgであるが[9]，侵襲度に応じたたんぱく質量を算出する必要がある。供給されたたんぱく質が蛋白合成に効果的に利用されるためには，アミノ酸に含まれている窒素1 g当たり150 kcal以上の非たんぱく質エネルギーが必要となる。非たんぱく質/窒素（NPC/N）比などを考慮し，供給する[16]。なお，腎不全や肝硬変などの場合は，各学会ガイドラインを参照する[17～20]。

	NPC／N比
侵襲時	100
症状安定期	150
保存期腎不全	300

NPC/N比＝
｛（総エネルギー量）−（たんぱく質によるエネルギー量）｝/（たんぱく質重量）×0.16

■ 水分

水分投与量については〔（尿量＋不感蒸泄量＋便の水分量）＝（水分投与量＋代謝水）〕という式で求めるのが理論的ではあるが，実際には下記①～③などの計算式が用いられている[7]。

① 体重あたり30～40 mL/日
② 1 mL×総エネルギー必要量
③ 1,500 mL×体表面積（m^2）

いずれの方法でも摂取水分量と排泄量（in/outバランス）を確認しながら脱水などに注意する。

■ 電解質

電解質バランスが崩れると，意識障害，脱力，不整脈など，さまざまな

重篤症状を呈する。神経性やせ症や栄養摂取不良により意図しない体重減少を認め，BMIがやせである患者，慢性的な低栄養患者など，高度の栄養障害に陥った患者に対して栄養療法を開始する場合はrefeeding syndromeに注意する必要がある[21]。また，経腸栄養剤を使用する際は，その種類によってナトリウムやカリウムなどの電解質が少なめに配合されているものもあるため欠乏に注意する。

■ ビタミン・微量元素

ビタミン・微量元素に関しては，厚生労働省が策定している「日本人の食事摂取基準2015」に準じて供給することが望ましい[9]。中心静脈栄養の場合には，ビタミン製剤や微量元素製剤を連日投与する[22, 23]。末梢静脈栄養(PPN)は，総合ビタミン剤や微量元素製剤を投与することが認可されていないため使用は短期間に限られる。

市川 優香

📖 文献 ≫ ウェブサイトに掲載

Column

高カロリー輸液

中心静脈栄養輸液製剤の基本組成は，糖・電解質液，アミノ酸製剤，高カロリー輸液用総合ビタミン剤，高カロリー輸液用微量元素製剤を混合したものである．キット製剤が市販されているが，腎不全や心不全などで電解質や水分量の調整が必要な場合には自分で作製する．その場合は，ビタミンと微量元素の補充を必ず行う．

①水分量

水分のinとoutを計算し，脱水や体液過剰を認める場合は増減する．
In：水分摂取量＋代謝水　Out：尿量＋便中水分＋不感蒸泄＋排液量

- 代謝水(mL/日)：13×摂取エネルギー量/100 or 5×体重
- 便中水分：100 mL/日(普通便の場合)
- 不感蒸泄：15×体重＋200×(体温－36.8℃)

簡易的に35 mL/kg/日で計算することもできる．

②電解質量

1日必要量(mEq/kg/日)

ナトリウム	1.5〜2.0	カルシウム	0.5〜1.0
カリウム	1.0〜2.0	マグネシウム	0.5〜1.0
リン	0.5〜1.0		

③カロリー

入院中の患者は感染などの合併によりストレスがかかっている状況であるため，ストレスの度合いに応じてカロリー数を決める．

必要エネルギー量＝基礎代謝量(BBE)×活動係数×ストレス係数

- 活動係数

寝たきり	1.0〜1.1	やや軽い労作	1.5
ベッド上安静	1.2	中等度労作	1.7
ベッド以外での活動あり	1.3	重度労作	1.9

- ストレス係数

飢餓	0.84	感染症(軽度)	1.2
ストレスなし	1.0	感染症(中等度)	1.5
手術(軽度)	1.1	重症外傷	1.6
手術(中等度)	1.2	手術(重度)	1.8

- 基礎代謝量(BEE)

Harris-Benedictの式

男性：66.47＋(13.75×体重kg)＋(5.0×身長cm)－(6.75×年齢)

女性：65.51＋(9.56×体重kg)＋(1.85×身長cm)－(4.68×年齢)

体重からの簡易計算：BEE＝25〜30kcal/kg×体重

簡易式からの計算

男性：BEE＝14.1×体重＋620　　女性：BEE＝10.8×体重＋620

④蛋白

1.0g/kg/日が基本となるが，ストレス因子や病態によって異なる。アミノ酸投与量としてNPC(非蛋白質カロリー)/N(窒素量)比を計算する。

- 非蛋白エネルギー量(NPC)：総エネルギーのうち，糖質と脂質によるエネルギー量
- 窒素量(N)：たんぱく質量×0.16(g)

- 疾患別NPC/N比

健常者	150〜200	熱傷・感染症	80〜150
腎不全	300〜500		

⑤脂質

一般に総エネルギー量の20〜30％とする。COPDなどの高CO_2血症となる病態では，栄養素の代謝に産生されるCO_2を少なくするため，呼吸商の小さい脂質を多くとることが有効である。

⑥糖質

総エネルギーからたんぱく質と脂質のエネルギーを除いた量を糖質で補う。

⑦ビタミン

中心静脈栄養用ビタミン製剤は1日1バイアル投与する。ビタミン製剤含有の中心静脈栄養製剤は，2,000mL投与で中心静脈栄養用ビタミン製剤と同等量となるように配合されているキットもあるため，不足がないか注意が必要である。

⑧微量元素

銅，鉄，マンガン，亜鉛，セレン，クロム，ヨウ素，モリブデンが必要になる。

⑨インスリン

糖尿病患者では，ブドウ糖5〜10gにつき1単位のインスリンを混注する。また，使用するインスリンは速効型インスリンを選択する。

塩味 里恵

Column

経管・経腸栄養

　中・長期的に栄養管理を実施するうえで栄養剤選択における大原則として，消化管機能がある限り，経腸栄養剤が第1選択である。また，経腸栄養剤の選択にあたり，①栄養管理を行う期間，②消化管機能の状態，③退院後の栄養管理について考える必要がある。多職種や栄養サポートチーム（NST）の介入はもちろんのこと，患者・家族と情報を共有しながら適切な栄養管理を行うべきである。

■ 投与方法

　経管・経腸投与には経口投与法と経管投与法に分類される。

● **経口投与法**：経口投与が可能であれば経口にて栄養管理を行う。嚥下機能などの問題で経口摂取が困難である患者については経鼻からの投与を行う。

● **経管投与法**：経鼻管投与が4週間を超えることが予想される患者については，胃瘻などの選択を検討する。誤嚥のリスクが想定される患者についても胃瘻を考慮する。

■ 経腸栄養剤

　半消化態栄養剤，消化態栄養剤，成分栄養剤に分類される。半消化態栄養剤→消化態栄養剤→成分栄養剤の順で分子量が小さくなり，分子量が小さいほど消化を必要とせず吸収されやすい。

● **半消化態栄養剤**：主にたんぱく質で構成され，脂肪も必要量が含まれている。わが国では医薬品として4種類が販売されている。脳血管障害，神経疾患，上部消化管の通過障害がなければ第1選択となる。浸透圧は低く，下痢を起こしにくい形態である。

● **消化態栄養剤**：主に低分子ペプチドで構成され，わが国では医薬品として1種類のみ販売されている。消化・吸収障害や周術期などで多く使用される。

● **成分栄養剤**：主にアミノ酸単体で構成されている。わが国では医薬品として3種類が販売されている。必須脂肪酸の欠乏を避けるため，脂肪乳剤を併用することを推奨する。短腸症候群などの消化不良の患者に多く使用される。浸透圧が高く，下痢を起こしやすい。味に特徴があり，経口投与ではフレーバーを添加することを推奨する。

■ 経腸栄養剤を選択するうえでの注意点

　医薬品と食品が混在していることを理解する必要がある。医薬品としての栄養剤であれば処方箋が必要となり，定期的な医師の受診が必

須となる。また，保険診療のため患者負担を減らすことが可能である。食品としての栄養剤であれば医師の受診は不要となり，メーカーによっては通信販売で容易に購入することが可能であるが，全て自己負担であることを考えなければならない。

栗原 弘紀

📖文献 ➤ ウェブサイトに掲載

Part 8 ▶ 入院管理とチーム医療

6. 医療機器管理と医療安全

　総合診療内科の医療現場では，汎用的な機器から専門的な機器までさまざまな医療機器が用いられている。医療安全を担保するうえでこれら医療機器の取り扱いは非常に重要であるが，心電図モニタのような長時間のモニタリング機器に関するインシデント報告は後を絶たない。このようなモニタリングに関連した事案について，医師をはじめ他職種間でできる対応や対策・工夫を解説する。

モニタリング関連のインシデント

　モニタリング機器のうち特に心電図モニタに関連する事例をあげると，モニタリング中の波形の異常や急変に気づかず対応が遅れてしまったという報告がある。モニタリング機器のアラーム対応は看護師が行うことがほとんどであり，教育・危機管理意識の低下や勤務状況などが要因として考えられるが，これは担当看護師だけの問題ではない。医師による心電図モニタ装着の適切な指示やアラーム設定，臨床工学技士による機器や備品の管理体制など，問題の背景には他職種間で取り組むべき課題がみえてくる。

心電図モニタの必要性

　前提として，まず心電図モニタの装着と解除は医師の指示によるものである。しかし，モニタリングしている具体的な理由が現場スタッフに伝わらなければ，心電図モニタを装着した目的は果たされない。医療行為には損害発生の結果予見義務が存在するため，入院加療中の具体的なリスクを考慮してモニタリングが必要であるか判断しなければならない。誰にでもモニタリングを行うのではなく，必要な患者に必要な時にモニタリングを行う，または行わないという判断に至った明確な理由を現場スタッフと共有し，危機管理の基盤を作ることが重要である。

　次の段階として必要なことは，適切なアラームの設定である。臨床現場ではアラームの設定を誰がどう判断するのか明確でないことが多く，現場スタッフの裁量に委ねられることがある。不適切なアラームの設定は，無駄鳴りによる業務効率の悪化や危機管理意識の低下，または本来鳴るはずのアラームが鳴らないという危険を招く可能性がある。これもモニタリングを行う明確な理由が共有されていないことが要因であるが，具体的なアラーム範囲の設定値や項目などは医師と現場スタッフで方針を統一するべきである。

　医師・看護師・臨床工学技士などの他職種でカンファレンスを行い，定期的にモニタリングの必要性やアラーム設定に関して評価し，医療安全に対す

Part 8 ▷ 入院管理とチーム医療

るリスク管理を図ることが重要である。

アラーム対応とスタッフ教育

臨床現場でのアラーム対応はインシデントに直結する可能性が高いにもかかわらず，日常業務のなかでルーチンワークのように作業してしまう現状がある。特に，重症度が高く心電図モニタ装着患者数が多い，患者の回転率が高いといった繁忙な勤務環境では，"誰かが対応してくれるだろう"という集団心理が起きやすくなってしまう。そのため，アラームが発生した際の対応担当スタッフを必ず決めておき，日常業務内でのアラーム対応の優先度が高くなるよう設定する。また，発生したアラームの原因を追求して適切な対応・処置を行うための十分な知識を得る必要がある。しかし，異常波形への理解や心電図モニタのトラブル対応という，広く系統的な教育は行われていないのが現状である。伝聞や職種別・病棟別での固有ルールにならないよう院内全体での教育プログラムを作成し，かつ理解度の確認を定期的に行うことが重要である。

心電図モニタの装置管理

心電図モニタでのアラーム発生は，患者の危険な状態を示すだけでなく，電極はずれ・接触不良のようなテクニカルアラームや装置自体の不具合によっても生じる。送信機の電池切れやコードの断線，設備の問題ではチャンネル混線やコンセントの絶縁不良といった報告もある。現場で対処できる装置トラブルであれば，適切な教育と訓練を行うことで解決できるが，対処が難しい場合は臨床工学技士が対応できるシステムや勤務形態を整えておくことも重要である。また，心電図モニタは管理医療機器に分類されるため1年に数回の定期点検を行わなければならないが，常時使用していることが多く定期点検が後回しになることがある。しかし，機器の老朽化や思いもよらぬ故障を防ぐためには，適切な点検計画を立てて実施していくことが医療機器を安全に使用するために重要となる。

医療機器のリスク管理

■ 医療機器リスク管理のポイント

① 機器が正常に動作できること。
② 機器の動作原理と操作方法を理解していること。
③ 機器の不具合によって生じるリスクを知ること。

医療機器の技術開発は日進月歩であり，多様な装置が医療現場へ投入されている。しかし，医療従事者の不適切な使用方法により，大小のインシデントを引き起こしていることも事実である。これらは個人の努力だけで解

決できることではなく，臨床のチームといった小さい単位から病院全体の大きな単位のなかで，医療機器を安全に管理・教育・使用できるようなシステムを構築しなければならない。他職種間で横断的に取り組むことで重大な医療事故の発生を防ぎ，医療機器を使用する利点を最大限に発揮できる。

鹿又 一洋

Part 9　地域医療連携

Part 9 ▶ 地域医療連携

1. 急性期病院と後方支援連携

　急性期病院にはさまざまな患者が入院するが，病態が安定した後の転院先としては回復期リハビリテーション病院や地域包括ケア病床を有する病院，または療養型病院などの慢性期病院に転院するか，自宅退院，介護老人保健施設への入所などが考えられる。本来であれば在宅療養が可能であっても家族の協力が得られない独居などの場合は，慢性期病院への転院を一時的に余儀なくされることもある。また，急性期病院では診療報酬としてDPC（包括医療費支払い制度）を採用していることが多く，在院日数の短縮が求められていることから可能な限り早期の転院を目指す病院が多い。脳血管障害，整形外科疾患などでは，重症度に応じて回復期リハビリテーション病院を経由し，在宅となることが多い。近年では地域における回復期リハビリテーション病床が増加しており，比較的早期にリハビリテーション病院への転院が可能となりつつある。また，住み慣れた場所で暮らすという概念のもと，急性期病床から地域包括ケア病床への転換が図られつつあり，急性期病院から地域包括ケア病床への転床後，在宅復帰を目指すことが多くなるものと思われる。地域包括ケア病床では，リハビリテーション・機能訓練もある程度可能である。

　近年の高齢化に伴い，急性期病院への入院患者も高齢者や認知機能障害を合併した患者が多く，入院の直接原因が解決してもその後の転院先に苦慮し，自宅退院ができずに施設や慢性期病院を探す場合が増加している。急性期病院は入院患者に対して早期に退院支援を行う必要があり，地域の回復期（亜急性期）病院と連携を図ったうえで空床状況や受け入れ可否の判断，家族の意向などを把握する必要がある。そのため，主治医・退院支援看護師・メディカルソーシャルワーカーなどが中心となり，転院先の病院の担当者と定期的に情報交換が行われている。

患者情報の共有

　急性期病院での入院患者は，その後回復期病院を経てかかりつけ医に定期通院または直接自宅退院し，在宅診療となる場合もある。患者情報が急性期病院→回復期リハビリテーション病院・慢性期病院→かかりつけ医へと伝達するツールとして，脳卒中では地域連携クリティカルパスが利用されている。この地域連携クリティカルパスは，良質な医療を効率的かつ安全で適正に提供するための手段として開発された診療計画表で，医療の標準化とチーム医療を行うためのツールとして利用されている。診療にあたる複数の医療機関が役割分担を含め診療内容を提示・説明することにより，患者が安心して医療を受けることができるようにするものである。内容としては，施設ごとの

Part 9 ▷ 地域医療連携

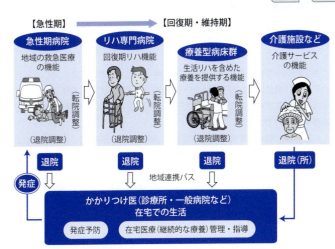

図. 脳卒中医療連携体制
- 地域リハビリテーションでは、①予防と在宅医療を担うかかりつけ医、②急性期治療を行う急性期病院、③回復期リハを行うリハ専門病院、④維持期のリハ・ケアを行う療養型病院や老人保健施設など、4つのチームが必要である。
- 機能分化したそれぞれのチームが医療連携（地域連携クリティカルパス）でつながった、地域完結型の脳卒中診療体制の構築が望まれる。

日本脳卒中協会提供

治療経過に従って診療ガイドラインなどに基づき、診療内容や達成目標などを診療計画と明示している。この地域連携クリティカルパスは、患者の必要な情報（診断名、FIM（機能的自立度評価表）による急性期病院退院時の機能評価、回復期リハビリテーション病院退院時の機能評価、使用薬剤など）が共通の書式で記載されており、急性期病院・回復期リハビリテーション病院・かかりつけ医の間で共有され、各都道府県で共通のものが使用されている。以前はこの脳卒中地域携連携クリティカルパスを運用すると（急性期病院→回復期リハビリテーション病院→かかりつけ医）診療報酬が得られていたが、現在では診療報酬が認められなくなった。図に脳卒中医療連携体制について示す。

かかりつけ医

日本医師会では、かかりつけ医を"何でも相談できる最新の医療事情を熟知した必要なときには専門医・専門医療機関を紹介できる、身近で頼りになる地域医療・保健・福祉を担う幅広い能力を有する医師"としている。急性期病院からかかりつけ医への紹介も極めて重要であり、十分な情報共有が必要となる。かかりつけ医は、地域包括医療の中心的役割が求められている。

棚橋 紀夫

Part 9 ▶ 地域医療連携

2. 在宅診療

　大学病院や中核病院においての入院診療は，主に急性期疾患に対して行われている。急性期疾患がコントロールされると退院してもとの生活に戻り，必要に応じて定期外来受診へと移行するが，全ての患者が入院前の状態まで回復するわけではない。

　たとえば，脳梗塞では麻痺症状を残す場合があり，循環器・呼吸器疾患では機能低下によりADLが大きく損なわれることがある。また，入院加療で原因疾患は改善したものの入院中の長期臥床によって廃用が進みADLが落ちてしまう患者も多く，これは特に高齢者で顕著である。誤嚥性肺炎で入院した患者においても入院中に再度誤嚥を起こし，経口摂取が困難となり胃瘻や経鼻胃管管理となったことで家族の介護負担が増大し，自宅退院が不可能となった患者もいる。いずれの場合も医師は病状が安定し，より良い状態になることを目標に治療を行うが，患者は身体の苦痛がなければ早期の自宅退院を望んでいる場合が多く，病態をより良い状態にまで戻そうとする医師の気持ちが空回りしてしまうことがある。このように，患者と医師の両者間による治療のゴール設定の違いから，患者のQOLが損なわれてしまうことは双方にとってデメリットでしかなく，改善が求められる。

　自分自身が介護を受けたい場所についてのアンケートでは，自宅を選ぶ者が37.3％と最多で，次いで介護付き有料老人ホームや高齢者住宅が18.9％，病院での入院は12.9％と最も少なかった[1]。患者は介護が必要な病態であっても退院を希望しており，看取る場所に関しても病院以外を希望する者が多いと感じている。

　2025年には，国民の1/4が75歳以上に突入すること予測がされており，今後の医療経済の負担増加が懸念されている。患者が求めている自宅退院と医療経済の負担軽減の打開策として，在宅診療が大いに活用されることが期待される。在宅診療は，医療機関への定期的な通院が困難であるが，その状況でも家に"帰りたい"患者心理を満たすことができると考える。

在宅診療の種類

　在宅診療には訪問診療と往診の2つがあり，入院と自宅退院をつなぐ医療としては訪問診療が望ましい。

■ 訪問診療

　在宅診療を行う日付を事前に計画・決定し，月に1〜4回程度の定期訪問で診療する。定期受診であるため，患者の病状確認や容態悪化の予防に努めることができる。

Part 9 ▷ 地域医療連携

■ 往診

　患者からの要請を受けて患者の自宅へ訪問し，診療を行う。病態悪化時の臨時手段であり，そのまま入院が必要な状態まで悪化している場合もある。

在宅診療と病院診療の差異

　平成26年受療行動調査の概況において，「退院許可が出た場合の入院患者の自宅療養の見通し」では，「自宅で療養できない」と回答した者が24.3%であった。自宅療養を可能にする条件（複数回答）をみると，「入浴や食事などの介護が受けられるサービス」が40.6%と最も高く，次いで「家族の協力」が35.4%あった。診療において改善可能なポイントとしては，「医師，看護師などの定期的な訪問」が24.6%，「緊急時の病院や診療所への連絡体制」が24.1%，「通院手段の確保」が21.4%であった[2]。これらは在宅診療で解決することができ得る可能性が多大にあり，今まで慢性期病院への転院待ちをしていた患者が，早期に自宅退院可能となることが期待できる。

　表に示すように，在宅診療では多くの医療行為が実施可能である。しかし，全てを行っている施設は少ない。その理由として，時間がかかる医療行為を緊急で実施する場合の対応が困難であることや介護者の負担が増えることがあると考える。たとえば，持続点滴に関して点滴開始はできても終了する医療従事者がいなければ施行はできない。そのためには訪問看護ステーションと事前に連携を図るなど，環境を整えたうえで安全に医療行為を行う必要がある。また，介護者も点滴のラインを配慮しての介護となり，不安を抱えるなかでの介護となってしまう。

表．在宅診療と病院診療で可能な医療行為

	在宅診療	病院診療
定期受診	○	
緊急受診	○	○
血液検査 / X線検査	○/△	○
胃瘻管理	○	○
人工呼吸器管理	○	○
酸素吸入	○	○
静脈注射 / 持続静脈注射	○/○	○
中心静脈栄養 / ポート管理	○/○	○
経口麻薬製剤の投与 / 麻薬製剤の持続皮下注射	○/○	○
輸血	△	○
看取り	○	○

在宅医療とは，ケアマネージャー・在宅歯科治療・在宅薬剤管理・訪問看護・訪問リハビリテーションなどの多職種と幅広く連携を図ることで，さまざまなサービスが提供できる。

在宅医療導入の一般的な流れ

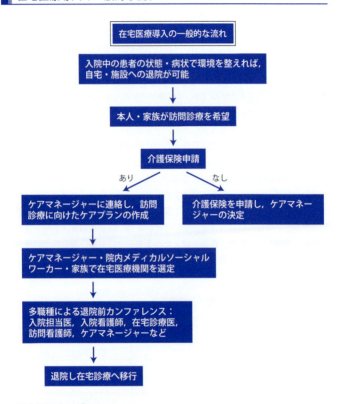

■ **ケアマネージャー**

　介護保険利用者のケアプランを担当。訪問看護，ヘルパー，デイサービス，ショートステイなどの調整を行う。医師は依頼に基づき書類を提出し，医師からは居宅療養管理情報提供書で患者の現状を伝えることができる。

■ **在宅薬剤管理**

　処方薬局までの移動が困難な場合は自宅に薬剤を届け，自宅で直接残薬の確認や内服状況を確認し，指導を行う。安定した内服のための一包化や服薬カレンダーの提案も行う。

■ 訪問看護

訪問看護指示書で指示できる業務として，医師の指示のもとでの医療行為，医療機器の管理，療養上のケア，病状の観察，リハビリテーションなど，多岐にわたる。退院直後の病状悪化時や終末期では，訪問看護が頻回に必要となる場合がある。訪問看護が既に導入されている場合には，特別訪問看護指示書を主治医が交付することで，医師の診療を受けた日から14日以内は連日の訪問看護が利用できる。

青柳 龍太郎　小林 威仁

■ 文献 ▷▷ ウェブサイトに掲載

Part 9 ▶ 地域医療連携

3．地域包括連携

　今後の急速な高齢化における地域医療環境をどのように整備していくのか，地方自治体と基幹病院，診療所，その他の各種医療機関とはどのような体制が望ましいのか，筆者が知り得る限りは見出せていない。2025年問題（65歳以上が3人に1人，75歳以上が5人に1人と，それぞれピークに達する）を前に，国としても医療保険制度改革法などで対策を試みている。その要旨として，①医療保険や介護保険の制度改正の進行，②地域のなかにある医療資源の効率化，③尊厳のある一生を過ごすことができる制度の設計があげられ，具体策とされている「地域包括ケアシステム」や「地域医療計画」について多くの文献[1]や活動報告の講演などがあるが試みとして十分とはいえず，現場にいる医療従事者の苦労と努力を痛感せざるを得ない。

　たとえば，地域包括ケアシステムの地域の視点からのポイントとして，①さまざまな資源を活用し，多様な担い手が連携することで必要な支援を提供，②病院から在宅環境へのスムーズな移行で医療財政の安定化を図り，持続可能なシステムとしての展開が重要である[2]など，取り組むべきことや必要とされていることは段々明確になってきているが，実行するにあたり教育・医療・雇用から整備し，地域社会を巻き込んだアクションが重要となる[3]。しかし，多職種連携，生活につながるチーム医療，社会のなかに溶け込むシステムの構築には課題が山積している。一時的な目の前の課題であれば急場しのぎとして情熱的なスタッフのマンパワーに頼ることや一人のヒーロー的スタッフが組織を引っ張ってくれることで対応され得るかもしれないが，長続きはしないのは明白である。そのためにも地域社会の安心・安全のセーフティネットにつながるようなシステム・体制づくりが重要なのである。しかし正直なところ，現状では医療従事者の情熱に頼るものが大きく，地域特性に応じた体制となっている。医療の根底は患者を思う情熱であり，これまでに各地域で努力を積み重ねてきた状況に応じて適応する効率の良い体制を組むということが"成功モデル"としてその他の地域で模写できるかというと，新たなる課題が生じるであろう。そこで当院での試みを記述し，今後の課題・目標を示すことでわが国のさらなる問題解決意識の一助になれば幸いである。

埼玉医科大学病院での試み

　埼玉県は関東圏でも単位人口あたりの医師数が少なく，当院の医療圏内は医療過疎地域が多いエリアであることから，地域医療の最後の砦[4]としての自覚をもち，日々"断らない医療"を合言葉に医療に従事している。総合診療的医療を積極的に行えば行うほど，多職種連携，生活につながるチーム医

- 高齢者核家族(老々介護)に対して事務手続きアドバイス
⇒患者・家族の安心感＋連携施設職員の安心感＝満足・幸せの医療
- 在宅医療専門施設(医療機関)
⇒成功実証を積み上げることによる「信用・信頼」の獲得
- "ゆずの里モデル"
  大学病院(高度医療機関)が中心となった患者中心的な
  『地域完結型包括医療モデル』の構築
⇒高度医療を"屋根瓦＋扇方式"に地域医療へ浸透実践連携モデル作成

> 小さな成功の波及が相乗的に積み重なり"波"となる
> …成功の共有「しあわせの雪だるま方式」

図1. 埼玉医科大学病院総合診療内科地域包括医療の目標

療，社会のなかに溶け込むシステムの構築の"課題"に頭を悩ませている。しかし，現場に合った地域包括ケアシステムを構築すべく，心通う医療連携を意識し，「スキルアップセミナー」という地域連携施設研究会を2カ月に1回のペースで開催している。内容としては，当院へ紹介となった患者を中心にオープンカンファレンス形式を意識して受け入れ後の経過と今後の方針を説明し，各医療圏の医療関係者(医師に限らず，介護支援専門員，社会福祉士など，在宅医療にかかわる他職種対象)と意見交換を行っている。この活動により"縦の糸"：全ての患者が必要なケアを受けることができる当院での医療行為と"横の糸"：全ての地域で必要なサービスが切れ目なく利用できる他職種連携・多主体のサービス，この相互連携の構築を目指している。この参加医療機関のなかでは医療の共有化を意識し，当院の医局スタッフが実際に方法を支援する病院および在宅医療専門診療所など，患者紹介先医療機関に出向いて診療経過および医療内容を直接的に紹介先医療機関の設備環境で実践・伝達し，医療連携の質の担保をはじめとする諸問題の解決に取り組んでいる。そして，当院での治療方針や診療内容に賛同し，協力可能な医療機関および協力施設を増やし，その裾野を広げている。筆者らの最終目標としては，担うべき医療圏の医療の効率化を図りながら網羅できるようにすることである。特定機能病院が中心となった患者中心的な"地域完結型包括医療モデル"の構築⇒高度な医療を"屋根瓦＋扇方式"に地域医療へ浸透実践連携モデルとなるよう試みている(図1)。

今後の課題・目標

現在の試みが"一時的な目の前の課題対応＝その場しのぎ"にならないよう，医療の効率化をより一層進めることである。そのキーワードとして，遠隔医療(telemedicin：テレメディシン)の改善，活用，推進である。現在，「地域包括ケアシステム」，「地域医療計画」を念頭に在宅医療システムの構築として人工知能(AI)とIoT技術[※]を活用した診療研究(医師主導型臨床研究)を実

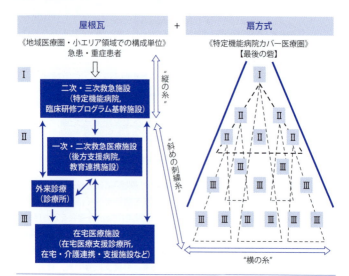

図2. 地域完結型包括医療モデル

施し，試行錯誤を繰り返しながらこれらの学術的意義の証明を試みている。そして患者を中心としたより良い医療環境整備，すなわち患者・医療従事者・医療財政のいわゆる"三方善し"の実現に向けた医療と研究の両立，その過程を教育プログラムとして指導に結びつけた発展性のある試みとすべく前進させている。これが実現することで，"縦の糸"と"横の糸"の関係を医療の効率化というより強固なものとして地域環境に合った特徴を打ち出せると考えている（図2）。

この試みを大学病院ならびに附属病院を有する各施設で取り組めば，1都道府県に1医科大学が現存しているわが国では新たなる段階へと進めるのではないかと期待する。

"成功＝一歩踏み出す勇気＋続ける覚悟"の方程式

地域包括連携システムの解説図として植木鉢（図3）[5]に出てくる鉢植えの土台部分である内容の礎となる患者家族の理解と覚悟の重要性を解説する。医療の主役は患者自身であり，その家族である。医療を受けるにあたり，その意義・目的を明確にし，現状を理解し，理想と現実の狭間をみて頂きたい。医療は万能ではなく，個人の生活史においていかに医療的専門領域をもって貢献できるかである。生を受けたものは終焉を迎えざるを得ない宿命であることから，医療現場においてもエンド・オブ・ライフケアの概念[6]に触れる

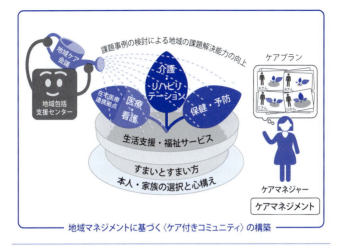

図3. 地域包括連携システムの解説図

田中 滋:地域包括ケア概念の展開と実践 医療との関わり.
医療と社会 24:330-338, 2015 より引用

機会を設ける努力も必要である。そもそもこの概念自体わが国では議論が始まってまだ日が浅いため,医療にかかわる主役(患者・家族)・脇役(医療従事者)・舞台スタッフ(法整備・行政など)ともに学び続け,先を見越した問題意識を持ち続けていかなければならない。

※IoT(Internet of Things)技術:これまでインターネットに接続されていたパソコンやサーバなどのIT関連機器に,これら以外のモノ(Things)をインターネットに接続する技術のことである。現代ではスマートフォンやタブレット端末であり,遠隔的に位置を把握したり,エアコンを付けたりができる。「モノのインターネット」ともいわれる。

小林 威仁

文献 ウェブサイトに掲載

● Column ●

入退院支援と地域連携

厚生労働省が示した「2025年の地域包括システムの姿」では，住まいが中心である。地域包括ケアの本質については，看護白書で「包括性・継続性・地域性が大事である」としている。

■ 地域包括ケアの本質

包括性：サービス提供者側の都合で患者の生活を切り刻むのではなく，その人の生活全体を支えるという視点。

継続性：人の生活は時間軸のなかで過去との連続性をもちながら絶えず変化し，現在から未来へ流れていく。サービス提供には，一貫性と患者の状態の変化に応じた柔軟性が求められる。

地域性：人の生活は住み慣れた場所で日常的・継続的に行われるものであるため，その住まいや"地域"と無関係に存在するはずもない。

＊患者の人生を支えるためには，"本人がどうありたいか，どこで誰とどのように生きていきたいか"という意思決定を支援し続けるプロセスが大切だと考える。

■ 入退院支援

入退院支援は，患者が安心・納得して退院し，早期に住み慣れた地域で療養や生活が継続できるよう，患者の状態に応じた支援体制や地域との連携，外来部門と入院部門（病棟）との連携を推進するなど，切れ目のない支援とする。

入院支援	入院を予定している患者が入院生活や入院後にどのような治療経過を経るのかイメージでき，安心して入院医療が受けられるように，外来において入院中に行われる治療の説明，入院生活に関するオリエンテーション，持参薬の確認，褥瘡・栄養スクリーニングなどを実施し，支援
退院支援	患者が自分の病気や障害を理解し，退院後も継続が必要な医療や看護を受けながらどこで療養するのか，どのような生活を送るのか自己決定するための支援
退院調整	患者の自己決定を実現するために，患者・家族の意向を踏まえて環境・ヒト・モノを社会保障制度や社会資源につなぎ，準備・調整するマネジメントの過程
在宅療養（ケア）移行支援	患者の疾病管理の必要性や状態予測に基づき，安定した療養生活を続けて送れるようにするために予測しながら支援

■ 退院支援・退院調整を理解するための3段階プロセス

第1段階 外来（入院決定）〜入院3日以内	退院支援が必要な患者の把握 　既に在宅支援チームがあれば連携	● 入院前・発症前の暮らしぶり・生活を知る ● 医療情報（入院目的・病名・病態）から治療後の状態像を予測する ● 意思決定支援につなげるかかわりをもつ →退院支援の必要性を医療従事者間・患者・家族と共有
第2段階 入院3日〜退院まで （第2, 第3段階は重ねる時期もある）	受容支援・自立支援生活の場に帰るためのチームアプローチ 　在宅支援チームとの相談・協働	● 継続的にアセスメントし，チーム（在宅／病院）で支援 ● 患者・家族の疾患理解，受容への支援 ● 退院後の生活のイメージを患者・家族とともに相談し，構築 ①病状・病態から考える医療・看護上の視点 ②ADL・IADLから考える生活・ケア上の視点 ● 経済的・社会的な課題がある場合，MSW・行政などによる支援を検討，実施
第3段階 必要になった時点〜退院まで	地域・社会資源との連携・調整 　在宅支援チームとの協働	● 退院を可能にする制度・社会資源との連携・調整 ● 必要時"退院前カンファレンス"を実施 ● 看護の継続が必要（訪問看護導入または自施設から退院後訪問）

宇都宮宏子，他（編）：これからの退院支援・退院調整. 日本看護協会出版会，2011より引用

＊その人にとって，必要なケアを必要な時に必要な場所で適切な人によって受けることができるようなシステムが必要であり，大切だと考える。

■ 退院支援の実践内容・手順

1）入院時スクリーニング（退院支援スクリーニングシート）

　入院時スクリーニングを48時間以内に実施し，3日以内に退院支援困難な要因を抽出することで退院支援の必要性を判断する。

● 退院支援が必要な患者：①悪性腫瘍，認知症，誤嚥性肺炎などの急性呼吸器感染症のいずれか，②緊急入院である，③介護保険未

申請，④虐待を受けているまたは疑いがあること，⑤医療保険未加入者，または生活困窮者であること，⑥入院前に比べてADLが低下し，退院後の生活様式の再編が必要，⑦排泄に介助を要する，⑧同居者の有無にかかわらず，必要な介護を十分に提供できる状況にない，⑨退院後の医療処置が必要，⑩入退院を繰り返している，⑪その他，患者の状況から判断して①～⑩までに準ずると認められる場合。

2)退院支援カンファレンスの実施

- 入院時スクリーニング(退院支援スクリーニングシート)が終了次第，7日以内に患者および家族と病状や退院後の生活を含めた話し合いを実施する。
- 医師，病棟看護師，病棟の退院支援看護師，退院調整部門の看護師，社会福祉士，薬剤師，理学療法士，栄養士など，必要な職種が共同してカンファレンスを実施する。

3)退院支援計画書の遂行

退院支援計画書の遂行と退院支援カンファレンスの実施のプロセスは，患者の状態変化や介護者の都合によって反復して行われる場合がある。

4)退院前カンファレンスの実施

- 退院前カンファレンスが必要な4つの事例
  ①がん・非がんの終末期にある患者(看取りの可能性)
  ②訪問看護や訪問診療が必要な患者(①も含む。医療機器の調整，症状コントロールや医療ケアが必要)
  ③ADL・IADLが低下し，暮らし方の再構築，介護体制検討が必要な患者
  ④社会的な問題などがあり支援チームが共有する必要性がある患者(社会的孤立，虐待，家族問題，経済問題など)
- 退院前カンファレンス開催の日程調整を実施する。
- ケアマネージャー，訪問看護師，施設や関連事業所へ下記①～⑥までの書式を活用して必要な情報を提供する。
  ①診療情報提供書，②看護サマリー，③薬剤に関する情報提供書，④リハビリテーションサマリー，⑤栄養に関する情報提供書，⑥その他

● 退院前カンファレンス参加者

①患者・家族

②病院関係者：医師，病棟看護師，退院調整部門，社会福祉士，理学療法士，薬剤師，栄養士など，その他の必要な職種

③在宅療養支援関係者：在宅かかりつけ医，訪問看護師，訪問薬剤師，訪問理学療法士，訪問介護士など，その他の関連職種および関連施設業者

■ 入退院支援と総合診療内科

　総合診療内科は，医療チームと在宅療養支援チームが顔と顔で相談できる診療科となっている。退院支援カンファレンスおよび退院前カンファレンス実施の際，患者・家族および在宅療養支援チームの担当者は，医療チーム担当医師が参加することで安心顔となる。その表情を見ると病棟看護師，退院支援担当看護師も笑顔となる。"みんなに集まってもらって，わからなかったことも詳しく説明してもらい安心しました"と患者・家族および在宅療養支援チーム担当者から言葉を頂くことも多くなり，地域連携のつながりが実践できる場になっていると実感している。

　地域の医療・看護・介護担当者など，患者に必要な職種および業者と今まで以上に連携を図り，顔の見える関係作りを強化していきたい。

内村 常子

Part 9 ▶ 地域医療連携

4．重症心身障害者を取り巻く医療

　2018年，埼玉県内の重症心身障害児施設連絡会（7施設参加）で各施設長の困り事として，入所中の利用者が重症化したときの搬送先に苦慮するという発言が複数の施設からあげられた。20数年前に筆者が全国の施設へのアンケート調査を行った結果も同様で，搬送先がないことが各施設の悩みとしてあげられていた。すなわち，現在も同じような状況が続いているようである。光の家療育センターとカルガモの家は，埼玉医科大学と同じ敷地のなかにあるため安心して利用者を搬送でき，専門医療が受けられるという恵まれた環境にある。障害医療（重症心身障害医療）は，なかなか奥が深い。老人が寝たきりになるのと小児期に障害で寝たきりになる子とでは根本的に違う。小児は障害をもってからも成長，発達していくのである。たとえば，脳性麻痺児の合併症である側彎でも右凸側彎と左凸側彎では胃食道逆流が起こる機序が違うため，当然治療法も異なってくる。

埼玉医科大学病院と光の家療育センターのWin-Winの関係

　Win-Winの関係とは，埼玉医科大学の専門医療と重症児の専門医療が連携を図ることで，光の家療育センターの利用者は重症化しても大学の新しい専門医療が受けられ，受けもった総合診療内科の担当医にとっては障害医療の片鱗に触れるいいチャンスではないかと考える。

埼玉医科大学と光の家療育センターの関係

　埼玉医科大学の創立者である丸木清美氏が，光の家療育センターの創立者でもある。丸木氏が毛呂病院（現：丸木記念福祉メディカルセンター）の三代目院長時に，育心会という知的障害者施設と光の家という重症心身障害児者施設を創設し，看護学校や臨床検査技師の学校，そして最終的に埼玉医科大学を創設した経緯がある。このように丸木氏は医療と福祉と教育の場を埼玉県毛呂山の地で展開した。

　光の家療育センターは，埼玉医科大学医学部の学生研修を1年生，2年生，4年生で実施しており，臨床実習や研修医の研修先ともなっている。これまで延べ4,000人以上の医学生が障害児や障害者と接する研修を実施しており，これは全国の医学部のなかでも1番であると自負している。数年前，重症心身障害施設の施設長会議のシンポジウムで，某病院を受診した重症心身障害児の親御さんが"うちにきて何をしてもらえると思ったのですか?"と言われたと涙ながらに悲しい経験を訴えていたが，障害児者と接する研修を受けた医師であれば，このようなことはないと推察する。

488

Part 9 ▷ 地域医療連携

光の家療育センターから大学病院への入院数

埼玉医科大学総合診療内科への入院実績は，平成27年度9名，28年度16名，29年度は8名である。28年度は，入院日数合計302日であり，概算で年間を通じて約1名が入院している状況である。病名としては，肺炎，膿胸，腸閉塞，悪性腫瘍，精査目的などで，光の家療育センターでの治療では困難である場合や病態について諸検査を要する場合である。

重症心身障害を取り巻く医療

新生児集中治療室(NICU)などでの長期入院児が全国で大きな問題となっており，特に1980年前後に新生児人工呼吸器が導入されたことや周産期医療技術の著しい進歩によって"NICUという家から帰れない子どもたち"という問題が全国的にクローズアップされた[1]。

坪内ら[2]による医療的ケアを要する障害児(者)の在宅医療調査では，全国的に在宅障害児(者)が増加しており，鳥取ではその医療のほとんどを三次保健医療圏や療育施設が担っているとされている。また，地域医療体制の整備が必要であることから医療機関への現状の意識調査を行ったところ，診療できないと考えている医師の一番の理由は緊急時の受け入れ先への不安であった。また，伊藤ら[3]が重度肢体不自由児の緊急外来受診と入院医療についてアンケート調査を行った結果，健常児の気管支炎や肺炎の減少に伴い健常児群の入院よりも基礎疾患を伴う合併症の多い重度肢体不自由児群の入院が増加していると報告されている。これらのことから，①地域の医師や訪問看護ステーションとの連携，②緊急入院を繰り返す児の専門機関との連携の必要性，③医療従事者の重症児(者)研修の構築が重要であり，今後は障害児(者)への専門性を高めることも総合診療医としての役割になるかもしれない。

■ ある総合診療内科の医師との電話

ある日，総合診療内科の若い医師から電話があった。光の家の生活介護を利用している男児が誤嚥性肺炎を繰り返しているため胃瘻造設術を行い，経管栄養による栄養剤の量をアップしていきたいがなかなか上手くいかないため，光の家へ転院の希望であった。電話での会話のなかで，痩せている障害児者に頻発する上腸間膜動脈症候群のことや注入速度によるダンピング症候群の話をしたところ，"あっ"という若い医師のひらめきのような声で話が終わった。その後，若い医師が注入物の形態を変更し，男児は晴れて大学病院から退院となった。後日，当院で男児の診療をした時，注入時間，注入速度，注入物の形態に若い医師の病態に合わせた根拠と工夫を感じ，感激した。

鈴木 郁子

📘 文献 ≫ ウェブサイトに掲載

索引

数字

1 回換気量減少　56
12 誘導心電図　247
3 - ヒドロキシ酪酸アセトン　236
5 -killer chest pain　135, 139
Ⅰ型呼吸不全　54
Ⅱ型呼吸不全　54
Ⅱ度房室ブロック　248
Ⅲ度房室ブロック　248

A

A 型肝炎ウイルス　206
AaDO$_2$　222
Acinetobacter baumannii　328
ACO：asthma COPD overlap　255
ALS：advanced life support　268
APRV：airway pressure release
　　　　　　　　ventilation　302
AIUEOTIPS　264
AKI の診断基準　373

B

B 型肝炎ウイルス　206
Behçet 病　33, 184
BLS アルゴリズム　270
Boerhaave 症候群　136
Brugada 症候群　127
Brugada 波形　127
Brugada パターン　123
Budd-Chiari 症候群　161

C

C 型肝炎ウイルス　207
Campylobacter jejuni　330
Candida species　331
Chlamydia trachomatis　332
Cl 抵抗性アルカローシス　215
Citrobacter species　329

Cl 反応性アルカローシス　215
Clostridium difficile　332
Clostridium perfringens　330
Coagulase negative
　　　　　　staphylococcus　331
COPD　255, 351, 352
CPR　268, 269
Crigler-Najjar 症候群
Crohn 病　154, 184
Cushing 症候群　90
CVA 叩打痛　143

D

D-dimer 高値　198
definitive therapy　323, 325
DNAR：do not attempt
　　　resuscitation　270, 443, 445
Dubin-Johnson 症候群　169
D- 乳酸アシドーシス　228

E

EB ウイルス感染症　29
empiric therapy　322, 325
Enterobacter species　328, 329
Enterococcus species　329
Escherichia coli　329, 330
E 型肝炎ウイルス　208

F

fever of unknown origin　23
Find P　248
forced vital capacity 手技　256
Fusobacterium necrophorum　328

G

GCS：Glasgow Coma Scale　48
Gilbert 症候群　169, 206

H

Haemophilus influenzae　327, 328
HCU　454, 448, 455
HCV　204, 207, 208

索引

HDS-R 397, 403
Heberden 結節 36
HHS 355, 359
Hippocrates 法 290
HIV 関連不明熱 24
hypovolemic shock 13

I

ICHD-3 104
ICU の連携 448
IgG 型 206, 207
IgM 型 206, 207
IVR：interventional radiology 239

J

JCS：japan coma scale 48, 262

K

Klebsiella pneumoniae 328, 329
Kussmaul 呼吸 143
K 過剰 217
K 欠乏 215
K の摂取不足 215

L

Legionella species 328
Lewy 小体型認知症 406, 408
Listeria monocytogenes 327
L- 乳酸アシドーシス 228

M

McBurney・Lanz 圧痛点 156
Ménière 病 113, 143
Mental disorder 414
Moraxella catarrhalis 328
MRSA 腸炎 178, 184
Murphy 徴候 156
Mycobacterium tuberculosis 330
Mycoplasma pneumoniae 332

N

Na 負荷 213
Neisseria gonorrhoeae 329, 330

Neisseria meningitidis 332
NMDA 受容体拮抗薬 431
NSAIDs 183, 423

O

O-157 181

P

P 波 248
P/F 比 222
Padua Prediction Score 363
Parkinson 病 91
PET-CT 検査 28, 38
pitting edema 85, 93
POEMS 症候群 90
pressure support 302
Proteus mirabilis 329
Pseudomonas aeruginosa
　　　　　　328, 329, 330, 331

Q

QT 123, 125
quick SOFA 319

R

Raynaud 現象 36
RICE 療法 289
Rotor 症候群 169
RRT の分類 378
RRT の離脱基準 382
RS 3 PE 症候群 90
R 波減高 253

S

Salmonella enterica species 330
Serratia marcescens 332
Shigella species 330
Sjögren 症候群 33
slow vital capacity 手技 256
SNOOP 109
SOFA 総スコア 319
squeeze test 292

491

Staphylococcus aureus　328, 330

Stevens-Johnson 症候群　100

Stewart アプローチ　230

Stimson 法　290

Streptococcus pneumoniae　327

Streptococcus agalactiae　327

Streptococcus pyogenes　328

Streptococcus species　328, 330

strong ion difference 法　230

ST-T 変化　252

S 状結腸軸捻転　155, 176

T

Taq Man 法　208

therapeutic drug monitoring　327

treatable dementia　397, 402

V

Valsalva 法　128

Vaughan-Williams 分類　129

venturi mask　297

W

WHO 方式がん疼痛治療法　423

wide QRS　251

WPW 症候群　250

あ

アーモンド臭　273

亜急性甲状腺炎　21, 26, 28

アキレス腱断裂　292

悪性腫瘍　29, 42, 168

悪性リンパ腫　43

あざ　70, 71

アシデミア　223, 227, 230

アシドーシス　223

亜硝酸アミル　278

亜硝酸塩　237

亜硝酸ナトリウム　278

アセチルシステイン　278

アセト酢酸　236

アセトン　236, 273

亜脱臼　288

圧痕性浮腫　85

アデノシンデアミナーゼ　162, 163

アドバンス・ケア・プランニング　306

アトピー性皮膚炎　441

アトロピン硫酸塩　278

アナフィラキシーショック　15

アニオンギャップ　227, 228, 278

アパタイト結石性関節炎　33

アミロイドーシス　33

アメーバ赤痢　178, 180

アルカリ性尿　233

アルカレミア　223, 227, 230

アルカローシス　223

アルコール性肝障害　168

アルコール類中毒　273

アルツハイマー型認知症　406, 407

アルドステロン欠乏　217

アルフェンスシーネ固定　291

アレルギー性紫斑病　71

安静・労作時の易疲労感　58

アンチバイオグラム　325

い

胃液誤嚥　397

医学的リハビリテーション　410, 412

胃癌　153

意識障害　46, 143, 264

意識消失　120

意思決定支援　457

維持透析への移行　388

胃・十二指腸潰瘍　153

異状死　272

異所性 P 波　251

異所性子宮内膜症　185

異所性妊娠破裂　155

イソプロパノール中毒　273

索引

イチゴゼリー状粘血便　178
一次性頭痛　104
一過性意識消失　120
一過性意識障害　118
一酸化炭素中毒　273
遺伝性球状赤血球症　169, 198
医療安全　451, 470
医療従事者用 BLS　269
胃瘻　398, 399
陰性 U 波　253
咽頭炎　328
院内不明熱　24
陰嚢痛　36
陰部潰瘍　36

う
ウイルス感染症　23, 97, 197
ウイルス性肝炎　35, 71, 167, 171
ウイルス性関節炎　33
右心不全　88, 90, 161
うっ血性心不全　161, 191, 367
うつ病　62, 137, 144, 419
ウロビリノーゲン　236
運動痛　30, 288, 289, 292

え
栄養管理　320, 370, 462
栄養障害のスクリーニング　462
栄養素別投与量設定上の注意　463
液化酸素装置　305
壊死性筋膜炎　330
エスモロール　131
エタノール中毒　273
エネルギー必要量の決定　463
遠位型尿細管性アシドーシス　228
嚥下機能低下　41
炎症性腸疾患　42, 142, 180, 184
延髄外側症候群　118
エンドトキシンショック　16

塩分制限　164, 370

お
黄色爪症候群　91
黄色ブドウ球菌　179
嘔吐　118, 141, 154, 459
嘔吐様蠕動運動　141
悪心　118, 459
オピオイド誘発性便秘症　429
オピオイド類中毒　273

か
ガーリック臭　273
外傷性関節炎　33
介達痛　289
改訂長谷川式簡易知能評価スケール
　　　　　　　　　　　　　397
改訂水飲みテスト　397
開放骨折　292
潰瘍性大腸炎　154, 178, 183, 184
解離性大動脈瘤　136
過換気　265, 274
核医学検査　241
顎関節脱臼　291
拡散障害　52, 220
覚醒剤中毒　273
脚気　90
褐色細胞腫　43, 343
滑膜炎　37, 90
カテーテル関連血流感染　331
ガドリニウム造影剤　243
過敏性腸症候群　154, 174
カフェイン中毒　273
下腹部正中痛　154
下腹部痛　143, 158
下腹部膨満　154
過膨張所見　254, 257
仮面用顔貌　36
換気血流比不均等　220, 296

493

換気能　223
眼球運動障害　50, 115
間歇的血液透析　384
肝合成蛋白　205
肝硬変　161, 164, 168
肝細胞性黄疸　167
間質性肺炎　36, 52, 255
患者情報の共有　474
肝静脈閉塞症　161
眼振　143
肝性脳症　143
癌性腹膜炎　162
関節液貯留　31
関節炎　30, 330
関節腫脹　98, 289
関節症状　30
関節穿刺　28, 31
間接ビリルビン優位　166, 169
関節リウマチ　33, 348
眼前暗黒感　120
感染管理　451
感染性胃腸炎　142
乾癬性関節炎　33
感染性ショック　15, 17
感染性心内膜炎　21, 42, 45, 331
完全房室ブロック　128, 313
肝膿瘍　42
カンピロバクター　179
漢方薬の選択　436
がん薬物療法　458
緩和ケア　421

き

気管支喘息　242, 255, 282, 348
気胸　136
危険ドラッグ中毒　273
器質性精神障害　415
器質性便秘　175

気腫合併肺線維症　255
偽性血小板減少症　196, 198
偽性心室頻拍　128
偽痛風　33
気道可逆性　254, 257
気道確保　268, 269
機能形態障害　409
機能性頭痛　105
機能性ディスペプシア　440
機能性便秘　174
ギプス固定　289
気分障害　415
偽膜性腸炎　142, 184
客観的栄養評価　463
逆行性 P 波　250
吸気気道内圧　298
吸収の阻害　277
吸収不良症候群　41, 89, 181
急性 HIV 感染症　29
急性胃粘膜病変　153
急性肝炎　142
急性肝障害　201, 204
急性冠症候群　135, 139, 143, 247
急性肝不全　130
急性期 GC 少量療法　346
急性期 GC 大量療法　346
急性血液浄化　377, 384, 386
急性呼吸窮迫症候群　274, ,317, 345
急性呼吸性アシドーシス　226, 228
急性呼吸性アルカローシス　226, 228
急性呼吸不全　296
急性糸球体性腎炎　88
急性出血性直腸潰瘍　183, 185
急性腎障害　130, 319, 317, 373
急性心不全　314
急性膵炎　153, 162
急性全身性循環障害　12

索引

急性大動脈解離　153
急性胆管炎　168
急性胆嚢炎　142, 168
急性虫垂炎　153
急性発疹　95
胸痛　143, 265
吸入酸素分圧低下　221
吸入ステロイド薬　349, 350
教育的リハビリテーション　410
凝固異常　196, 198
胸骨圧迫　268, 271
狭心症　136, 153
胸・背部痛　135
強皮症　27, 33, 35, 95
鏡面像　252
局所神経徴候　47
虚血性心疾患　252
虚血性大腸炎　183, 184
虚血性腸炎　154, 185
鋸歯状波　250
巨赤芽球性貧血　169, 197
巨大結腸症　174
起立性調節障害　115
起立性低血圧　120, 121, 124
近位型尿細管性アシドーシス　228
均一赤血球　237
緊張性気胸　135, 140
緊急透析適応　372
筋性防御　156
筋痛・こむら返り　441
筋肉の疼痛　35
筋力低下　74
筋攣縮　432

く

空腸腫瘍　142
クスマウル呼吸　54
クッシング症候群　343

クリーム色便　178
グリコール類中毒　273
クリプトスポリジウム　180

け

ケア付きコミュニティ　483
ケアマネジメント　483
経口ステロイド薬　349
軽症腎不全　368
経静脈的治療法　285
頸性眩暈　114, 115
経腸栄養法　462
頸椎固定装具　291
頸動脈圧迫　128
頸動脈洞症候群　121
頸静脈怒張　139
軽度認知機能障害　407
傾眠　275
痙攣　264, 275, 285
下血　142, 146, 266
気血水　438
血圧上昇　312
血圧低下　139, 313
血液透析　278, 391
血液培養検査　28, 38
血液量分布不均衡性ショック　13
結核　28, 42
結核性関節炎　33, 162, 164
血管炎　91
血管性認知症　404, 406, 407
血管透過性亢進　85, 87
血管閉塞性ショック　14, 17
血管迷走神経性失神　120, 121, 124
血球貪食症候群　197
月経不順　40, 143
血漿膠質浸透圧の低下　87
血小板減少　198, 459
血小板増加　197

495

血清トランスアミナーゼ　204
血性腹水　163
血栓性微小血管障害症　169
血栓リスクの評価　362
結腸癌　184
結腸憩室出血　184
血糖管理　320
血尿　143, 154
血便　142, 183
欠乏性疾患　405
血友病性関節炎　33
ケトーシス　41
解毒薬　277
下痢　142, 154, 178, 439
原因限定治療　325
眩暈　112, 118, 143
肩関節前方脱臼　290
限局性リンパ節腫大　67
腱断裂　288, 292
腱の疼痛　35
原発性アルドステロン症　343
原発性硬化性胆管炎　168
原発性胆汁性肝硬変　168
原発性胆汁性胆管炎　204
原発性便秘　176
顕微鏡的大腸炎　180

こ

降圧目標値　342
抗うつ薬　430
後下小脳動脈の閉塞　114
口喝　154
高カリウム血症　216, 253, 368
後期 GC 療法　346
好気ボトル　28
口腔内嫌気性菌　328
高血圧　274, 338
膠原病　42, 197, 346

構語障害　265
好酸球性胃腸炎　180
好酸球性血管浮腫　90
膠質浸透圧低下　162
膠質反応　205
甲状腺機能亢進症　28, 40, 343
甲状腺機能低下症　89, 161, 343
甲状腺クリーゼ　130, 143
甲状腺腫大　143
甲状腺中毒症　131
高浸透圧高血糖状態　355
拘束性換気障害　254, 255
高体温　276
好中球減少性不明熱　24
高張性低ナトリウム血症　211
高張尿　233
強直性脊椎炎　33
抗てんかん薬　430
後天性免疫不全症候群　405
行動症候群　415
行動・心理症状　402
高度房室ブロック　128
高ナトリウム血症　210, 213
高二酸化炭素血症　303
高尿酸血症管理　370
高濃度酸素療法　296
抗微生物薬　324, 326
項部硬直　265
抗不整脈薬　271, 431
興奮　275
後方支援連携　474
肛門周囲膿瘍　42
絞扼性イレウス　145, 155, 177
高用量ステロイド療法　348
高齢者診療の注意点　396
誤嚥性肺炎　396
コカイン中毒　273

496

索 引

股関節後方脱臼　291
呼気アセトン臭　143
呼気アンモニア臭　143
呼吸回数減少　56
呼吸機能検査　254
呼吸筋麻痺　274
呼吸困難　52, 265, 432
呼吸数増加　54
呼吸性アシドーシス　223, 228
呼吸性アルカローシス　223, 228
呼吸促進徴候　302
呼吸中枢機能消失　268
呼吸不全　52, 53, 296
黒色便　146
骨髄異形成症候群　196, 197
骨髄炎　28, 330
骨髄生検　25, 199
骨髄増殖性疾患　29
骨髄抑制　458
骨髄路確保　271
骨折　288
ゴットロン丘疹徴候　36
骨盤内感染症　154
骨びらん　37
米のとぎ汁様便　178
コリンエステラーゼ　205
コレステロール　205
コレラ　178
混合性結合組織病　33
混合性酸塩基平衡異常　223, 227
昏睡　275
混濁　163
コンパートメント症候群　293

さ

細菌感染症　327
細菌性関節炎　33
細菌性腸炎　184, 185

細菌性肺炎　397
最小発育阻止濃度　325
再生不良性貧血　197
在宅医療導入の一般的な流れ　478
在宅酸素療法　304
在宅人工呼吸器管理　306
在宅診療　476
在宅薬剤管理　478
細動脈硬化　367
サブクリニカルクッシング症候群　343
サルコイドーシス　35, 172
サルモネラ腸炎　178
酸塩基平衡異常　223
酸性尿　233
酸素中毒　296
酸素の運搬能の低下　54
酸素療法　297
散瞳　276

し

痔核　183
子宮外妊娠　143, 153
子宮付属器炎　143
軸圧痛　289
死腔換気増加　56
刺激性下剤　176
自己免疫性肝炎　168
自己免疫性疾患　405
自己免疫性溶血性貧血　169
四肢外傷　289
視床障害　79
死戦期呼吸　268
持続的腎代替療法　384
持続投与薬剤早見表　310
持続陽圧気道圧　302
失神　118, 120, 122
脂肪性浮腫　92
脂肪便　181

497

社会的リハビリテーション　410	上部消化管内視鏡検査　28
若年性関節リウマチ　33	静脈栄養法　462
従圧式換気　301	静脈注射薬換算表　312
習慣性嘔吐　236	静脈弁の機能不全　91
収縮性心膜炎　161	静脈路確保　271
重症型横紋筋融解症　228	初期腎不全　369
重症心身障害　452, 488, 489	職業的リハビリテーション　410
重症肺炎　346	食後愁訴症候群　440
十二指腸癌　142	食事摂取量の増加　40
終末期ケア　452	食道炎　136
従量式換気　301	食道破裂　135, 140
主観的包括的評価　462	食欲不振　39
縮瞳　276	徐呼吸　274
出血性合併症　387	除細動器装置　269
出血性ショック　14	除水速度（除水量）の設定　380
腫瘍マーカー検査　28	ショック　12, 14, 143, 264
循環器症状　131	ショックスコア　17
循環血液量減少性ショック　146, 313	徐脈　143, 275
循環障害　264	徐脈性不整脈　124
障害医療　488	自律神経失調症　114
消化管穿孔　142, 155	腎盂腎炎　143, 153, 329
上気道狭窄　255	侵害受容性疼痛　422
状況失神　121	心窩部痛　153, 440
症候性頭痛　105	真菌　323, 332
猩紅熱　96	心筋炎　253
上室期外収縮　129, 249	心筋梗塞　136, 153, 155
上小脳動脈の閉塞　114	真菌性関節炎　33
掌蹠膿疱症　33	神経感染症　404
小児気管支喘息　282	神経筋疾患　255
小児肘内障　291	神経血管圧迫症候群　114
小児の低血圧の定義　281	神経原性ショック　15
小児のバイタルサイン　281	神経根症　83
小児評価トライアングルPAT　281	神経障害性疼痛　422, 432
小脳梗塞　114	神経症状　131
小脳出血　114	神経症性障害　415
上皮性腫瘍　185	神経性食思不振症　236
上部消化管出血　142	神経叢症　83

索引

神経調節性失神　121
神経痛　441
腎血管性高血圧　343
心原性ショック　13, 313
心原性失神　120
心原性脳塞栓症　129
進行期腎不全　368
人工呼吸器管理　321
人工呼吸器関連肺炎　397
腎後性腎不全　192
診察室血圧　338
心室期外収縮　129, 249
腎実質性高血圧　343
心室性不整脈　275
心室頻拍　128, 249, 252
侵襲的人工呼吸器管理　300, 301
尋常性痤瘡　441
新生児集中治療室　489
腎性腎不全　192
腎性全身性線維症　242
真性多血症　197
腎前性腎不全　191
腎代替療法の必要性　374
身体表現性障害　415
心停止　127, 249, 268, 280
心電図モニタの必要性　470
浸透圧性下剤　176
腎動脈粥状硬化　367
腎膿瘍　42
心肺蘇生　268
心肺停止　266
心拍再開後の治療　272
心拍数　252
深部静脈血栓症　89, 139, 361
心不全　146
腎不全　88, 217, 367
心房細動　129, 249, 314

心房粗動　129, 250
心房頻拍　248
心房補充調律　248
心膜炎　253

す
髄液循環障害　404
膵炎　136
膵癌　153, 168
髄膜炎　143, 327
睡眠覚醒　415
睡眠時無呼吸症候群　343, 415
睡眠障害　416
頭蓋内圧亢進　432
頭蓋内出血　143
スケジュール障害　415
頭痛　104, 143, 264, 441
ステロイド過剰状態　215
ステロイドパルス療法　348
ストレス関連障害　415
スパイログラム　256
スパイロメトリー　254
スピロノラクトン±フロセミド　164
スワンネック変形　36

せ
整形外科的処置　288
青酸化合物中毒　273
正常圧水頭症　406
正常酸塩基平衡　229, 369
成人 Still 病　29, 33
精神疾患　414, 416, 417
精神生理性不眠　418
精神的疲労　58
精神不安定　54
制吐薬の種類　460
生物学的利用能　326
生理的障害　415
生理的蛋白尿　235

脊髄横断症候群　81
脊髄後方障害　83
脊髄障害　81
脊髄前方障害　82
脊髄中心性障害　82
脊髄半側障害　83
赤血球円柱　238
赤血球減少　458
接合部性頻拍　249
接合部補充収縮　249
セレウス　179
セロトニン症候群　274
前下小脳動脈の閉塞　114
前胸部痛　139
鮮血便　146
全身倦怠感　58
全身性エリテマトーデス　33, 348
全身性炎症反応症候群　16
全身性リンパ節腫大　67
全身浮腫　143
精巣捻転　153, 155
仙腸関節の痛み　35
前庭神経炎　113
蠕動運動　432, 461
前頭側頭葉変性症　406, 408
全肺気量　254
せん妄　266, 406
前立腺炎　329
前立腺肥大　154

そ

造影剤腎症　242
早期興奮症候群　123
臓器不全　404
造血不全　71, 199
総合診療的アプローチ　268
総胆管結石　155, 168
ソーセージ様腫脹　36

続発性腹膜炎　162, 164
組織低酸素血症　298
組織低酸素ストレス　275
咀嚼障害　41

た

退院支援　451
体液喪失性ショック　14
体液量関連指標　385
体質性黄疸　169, 206
代謝性アシドーシス　215, 223,
　　　　　　226, 228, 274
代謝性アルカローシス　215, 223,
　　　　　　226, 228, 229
代謝性疾患　120, 405
体重減少　13, 39, 173, 180
大腸癌　142, 154
大腸憩室炎　154
大腸憩室出血　185
体動時痛　432
大動脈解離　135, 139
大動脈縮窄症　343
大脳障害　79
体プレチスモグラフ法　254
大量輸液療法　373
多飲　154, 356
多汗　143
多系統萎縮症　120
多血症　197
たこつぼ型心筋症　253
多職種連携　449
脱臼　288
脱水　182, 197, 233
脱力感　58
多尿　154, 214
多発関節炎　31
多発筋炎　33
多発神経障害　84

索引

多発性骨髄腫　28
多発単神経障害　83
多発性動脈炎　33
打撲　288
胆管炎　142, 153, 329
胆管癌　168
炭酸水素ナトリウム　118, 218, 279
胆汁うっ滞　201, 204
胆汁様の嘔吐　142
単純型熱性痙攣　284
単純性紫斑　71
単関節炎　31
単神経障害　84
胆石症　153
胆道系酵素　204
胆道結石　142
胆嚢炎　153, 329
胆嚢癌　168
胆嚢穿孔　155
蛋白漏出性胃腸症　89, 162

ち
チアノーゼ　139, 305
地域完結型包括医療モデル　482
地域連携　451, 484
チオ硫酸ナトリウム　278
致死性不整脈　314
腔の感染症　154
中耳炎　143
虫垂炎　152
中枢神経変性疾患　404
中枢神経抑制　275
中枢性めまい　114, 265
中毒　266, 273, 405
腸炎（市中感染）　330
腸管出血性大腸菌　179, 181
腸管上皮機能変容薬　176
腸結核　185

長時間低効率血液透析　384
腸蠕動音亢進　156
腸蠕動音消失　156
腸チフス　29
腸閉塞　142, 145, 154
直接ビリルビン優位　166, 167
治療抵抗性高血圧　338
治療薬物モニタリング　327
鎮静　315
鎮痛補助薬　430

つ
椎骨動脈の閉塞　114
椎骨脳底動脈循環不全　114
椎体炎　330
通過障害　41
痛風　33, 233

て
低アルブミン血症　87, 162
低栄養　162, 209, 392, 462
低カリウム血症　210, 214, 253
低血圧　275, 281, 319
低血糖　43, 74, 143, 320
低酸素血症　52, 139, 219, 297
低体温　47, 143, 271
低ナトリウム血症　210
低用量アスピリン　183
低用量ステロイド療法　347
鉄欠乏性貧血　196
てんかん　407
電気ショック　269
電気的除細動　128, 314
伝染性単核球症　96

と
瞳孔径左右差　50
統合失調症　415
洞性頻脈　128
等張性（偽性）低ナトリウム血症　211

501

洞調律　248
疼痛　32, 315, 394, 422
疼痛管理　422
糖尿病　41
糖尿病緊急症の初期対応　354
糖尿病性ケトアシドーシス　41, 143,
　　　　　　　　　　　　154, 354
糖尿病性神経障害　120
糖尿病性腎症　367, 369
洞不整脈　248
洞不全症候群　129
動脈血液ガス分析　219, 303
動脈血酸素分圧　301
動脈血炭酸ガス分圧　301
動脈瘤性クモ膜下出血　107
動脈瘤破裂　155
トキソプラズマ症　29
特発性血小板減少性紫斑病　199
特発性細菌性腹膜炎　162
特発性難聴　113
特発性浮腫　91
毒物　143
吐血　142, 146, 266
ドレナージ　326

な

内因性K負荷　217
内視鏡治療後出血　185
内分泌機能異常　404
内分泌検査　28
ナフタレン中毒　273
ナルコレプシー　415
ナロキソン塩酸塩　278
難治性頭痛患者　109
難治性腹水　164
難聴　143

に

肉離れ　288, 292

二次性高血圧　342
二次性頭痛　104
乳糜腹水　163
ニューモシスチス肺炎　346
尿管結石　143
尿ケトン　236
尿混濁　154
尿浸透圧　233
尿蛋白鑑別　234
尿毒症　143
尿の異臭　154
尿路結石症　153
認知機能障害　46
認知症　402, 452

ね

ネーザルハイフロー　297
熱性痙攣　283
ネフローゼ症候群　88, 162, 164
粘液水腫　87
粘血便　178
捻挫　288, 291
捻髪音　36
粘膜障害　41
粘膜脱症候群　185

の

脳炎　143
脳幹障害　79
脳幹部血管圧迫　343
膿胸　328
脳梗塞　143
脳腫瘍　404
嚢状動脈瘤　106
脳底動脈片頭痛　114
ノロウイルス　179

は

肺うっ血　312
肺炎　136, 328

索引

肺拡散能検査　254, 258
ハイケアユニット用の重症度　454
敗血症　317, 318
敗血症性ショック　15, 313, 317, 318, 346
肺血栓塞栓症　135, 136, 139
排泄障害　166
排泄の促進　277
バイタルサインの異常　323
排尿痛　154
背部痛　266
肺胞気酸素分圧の低下　220
肺胞気二酸化炭素分圧の上昇　220
肺胞低換気　220
廃用性浮腫　91
白色便　178
播種性血管内凝固症候群　130, 198
白血球エステラーゼ　237
白血球円柱　238
白血球減少　197, 458
白血球増多症　196
発熱　142, 143, 154
ばね様固定　289
羽ばたき振戦　143
パラジクロルベンゼン中毒　273
汎血球減少症　197
反射性交感神経性ジストロフィー　92
反射性失神　121
板状硬　156
斑状出血　70
反跳痛　156
反応性関節炎　33
反復唾液嚥下テスト　397

ひ
非圧痕性浮腫　85
非経静脈的治療法　285
脾梗塞　153

非持続性心室頻拍　123
非上皮性腫瘍　185
非侵襲的人工呼吸器管理　298
ヒ素中毒　273
左下腹部痛　153
左季肋部の叩打痛　156
左上腹部痛　153
被囊性腹膜硬化症　394
脾破裂　153, 155
皮膚筋炎　33
びまん性嚥下性細気管支炎　397
表在性血栓性静脈炎　91
表出機能障害　46
ビリルビン値単独上昇　169
貧血　169, 197
頻呼吸　274
頻尿　154
頻脈　143, 274

ふ
フィジカルアセスメント　451
フィブリノゲン量低下　198
風疹　96
不穏　266, 275
腹腔内膿瘍　329
副甲状腺機能亢進症　343
複雑型熱性痙攣　284
副作用対策　428
副腎皮質ステロイド　344, 431
副腎不全　143, 174
腹痛　142, 152, 265
副鼻腔炎　328
腹部大動脈瘤破裂　153
腹部膨隆　156
腹膜炎（下部消化管）　329
腹膜刺激症状　142
浮腫　85
不整脈　128, 248

503

浮動性眩暈　112, 118
ぶどう膜炎　35
腐敗卵臭　273
不眠症　415, 418
不明熱　23, 26
フルマゼニル　278
プレショック　17
フロー・ボリューム (F-V) 曲線　256
プロトロンビン時間　198, 205
プロバイオティクス　176

へ

平均動脈血圧　317
閉塞性黄疸　166
閉塞性換気障害　254, 255
閉塞性障害　254
ベーカー嚢胞破裂　91
ペニシリン系薬剤による薬疹　327
ヘモグロビン接触活性法　233
ヘルニア嵌頓　155
ヘルペスウイルス感染症　29
変形性関節症　33
変形赤血球　237
片頭痛　104
片側性胸背部痛　140
ベンチュリマスク　297
扁桃周囲膿瘍　328
ペンドリン受容体　233
便秘　142, 154, 173, 429, 439
便秘型過敏性腸症候群　174

ほ

蜂窩織炎　330
膀胱炎　154
放射線性大腸炎　180
放射線性腸炎　185
放射線療法　457
防虫剤臭　273
乏尿　143, 190

訪問看護　479
補正重炭酸濃度　227
発作性上室頻拍　128, 250
ホルター心電図　127
本態性血小板血症　197

ま

マグネシウム中毒　273
麻疹　96
末梢神経障害　83
末梢性めまい　265
麻痺　265
麻痺性イレウス　177
慢性肝障害　201, 204
慢性偽性腸閉塞　174, 176
慢性呼吸不全の急性増悪　304
慢性硬膜下血腫　406
慢性呼吸管理　303
慢性呼吸性アシドーシス　226, 228
慢性呼吸性アルカローシス　226
慢性呼吸不全　52, 55, 303, 305
慢性心不全　305
慢性腎不全の急性増悪　369
慢性腎炎由来の腎不全　367
慢性Ⅱ型呼吸不全　304
慢性疲労症候群　62
慢性副腎不全　43
慢性便秘症　174

み

右下腹部痛　153
右季肋部の叩打痛　156
右上腹部痛　153
ミニメンタルステート検査　397
未破裂脳動脈瘤　106
耳鳴り　143
脈拍上昇　313
脈拍低下　313

索引

む

無月経　143
無呼吸　274
無尿　154, 190
無脈性 VT　270

め

メチレンブルー　279
免疫療法　458

も

妄想性障害　415
門脈圧亢進　161

や

薬剤感受性　325
薬剤性腸炎　185
薬剤投与換算表　310
薬剤熱　29
薬剤誘発性ループス　33
薬物性肝障害　168, 169
薬物誘発性高血圧　343

ゆ

有機リン中毒　273
有痛性脳神経ニューロパチー　105
輸液療法　373
癒着性イレウス　177
輸入脚症候群　142

よ

要観察患者　451
溶質除去　374, 387
腰痛　266, 441
抑うつ　62
ヨード造影剤　243

ら

雷鳴性の頭痛　106
ランジオロール　131, 310
卵巣茎捻転　143, 153
卵巣嚢腫茎捻転　155

り

ランブル鞭毛虫　180

リアルタイム PCR 法　208
リウマチ性多発筋痛症　28, 33
リウマチ熱　33
リザーバー付き酸素マスク　297
リズムコントロール　129, 314
利尿薬抵抗性体液過剰　368
リハビリテーション導入　409
リフィーディング症候群　91
硫化水素中毒　273
硫酸亜鉛混濁試験　205
良性再発性眩暈症　114
良性発作性頭位眩暈症　113, 143
緑色水様便　178
緑色便　142
緑色ミートソース様便　178
淋菌性関節炎　33
臨死期　434
リンパ腫　29
リンパ節腫脹　35, 66
リンパ浮腫　89

れ

レートコントロール　129, 314
レム睡眠行動障害　403, 415

ろ

老人性紫斑　71
ロタウイルス　178, 179
肋骨骨折　136
肋骨脊柱角叩打痛　156

わ

ワルファリン腎症　238

臨床現場で使える!!
総合診療内科マニュアル

定 価	本体 5,000 円 + 税
発 行	2019 年 5 月 20 日　第 1 刷発行
監 修	中元 秀友
編 集	小林 威仁　廣岡 伸隆　飯田 慎一郎　都築 義和
発行者	株式会社 東京医学社
	代表取締役 蒲原 一夫
	〒 101-0051 東京都千代田区神田神保町 2-40-5
	編集部　TEL 03-3237-9114
	販売部　TEL 03-3265-3551
	URL：https://www.tokyo-igakusha.co.jp
	E-mail：info@tokyo-igakusha.co.jp

デザイン・制作　西野 知美

印刷・製本　図書印刷株式会社

本書に掲載する著作物の複製権・翻訳権・上映権・譲渡権・公衆
送信権（送信可能化権を含む）は (株) 東京医学社が保有します。
ISBN 978-4-88563-708-7
乱丁，落丁などがございましたら，お取り替えいたします。
正誤表を作成した場合はホームページに掲載します。

JCOPY 〈出版者著作権管理機構 委託出版物〉

本書の無断複製は著作権法上での例外を除き禁じられています。
複製される場合は，そのつど事前に出版者著作権管理機構 (TEL
03-5244-5088，FAX 03-5244-5089，e-mail：info@jcopy.or.jp)
の許諾を得てください。

© 2019 Printed in Japan